教育部人文社会科学重点研究基地重大项目“大数据资源的挖掘与服务研究——面向医疗健康领域”的研究成果（批准号：17JJD870002）

基于大数据挖掘的医疗健康公共服务

Public Health Services basedon Big Data Mining

陆泉 陈静 刘婷 著

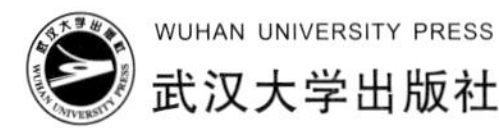

图书在版编目(CIP)数据

基于大数据挖掘的医疗健康公共服务/陆泉，陈静，刘婷著.—武汉：武汉大学出版社，2020.6

ISBN 978-7-307-21513-9

Ⅰ.基… Ⅱ.①陆… ②陈… ③刘… Ⅲ.医疗卫生服务—研究—中国 Ⅳ.R199.2

中国版本图书馆 CIP 数据核字(2020)第 084167 号

责任编辑:詹　蜜　　责任校对:汪欣怡　　版式设计:韩闻锦

出版发行：武汉大学出版社　(430072　武昌　珞珈山)

(电子邮箱：cbs22@whu.edu.cn　网址：www.wdp.com.cn)

印刷:武汉市金港彩印有限公司

开本:720×1000　1/16　印张:38.25　字数:550 千字　插页:3

版次:2020 年 6 月第 1 版　2020 年 6 月第 1 次印刷

ISBN 978-7-307-21513-9　定价:118.00 元

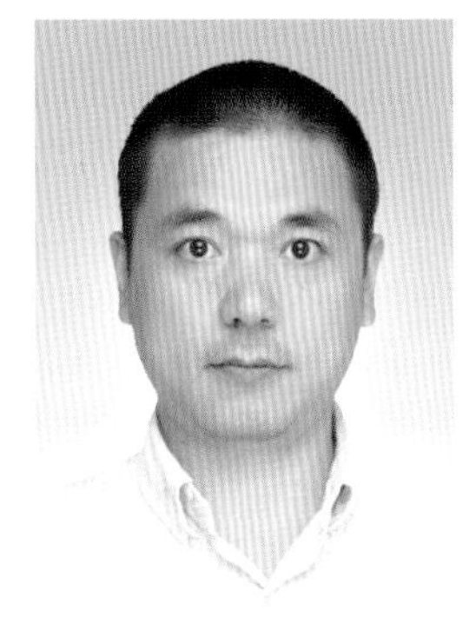

陆泉，博士，武汉大学信息管理学院教授，博士生导师，湖北高校省级教学团队带头人，美国威斯康星大学密尔沃基分校访问学者。近年来主持教育部人文社会科学重点研究基地重大项目、国家自然科学基金、国家社会科学基金等省部级以上项目7项，在*Information Processing and Management*、《情报学报》等重要期刊及会议发表学术论文60余篇；出版专著及教材6部；获教育部高等学校科学研究优秀成果奖、科技成果奖、科技进步奖等省部级以上奖项5项。主要研究领域为大数据分析、数据挖掘、人机交互、知识组织与知识服务。

陈静，博士，华中师范大学信息管理学院教授，博士生导师。主持国家自然科学基金、教育部人文社会科学研究规划基金项目、教育部人文社会科学重点研究基地重大项目子课题、中央高校自主科研项目等纵向科研项目6项，发表SSCI及核心期刊学术论文40余篇，出版专著及教材4部。主要研究领域为文本挖掘及可视化，用户行为研究，知识管理，知识组织。

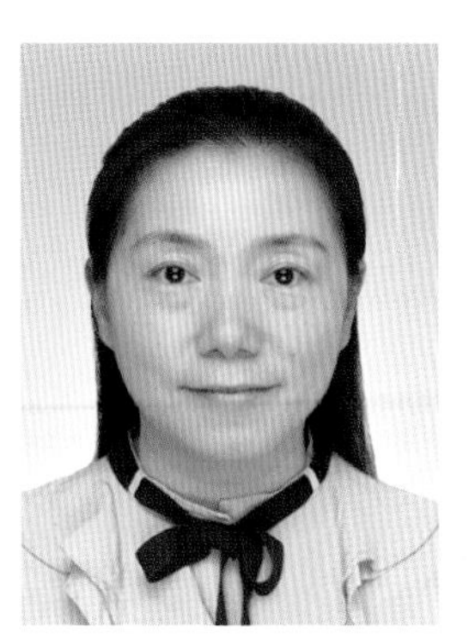

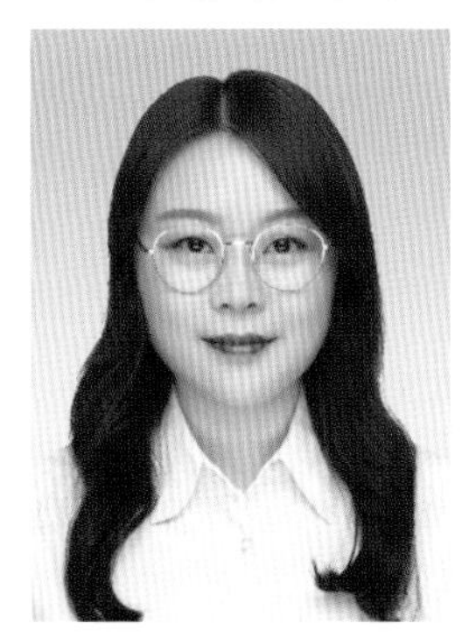

刘婷，硕士，武汉大学信息管理学院情报学专业博士生。近年来参与教育部人文社会科学重点研究基地重大项目、国土资源部城市土地资源监测与仿真重点实验室开放基金项目、武汉大学信息管理学院世界一流学科建设项目等4项；在*Data and Information Management*、《情报学报》等期刊发表论文7篇，出版专著1部。获2018年全国情报学博士生学术论坛一等奖、武汉大学优秀研究生等荣誉称号。主要研究领域为信息行为、知识组织、知识管理。

前　　言

随着信息技术在卫生领域的快速发展和普遍应用，医疗健康领域已经成为数据增长最快的领域之一。从医院医疗数据、卫生服务平台医疗健康数据、疾病监测数据到自我量化数据、网络数据和生物数据，海量、多源、异构的医疗健康大数据正在经历爆炸式的增长。在这一背景下，挖掘医疗健康大数据资源，开展医疗健康公共服务，可以有效利用医疗健康大数据资源满足社会重大急需。国务院《促进大数据发展行动纲要》提出要实施公共服务大数据工程，确立了通过大数据技术促进医疗健康公共服务发展的思路。国务院总理李克强也指出，发展健康医疗大数据产业，收集、分析医学大数据资源，不仅可以为用户提供更好的医疗服务，推动医疗健康产业发展，对于攻克高难疾病等工作也有重要意义。

医疗健康大数据对推进与变革我国的公共健康服务具有极其重要的意义与价值。医疗健康大数据的分析利用可改变传统的医疗实践，并全面提高医疗护理的质量和效率。国际医学领域还将电子病历与其他医疗信息的融合利用视为医学领域的第二次信息技术革命。近年来，快速发展的大数据分析理论与技术已经在推动医疗研究和实践方面发挥关键作用，并带来了显著的临床效益和成本效益。然而，医疗健康大数据也给公共健康服务研究与管理应用带来了严峻挑战，导致管理决策部门与广大研究人员难以系统认识基于大数据挖掘的医疗健康公共服务基本理论、发展现状、关键技术及应用模式，不利于医疗健康大数据研究与应用的科学谋划、统筹推进与协调发展。

本书是笔者主持的教育部人文社会科学重点研究基地重大项目“大数据资源的挖掘与服务研究——面向医疗健康领域”（批准号：17JJD870002）的主要成果，梳理了重大项目完成的系列研究，从情报学、计算机科学与数据科学交叉视角，突出了大数据与人工智能背景下的健康领域特色，首先系统揭示了基于大数据挖掘的医疗健康公共服务的需求与环境，进而重点创新了基于大数据挖掘的医疗健康公共服务的理论方法，最后探索了典型的基于大数据挖掘的医疗健康公共服务应用模式，建立了基于大数据挖掘的医疗健康公共服务研究与应用的理论方法体系。

在本书开篇的需求与环境部分，通过智慧医疗政策文本分析、健康行业上市公司调查、自闭症信息服务市场调查与用户需求发现以及网络健康社区中的用户信息需求挖掘，系统揭示了我国的医疗健康政策与市场现状；通过处理流程视角下的大数据技术分析、医疗健康大数据研究剖析、MIMIC-Ⅲ电子病历数据集及其研究分析、网络医学图像信息资源组织调查以及医疗健康研究跨学科知识图谱构建分析，系统揭示了医疗健康大数据的资源与技术基础及研究脉络。

在本书核心的理论方法部分，通过在线医疗咨询中的医患知识不对称规律挖掘、在线医疗社区患者择医行为影响因素揭示以及社交问答用户健康信息行为及其社会资本关系研究，系统探索了医疗健康公共服务用户行为的理论规律；通过电子病历大数据组织与知识抽取、医学文献内图像多标签分类以及医学课程体系知识挖掘与图谱构建，系统创新了医疗健康大数据组织与挖掘的基础理论方法；通过疾病演化分析、疾病指标预测、疾病危重度动态预测以及手术预后时间预测，系统构建了电子病历这一核心医疗健康大数据的分析与挖掘方法；通过基于模糊本体融合与推理的药物相互作用知识发现、基于网络评论的药物满意度预测、基于电子病历主题挖掘的疾病规则发现以及基于简单时间问题理论的临床路径融合，深入构建了医疗健康公共服务知识发现的理论方法体系。

在本书结尾部分，针对当前医疗健康数据与知识利用的“最后一公里”现象，通过颅脑健康知识库、多医学文档内容重构辅助阅读系统以及生物医学知识的可视化教学模式的设计、开发与评价，从满足不同主体对不同资源的不同需求角度，探索与验证了典型的医疗健康知识公共服务应用模式。

本书突破了现有的信息资源管理理论、医疗健康公共服务理论及大数据理论之间的壁垒，将信息资源特性及大数据技术研究深化到医疗健康领域的知识挖掘与需求满足层面，由此产出了一系列新的基础理论、科学方法与应用模式，其学术观点与理论体系具有基础性与原创性。本书具有重要的学术价值与应用参考价值，对大数据与医疗健康公共服务研究有重要指导价值，对我国的信息服务与医疗健康公共服务事业发展有重要推动作用，对促进信息科学、数据科学、公共健康与医学科学的融合发展有重要启发意义。

武汉大学信息资源研究中心主任李纲教授，武汉大学大数据研究院院长马费成教授、副院长夏义堃教授为项目研究提供了诸多支持和指导。中国社会科学院学部委员黄长著研究员、武汉大学人文社科资深教授马费成教授、华中师范大学副校长夏立新教授、中国人民大学信息资源管理学院周晓英教授、中国科学院大学管理学院霍国庆教授、南京大学信息管理学院苏新宁教授、武汉大学研究生院院长陈传夫教授、武汉大学信息管理学院院长方卿教授、副院长黄如花教授、副院长陆伟教授给项目提供了宝贵的专家指导意见。华中师范大学信息管理学院陈静教授、贵州省人民医院俞思伟博士、武汉大学信息管理学院范昊教授、邓胜利教授、孙永强教授等团队成员为项目研究做出了巨大贡献。南京大学人文社会科学大数据研究院裴雷副院长、南京大学江苏紫金传媒智库颜嘉麒研究员、福建东南肝胆健康大数据研究院骈文景副院长、中南财经政法大学信息与安全工程学院余传明教授、华中师范大学信息管理学院董庆星副教授等提供了非常具体的研究建议。借此对各位专家学者表示衷心感谢！

武汉大学的刘婷、丁凤一、江超、朱安琪、陈仕、郝志同、曹思曼等三十余位研究生与本科同学参与了项目研究及本书写作。项目研究还受到武汉大学图书情报实验教学示范中心与武汉大学超算中心的支持。书中也多次引用国内外同行的研究成果。在此一并表示感谢。

基于大数据挖掘的医疗健康公共服务是一个有着深刻内涵与广阔前景的新兴交叉研究与应用领域，由于作者水平与研究条件有限，本书存在诸多不足，敬请读者批评指正。

陆 泉

2019 年 6 月于珞珈山

目　　录

第1章　医疗健康政策与市场

近年来，随着我国经济的不断发展以及人们对健康的愈加关注，医疗健康行业持续快速发展。本章主要从政策分析、企业调查分析、信息需求挖掘及信息服务等方面，介绍基于大数据挖掘的医疗健康公共服务的政策背景与市场环境。首先对中国智慧医疗政策进行文本分析，为医疗健康政策制订提供指导；其次通过分析健康行业市场环境、细分领域以及上市公司的运行状况了解健康行业的发展趋势；然后通过分析自闭症信息服务网站了解自闭症信息服务的市场现状与自闭症家长的信息需求，为我国自闭症信息服务的发展提出建议；最后针对网络健康社区的用户需求进行挖掘，了解网络健康社区用户的需求，为有针对性的健康信息服务提供方向指引。

1.1　中国智慧医疗政策分析

我国作为人口大国，医疗资源严重匮乏，长期以来面对着医疗资源分配不均匀、配置不合理等日益突出的供求问题，“就医难”成为整个医疗体系都不容易解决的难题。但是随着新一代的信息技术和智慧城市的发展，智慧医疗也开始慢慢发展起来，走进人们视野，它具有高效、高质量和可负担的优点，不仅可以高效的提高医疗的质量，而且能有效地抑制不断上涨的医疗费用，是解决我国医疗卫生领域的难题的有益举措。本章节从政策文本外部特征和政策工具这两个视角来具体细化分析中国智慧医疗政策的外部政策属性特征及政策工具运用的组合协调情况，通过政策工具编码的形式对智慧医疗政策的协调性进行分析和探讨，得出中国智慧医疗政策工具运用的可取之处以及存在的问题，为以后智慧医疗政策的制定提供一定的指导。本节主体内容选自项目研究成果“基于政策文献分析的中国智慧医疗研究”①。

1.1.1　智慧医疗

（1）智慧医疗定义

目前对智慧医疗的定义和概念说法不一，关于它的讨论不绝于耳，但是整体上还在一个摸索的过程，每个概念都有它说的比较合理的一面。而目前有三种比较流行的说法普遍被学者们所接受：第一种说法是将智慧医疗整个庞大的系统看作是生态系统，系统的主要任务是利用高速传输的信息网络给医疗机构提供优质共享的信息化的医疗服务；还有一种说法把智慧医疗看作是能建立长效协作关系的工作合作伙伴，并且能在预测与预防相关问题时候帮助相关使用人员科学合理的作出决策；最后一种比较可靠的说法是通过医疗信息化的建设，智慧医疗可以帮助每位用户建立一份专属于自己的电子健康信息档案，保存于医疗信息资源平台上，并按照严格的标准和规范对这些信息进行管理，推进智慧医疗的建设进程。笔者认为，智慧医疗和智慧城市的发展亦步亦趋，共同进步，而新兴技术的发展更是为智慧医疗的发展插上技术的翅膀，把民众的健康管理与医疗信息化的融合推入高阶的发展阶段。从广义上来讲，智慧医疗实际上是在概念这一维度上，将健康这一理念进行内涵和外延的拓展，将人们的身体健康状况和活力状况作为将要达到的目标，将

① 魏莹莹．基于政策文献分析的中国智慧医疗研究［D］．武汉大学，2019.

创新的产品、新型的商业模式及灵活的制度有机融合在一起，把社会上的医疗服务资源进行充分整合与调动，把全社会对于智慧社区医疗服务的热情给激发出来，实现方便快捷、持续有效的精准医疗健康服务。换一个狭义的角度来讲，智慧医疗是将新一代的信息技术及生物技术，综合运用云计算、物联网和大数据等技术，整合各个政府部门、卫生部门及智慧医院和社区卫生等相关医疗机构，创新出健康管理的新的医疗服务内容和形式，最后可以达到对用户的健康状况进行一个全息全程的动态监测和及时反馈的服务体系。

（2）智慧医疗特点

智慧城市是一个巨大的工程系统，而智慧医疗是其中的一个部分，它主要是通过医疗物联网、云计算、移动互联网、可移动穿戴设备、数据的整理融合及挖掘，将原来医疗的基础设施及设备与IT的高新技术进行整合，在此基础上进行智能的选择决策。它的优点在于可以突破时间和空间的局限性，呈现出智慧医疗服务的最好水平。智慧医疗是以居民的健康水平作为重心，通过建设统一的医疗卫生信息化平台，将原来杂乱无章的医疗信息整合成为有逻辑性和条理性的信息整体，并能从中挖掘出来有价值的信息，将信息转化成能满足用户需求的有价值数据。整体来看，智慧医疗主要有协作性、互联性、及时性、普及性、可靠性、预防性以及创新性等特点①。

（3）智慧医疗总框架

智慧医疗其实是我国医疗信息化不断深入和医学人性化发展，自然而然形成的一种新的医疗健康服务形态，同时也是智慧城市建设的重点之一，是信息便利民众的重要举措和手段。智慧城市的整体技术体系对智慧医疗建设的总体框架有着很深厚的影响，同时还

① 裘加林，田华，郑杰等．智慧医疗［M］．北京：清华大学出版社，2015：33-34.

要注重与智慧城市的其他领域进行对接。用户层在整个系统中处于顶层的地位，用户主要有服务者、服务对象、管理决策者和别的相关用户。服务者主要是医生、护士等直接向病人提供医疗健康服务的人员。服务对象主要是病人还有不同健康程度的健康人。管理决策者主要是指医院、卫生部门、药品监督部门的管理负责人。其他相关用户主要是社区养老机构或者房地产企业提供的医疗健康服务机构。而智慧医疗的总体框架的核心部分主要是从城市医疗健康信息化的整体建设角度出发，由四个层次要素和三个支撑体系组成。四个层次要素从下往上依次是物联网感知层、网络通信层、数据及服务的支撑层、智慧医疗的应用层面。它们之间的关系主要是：处于横向的要素而下方对其他要素又互相依赖的关系，处于上方的四个横向支撑要素被纵向支撑体系所制约，具有相互约束的关系。

①物联网感知层。它的主要作用是为智慧医疗的健康卫生环境提供较为智能的感知能力，围绕着物联网技术，以各种生物纳米高新技术为辅助，利用各种输出设备，如智能芯片、智能生物传感器、无线射频识别技术、高清摄像头等技术装置，可以对医疗信息化建设所需要的信息进行识别搜集和处理，实现对城市范围内人、医院、救护车、健康流动站、家庭、居民社区、家庭及社区的养老院等地方进行数据监测，为以后的智慧医疗建设提供智能数据信息支持与服务。

②网络通信层。它主要是存在于智慧城市网络通信中。而智慧城市的网络通信层是以建立具有普及性、适应性、高效型、共享型、便捷性的网络通信基础为主要的目的，并且要为以后各个地方的信息建设、共享和互通互联提供相应的设施和设备基础，重点是做到三种网络的融合，即是移动互联网、电视广播网和电信网，最后将建成高速光纤网络和无线宽带网络的全覆盖，具有容量大、速度快、可靠性高等特点，其通信层的重点在于医疗卫生专网的建设之中。

③数据及服务支撑层。现在是信息的时代，是大数据的时代，数据的重要性不言而喻。在现在这个时代，除了物质财富和脑力财富外，排名第三重要的非数据信息莫属，是比较重要的战略性资

源，而如何做到数据的互享互通互融才是让我们的医疗产业变得智能与聪慧的重点，因此，医疗信息化的数据和服务支撑层在一定程度上是医疗建设的重中之重。该层主要采用SOA、云计算、大数据等技术，对城市各级医疗健康数据信息资源进行聚合、共享及共用，同时与智慧城市的其他领域的数据资源互联互通，为各类智慧医疗应用提供支撑。

④智慧医疗应用层。这一层主要依靠上文所提到的三个技术层面作为第四层的基础，然后开发和设计出各种各样智能的智慧医疗应用系统。智慧医疗应用层的主要目的是满足各个具体行业和领域的业务需求，采用智慧分析、辅助统计、预测、仿真等手段，对及时掌握的各类感知到的信息进行综合加工，建立各类医疗健康应用。整个系统的基础是电子病历及健康档案，系统建成有助平衡城乡之间在医疗资源方面分布不均的问题，有助于破除各个医疗机构之间的消息壁垒，促进我国医疗信息及资源的互通，还可以把各级医院的资源进行调动，进一步推动智慧卫生应急平台等一系列智慧应用的进步与发展。这些智慧应用为医疗健康服务对象、服务者和管理决策者等提供了便捷、联动、高效的整体信息化应用和服务，同时也带动城市医疗健康产业体系的发展。

⑤支撑体系。它其实具有指导性和导向性，对智慧医疗的核心部分的设计和框架性的部分进行设计，并且对智慧医疗的建设运行和管理等环节进行及时的指导，保障智慧医疗健康系统有序、高效运行，及时提供优质的医疗健康服务。支撑体系主要包括标准规范体系、安全保障体系、建设管理体系。标准规范体系将会从技术和服务等多角度对医疗信息化建设的总体进程和运营模式进行规范性的指示，充分发展建设过程中的柔性与刚性、开放性及拓展性，确保与智慧城市其他领域能否互联互通。安全保障体系广义上来讲就是为我们城市有效运行提供一个安全有保障的信息安全环境，该体系可以把城市的基础信息网络水平进行提升和改进、把整个系统的安全水平控制在一个安全可控的范围之内。以技术的角度分析，核心依然在于统一建成一个信息保障平台，实现统一入口、统一认

证、统一管理。建设管理体系贯彻建设、运行和运营管理三个方面，包括规划、制度、资金、评价等内容，确保智慧医疗建设能提升医疗健康服务水平和效率，促进公共服务均等化，提升国民身体健康。

（4）智慧医疗主要建设内容

我国的医疗信息化建设还处于起步阶段，总体来说是一个动态变化、复杂庞大的系统，并且各个子系统与别的系统之间的联系也不太密切，所以我国智慧医疗的建设对于顶层的设计特别关注，加强该系统的灵活性，能及时进行调整和修正，尽量避免出现医疗资源浪费和信息孤岛的现象。

虽然不同城市有自己的特性和各异的用户需求，各地的信息化发展程度和发展重点也不尽相同，但从整体上看，按照作用和支撑关系，智慧医疗的核心建设内容主要包括智慧医疗的基石（医疗物联网、电子病历、医疗云等）、智慧的区域医疗（政府医疗大数据云平台、政府应用子系统、医护人员应用的子系统）、互联网医疗（移动医疗、远程医疗、智慧健康、智慧养老、就医支付）和智慧医院这四大主要方面。

1.1.2　智慧医疗政策文本分析

（1）数据来源

本书的研究对象为 2009 年至 2018 年的智慧医疗政策，相关的政策文本主要从国务院官网、中央部委官方网站和“北大法宝”数据库的“法律法规检索系统”等比较权威的法律政策数据库中搜集相关政策文本，“北大法宝”是北京大学法制信息中心和英华科技公司共同打造推出的智能法律信息数据库。因为标题检索关键词“智慧医疗”得出的相关数据较少，遂以“智慧医疗”“互联网+医疗”为关键词在“北大法宝”数据库中展开精确检索，并同时选中全文检索和同篇检索，共检索到 33 条中央法规司法解释，

1282 条地方法规规章，2 篇工作报告，因为本书研究的主要是国家宏观层面所颁布的智慧医疗政策的发文情况，所以地方各个省市的法规和规章并不列入考虑的范围，所以在“北大法宝”数据库中搜集到 33 条有效数据。在武汉大学图书馆数据库中北大法意数据库以“智慧医疗”和“互联网+医疗”进行标题检索，并且效力层级选中全国性法律法规规章，时间截至 2019 年 2 月 10 日，共检索出 59 条相关法律法规。最后对所收集到的所有数据进行整体，剔除重复和无效的数据，最后纳入研究范畴的数据为 58 篇。

（2）政策文本类型分析

对 58 篇所选取的样本智慧医疗政策的文本类型进行划分，我国从 2002 年以来所颁布的创业政策类型可以分为通知（补充通知）、意见（实施意见、发展意见、指导意见、工作意见、若干意见）、办法、规划、纲要、办法、规范 8 大类。其中，“规划”和“意见”类型的政策文本最多，分别为 13 项和 14 项，占总量的 46.6%，占据半壁江山，集体数据如表 1-1 所示。在各类政策文本中，既有宏观规范性管理和指导文件，也有具体微观操作的细则性文件。政策呈现出类型多样、内容系统、规划与执行并进的特征。

表 1-1　　**智慧医疗政策文本分类结果及政策数量**

类型	意见	规划	通知	办法	纲要	规范	决定	其他	总计
数量	14	13	8	6	4	3	2	8	58
占比（%）	24	22.4	13.8	10.3	6.9	5.2	3.4	13	100

通过上表，显而易见，国务院与国务院办公厅发文通常以“意见”“指导意见”“实施意见”形式为主（占比 24%），其他则以“规划”和“通知”的形式来发布政策，这两种方式也是比较常用的发文形式。发文侧重顶层设计，更多是纲领性文件，直接体现国家战略方向，例如 2018 年国务院发布的《关于促进“互联网+医疗健康”发展的意见》，其中明确提出了促进互联网与医疗

健康深度融合发展的三大方面的政策措施。一是健全“互联网+医疗健康”服务体系。从发展“互联网+”医疗服务，创新“互联网+”公共卫生服务，优化“互联网+”家庭医生签约服务，完善“互联网+”药品供应保障服务，推进“互联网+”医疗保障结算服务，加强“互联网+”医学教育和科普服务，推进“互联网+”人工智能应用服务等7个方面，推动互联网与医疗健康服务融合发展。二是完善“互联网+医疗健康”支撑体系。加快实现医疗健康信息互通共享，健全“互联网+医疗健康”标准体系，提高医院管理和便民服务水平，提升医疗机构基础设施保障能力，及时制订完善相关配套政策。三是加强行业监管和安全保障。强化医疗质量监管，保障数据安全。

(3) 政策发布主体构成部门统计分析

政策主体指主动编制和发布实施公共政策的主体，对于公共政策系统而言，政策主体负责决策工作和管理工作，决定政策方向和内容以及对象等。本书结合分析研究内容，所提到的政策主体即创业政策发文组织。因为政策问题和政策内容有着交互性特征，不同行政机构承担不同的工作，所以一个政策会牵涉若干行政机构，公共政策系统运行需要政策主体之间的合作。而对政策的发布机构进行分析，既可确定该政策领域的核心机构或重要源头，也可在一定程度上反应该领域的横向跨部门联系程度与政策涉及范围的广泛程度。

随着社会的发展，越来越多的国家部门参与到创业政策的制定当中。本书将所收集到的58份智慧医疗政策文本按照颁布部门进行归类统计，所涉及的政策主体有13个，分别是国务院、国务院办公厅、国家发展和改革委员会、财政部、国家工业和信息化部、国家科学技术部、中共中央委员会、国家卫生和计划生育委员会(后更名为国家卫生健康委员会，本书中统称为国家卫健委)、住房和城乡建设部、国家食品药品监督管理总局、国家中医药管理局、国家卫生健康委医政医管局。其中国务院和国家卫生健康委员会在政策发布中发挥了重大作用。表1-2是各个主体发布政策数量和联合发布政策数量。

表 1-2　　智慧医疗政策的主要发布单位及发布政策数量

政策主体	发布政策数量（份）	联合发布政策数量（份）
国务院	22	0
国家卫健委	17	6
国务院办公厅	8	0
国家工信部	6	2
国家中医药管理局	5	5
国家食品药品监督管理总局	3	1
国家发改委	2	1
国家科技部	2	2
财政部	1	2
住房和城乡建设部	1	0
中共中央委员会	1	0
国家卫生健康委医政医管局	1	0
国家商务部	1	1

通过图 1-2 我们可以看出我国 2009—2018 年智慧医疗政策的发布涉及多个部门。其中发布政策数量最多的是国务院，其次是国家卫健委，表明国务院和国家卫健委对智慧医疗建设的重视程度，也在一定程度上体现出智慧医疗的重要性。再次是国务院办公厅、国家工信部、国家中医药管理局、国家食品药品监督管理总局、国家发改委和国家科技部，最后是财政部、住建部、中共中央委员会、医政医管局和国家商务部。在“互联网+”的时代背景下，人们对医疗卫生保健的需求也发生了重大的变化，我国作为人口大国，医疗卫生资源占据世界的比例微乎其微，所以国家卫生健康委员会、国家中医药管理局及国家发展和改革委员会也越来越重视智慧医疗的建设，推动医疗机构走向智能化、人性化和信息化。

而且通过图 1-2，我们也能清晰看出，参与合作即联合发布政策的活跃程度最高的是国家卫健委和国家中医药管理局，联合发文量分别是 6 篇和 5 篇，占比达到 55%。在本书所搜集的政策文本数据中，大部分的政策是由一个部委单独发布的，小部分的政策是由多个部门联合共同发布，在一定程度上反映我国智慧医疗政策发文部门协同偏弱的事实。其中国家卫健委和中医药管理局的联系与合作最为密切，合作发文次数达到 5 次，国家发展和改革委员会与科学技术部之间的合作 1 次。总体来说各个部门之间合作的活跃度较低，各机构之间单独发文的时候比较多。在我国中共中央处于领导地位，国务院是国家最高行政机关，因此这两个部门所发布的文件可以说极具代表性、权威性和计划性。

（4）发布时间——政策数量维度

对本书所收集的 58 条有关智慧医疗的政策文本的发布时间按年代进行统计，各年的发文数量如表 1-3 和图 1-1 所示。

表 1-3　　**中国创业政策的年代分布**

年份	2009	2010	2011	2012	2013	2014	2015	2016	2017	2018
发文数量	2	1	1	3	2	4	11	8	15	11

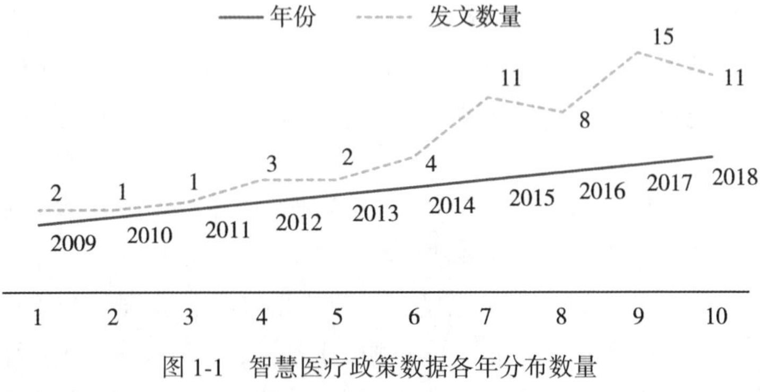

图 1-1　智慧医疗政策数据各年分布数量

从表 1-3 和图 1-1 中可以看出，2009—2018 年，中国智慧医疗政策整体上呈曲折式上升的趋势，在 2015 年以前一直处于探索阶段，2015 年达到一个比较高的发文水平，但是在 2016 年迅速回

落，在2017年和2018年又开始慢慢上升，与我国的国民经济和社会发展规划相适应。政策文本数量的多少也在一定程度上可以看出国家政府对于该项目的重视程度，随着时间的变化，国家对智慧医疗领域也是越发的重视，所以按照时间维度，本书将智慧医疗政策的发展划分为三个阶段，分别是初始发展阶段、快速发展阶段、成熟发展阶段。

初始发展阶段：2009—2014年处于一个不断摸索的阶段，整体发文量处于较低的水平。自2014年开始，中央及地方政府就围绕智慧医疗、医药行业，密集出台了一系列深化改革的政策，为智慧医疗的建设奠定了政策基础。如2014年9月在夏季达沃斯论坛上李克强首次提出"大众创业、万众创新"，各路人马加大对互联网等各领域的渗透，到2015年国务院开始积极推动"互联网+"行动的指导意见。在此政策背景下，大家也积极尝试开展医疗新事物，利用"互联网+"利好趋势，进入探索医疗信息化服务模式。随着智慧城市的不断深入发展，智慧医疗作为一个分支也渐渐地被提上国家政策的高度上，处于一个初始发展阶段，政策产出水平较低，国家财政多次决定为智慧医疗拨款，加大推动全国各地的医疗信息化建设，这一时期医疗信息化进程还处于初级阶段，医疗信息化模式还没有一个清晰的界定和大范围的推广，处于智慧医疗的摸索阶段。

快速发展阶段：2015—2016年，各个地方政府积极响应国家政策的号召，为围绕智慧医疗和医药行业纷纷密集出台一系列多项政策指导文件，加强对医疗卫生信息化进程的宏观指导，深化我国的医疗改革，同时不断加强和完善卫生信息标准，国家政策的大力扶持一直推动着智慧医疗的稳步发展，为我国智慧医疗的快速进步打下坚实的基础。政府出台的各项关于智慧医疗的政策在2015年达到顶峰。但是2016年的政策数量却出现的回落趋势，最主要的原因是从2016年开始，国家开始趋紧政策力度。比如2016年8月，互联网第三方平台药品销售试点结束后，国家不再批准。在2016年8月份之前，天猫作为平台可以让B2C企业入驻平台卖药，但是2016年8月之后这种平台就不批了。这种规定使得互联网智慧医院不能和消费者进行直接的面对面，只能通过大型医院对接较小的医院，以此实现流程的完成。在这样的制度规定下，本来是和民众直接面对面接触的互联网医院的发展进程将会增加很多阻碍，所以2016年的政策脚步才有所缓慢。

发展成熟阶段：2017—2018年，“十三五”规划将智慧医疗和新医疗改革紧密联系在一起，关于智慧医疗的相关政策如雨后春笋般涌现出来，各地政府也积极构建医疗信息化建设，政策出现转折点，总理再次提出互联网+医疗服务，随后，国务院正式发布了《关于促进“互联网+医疗健康”的发展意见》。7月，国家卫生健康委员会、国家中医药管理局联合发布《关于深入开展“互联网+医疗健康”便民惠民活动的通知》，要求在全行业开展“互联网+医疗健康”便民惠民活动，并明确鼓励有条件的医疗机构推进“智慧药房”建设，实现处方系统与药房配方系统无缝对接，我国智慧医疗政策的发展慢慢步入发展成熟的阶段。

（5）智慧医疗政策工具内容分析

对2009—2018年的智慧医疗相关政策文本进行研究，从政策工具的角度，采用内容分析法分析国家和智慧医疗政策在政策工具设计、搭配及构建中所存在的过溢与缺失问题，从各个方面对数据进行多维度的独立分析和交互分析。采用政策工具对智慧医疗文本进行分析，构建基于政策工具—产业链的智慧医疗政策的二维分析框架，对本书所选取的智慧医疗政策样本进行研究。首先利用ROST2.0NAT软件对智慧医疗政策文本的关键核心词汇进行整理，剔除掉一些出现频度低于5%的词汇和无意义的关联词，最后确认政策文本的核心关键词汇。然后按照政策工具的三种类型，将政策文本和工具进行匹配和划分，接下来通过Nvivo11软件工具按照树节点和子节点的方式对所有政策文本内容来划分政策工具类型、编码具体工具。具体的操作流程是：一将论文的样本政策文本数据全部导入到Nvivo11软件中去，建立三个数节点，分别为环境型、供给型和需求型政策分析工具；二是根据原先对政策工具的具体分类在每一个树节点上建立具体的相对应的子节点；三是运用内容分析

法将政策文本的具体条目逐行进行编码，把文本中出现的关键词语或关键句子归纳进相对应的子节点之中。编码的结果以“政策编号—具体条款”的形式呈现出来，全部政策文本编码完成后，运用该软件的自动统计参考点的功能，最终得出 267 条编码。

X 维度：政策工具，依据罗斯威尔和赛格费尔德的划分标准，将政策工具划分为环境型、需求型、供给型三种。环境型政策工具即是利用政府的强制性和权威性的特点，采用行政法规、税收、财政、金融等一系列手段对智慧医疗的建设产生间接的支撑性的作用，并且为以后智慧医疗的发展提供一个比较有利的成长环境。也可将环境性政策支撑工具细分为金融支持、税收优惠、鼓励创新、法规监管、目标规划等方面。供给型政策工具是政府为了成功推动智慧医疗的建设，从各个方面来保证其正常运行所需要的基本要素，譬如大量的资金投入、高精尖的优秀人才、较为成熟的相关技术、跟进时代的信息等多个要素。可从人才投入、基础设施建设、信息支持、技术支撑等几个方面将其细分。需求型政策就是对智慧医疗建设的拉动作用。它主要是指政府通过政府采购、服务外包、开展示范性工程、智慧医疗的应用等方式来推动智慧医疗的进一步发展，减少市场的不稳定性，降低市场风险，增强保障性，给智慧医疗的发展提供一个相对稳定的市场环境（见表 1-4）。

表 1-4　**政策工具分类**

供给型政策工具	环境型政策工具	需求型政策工具
信息基础	目标规划	政府采购
人才投入	金融支持	服务外包
基础设施	税收优惠	示范工程
资金投入	法规管制	智慧应用
技术支持（数据建设）	鼓励创新	

Y 维度：产业链，智慧医疗产业核心是提供端到端的医疗服务，产业链的整个环节包括政府部门、科研院所、数据中心建设运

营机构、网络通道提供商、业务平台开发商、终端开发商以及专业服务提供商。智慧医疗产业链同时也涉及保险机构和第三方服务机构。从产业链的角度来看，智慧医疗的建设自上而下主要包括顶层设计、芯片与技术、软硬件的开发、系统集成、运营及提供服务、用户应用等各个部分，而政府在智慧医疗产业链上是一个不可或缺的重要角色，在整个智慧医疗建设中发挥着主导性的作用，政府的职责主要有：智慧医疗政策的制定者、智慧医疗建设的发起者和总设计师、智慧医疗产业发展的主要推动者、建设过程中的监督者、智慧医疗资源的协调者和保障者，政府的决策对智慧医疗的建设起着至关重要的作用。所以根据政府发挥的作用，笔者将智慧医疗的产业链划分为顶层设计、投入、管理、应用四个阶段。对于不同的阶段，不同的政策会产生不一样的结果。产业链活动的四个阶段简化为政策文本分析框架的 Y 维度。

将政策工具和智慧医疗产业链两个维度相结合，形成了二维的智慧城市政策分析框架，如图 1-2 所示。

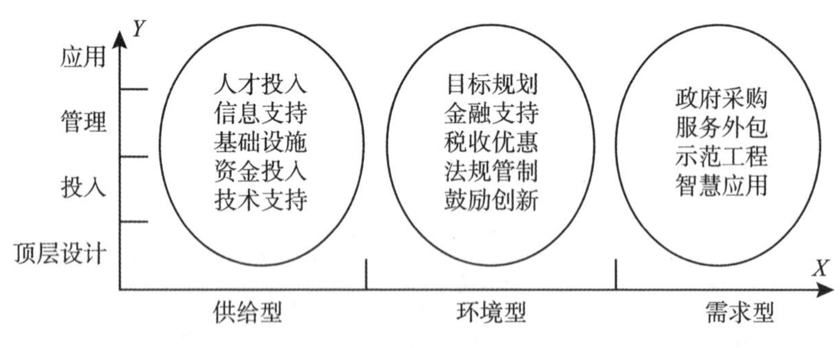

图 1-2　智慧医疗政策二维分析框架

①政策工具 X 维度的频数统计与分析。把得出的编码结果根据内容分析编码表和划分的具体分类方法归到不同的政策工具类型中，而且要分别计算出它们各自的频数分布。根据表 1-5 所示，我们可以清楚地看出三种政策工具类型在智慧医疗建设中的运用情况。

表 1-5　　智慧医疗发展政策工具使用分布统计

工具类型	工具名称	编码	小计/项	占比/%
供给型	人才投入	2-19、2-20、2-21、2-22、2-23、3-5、4-14……	19	
	信息支持	4-6、25-23、25-25	3	
	基础设施	2-15、2-16、3-9、3-10、3-11、3-12、3-13……	20	
	资金投入	2-3、2-6、2-14、4-2、4-11、5-4、5-6……	24	
	技术支持	2-1、2-2、2-12、3-3、3-28、3-29、3-30……	13	
合计			79	29.6
环境型	目标规划	1-2、4-4、4-5、4-7、4-8、4-15、6-1……	26	
	金融支持	2-17、2-18、3-22、3-24、4-13、7-3、18-3……	16	
	税收优惠	2-4、2-5、2-13、5-5、7-4、22-8、23-3……	12	
	法规管制	2-7、2-8、2-10、2-24、3-17、3-19、3-21……	39	
	鼓励创新	2-11、3-2、3-7、3-18、5-2、17-4、22-3……	14	
合计			107	40.1
需求型	政府采购	3-23、3-25、4-12、19-3、22-6、25-19、25-22	7	
	服务外包	3-6、3-26、22-5、25-20	4	
	智慧应用	1-1、3-4、3-8、3-14、3-15、3-16、5-3……	57	
	示范工程	2-9、3-1、3-27、17-3、17-11、25-10、25-27……	13	
合计			81	30.3

由图 1-3 可以看出，国家发布的智慧医疗政策涵盖了供给型、环境型、需求型政策工具，为智慧医疗信息化的建设提供了全方位

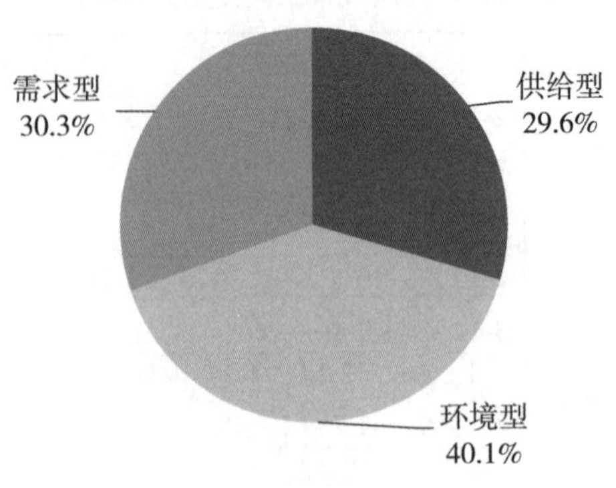

图 1-3　三类政策工具占比

的鼓励和支持，推动医疗信息化的建设。我们具体看国家对这三种政策工具是如何使用的，占比最高的属于环境型工具，达到40.1%，接着是需求型政策工具，占比达到30.3%，占比最低的是供给型政策工具，仅仅占了29.6%。我国智慧医疗政府对环境型和供给型的政策工具使用较为频繁，出台一系列的目标和规划，为智慧医疗的发展提供一个有利的市场环境，而政府所主导的一些有关智慧医疗方面的示范工程也都取得了不错的发展，赢得较多用户的好评，间接的推动智慧医疗的进程。

而在三类政策工具的细分类目中，如图1-4所示，在供给型政策中，投入最大是资金投入，共有24项，占供给型政策的30.4%；基础设施次之，占比25.3%；再次为人才投入，占比24%。前三个是供给型政策中常用的三个手段，虽然使用频率不一样，但是总体上差距不是很大，但是在比较之下，技术的支持和信息的支持力度却比较弱。而在环境型工具中，目标规划和法规管制是比较常用的工具手段。其中目标规划的次数最多，共39项，在环境型工具中占比高达36.4%；接下来就是法律法规约束，占据整体的24.3%，如图1-5所示。需求型政策工具使用频率是最低的，因为我国对智慧医疗的需求还是很大的，不用再额外刺激需求了。而智慧医疗的应用共有57项数据，占比较高，达到需求型政策的70.4%，示范工程占比次之，比重为16.1%，如图1-6所示。

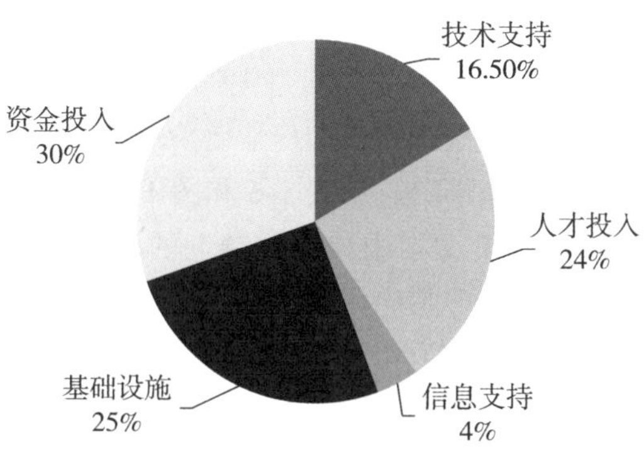

图 1-4 供给型政策工具

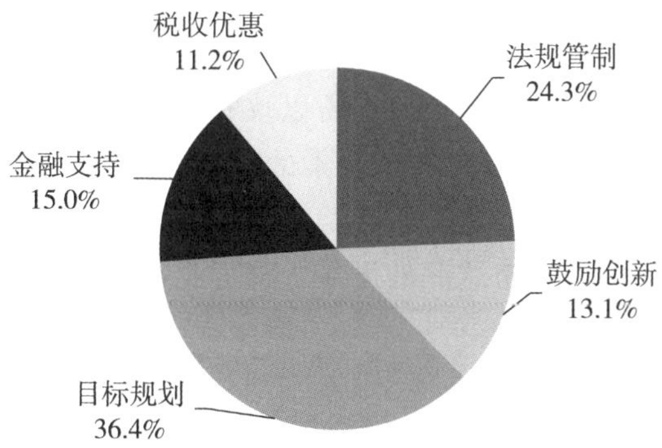

图 1-5 环境型政策工具

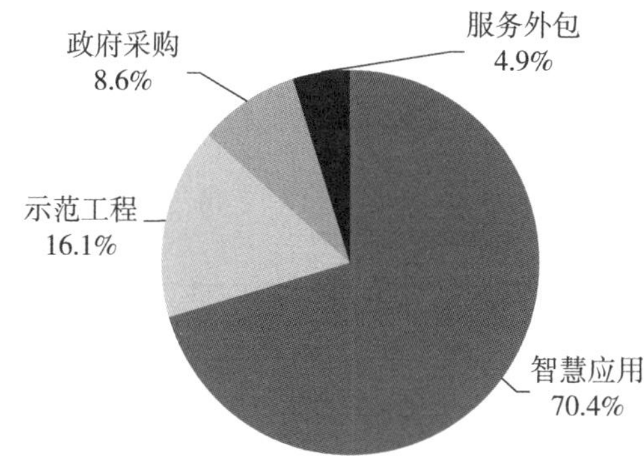

图 1-6 需求型政策工具

②智慧医疗产业链 Y 维度的频数分析与统计。通过软件工具，将本书的智慧医疗政策文本数据通过编码分类得出的267条结果，然后把结果归类到智慧医疗的各个产业链阶段中去，最后逐一算出各自的频数数值与分布情况。从表1-6和图1-7我们可以看出所选取的所有智慧医疗政策文本中，产业链上的四个阶段，即顶层设计、要素投入、管理、智慧应用都为智慧医疗的发展提供了动力，各个要素的占比情况大致为48%、25.8%、18.7%、最后是7.5%。在这四个阶段中，政府对智慧医疗的应用最多，表明智慧医疗应用层方面发展较为快速，随着“互联网+医疗”口号的提出，越来越多的健康医疗机构在智慧医疗应用方面不断创新，电子病历的建立和健康档案的完善，可穿戴设备的研发等都是智慧医疗在生活方面的应用，但是因为我国的国情决定了医疗信息化建设的道路注定是长期而曲折，并不会一蹴而就，所以政府也一直停留在规划和顶层设计这个阶段，也要加大各个要素的投入，加强建设过程中的管理，全身心投入和参与进去医疗信息化建设的整个过程中，协调每个阶段之间和每个环节之间的运作，整个业务流程都要处于一个全面监督和管理之中。

表1-6 **智慧医疗发展 Y 维度分布统计**

Y维度	编　码	小计/项	占比/%
管理	1-2、2-24、3-6、3-17、3-21、3-26、4-4、4-5、4-7、4-8、4-15、5-8、6-1、7-6、8-1、14-1、14-2……	50	18.7
顶层设计	2-1、2-2、2-3、2-4、2-5、2-6、2-11、2-12、2-13、2-14、2-15、2-16、2-17、2-18、2-19、2-20……	128	48
应用	2-7、2-8、2-10、3-19、3-31、4-9、4-10、4-16、23-6、25-13、25-14、26-5、26-12、30-19……	20	7.5

续表

Y 维度	编　码	小计/项	占比/%
要素投入	1-1、2-9、3-1、3-4、3-8、3-14、3-15、3-16、3-27、5-3、7-1、9-1、10-1、11-1、12-1、13-1……	69	25.8

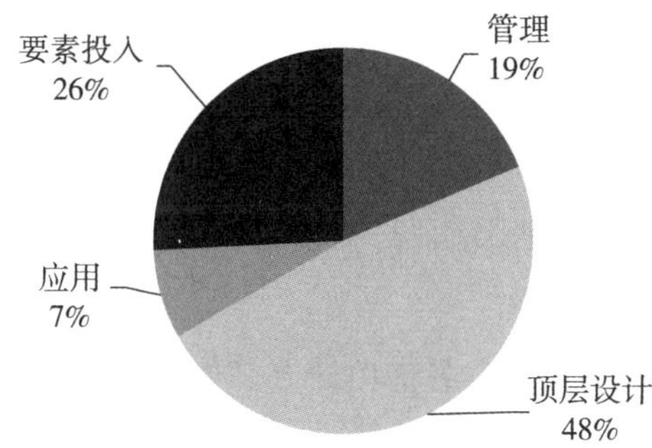

图 1-7　智慧医疗产业链占比

1.1.3　政策分析结果

(1) 三种工具交叉使用，搭配使用较为合理

通过前面的分析，不难看出，在我国智慧医疗信息化的建设过程中，使用次数最高的是环境型政策工具，而需求型政策工具居于其后，最不频繁的当属供给型工具。对于环境型政策工具的频繁使用，可以得出我国政府部门对于智慧医疗建设和发展的整体外部环境氛围高度重视，只是依靠法律法规的管制等工具为智慧医疗创造出较为有利的市场环境，但是税收优惠政策占比较低。

(2) 政府投入力度不足，传统模式成为发展阻碍

在我国传统的医疗管理模式中，整个业务的流程才是管理系统的核心要素，管理体系是一个重叠交叉的多层次的行政管理体系，管理层面则以控制和协调性的工作为主。这不仅有损积极性，而且扼杀了一部分创造力。而新型的医疗服务模式则将以卫生信息技术和医疗信息系统为纽带，充分利用先进的卫生信息技术对医院原有的服务流程进行改造。医疗卫生事业是民生工程，政府相关部门应增强投入的力度，只有充分的投入各种要素，才有可能为关键技术的研发提供人才保障，为示范工程的成功应用和推广提供物质基础，从而避免研发结果束之高阁。加大人力、物理投入，在关键技术的突破方面，要加强国际合作，加大研发力度，加强产学研合作，组建由政府、产业链中各企业、科研院所及医疗卫生行业协会等建立的产业联盟，充分调动各方面的力量，加快医疗信息化建设进程。

（3）信息孤岛问题，各部门缺乏合作

我国传统医疗行业运行模式比较僵化，在信息化建设和规划方面各自为政，每个部门都有自己的规划，但是跨部门的联合规划的政策较少。在我国智慧医疗的整体规划框架下，各个部门之间合作不密切，缺乏沟通和协调。不仅如此，我国医疗卫生相关部门与设备和平台提供商之间的联系和互动更加缺乏，尤其是与通信部门的沟通较少，缺少沟通意识，与医疗信息化相关的专家和公共卫生服务的学者的沟通不足，整体缺乏沟通意识。从合作次数可以看出，各个部门之间的实际合作比较不密切，属于各司其职，有时候可能会造成信息的孤岛，这样的做法不利于政策在群众之间的传播，群众对政策理解不到位，容易造成政策在地方的推行遭遇阻碍，长此以往，将达不到我们事先预想的政策实施的效果，对政策的推行易产生不良消极的影响。主体之间的协同是政策协同合作的不可分割的一部分，建立合作型的政府也对政府各个部门在打破僵化的行政机制方面有更高的要求，同时也要提高组织管理之间的灵活性。而现在智慧医疗涉及很多领域的管理和事务，因此更要从多个方面来开展各部门之间有效对话，由此来提高部门之间合作的深度和广度。

（4）缺乏高素质的医学信息科研人才

医疗信息化人才需求巨大，尤其是对既精通计算机通信，又对医疗卫生服务比较了解的专业性较强的人才更加渴望。但是人才匮乏的严重缺口是制约医疗信息化发展的不争事实。为逐步解决医疗卫生信息化人才需求，国家卫生健康委员会和教育部打算共同制定如何科学地培养我国关于智慧医疗信息化的人才，对相关的信息化建设所需要的哪一类专业人才、专业是如何进行分工、要达到什么程度的专业技能和专业知识的要求以及以怎样的标准进行专业考核和培训，这一系列都需要做出科学合理的规划；同时也应该实行专业人才奖励机制，提高相关专业人才的薪资待遇，对于医院的 IT 技术人员的待遇低于其他互联网企业的情况进行调整，这样才能进一步的吸引人才，成立一支专业的较为稳定的研究队伍；定期开展国际之间交流合作的会谈，丰富和增加师资和学生之间的交流形式，通过走出去和引进来的方式，不断增强医学信息与信息医学人才的专业水平。同时，支持大批有价值的智慧医疗相关科研课题的开展，在项目中培养医学信息和信息医学科研人员，提高他们的研发能力，加大我国在自主领域知识产权的比重。

（5）对智慧医疗的管理水平有待加强

从整体的产业链来看，初期阶段，我国政府围绕着智慧医疗和医疗信息化建设所投入的规模并不小，但是慢慢地在管理阶段有所懈怠。智慧医疗是一项周期长、涉及领域较多的一项惠民工程，而目前来看对智慧医疗的建设还处于初级阶段，所以政府相关部门还是缺乏一定的管理经验，还需进一步优化方法。

1.2 健康行业上市公司调查分析

随着我国经济大环境的变化，健康行业作为影响国计民生的重要行业在国民经济中的地位也更加重要。健康产业作为朝阳产业其发展顺应人类发展要求，符合产业趋势，代表新科技革新的趋势。而健康行业上市公司作为行业内的龙头企业对整个产业的健康发展起着至关重要的作用。通过对上市公司进行调查，对市场环境、细分领域及运行状况进行简要分析，通过上市公司情况的分析了解整个行业的发展趋势。

1.2.1　健康行业与上市公司

（1）健康产业概况

健康产业在学术界有多种解释，它不仅仅是指传统的医药卫生产业，而是与人的整体健康相关的产业的统称。① 2016 年 10 月，国务院印发的《“健康中国 2030”规划纲要》明确了今后 15 年“健康中国”建设的总体战略，意味着“健康中国”已正式上升为国家发展战略；2017 年印发的《“十三五”卫生与健康规划》提出要加快健康产业发展，促进人口建设信息共通互享。作为一种有着巨大市场潜力的新兴产业，它的产业链延伸至关于人们生活健康的方方面面，形成了以医疗服务主体的医疗产业；以药品、药械生产销售为主体的医药产业；以健康保健产品生产销售为主体的保健品产业；以健康检测、咨询、调理、保障等为主体的健康管理产业；以智慧健康养老为主体的健康养老产业五大基本产业群体。

如图 1-8 所示，我国健康产业规模自 2010 年以来逐年增长。据国家统计局数据统计，截至 2017 年 12 月，我国健康产业规模为 6.21 万亿元，健康产业发展迅猛，是名副其实的“朝阳产业”。我国健康产业主要以医药产业为主，具有稳定持续的需求。随着生活水平日益提高以及健康观念转变，对保健品和健康管理的需求也在稳定增长。此外，针对我国人口结构变化，人口老龄化情况的加剧，健康养老也变得不可或缺的，国家发布了诸如《关于加快发

① 胡琳琳，刘远立，李蔚东．积极发展健康产业：中国的机遇与选择[J]．中国药物经济学，2008（3）：21-28.

展养老服务业的若干意见》等相关政策，把健康养老作为健康产业的优先发展领域，具有广阔的发展前景。从发展趋势上来看，我国的健康行业在未来几年，将仍会保持着持续高速的增长势头。

	2010年	2011年	2012年	2013年	2014年	2015年	2016年	2017年
健康养老	4199	6444	7709	10382	14100	16442	18525	20372
健康管理	518	622	746	896	1075	1290	1520	1575
保健品产业	609	856	1131	1579	2055	2361	2644	2954
医药产业	11849	15255	17083	20593	23326	25842	28062	30966
医疗产业	2133	2746	3246	3913	4432	4850	5322	5901
合计(亿元)	19308	25923	29915	37363	44988	49985	56073	62126

图 1-8　2010—2017 年我国健康产业规模发展趋势

（2）健康行业上市公司概况

相比于普通的非上市公司，上市公司作为公众公司有着其自身的特殊性。由于其公司产权的流动性、财务披露的严格性以及公司规章制度的透明性等方面的不同，造成其对社会的影响迅速而广泛，因此，对于上市公司社会关注度与一般公司相比更高。与其他行业相比，首先健康产业产品市场受到人群疾病谱、文化与生活习惯、医疗卫生制度的影响，市场竞争规律与其他产业有明显区别。① 医疗和医药产业被动消费的特点使得健康行业需要更严格的监管以保证使用者的安全。其次，健康产业提供的是与预防、医疗、保健、康复、健康管理等相关的产品及服务，这些是提高劳动

① 张俊祥，李振兴，田玲，汪楠．我国健康产业发展面临态势和需求分析［J］．中国科技论坛，2011（2）：50-53.

力素质、提升全民健康水平的基本保障。① 随着我国经济发展和居民生活水平的不断提高，健康行业也正处于上长升增长的生命周期阶段。

①行业细分领域分布。我国健康行业的上市公司主要集中在生物医药板块，本书主要选取申银万国行业分类中“医药生物”部分的 A 股中全部健康行业公司共 294 家作为研究对象进行研究。按细分行业分类，其中化学制药行业 91 家，中药行业 70 家，生物制品行业 37 家，医药商业行业 25 家，医疗器械行业 52 家，医疗服务行业 19 家。据图 1-9 可知，化学制药细分行业拥有最多的上市公司，其次是中药细分行业。医药商业和医疗服务目前来看，整体上市公司数量虽然并不是很多，但是根据国家政策发布以及人类对健康观念的转变，这两个细分行业，未来或许有更大的发展空间。

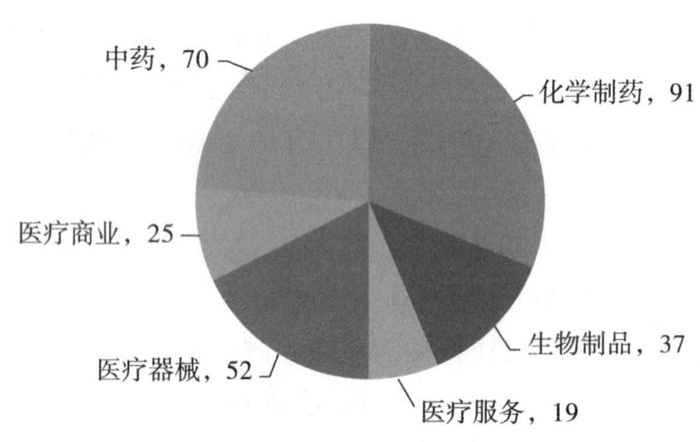

图 1-9　健康行业细分领域分布

②行业上市时间分布。从 2009 年“新医改”的出台至“十二五”期间，国家也将现代中药及生物医药技术产业列为发展的重点，一系列政策的出台给予了健康行业更大的发展机会，健康行业

① 王晓迪，郭清 . 对我国健康产业发展的思考［J］. 卫生经济研究，2012（10）：10-13.

上市公司的数量于2010年进入上升稳步阶段；从2015年李克强总理对“健康中国”概念的提出至2016年10月《“健康中国2030”规划纲要》的印发，“健康中国”成为国家发展战略。受政策发布、人口老龄化、环境恶化等的影响，人们对健康、保健、养老的问题越关注，推动着健康行业的发展。2017年健康行业上市公司数量呈爆发式增长，达到多年以来的峰值，如图1-10所示。

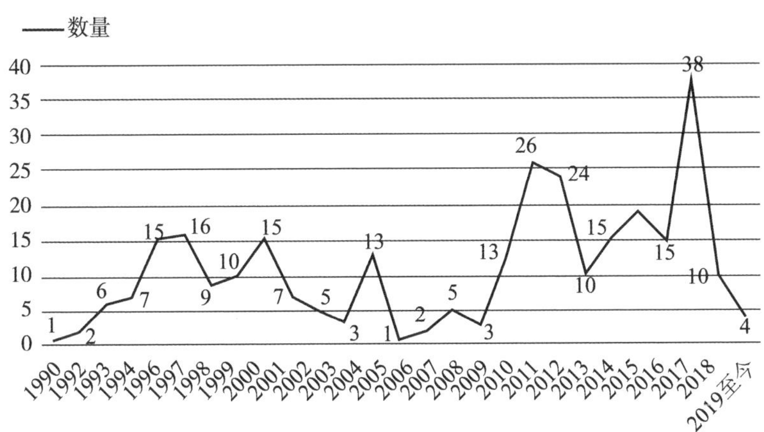

图1-10　健康行业上市时间分布

③行业地区分布。本书选取我国在沪深A股上市的294家健康行业公司从空间分布上来看，健康行业上市公司中47%分布在沿海城市，其中广东49家，浙江40家，山东和江苏各占20家，表现集中分布的特点。除此之外，上海和北京两大经济发达城市也均有17上市公司分布。从地区分布来看，南方的上市公司明显多于北方，如图1-11所示。

1.2.2 市场环境分析

(1) 人口老龄化

当一个国家或地区年龄高于60周岁的人口占比超过10%，或

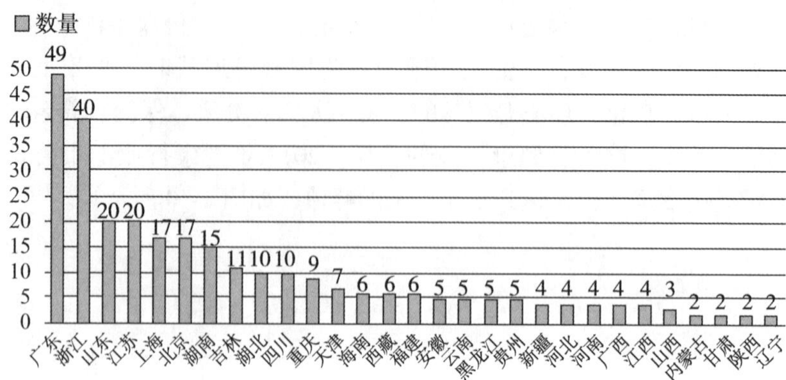

图 1-11　健康行业上市地区分布

高于65周岁的人口占比超过7%时，就认为该国家或地区处于老龄社会。① 据统计分析，我国人口老龄化具有以下几个发展特点：一是老年人口绝对数量大、增长速度快。二是人口老龄化超于经济发展水平。西方发达国家进入老龄化社会的前提是在实现经济发达的情况下，属于先富后老或富老同步，而我国则是在经济欠发达的情况下提前进入老龄化社会的，属于未富先老的状态。三是老年人口区域分布不均。由于我国经济发展不均衡，使得我国人口老龄化也呈现区域发展不均衡的特点。东部沿海经济发达地区由于社会人口注入量较大，人口总量的增加使得老年人口区域分布差异显著。四是农村老年人比例显著高于城市。随着现代化、城市化进程的不断加快，农村大量劳动力去一、二线城市发展，农村老年人口比例增大，老龄化更加严重。

人口的数量和结构，是医药需求构成的主要因素。伴着社会人口老龄化的增长，随之而来的是衰老和疾病，尤其是老年人慢性病的急剧增加。据卫健委统计，65 岁以上老年人的患病率远高于其他年龄段，老年阶段的医药消费占人一生 80%以上。一般的化学

① 王重阳．老龄化对我国医药行业上市公司盈利性的影响［J］．企业改革与管理，2017（1）：188-190.

和原料药，多采用注射的方式进行给药，老年患者频繁地使用注射药不便给老年患者带来了极大的不便，昂贵的医药价格也给治疗和生活带来了沉重的负担。因此，市场迫切需要简单、高效、低成本的方式大规模制得生物医药。所以说老龄化是驱动医药需求的一大重要因素。除此之外，大量年轻人离开家乡去一、二线城市的打拼，也使得老年人的赡养问题急需得到解决。目前我国的养老产业发展滞后，主流模式是机构养老，但机构养老主要靠政府补贴运营，总床位数占比不足老年人的2%。因此，须将机构养老中的服务引入社区，结合到社区中的场所、设备及“互联网+”各类服务为老人提供服务①。所以，老龄化也是推动健康行业发展的重要因素之一。

（2）国家政策支持

健康是促进人的全面发展的必然要求，是经济社会发展的基础条件。② 针对我国目前健康产业中医药制造整体层次水准不高、医疗卫生服务发展不均衡和养老产业规模发展不完善的现状，政策的走向对健康行业的发展至关重要。2016—2017年，我国接连推出多项医药相关政策，《“健康中国2030”规划纲要》《中医药发展战略规划纲要（2016—2030）》、创新药物优先审批等政策。落实公立医院综合改革，主要表现在取消药品加成、药占比下降、按病种收费，医院考虑成本选择性价比更高的药品，对医药企业产生影响。推动医疗联合体建设，实行分级诊疗制度，解决居民的大量基本诊疗需求难以满足的问题。医保改革促进了消费，潜在需求被释放，使更多人有能力购买医疗产品，愿意在医疗健康产业投入资金。同时，国家政策的支持能促进更多研究人员进行相关健康产业的创新研究，建立创新健康产业体系。

① 洪阳．国内智慧养老行业问题探究及对策［J］．通信企业管理，2019（5）：68-69.

② 鲍勇，王甦平．基于国际经验的中国健康产业发展战略与策略［J］．中华全科医学，2019（6）：887-890.

（3）产业重组

随着“健康中国”正式升级至国家战略，加上当今疾病谱和人口结构的变化，医疗健康产业正在成为行业转型的突破口，正在成为信息产业之后下一个超万亿美元的具有市场潜力的新兴产业，将形成一种“以健康为导向”的经济发展模式。① 近几年来，受政策因素及市场竞争的影响，医疗健康领域的重组并购案例数呈现上态势。从我国近些年来关于医疗健康产业并购重组主要案例来看：一是上市公司与医疗集团达成战略合作，通过合作改变医疗服务方式由综合向特色专业延伸，优化医疗服务结构；二是大型医疗集团收购公立医院以实现扩大资产规模和优化资源配置；三是药企收购医院，瞄准纵向产业链的打通，形成医药、医疗器械、医疗服务于一体的“大健康产业”体系；四是大型集团投资建立高端医疗产业，带动中国高端医疗水平的提升。在国家稳定政策和行业结构高速的背景下，进行并购、重组，提高产业的集中度，是促进上市公司获得良好发展机遇的有利条件。

1.2.3　细分领域分析

我国的健康行业产业链可以划分为上中下游：上游包括化学原料药和中药饮片子行业，中游包括化学制剂药、中成药、生物制药和医疗器械子行业，下游是医药商业（医药流通）和医疗服务。上游子行业受产品价格波动影响较大，中游子行业受政策影响较大，下游子行业则主要受销售渠道重组以及企业业务扩张的影响。

（1）化学制药

化学制药是我国药物生产过程中的一种较为经济实惠的生产途径，化学制药技术是一种利用化学合成药物的科学技术，化学制药

① 郭琳．医疗健康产业并购重组问题研究［J］．兰州学刊，2017（12）：170-177.

具有高产性、效率高等特点，在我国主要生产中，化学制药生产占据着重要的比例。① 化学制药领域还可以细分为化学原料药和化学制剂行业。化学原料药的上游主要为化工、粮食、动植物或其他等相关行业，从中获取化学原料药则主要用于化学制剂的生产。近年来，国家对环境保护重视程度增加、药品安全事故频发等因素，一些原料药产品在短期呈供不应求的市场格局，带动对应的原料药产品提价，受此影响，化学原料药企业上市公司业绩也呈现快速增长的趋势。化学制剂均为处方药，用药患者购买则需凭借医生开具的处方在医疗机构购买，所以化学制剂的下游行业主要是医药流通业和各级医疗机构。当前，我国化制药企业在努力培养创新型人才，这些发展将促进化学制剂的提升，凭借研发、渠道优势等竞争优势进一步扩大市场份额，提升化学制药行业上市公司的集中度，带动化学制剂整体的进一步提升。

（2）生物制品

虽然我国生物品行业起步较晚，但自起步以来就一直处于高速发展中。国农科技、振兴生化、四环生物都是生物制品行业上市公司龙头企业。一方面，生物制品上市公司受近年来疫苗行业持续回暖、重磅产品陆续上市因素以及血制品行业逐步消除下游库存、渠道建设等因素的影响，上市公司业绩增势明显。另一方面，目前我国在生物制药知识产权保护存在问题，研发资源配置优化不足以及生物制品产业格局尚不明确，对上市公司发展也有一定的影响。

（3）医疗服务

医疗服务业作为一种除了具有一般服务产品的无形性、生产和消费的同一性、不可储存性、异质多变性等以外，还具有无形性、强制性、不易逆转性、滞后性等特殊性。② 近年来，随着人们健康

① 冯玲，张文强，盛鑫．生物化学制药概述及技术发展趋势［J］．化工设计通讯，2019，45（2）：182.

② 韩蕾．中国医疗服务业政府规制研究［D］．辽宁大学，2010.

理念不断更新，对健康的追求从低层次的生理健全转变生理、心理逐步健全健康的高层次健康。传统的医疗模式顺应社会多元化的健康需求逐渐发展变化。医疗服务行业处于蓬勃发展的成长期，该行业上市公司有不少公司属于跨行业经营，医疗服务在其收入中占比较低，仅有眼科、口腔、体检等领域一些公司属于真正的医疗服务公司。医疗服务上市公司业绩表现良好一方面由于爱尔眼科、通策医疗等龙头企业在保持较强内生性增长的同时凭借外延式收购贡献业绩弹性，另一方面也受益于 CRO 企业的外包服务综合化、资质认证标准国际化、研发创新发展化竞争优势。

(4) 医疗器械

医疗器械是人类用以和疾病进行斗争、提高生命质量的有效工具。根据国家药品监督管理局 2000 年分布的《医疗器械分类规则》中的定义，医疗器械是指单独或者组织使用人体的，包括所需软件在内的仪器、设备、器具、材料或其他物品，其使用目的包括：对疾病的预防、诊断、治疗、监护、缓解；对损伤或者残疾的诊断、治疗、监护、缓解、补偿；对解剖或者生理进程的研究、替代、调节；妊娠控制。① 近年来，由于人口进程老龄化的影响，医疗器械也迎来良好的发展前景，医疗器械行业上市公司数量显著增加，但行业上市公司业绩分化明显，乐普医疗、欧普康视等龙头企业在细分领域竞争优势明显，叠加外延式收购等因素，业绩呈高速增长的态势。

(5) 医药商业

医药商业可以简单地分为零售和批发两部分。医药批发主要是负责把药品从生产者运送到终端消费者手中，是医药流通市场上的主力。目前医药商业行业存在的问题主要是商业企业较多但是龙头企业份额却占比不大。医药商业行业上市公司龙头企业享受集中度

---

① 邹春华．当前我国医疗器械流通领域问题分析及解决对策研究［D］．上海交通大学，2008.

提升、处方外流等政策红利：一方面，医药批发企业2017年以来受“两票制”实施影响，调拨业务同比大幅减少，导致业绩增速有所放缓，长期来看，批发企业有望凭借规模优势、终端覆盖能力强等竞争优势占据更多存量市场份额，提升行业集中度水平；另一方面，医药零售企业凭借资本优势保持较快的门店扩张速度，叠加处方外流、公立医院药品零差率等医改政策影响，药品零售连锁化率、龙头企业销售额占比均有进一步提升空间。

(6) 中药行业

中医药是世界医学的重要组成部分，在健康产业中有着独特的作用与优势，可以极大程度的促进和维持健康。① 中药行业一直以来都受国家的高度重视，提供多方面的政策支持。1978年《关于认真贯彻党的中医政策，解决中医队伍后继管人问题的报告》从顶端为中医药体系建设进行了指导；1991年第七届全国人民代表大会第四次会议将“中西医并重”列为新时期中国卫生工作五大针之一；2003年《中华人民共和国中医药条例》的发布保障促进中医药事业的发展；2009年《关于扶持和促进中医药事业发展的若干意见》形成了相对完善的中医药政策体系；2015年《中药材保护和发展规划（2015—2020年）》提出要加强药材生产质量，推进组织技术创新；2016年《中医药发展战略规划纲要（2016—2030年）》提出坚持中医并重，发挥中医药独特作用；2016年底通过《中国医药法》确定中药的地位，促进中医药发展。同年《中国的中医药》白皮书肯定了中医药在我国历史上的贡献和对世界卫生领域的重要作用。政策支持加上中医药行业独特性使得中药行业上市公司在健康行业中具有很大的竞争优势。2018年，片仔癀、济川药业等中药品牌OTC企业业绩保持快速增长的态势。虽然中医药行业在健康产业中具有独特的优势，但仍存在一些不足，中医药人才缺乏、中医药文化意识的淡薄，一些西医对中医心理认

① 王芳，雷晓盛．健康产业背景下中医药人才需求与分析［J］．管理观察，2018（31）：170-172.

同感较低，此外，中药注射剂也受安全性、有效性等因素影响，中药行业上市公司也面临长期业绩下滑的压力。

1.2.4　上市公司运行分析

目前，除 ST 长生外，医药生物板块的其他上市公司 2018 年年报已披露完毕，对 293 家健康行业上市公司进行统计。2018 年上市公司营业收入为 15277.63 亿元、净利润总额为 1122.18 亿元，同比增速分别为 15.7%和 13.2%。健康行业上市公司受政策环境、经济环境、社会环境、科技环境等产业环境的影响，2018 年业绩同比增速较 2017 年进一步提升，在最近 5 年间处于高位水平。在所有披露业绩的公司中，中药净利润占比最高，医疗服务净利用占比最低，如图 1-12 所示。

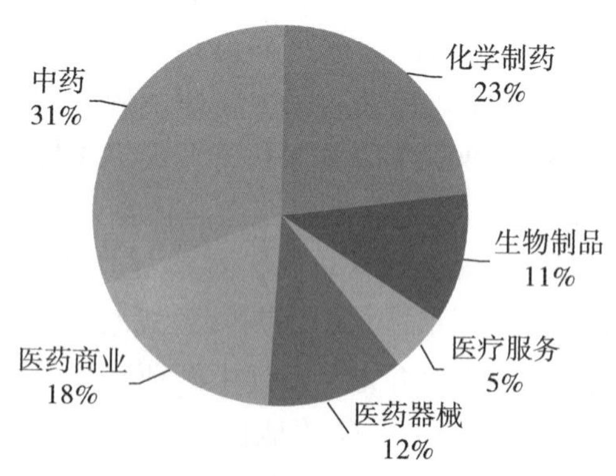

图 1-12　2018 年健康行业上市公司细分行业净利润占比

（1）化学制药

在化学制药领域 91 家上市公司中，2018 年业绩首尾差距悬殊，头部公司净利润达到 10 亿元以上的有 7 家，而尾部净利润为负值的公司也有 8 家，大多数公司业绩平平；从营收来看，营收在 100 亿元以上的公司仅有 8 家，但营收在 10 亿元以下的公司则多

达24家。整体来看，制药领域普通上市公司盈利能力一般，业绩表现出色的公司只有小部分头部公司，经营业绩差距悬殊，如图1-13所示。

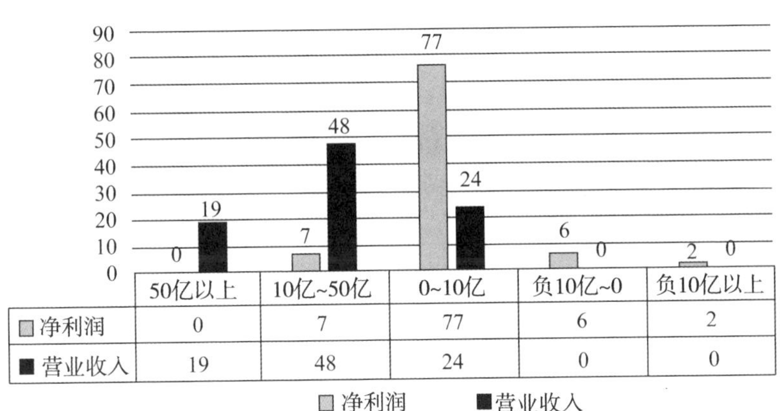

	50亿以上	10亿~50亿	0~10亿	负10亿~0	负10亿以上
净利润	0	7	77	6	2
营业收入	19	48	24	0	0

图1-13　2018年化学制药领域上市公司净利润及营收分布

在化学制药领域91家上市公司中，所有公司营收增速均未超过100%，但净利润增速超过100%的上市公司数量有6家；有8家的化学制药领域上市公司的营收增速为负值，30家公司的净利润增速为负值，头尾分布的公司较多而且差距明显。从营收增长分布来看，75.8%的化学制药领域上市公司在0~50%，15.4%的营收增速在50%~100%，各个上市公司营收增速差距较大；从净利润增速分布来看，48.4%的公司的净利润增速在0~50%，37.7%的公司净利润增速在50%~100%，如图1-14所示。

净利润增速排名较快的前几名分别为华北制药、圣济堂、海普瑞、花园生物、东北制药、美诺华、药石科技、莱美制药、新和成等。华北制药、海普瑞、美诺华实现由2017年的负增长到2018年的翻倍增长；花园生物、新和成由于维持上涨而业绩表现靓丽，近两年净利润均保持较快增长；药石科技受益于CRO景气度上行，聚集分子砌块核心主业自上市以来净利润保持每年80%左右的高增长。

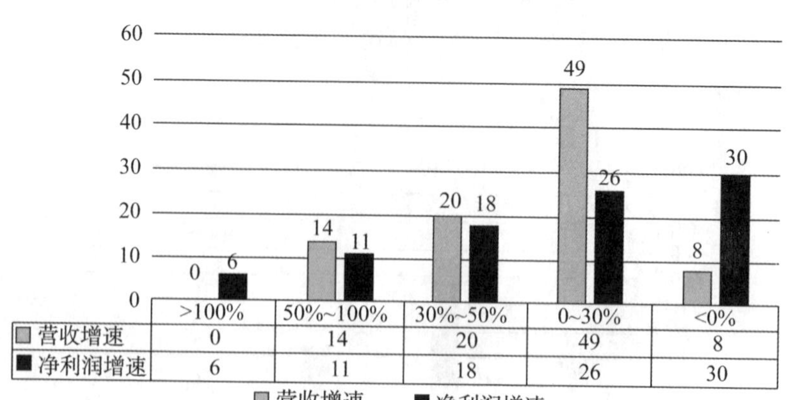

图 1-14　2018 年化学制药领域上市公司营收及净利润增速分布

（2）生物制品

除 ST 长生公司以外在其他生物制品领域 36 家上市公司中，头部公司净利润达到 10 亿元以上的有 5 家，而尾部净利润为负值的公司则有 7 家；从营收来看，除了复星医药公司营业收入高达 249.18 亿元之外，其他公司营业收入均在 100 亿元以下，营业收入在 10 亿元以下的公司有 18 家。整体来看，除了复星医药作为行业龙头公司业绩表现出色以外，其他生物制品领域上市公司盈利能力一般，如图 1-15 所示。

生物制品领域除 ST 长生以外的 36 家上市公司中，只有复星医药和国家科技两家上市公司营收增速均超过 100%，净利润增速超过 100%的上市公司数量有 5 家；有 10 家的生物制品领域上市公司的营收增速为负值，超过半数（19 家）公司的净利润增速为负值。从营收增长分布来看，52.8%的生物制品领域上市公司为负值，仅有 19.4%的营收增速大于 50%，各个上市公司之间营收增速差距巨大；从净利润增速分布来看，61.1%的公司的净利润增速小于 30%，19.9%的公司净利润增速大于 50%，净利润增速两极分化严重，如图 1-16 所示。

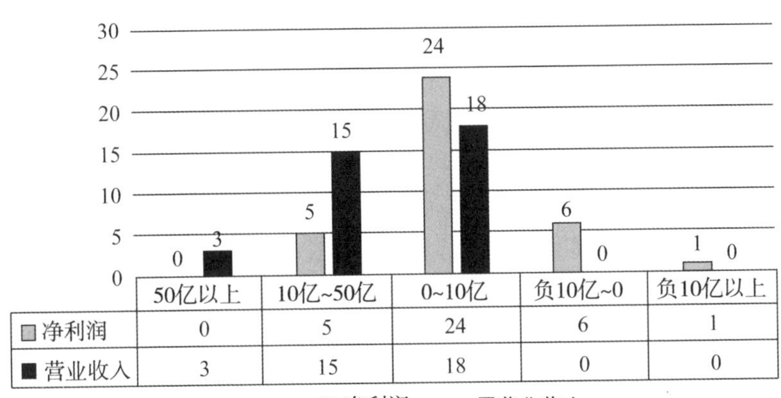

图 1-15　2018 年生物制品领域上市公司净利润及营收分布

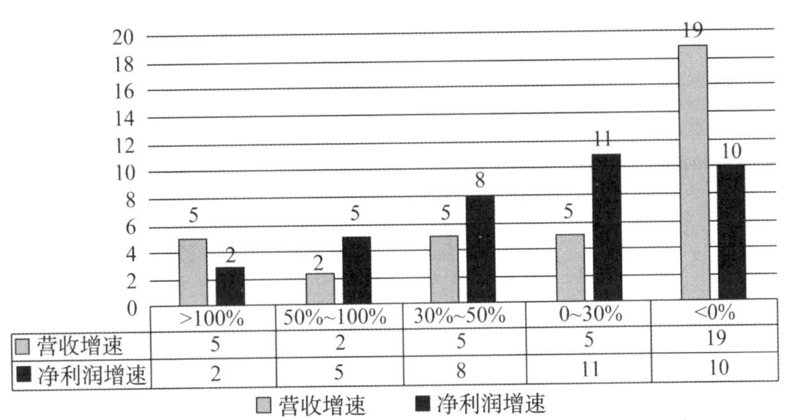

图 1-16　2018 年生物制品领域上市公司营收及净利润增速分布

从净利润增速排名靠前的公司来看，主营业务为疫苗的公司表现不错，智飞生物和康泰生物净利润均实现翻倍增长，其中智飞生物由于 AC-Hib 三联疫苗等自主产品销售继续保持良好增长，叠加 HPV 疫苗为代表的代理产品陆续在国内各省级单位中标、销售，销量稳步上长升，净利润比增长超过 200%；此外，正海生物、长春高新、艾德生物连续两年均保持大于 30% 的较快增长，其中正海生物的生物再生材料和艾德生物所处的肿瘤伴随诊断行业还是处于高速发展的优质赛道，蕴含长期的机会，未来发展仍可期待。

（3）医疗服务

在医疗服务细分领域的 19 家上市公司中，头部公司净利润达到 10 亿元以上的有 2 家，而尾部净利润为负值的公司则有 3 家；从营收来看，所有上市公司营业收入均在 100 亿元以下，营业收入在 10 亿元以下的公司有 7 家。虽然医疗服务细分领域上市公司目前盈利能力不如其他细分领域上市公司，但在当前的宏观环境下，我国人口结构的改变、老龄化加速以及一系列政策红利给医疗服务行业带来了黄金发展期，如图 1-17 所示。

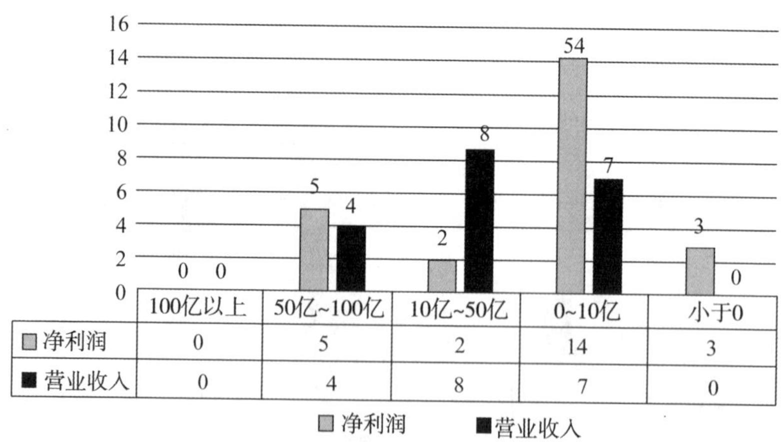

	100亿以上	50亿~100亿	10亿~50亿	0~10亿	小于0
净利润	0	5	2	14	3
营业收入	0	4	8	7	0

图 1-17　2018 年医疗服务领域上市公司净利润及营收分布

在医疗服务的 19 家上市公司中，仅有两家公司营收增速超过 100%，分别是览海投资和博济医药，但所有公司净利润增速均未超过 100%；有 2 家的医疗服务领域上市公司的营收增速为负值，有 6 家上市公司的净利润增速为负值。从营收增长分布来看，78.9%的医疗服务领域上市公司在 0~50%，10.5%的营收增速在 50%~100%；从净利润增速分布来看，公司的净利润增速在 0~50%和 50%~100%之间的公司均为 42.1%，如图 1-18 所示。

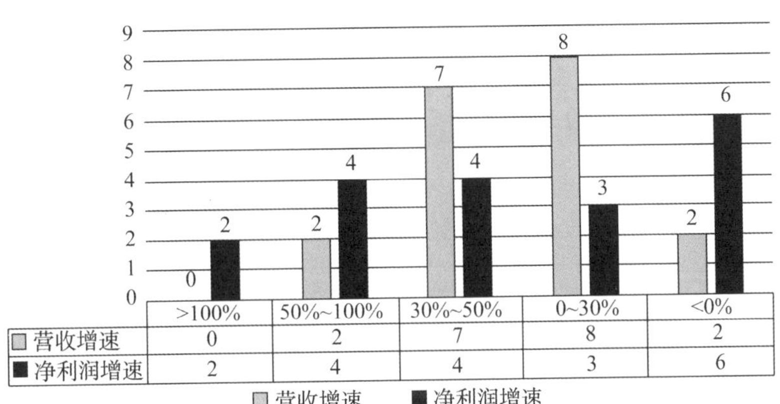

	>100%	50%~100%	30%~50%	0~30%	<0%
营收增速	0	2	7	8	2
净利润增速	2	4	4	3	6

图 1-18　2018 年医疗服务领域上市公司营收及净利润增速分布

从医疗服务行业上市公司的业绩来看，处于专科医疗服务和 CRO 这两个细分领域的公司业绩表现不错。专科医疗服务主要上市公司有策医疗、爱尔眼科、美年健康。通策医疗是国内第一家以口腔服务为主营业务的上市公司，于 2006 年转型至医疗服务领域，比起当 年转入医疗服务时不足 1 亿的营业收入，如今已翻 15 倍有余。而致力于眼科服务的爱尔眼科医院的单体盈利能力远超行业，随着其单元标准化的成熟，扩张规模效应将不断大于成本增长，单体盈利速度有望加快。至于美年健康 2018 年营收增主要是在 2018 年国家"预防为主"的政策支持下，公司加快推进体检中心布局，加强信息化建设管理的投资和医疗专业人才储备的共同作用的结果。作为 CRO 领头公司的药明康德为中国大多数大型制药、生物技术和医疗器械公司以及许多小公司提供合同研究，在 2018 年全球 CRO 公司排外上升至 Top9。

（4）医疗器械

在医疗器械领域 52 家上市公司中，2018 年上市公司业绩分化明显，头龙公司业绩靓丽。头部公司净利润达到 10 亿元以上的有 2 家，而尾部净利润为负值的公司也有 3 家，大多数公司业绩平平；从营收来看，营收在100亿元以上的公司有2家，但营收在10亿元以下的公司则多达26家。医疗器械领域上市公司业绩分化明显，乐普医疗、医普康视等龙头企业保持以往的竞争优势，业绩继续呈高速增长的态势，如图1-19所示。

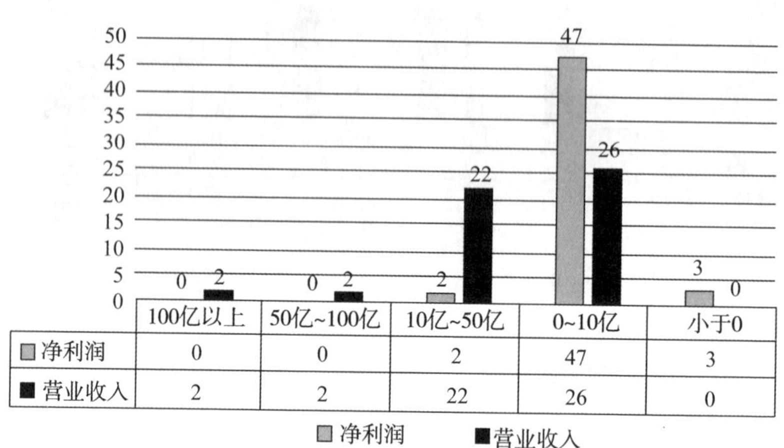

	100亿以上	50亿~100亿	10亿~50亿	0~10亿	小于0
净利润	0	0	2	47	3
营业收入	2	2	22	26	0

图1-19　2018年医疗器械领域上市公司净利润及营收分布

在医疗器械领域52家上市公司中，所有公司营收增速均未超过100%，净利润增速超过100%的上市公司数量有2家；有7家的医疗器械领域上市公司的营收增速为负值，16家公司的净利润增速为负值，净利润增速为负值的企业占比为30.7%。营收增长分布来看，82.7 %的医疗器械领域上市公司在0~50%，仅有3.8%的营收增速在50%~100%，各个上市公司之间营收增速差距悬殊；从净利润增速分布来看，57.7%的公司的净利润增速在0~50%，7.6%的公司净利润增速在50%~100%，如图1-20所示。

迈瑞医疗作为国内最大、全球领先的医疗器械及解决方案供应商，产品覆盖生命信息与支持、体处诊断、医学影像三大主要领域，2018年营收达到137.5亿元；万孚生物专注于快速诊断试剂、快速检测仪器等POCT相关产品，随着分级诊疗政策推行、基层医疗机构的POCT使用量提升，其2018年的净利润增速53.99%，仍

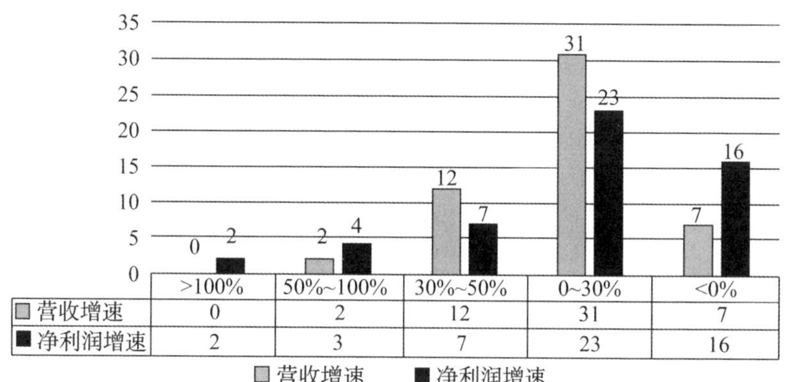

	>100%	50%~100%	30%~50%	0~30%	<0%
营收增速	0	2	12	31	7
净利润增速	2	3	7	23	16

图 1-20　2018 年医疗器械领域上市公司营收及净利润增速分布

保持增长。乐普医疗作为国内心血管植介入诊疗器械与设备的领先者，着力打造“医疗器械、药品、医疗服务、新型医疗业态”四大板块协同发展。

（5）医药商业

在医药商业领域 25 家上市公司中，公司净利润达到 10 亿元以上的有 7 家，所有医药商业领域上市公司均实现盈利增长；从营收来看，上海医药营收达 1000 亿元以上，营收在 100 亿元以上的公司有 14 家，但开开实业的营收不足 10 亿元，可见行业龙头公司业绩可观，尾部企业业绩却不够乐观。随着 2017 年以现药品和器械两票制的持续推进，小企业的生存空间也不断缩小，行业集中度有望实现加速提升，如图 1-21 所示。

在医药商业领域 25 家上市公司中，所有公司营收增速和净利润增速均未超过 50%；有 4 家的医药商业领域上市公司的营收增速为负值，7 家公司的净利润增速为负值，净利润增速为负值的企业占比为 28%。从营收增长分布来看，84%医药商业领域上市公司在 0~50%，16%的营业增速为负值；从净利润增速分布来看，92%的公司的净利润增速在 0~50%，8%的公司净利润增速为负值，如图

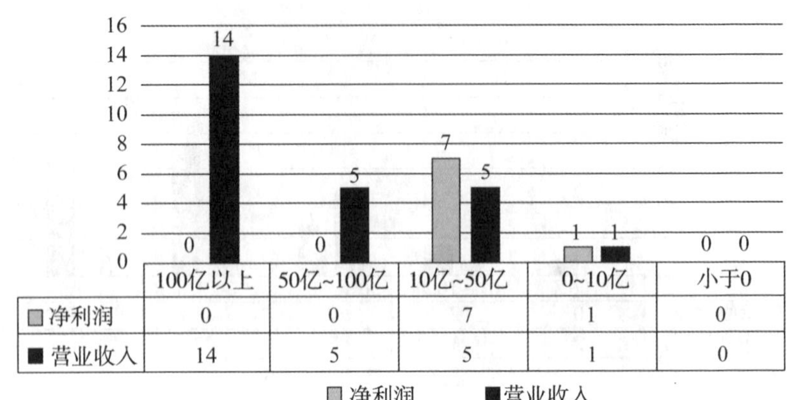

	100亿以上	50亿~100亿	10亿~50亿	0~10亿	小于0
净利润	0	0	7	1	0
营业收入	14	5	5	1	0

图 1-21　2018 年医药商业领域上市公司净利润及营收分布

1-22 所示。

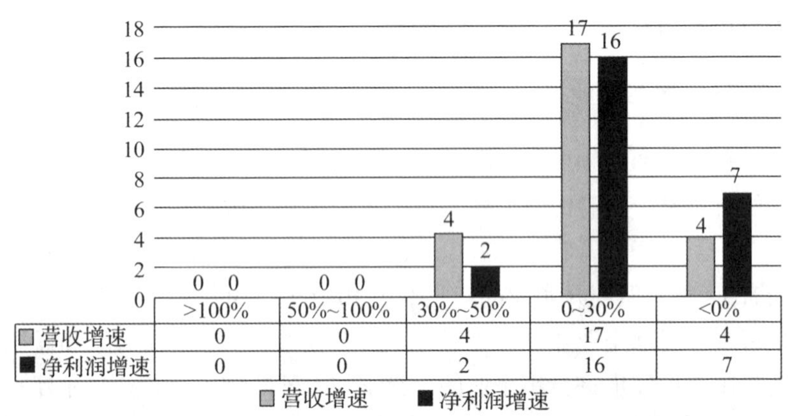

	>100%	50%~100%	30%~50%	0~30%	<0%
营收增速	0	0	4	17	4
净利润增速	0	0	2	16	7

图 1-22　2018 年医药商业领域上市公司营收及净利润增速分布

医药商业上市公司增速没有像其他行业出现超 100%增速的增长是由于两票制的执行，提升行业集中度，使大型流通企业收入增速放缓，但整体趋势将呈现先抑后扬。“零加成”执行也影响行业增速，但随着医疗需求的增长，后续增速将恢复正常。零信号市场

连锁化的提高也有助于行业增强的提升。上海医药、国药一致、国药股份等行业龙头公司长期发展前景向好。

（6）中药行业

在中药细分领域 70 家上市公司中，上市公司净利润达到 10 亿元以上的高达 22 家，片仔癀、云南白药、东阿阿胶、同仁堂等中药行业龙头公司凭借其老字号、上百年、保密秘方依旧保持良好势头，而净利润为负值的公司有 6 家；从营收来看，营收在 100 亿元以上的公司仅有 8 家，但营收在 10 亿元以下的公司则多达 22 家，但营收并未出现负增长情况，如图 1-23 所示。

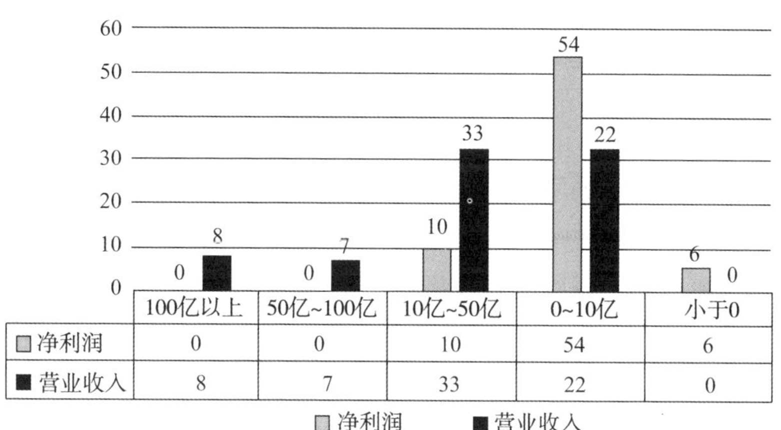

	100亿以上	50亿~100亿	10亿~50亿	0~10亿	小于0
净利润	0	0	10	54	6
营业收入	8	7	33	22	0

图 1-23　2018 年中药领域上市公司净利润及营收分布

在中药领域 70 家上市公司中，有 2 家公司营收增速超过 100%，净利润增速超过 100%的上市公司数量有 1 家；但却有 15 家的医疗器械领域上市公司的营收增速为负值，31 家公司的净利润增速为负值，净利润增速为负值的企业占比为 44. 3%。从营收增长分布来看，74. 3 %的中药领域上市公司在 0 ~ 50%，仅有 1. 4%的营收增速在 50% ~ 100%，各个上市公司之间营收增速差距悬殊；从净利润增速分布来看，50%的公司的净利润增速在 0 ~ 50%，14. 3%的公司净利润增速在 50% ~ 100%。

中药行业盈利公司数量较2017年略为减少，净利润增速分化加剧，由于近年来中药临床疗效确定性问题、行业整体面临质疑有很大关系，而且随着辅助用药目录即将出台，中药行业将持续承压，如图1-24所示。

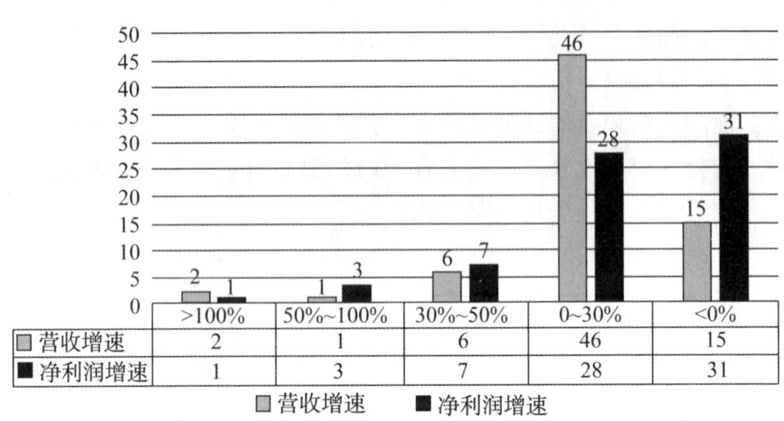

	>100%	50%~100%	30%~50%	0~30%	<0%
营收增速	2	1	6	46	15
净利润增速	1	3	7	28	31

图1-24　2018年中药领域上市公司营收及净利润增速分布

目前来看，我国健康行业上市公司盈利能力总体上仍不断提升，但行业呈现出两极分化的态势。高增长的公司占比和低增长公司占比不断提升，业绩稳定增长的公司占比不断下降。随着我国经济大环境的变化，健康行业作为影响国民计生的重要行业在国民经济中的地位也更加重要。健康行业前端化发展，医疗行业的核心由治疗型转向预防型；健康理念从疾病及时治疗转变为提前预防。健康产业将不断整合升级，产业规模也将不断发展扩大。在医疗改革不断推进的大背景下，优质企业将迎来更好的发展机遇。

但健康行业的发展仍存在一些问题。主要表现在一是化学原料药可持续发展能力不足；二是新药创新能力依然相对比较弱，产品的自主开发能力落后，产业发展需要进一步发挥我国研发成本低的优势；三是国家虽然对中医、中药的发展持鼓励态度，但仍面临中药种植不规范、中药质量存在问题；四是随着市场监管的规范化、国际化，传统医药流通企业也将面临严峻的考验；五是健康市场消

费由于人口老龄化及城镇化的原因，主要集中于中老年及病患，需进一步开发市场；六是随着人们健康观念转变，传统健康产业的转型升级问题也亟待解决。

1.3 中国自闭症信息服务市场与用户需求

随着健康信息服务行业发展，“丁香园”“中国孤独症网”等提供自闭症信息服务的网站已成为自闭症患儿家长获取信息的主要途径，急需对我国自闭症信息服务市场与自闭症家长的信息需求现状进行调研分析，为我国自闭症信息服务行业提供方向指引。本节主体内容选自项目研究成果“我国自闭症信息服务市场现状及需求调查研究”①。

1.3.1 自闭症与健康信息学

(1) 自闭症

自闭症，又称孤独症，在美国统称为自闭症谱系障碍（Autism Spectrum Disorder，ASD），是一种先天性大脑发育障碍性疾病，一般发病于儿童发育早期。据 2017 年《中国自闭症教育康复行业发展状况报告 II》显示，以 1% 保守估计，在我国将近 14 亿的人口中自闭症人数至少超过 1000 万，其中有 200 万是儿童，每年增长近 20 万人②，情形严重触目惊心。《2017 年中国残疾人事业发展统计公报》显示，全国现有残疾人康复机构 8000 多个，当中孤独

① 宋碧璇，我国自闭症信息服务市场现状及需求调查研究［D］. 武汉大学，2019.

② Wtg 五彩鹿自闭症研究院．2017《中国自闭症教育康复行业发展状况报告Ⅱ》发布会今日在京举行［EB/OL］．［2019-05-21］. https：//www.sohu.com/a/131582510_661957.

症儿童康复服务机构有1611个①，且近一半的机构是民办的即由自闭症儿童家长创办的，由于建设标准及行业规范难以统一，其服务效果难以保证，远远不能满足庞大数量的自闭症患者的需求。

（2）用户健康信息学

用户健康信息学（CHI）是与信息科学、认知学、教育学、社会学、行为医学等多个学科都有交集的一门应用型交叉学科，许多学者都对其做出定义，最具代表的是G. Eysenbach博士定义的CHI：一门将用户观点和需求融入医学信息系统的学科，它主要分析用户健康信息需求及其变化、研究用户的信息获取方法并建立需求模型②。当前国内外用户健康信息学的研究主要从用户健康信息需求、搜寻行为、获取和利用③以及信息素养、教育、信息工具④等方面展开。健康信息需求是指当用户感觉身体不适或对自己的健康状况怀疑时，为了确定症状排除忧虑而主动搜寻健康知识，或经过医生确诊直接获得健康信息⑤。对网络健康社区信息需求的研究有助于了解用户需求，提升网络健康社区服务水平。

（3）信息服务

信息服务是一种服务业务，服务内容以信息为主，服务对象是

---

① 中国残疾人联合会．2017年中国残疾人事业发展统计公报［R］. 2018.

② Eysenbach G. Consumer health informatics［J］. Bmj，2000，320（7251）：1713-1716.

③ 闫慧，余章馗，姜怡婷．国内外消费者健康信息学研究进展［J］. 图书情报工作，2017，61（6）：134-141.

④ 唐凤，方向明．国外消费者健康信息学研究综述［J］. 图书情报工作，2018，62（02）：144-152.

⑤ 孙林山，SUNLin-shan. 我国信息用户需求和信息行为分析研究综述［J］. 图书馆论坛，2006，26（5）：41-44.

对服务具有客观需求的社会主体。鉴于信息服务的普遍性和社会性，应从社会主体的客观信息需求出发开展信息服务，基本出发点是满足其全方位信息需求①。随着互联网的兴起、发展和普遍，我国社会信息化进入了网络阶段。社会的信息化发展使得用户信息需求形式和内容愈来愈专业，传统的信息服务已难以满足用户的需要，因而以满足专项需求为目的的专项信息服务将成为信息服务业务发展的一大主流。

（4）信息需求

信息需求是指信息用户对信息内容和信息载体的一种期待状态②。对网络用户的信息需求进行研究，能够快速获取用户复杂的信息需求，高效推进用户的信息活动③。在网络化环境下，用户信息需求具有社会化、综合化、集成化、高效化的新特点④，这些特点也促进者网络信息服务的优化和发展。

信息需求的表达与用户的认识有关，需求只有被用户认识到才可能得以表达，一般正常情况下，在用户表达的信息需求中，只有部分信息需求是其准确认识到并表达的，而另一部分则与客观需求不符⑤。

1.3.2 自闭症信息服务市场

目前，我国提供自闭症信息服务的网站共分为三种类型：一

① 胡昌平，乔欢．信息服务与用户［M］．武汉大学出版社，2001.

② 唐嫦燕．2000—2005年我国用户信息需求研究综述［J］．图书馆论坛，2006，26（5）：45-47.

③ 李贺，张世颖．国内外网络用户信息需求研究综述［J］．图书情报工作，2014，58（5）：111-123.

④ 胡昌平．论网络化环境下的用户信息需求［J］．情报科学，1998，16（1）：16-23.

⑤ 黄清芬．用户信息需求探析［J］．情报杂志，2004，23（7）：38-40.

是，以“中国残疾人联合会”为代表的非营利性政府信息网站，为所有残疾人提供信息服务；二是，以“丁香园”“春雨医生”等为代表的综合类健康信息网站，汇集各类疾病信息和提供专业医生在线咨询服务；三是以“中国孤独症网”为代表的专为自闭症患者及家属提供信息服务的专门性信息服务网站。除网站外，提供自闭症信息服务的还有图书馆、手机 APP 等，例如“自闭症学习平台”APP。

由于自闭症是伴随终生的先天性大脑发育障碍性疾病且患者数量庞大，其患者及家属在人生的各个阶段都可能产生不同的信息需求，需要专门的自闭症信息网站为他们提供更全面、权威、专业的信息服务，因此本节将针对专门性的自闭症信息服务网站进行分析研究，以了解当前我国自闭症信息服务的现状。

（1）自闭症信息服务网站内容提取

网站分类目录是网站内容的凝练，本节将提取网站的一级和二级类目来体现网站内容。提取网站的主体信息、文章来源注明等是为了调研网站的权威性，网站主体为政府（如政府卫生部门等）的网站在一定程度上比企业、个人等主体更具权威性，提供文章来源注明的网站也比不提供来源的网站更具可信度①。

5 个网站的信息内容提取如表 1-9 所示。

（2）自闭症信息服务网站内容分析

①网站主体分类与统计。经查证，郑州市康达能力训练中心与湖南长沙开音自闭症儿童教育中心均为当地残疾人联合会主管下的非营利性专业机构，因此将其归属于非营利性社会组织的主体。网站主体分类与统计表如表 1-10 所示。

① 李东旻．网站综合评价指标初探［J］．情报理论与实践，2005，28(3)：303-306.

表 1-9　　　　5 个自闭症信息服务网站内容提取

序号	网站名称	网站url	网站主体	来源注明	一级类目	二级类目	
1	中国孤独症网	http：//www.cautism.com/	郑州市康达能力训练中心与郑州市金水区残疾人联合会联合主办	大部分文章来源注明网站或刊物，注明作者	新闻动态	媒体关注 政策法规 研究进展 培训讲座	机构新闻 视频新闻 志愿之家
					诊疗指南	什么是孤独症 自闭症的表现 自闭症的原因 自闭症的症状 自闭症测试	自闭症最新研究进展 自闭症最新治疗方法 自闭症能治好吗 自闭症治疗 孤独症的预防
					康复教育	感觉统合训练法 粗大运动 精细运动 语言训练	认知训练 社会交往 生活自理 情绪行为等
					专家机构	——	
					家长天地	——	
					师资培训	——	
					雨人故事	——	
					视频集锦	媒体播报 网友实拍 专家讲座 训练教学	教学视频 自闭症电影 自闭症电视剧 自闭症纪录片等
					其他服务	微社区 微官网 咨询服务	问答论坛（未开放） 留言
2	中国孤独症家庭支持网	http：//www.cafsn.org.cn/	中国精神残疾人及亲友协会孤独症委员会	部分注明来源网站，无作者注明	认识孤独症	什么是孤独症 症状与表现 诊断与评估	康复干预 生命全息图
					政策法规	国内	国际
					新闻动态	中国精协孤独症委员会	康纳州 国际 国内
					心情与分享	专家特稿 教师手记	育儿心得 我的故事
					信息资源	相关基金会 服务机构 诊断医院	研究文献 专家观点 （均无具体内容）

续表

序号	网站名称	网站url	网站主体	来源注明	一级类目	二级类目	
3	中国孤独症支援网	http：//www.guduzheng.net/	个人	来源注明网站或刊物，注明作者	新闻	媒体关注 诊疗研究	培训学习 政策法规
					认识自闭症	什么是自闭症 自闭症的治疗 自闭症的症状	自闭症的原因 自闭症的表现 自闭症能治好吗
					自闭症诊断	自闭症鉴别 区分自闭症	自闭症诊断医院 自闭症早发现
					自闭症康复	语言训练 认知训练 行为矫正 技能培养 疗育指南 家庭训练	社会交往 生活自理 青春期 药物治疗 中医治疗
					孤独症机构	全国自闭症机构 机构招生	机构新闻
					行业人物	自闭症专家	行业人物
					视频	自闭症电影 自闭症电视 媒体播报	训练实拍 专家讲座
					家长	心路历程 育儿随笔	心理辅导
					康复方法	SIT 感觉统合 AIT 听觉统合 融合教育 RDI 人际关系发展干预	TEACCH 结构化教学 PCI 游戏与文化介入 PECS 图片交换沟通 ABA 应用行为分析 Floortime 地板时光
					自闭症文摘	自闭症论文 自闭症教案 训练感悟	文摘浏览 康复教育 雨人故事
					自闭症专题	——	
					其他服务	在线咨询	

续表

序号	网站名称	网站url	网站主体	来源注明	一级类目	二级类目	
4	湖南自闭症网	http://www.hnzbz.com/	湖南长沙开音自闭症儿童教育中心	注明来源网站或刊物，无作者注明	(自闭症)知识	教学教案 自闭症教育 语言训练 家庭教育	感觉统合 行为矫正 多动症 专题首页
					图片（学校展示）	教学环境 教学活动 教室活动	交流活动 校区展示
					视频	原创影视	
					论坛	教育训练	开音专区
					问吧	专家推荐 精彩话题	最新提问 最新回答
5	自闭症治疗网	http://www.xinli110.com/zibi/	中华心理教育网（培训学校）	来源注明“转载”，作者“佚名”	发病机理	——	
					临床诊断	临床症状 鉴别诊断	心理诊断 心理测试
					学术论文	学术论文 学术动态	名词解释
					疾病特征	——	
					西医治疗	治疗药物	治疗原理
					中医治疗	偏方治疗 针灸治疗	中医食疗 按摩治疗
					感统训练	——	
					案例分析	——	
					另类治疗	音乐治疗 感应治疗 干细胞移植 游戏治疗 融合教育	微创基因 物理疗法 行为治疗 治疗原理
					答疑解惑	自闭问答 自闭影片	教学录像 孤独教案

表 1-10　　网站主体分类与统计

主体	网站数量
非营利性社会组织	3
培训机构	1
个人	1
总计	5

②网站提供信息和服务的分类与统计。表 1-9 可以看出，由于语言的多样性以及自闭症信息的丰富与多样，各网站的类目信息存在着一定的差异性。综合各个网站的类目特点，参考已有研究，将自闭症信息服务网站的类目信息分类整理如表 1-11 所示，并对含有各类目信息的网站数量进行统计。

表 1-11　　自闭症信息服务网站类目信息统计表

一级类目	二级类目	网站数量	百分比
新闻资讯	媒体关注 政策法规 培训讲座 研究进展	3	60%
自闭症基础知识	什么是自闭症 原因和发病机理 症状与表现 诊断与评估 自闭症治疗	4	80%
康复教育	感觉统合训练法 粗大运动 精细运动 语言训练 AIT 听觉统合 融合教育 RDI 人际关系发展干预等	4	80%
信息资源	服务机构/专家 自闭症电影/电视剧 自闭症论文/教案	5	100%

续表

一级类目	二级类目	网站数量	百分比
心情与分享	雨人故事 专家特稿 育儿心得 教师手记 心理辅导	4	80%
交流互动	论坛/问吧 在线咨询 留言	4	80%
学校展示	教学环境 教学活动等	1	20%

从网站主体的类别统计上看，我国的自闭症信息服务网站的主体多为非营利性的社会组织，且一般受管理于当地的残疾人联合会；少数网站是由培训机构或个人负责的，相比较而言这部分的自闭症网站的权威性较低。从网站内的文章来源注明来看，大部分网站的文章会注明来源的网站、咨询或刊物，也会注明作者，但作者姓名绝大多数是网名，还有少部分的网站直接将文章来源注明为“转载”，作者为“佚名”，完全无法得知文章的确切来源，则此类网站的可信度有待商榷。

在自闭症网站所提供的信息与服务方面，将各网站的类目信息统一整理分类后发现，自闭症信息服务网站的内容大体上是相似的，绝大部分会为用户提供与自闭症相关的各方面知识，包括自闭症的症状、诊断、康复治疗等自闭症患者的家长密切关注的信息，以及服务机构、专家观点、自闭症视频等可供家长继续寻求帮助的拓展资源。还有部分网站会提供最新的新闻资讯、相关的政策法规等，帮助用户更快地获取国家或地区的自闭症相关信息。还有少部分的网站会将服务机构（网站的主体）的资源、环境等情况展示给用户，力求将网络远程帮助转换为现实生活中的真实帮助。论坛、在线咨询、问吧等交互性的功能是自闭症网站的一大特点，为用户提供了答疑解惑、专业咨询的机会，也为自闭症患者家长提供了抒发情感的平台。但是我们也发现，自闭症网站的类目信息较为混乱，概念存在交叉重叠的现象，这会使得用户在寻找自己需求时产生较大的困难。有部分网站的某些功能尚未实现，并没有达到为用户提供相应信息服务的目的。

总体而言，目前我国自闭症信息服务网站能够基本实现为用户提供自闭症相关的信息服务，但也基本都存在着信息混乱、权威性及可信性存疑等诸多问题，有待将自闭症患者家长的需求挖掘出来后再进行相关问题的分析与解决。

1.3.3 自闭症患者家长需求发现

（1）基于文献内容分析法的自闭症家长需求发现

收集中文文献和英文文献作为文献研究数据，其中中文文献以中国学术期刊网（CNKI）中的《中国学术期刊网络出版总库》《国内外重要会议论文全文数据库》《中国优秀博硕士学位论文全文数据库》作为数据来源，以含“自闭症”或含“孤独症”的主题为筛选条件，在检索结果中以含有“家长（家属/家庭/父母需求）”的主题为入选标准，对文献进行进一步筛选。英文文献以 Web of Science（WOS 核心合集）中的 SCI-EXPANDED、SSCI、A&HCI 索引作为数据来源，以含“Autism”的主体为筛选条件，在检索结果中以含有“parent/family needs/command/requirement”的主题为入选标准，另由于研究对象为我国家长，因此还需添加限定词“China”，对文献进行进一步筛选。人工去除非学术型文献、通知等杂质数据，截至 2019 年 3 月，获得最终中文文献 32 篇，英文文献 3 篇。

对文献进行内容分析的一般步骤包含提出研究问题、抽取文献样本、确定分析单元、制定类目系统、内容编码与统计、解释与检验 6 个步骤①：

① 邱均平，邹菲．关于内容分析法的研究［J］．中国图书馆学报，2004，30（2）：12-17.

a. 提出研究问题：自闭症家长拥有哪些方面的需求；

b. 抽取文献样本：中文文献 32 篇和英文文献 3 篇；

c. 确定分析单元：将文献中描述自闭症家长需求的类目或内容作为分析单元，即一个需求描述为一个分析单元；

e. 制定类目系统：从语言多样性、内容丰富性等角度综合整理出统一的类目系统，使得类目系统中的所有类目涵盖所有文献中的不同需求描述；

f. 内容编码与统计：将每篇文献中的需求描述分配到类目系统中并统计每个类目中文献的频次；

g. 解释与检验：计算每个类目拥有文献的百分比，即在所有文献中有占比多少的文献提及该需求类目，以显示需求重要程度。

由于不同文献中学者对自闭症家长需求的描述和分类存在一定差异，带有一定的主观色彩，因此本研究在提取文献中的需求描述时不仅考虑作者自拟的标题本身，也会将其具体内容提取出来。根据 35 篇样本文献中自闭症家长需求的研究情况，制定出自闭症家长需求类目表（如表 1-12 所示），并统计文献频次及占比记录其中。

表 1-12　　**文献分析自闭症家长需求类目表**

需求类目	包含内容	提及文献（总数 35）	
		数量	占比
专业知识信息	自闭症的诊断、治疗、发展、服务、合法权益保护、资讯等信息资源	20	57.14%
社会资源服务需求	医疗机构、学校、康复教育机构、融合教育环境、托养安置、专业咨询、社区服务的需求	30	85.71%
康复技能培训需求	家长培训讲座、辅导行为问题、专业人员等；运动、认知、语言、生活技能等各方面干预指导	25	71.43%

续表

需求类目	包含内容	提及文献（总数35）	
		数量	占比
心理与情绪疏导	缓解负面情绪、家庭关系调和、其他家庭交流、心理咨询服务、分享经验与获得鼓励等	27	77.14%
经济支持需求	政府经济补贴、教育补助、爱心人士捐助、财产信托等	20	57.14%
就业需求	自闭症患者及家长的就业照顾、职业教育	5	14.29%
政策机制需求	喘息服务、社会保障制度、相关立法	17	48.57%
融入社会需求	社会大众的理解包容、孩子社会性需求、交友需求等	12	34.29%

①专业知识信息的需求。目前医学和心理学界对于自闭症发病原因和机制尚无一致论断，干预和治疗方法仍处于研究探索阶段，主要通过应用行为分析方法对患者进行干预①。但是当前社会对自闭症的认识度仍不高，家长对自闭症的诊断、治疗、康复等方面也没有经验，这些方面的知识是家长最需要获取的信息②。此外，关于自闭症儿童成长发展的相关政策、法律法规、专业等资讯也是家长需要获取的信息③。专业知识信息的需求占比一半以上，属于基础性需求。

②社会资源服务需求。由于自闭症儿童存在能力障碍，需要求助于特殊教育机构、康复训练机构、医疗机构等为自闭症儿童提供

① 南洁，董效军，崔军武．自闭症研究动向综述［J］．系统医学，2018.

② 自闭症家庭综合服务体系的建构——“家庭为本”的实务模式探索［D］．山东大学，2012.

③ 郭德华，邓学易，赵琦，等．孤独症家长需求分析与对策建议［J］．残疾人研究，2014（2）：43-48.

专门服务的机构，但是这样的机构往往容量限制，规模不大，数量较少，存在突出的供给不足矛盾①，因此家长对社会资源提供的专业机构有很大的需求。苏雪云等人提出应当推行对自闭谱系障碍儿童的融合教育，创造融合教育的大环境②。除了孩童时期的教育康复需求，孩子成长后和未来的安置问题也困扰很多家长，家长需要能够接纳、安置他们的成人机构，希望社会能够解决托养安置的问题③。林云强等人还提出，家长希望政府为自闭症儿童设立专门的咨询机关，提供专业咨询服务④。对社会资源服务的需求文献提及量最高，说明目前能为自闭症家庭提供帮助的社会资源十分缺乏，家长需求十分迫切。

③康复技能培训需求。陈琳提出家长期望有专家指导自闭症儿童的康复训练方法，最好有专家跟踪⑤。阿则古丽·麦麦提托合提等人通过调研发现家长需要的康复训练技能包括对孩子的言语、认知、行为习惯矫正、生活技能、社会交往、谋生技能、知识技能等方面的培训，其中言语和日常生活技能培训尤为重要⑥。对康复技能指导的需求文献提及占比排名第三，也属于比较重要的需求，关乎自闭症患者的康复及未来生活。

④心理与情绪疏导。心理与情绪疏导的需求是提及量排名第二，可见孩子自闭症的确诊给家长及整个家庭带来的绝望、焦虑、

① 熊英琪，高杰，张莎莎．自闭症儿童的家庭需求与社会支持问题研究——基于合肥市春芽残疾人互助协会的调查［J］．中国集体经济，2015(30)：165-166.

② 苏雪云，吴择效，方俊明．家长对于自闭谱系障碍儿童融合教育的态度和需求调查［J］．中国特殊教育，2014（3）：36-41.

③ 刘莎．辽宁省孤独症儿童家庭养育困难与需求的调查研究［D］．辽宁师范大学，2009.

④ 林云强，秦旻，张福娟．重庆市康复机构中自闭症儿童家长需求的研究［J］．中国特殊教育，2007（12）：51-57.

⑤ 陈琳．自闭症儿童家长的困难与愿望——对上海市三名自闭症儿童家长的社会支持需求情况的质的研究［J］．文教资料，2011（28）：131-134.

⑥ 马平．乌鲁木齐市维吾尔族、汉族孤独症儿童教育需求及社会支持调查［J］．中国妇幼保健，2017（13）：31-34.

恐慌等负面情绪非同小可。高雪发现自闭症儿童家长通常自我评价较低，逃避人际交往①。徐翠晓调查发现，家长在心理与情绪疏导方面的需求涵盖了渴望自我时间、安慰鼓励、家人理解支持、心理咨询服务、与孩子沟通交流、获得社会接纳等方面②。Su 等人从家庭视角调研自闭症儿童早期干预问题时发现，超过 85%的自闭症家庭表达了他们的精神压力，且较低收入的家庭更有可能患有失眠症，担心孩子的生命和受教育程度③。家长的情绪对自闭症孩子的成长和康复有很大影响，是亟待解决的问题。

⑤经济支持需求。由于自闭症患者需要家庭花大量时间照顾，大多数自闭症家庭中有一方家长会放弃工作“专职”照顾孩子，同时还要承担着康复治疗以及特殊教育费用，自闭症家庭常常面临着巨大的经济压力。Su 等人研究发现超过 78%的调查参与者表达了与教育和干预费用相关的压力，大多数家庭也报告了与工作有关的压力，并且这种情况更可能发生在低收入家庭。家长们希望得到来自政府和社会爱心人士的经济支持④，包括医疗费用、康复训练费用、改善教育环境等方面的支持。还有很多家长担心自己过世后子女怎么办，希望能建立财产信托体系，实现财产权保护并能够有效利用⑤。经济方面的需求占比一半以上，是普遍存在的需求，但可能也是最难满足的需求。

⑥就业需求。刘鹏程提出，职业培训、就业需求等专业服务不可或缺，许多社区无法为自闭症患者提供就业培训，极度缺乏适合

① 高雪．育儿过程中自闭症儿童家长需求的个案研究［J］. 南京特教学院学报，2009（4）：177-178.

② 徐晓翠．中国儿童孤独症病程发展、治疗现状和教育需求的家庭调查研究［D］. 苏州大学，2009.

③ Su X, Long T, Chen L, et al. Early intervention for children with autism spectrum disorders in China：A family perspective［J］. Infants & Young Children, 2013, 26（2）：111-125.

④ 邵亚琴．自闭症儿童社会支持的社工介入研究［D］. 华中农业大学，2013.

⑤ 郭德华，邓学易，赵琦，等．孤独症家长需求分析与对策建议［J］. 残疾人研究，2014（2）：43-48.

他们的福利性岗位①。董欣建议应当加大对自闭症者及家庭的就业照顾力度，对自闭症者实施保护性就业支持，帮助自闭症儿童家长寻求更多合适他们的岗位②。在已有的研究文献中，提及就业需求的文献并不多，可以认为这是家长们补充性的需求，能满足则更好。

⑦政策机制需求。自闭症患儿作为特殊群体存在于社会中，需要政府提供体制上的帮助和支持，但目前我国的社会福利体系和社会保障制度还不是很健全和完善，残疾人社会保障体系的完善十分迫切，相应的社会救助办法也应及时出台，以帮助家长缓解压力③。自闭症患者家庭耗费了大量的时间和精力照顾自闭症患儿，家长的活动空间和自由时间受到了严重限制，郭德华等人调查发现家长对喘息日服务的需求强度为67%④，因此刘鹏程提出，家庭照顾者的喘息服务亟待落实，由政府出面购买喘息服务，必要时代替照顾者看护患儿。国家政策机制方面的需求在已有文献中提及量不足，这属于基础性的需求，同时也是需要花费漫长时间去等待满足的需求。

⑧融入社会需求。倪赤丹研究发现，社会大众对自闭症者的理解接纳以及如何面对社会中的异样眼光是家长最为迫切的需求⑤。Wang、Peishi 等人的研究中有家长表达了希望自己的孩子能够融入

① 刘鹏程，刘金荣．自闭症群体的家庭需求与支持体系构建［J］. 学术交流，2018，293（08）：114-122.

② 董欣．自闭症者及家庭的社会支持现状分析与建议——以辽宁省大连市为例［J］. 现代特殊教育，2016（1）：14-17.

③ 刘莎．辽宁省孤独症儿童家庭养育困难与需求的调查研究［D］. 辽宁师范大学，2009.

④ 郭德华，邓学易，赵琦，等．孤独症家长需求分析与对策建议［J］. 残疾人研究，2014（2）：43-48.

⑤ 倪赤丹，苏敏．自闭症家庭的需求与社会工作介入——来自深圳120个自闭症家庭的报告［J］. 广东工业大学学报：社会科学版，2012，12（5）：36-41.

社会、融入社区，像正常孩子一样进入普通学校并交到朋友①。因此，拓宽公众对自闭症者及家庭的了解渠道，提高社会认知度和接纳度，并积极引导自闭症者及家庭融入社会中十分重要。

（2）基于论坛数据分析的自闭症家长需求挖掘

①数据收集。选取专门面向自闭症相关人员开放的以琳自闭症论坛作为研究数据，以琳自闭症论坛网页界面如图 1-25 所示。

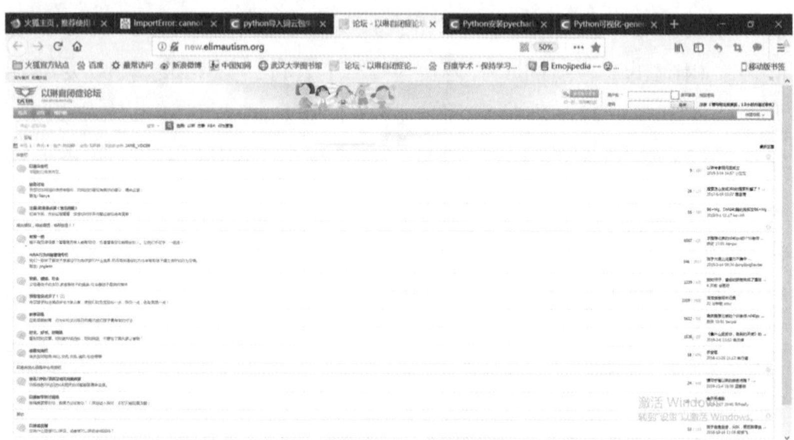

图 1-25　以琳自闭症论坛网页界面

研究数据采集自以琳论坛用户的主要发帖区“提出建议、倾诉痛苦、畅所欲言!!”其下的四个模块“帮我一把”“ABA 行为问题管理专栏”“家庭、婚姻、社会”“教育训练”“好文、好书、好网站”；而“我家宝贝进步了”中的帖子大多为家长记录孩子成长轨迹，“好文、好书、好网站”多为相关书籍的推荐，“信息交流栏”多为租房信息，这三个模块的帖子可直观获取家长的需求，没有继续挖掘其具体内容的必要，因此不作为研究数据。采用

① Wang P, Michaels C A. Chinese families of children with severe disabilities: Family needs and available support [J]. Research and Practice for Persons with Severe Disabilities, 2009, 34 (2): 21-32.

Python 中的 Scrapy 爬虫框架对网页内容进行爬取，爬取内容包括每篇帖子的标题、帖子 ID、发帖者、发帖时间以及帖子的第一楼，即发帖者在帖子中首次发表言论的内容，帖子后续进展不再爬取。按论坛帖子默认（热门）排列顺序分别爬取 4 个模块各 9 页数据，人工清除过期无内容帖子、与自闭症无关的垃圾帖子后，共获取帖子 1053 篇。数据来源如表 1-13 所示。

表 1-13　　以琳论坛帖子数据分布表

模块	模块链接规则	最终帖子数量
帮我一把	http：//new. elimautism. org/forum-43-\d+. html，\d+为页码	248
ABA 行为问题管理专栏	http：//new. elimautism. org/forum-11-\d+. html，\d+为页码	261
家庭、婚姻、社会	http：//new. elimautism. org/forum-20-\d+. html，\d+为页码	226
教育训练	http：//new. elimautism. org/forum-5-\d+. html，\d+为页码	318

②文本预处理与特征提取。从以琳自闭症论坛中获取帖子共 1053 篇，帖子字数总计 778956（含标点），平均一篇帖子长度为 740 字，为长文本数据。采用 Python 中的结巴分词工具 jieba 对文本进行分词处理，载入网络上现有较大的停用词表（1893 个），根据研究领域背景添加 163 个自定义词，13 对同义词（如“感统”与“感觉统合”、“强化物”与“加强物”等），添加词频较高但无具体意义的停用词共计 384 个（如“谢谢”“小孩”等）。为了能从帖子中抽取出能够代表家长们需求的词，需要对分词结果进行特征抽取，采用 TF-IDF 的方法进行特征词抽取，抽取出 Top250 的词作为自闭症家长需求的关键词，其中 TF-IDF 值大于 0.0034 的关键词如表 1-14 所示，关键词词云图如图 1-26 所示。

表 1-14　　自闭症家长需求关键词 Top48

关键词	TF-IDF	关键词	TF-IDF	关键词	TF-IDF	关键词	TF-IDF
行为	0.01663	学校	0.00607	教育	0.00465	家庭	0.00382
训练	0.01367	注意力	0.00555	说话	0.00456	吃饭	0.00382
能力	0.00878	同学	0.00513	环境	0.00448	刻板	0.00381
情绪	0.00815	表达	0.00512	辅助	0.00446	问题行为	0.00381
游戏	0.00728	生活	0.00505	医生	0.00444	认知	0.00379
指令	0.00689	幼儿园	0.00504	强化物	0.00443	数字	0.00376
语言	0.00688	模仿	0.00495	主动	0.00439	上课	0.00374
学习	0.00643	机构	0.00491	哭闹	0.00433	提醒	0.00351
方法	0.00639	交往	0.00488	沟通	0.00427	听话	0.00347
玩具	0.00623	强化	0.00479	活动	0.00413	小学	0.00344
干预	0.00621	动作	0.00479	工作	0.00404	经验	0.00344
理解	0.00616	朋友	0.00469	声音	0.00387	分享	0.00340

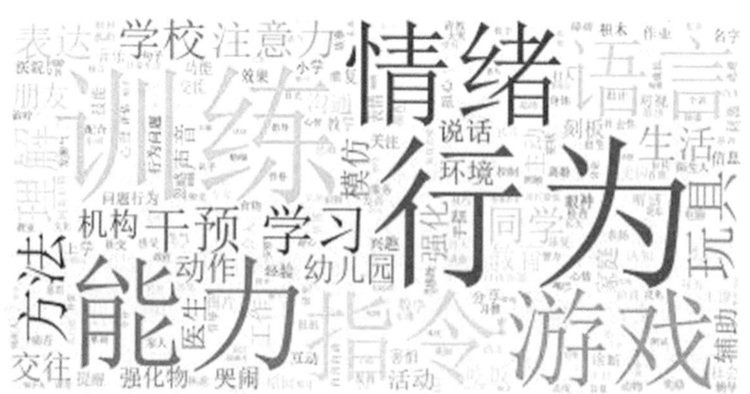

图 1-26　自闭症家长需求关键词词云（Top250）

③共词聚类分析。选取 TF-IDF 值 Top250 的关键词构建了 250×250 的共词矩阵，部分矩阵如表 1-15 所示。

表 1-15　　自闭症家长需求关键词共现矩阵（部分）

	行为	训练	能力	情绪	游戏	指令	语言	学习	方法	玩具	干预	理解	学校	注意力
行为	1412	80	110	86	72	78	122	75	93	66	93	65	64	75
训练	80	1164	87	57	51	65	119	75	63	52	54	67	50	52
能力	110	87	647	66	64	69	119	73	78	57	62	69	66	73
情绪	86	57	66	504	51	37	72	44	58	40	43	42	39	46
游戏	72	51	64	51	409	51	71	44	50	47	44	42	30	46
指令	78	65	69	37	51	429	86	44	44	49	53	40	24	53
语言	122	119	119	72	71	86	619	69	70	66	84	78	65	69
学习	75	75	73	44	44	44	69	423	66	39	47	64	51	46
方法	93	63	78	58	50	44	70	66	411	44	63	49	43	58
玩具	66	52	57	40	47	49	66	39	44	358	42	36	28	40
干预	93	54	62	43	44	53	84	47	63	42	424	44	40	44
理解	65	67	69	42	42	40	78	64	49	36	44	382	46	41
学校	64	50	66	39	30	24	65	51	43	28	40	46	365	32
注意力	75	52	73	46	46	53	69	46	58	40	44	41	32	326

基于关键词共词矩阵对自闭症家长需求的关键词进行聚类分析。将关键词共词矩阵导入 SPSS24.0，采用系统聚类（即层次聚类，Hierarchical Cluster）方法，并选择组内联结聚类方法和皮尔逊相关性测量方法进行聚类，得到关键词聚类树状图（部分）如图 1-27 所示。

根据聚类结果，将自闭症家长需求关键词分类如表 1-16 所示。由于研究数据多为长文本数据，一篇帖子中提及的内容不仅仅是一方面的需求，而是涵盖了多方面的需求，导致了关键词之间的共现关系差异性不大，聚类效果不是很精确，需要进行一定的人工调整，人工调整依据来自金碧漪构建的自闭症知识图谱①。

① 金碧漪．基于多源 UGC 数据的健康领域知识图谱构建［D］．华东师范大学，2016.

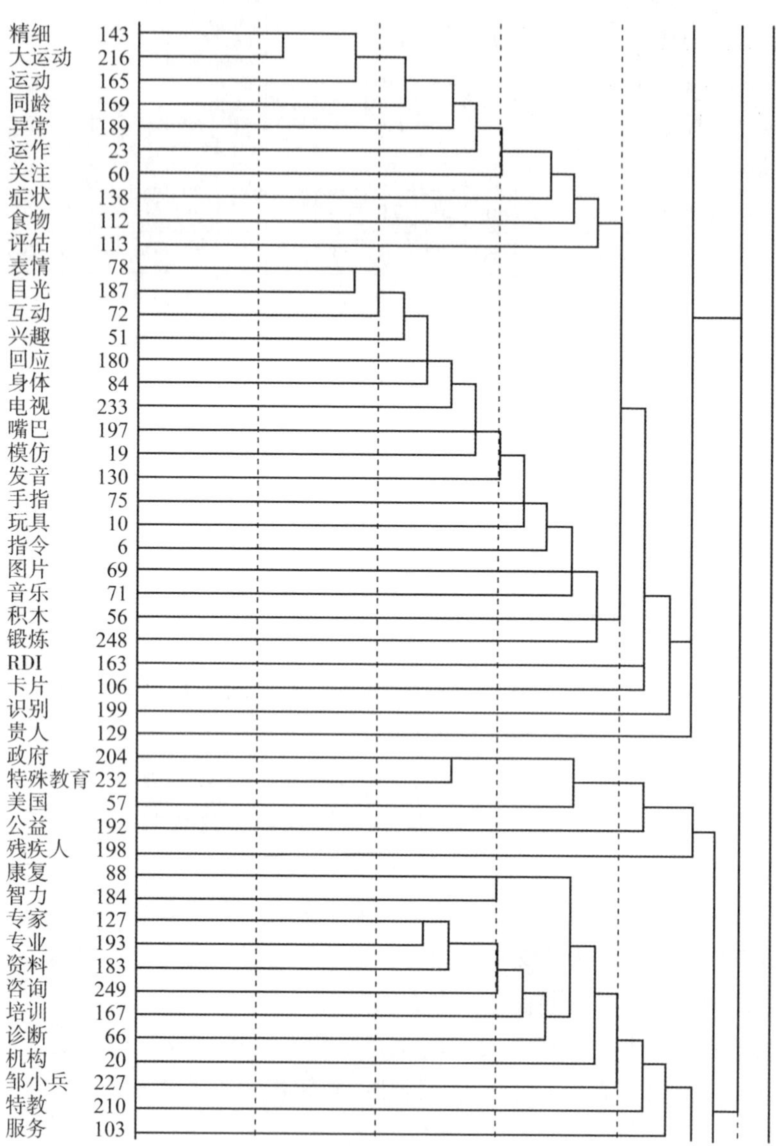
精细 143
大运动 216
运动 165
同龄 169
异常 189
运作 23
关注 60
症状 138
食物 112
评估 113
表情 78
目光 187
互动 72
兴趣 51
回应 180
身体 84
电视 233
嘴巴 197
模仿 19
发音 130
手指 75
玩具 10
指令 6
图片 69
音乐 71
积木 56
锻炼 248
RDI 163
卡片 106
识别 199
贵人 129
政府 204
特殊教育 232
美国 57
公益 192
残疾人 198
康复 88
智力 184
专家 127
专业 193
资料 183
咨询 249
培训 167
诊断 66
机构 20
邹小兵 227
特教 210
服务 103

图 1-27　自闭症家长需求关键词聚类树状图

表 1-16　　以琳论坛自闭症家长需求关键词分类表

需求类目	关键词数	关　键　词
症状/能力	67	能力，单词，整句，对话，解释，认知，沟通，刻板，语言，重复，注意力，汽车，大哭，敏感，表达，理解，句子，行为，数字，尖叫，自言自语，抬头，认字，逃避，拒绝，行为问题，打人，自我刺激，问题行为，哭闹，功能，习惯，思维，发脾气，脾气，生气，撞头，听话，眼神，指物，对视，拍手，眼神交流，名字，说话，走路，精细，大运动，运动，关注，异常，动作，症状，表情，目光，互动，兴趣，回应，身体，嘴巴，模仿，发音，手指，障碍，性格，态度，指令
诊断/治疗	9	高功能，医院，检查，医生，测试，确诊，评估，诊断，治疗，音乐，按摩，早期干预，RDI
教育科研	21	陪读，学校，幼儿园，课程，上课，课堂，学习，教学，学业，数学，上学，英语，教室，班级，班主任，成绩，小学，辅导，作业，研究，教育
生活/家庭影响	33	社会性，欺负，集体，社交，交往，日常生活，独立，玩伴，自我，家人，吃饭，老人，交流，二胎，同龄，食物，同学，玩具，贵人，安全，生活，自理，工作，照顾，家庭，未来，成长，长大，结婚，朋友，离婚，成人，手机
病理病因	10	原因，心智，发育迟缓，出生，发育，智力，大脑，阿斯伯格，基因，环境
康复技能	52	效果，颜色，制止，提醒，方法，儿歌，奖励，纠正，干预，游戏，动物，游泳，感统，训练，词汇，口语，阻止，控制，忽略，强化，强化物，介入，代币，刺激，视觉，触觉，配合，原则，语气，阶段，活动，难度，步骤，辅助，技能，泛化，桌面，批评，表扬，鼓励，做法，惩罚，技巧，声音，主动，图片，积木，锻炼，卡片，识别，康复，记录

续表

需求类目	关键词数	关　键　词
专业机构/人员	15	指导，讲座，中心，引导，早教，特殊教育，专家，专业，咨询，培训，机构，邹小兵，特教，服务，个训
社会/政府	8	政府，美国，公益，残疾人，文化，社会，陌生人，小区
信息资源	10	文章，论坛，电脑，报纸，动画片，资料，知识，经验，电视，故事
情绪/心理	21	害怕，情绪，安慰，讨论，情感，紧张，焦虑，难过，分享，恐惧，崩溃，求助，痛苦，压力，放弃，信心，耐心，感受，心情，担心，心理
总计	250	

（3）自闭症家长需求综合类目表

综合基于文献内容分析法和基于论坛数据分析分别得到的自闭症家长需求类目，总结出一个三级需求类目表，即一级类目—二级类目—代表性关键词，另备注关键词来源（表 1-16 需求类目），如表 1-17 所示。

表 1-17　　**自闭症家长需求综合类目表**

一级类目	二级类目	代表性关键词	关键词来源
专业知识信息	自闭症的诊断	高功能，医院，检查，测试，确诊，评估，诊断	诊断/治疗
	自闭症症状表现	刻板，尖叫，自言自语，逃避，拒绝，打人，自我刺激，问题行为，哭闹，发脾气，撞头，拍手	症状/能力

续表

一级类目	二级类目	代表性关键词	关键词来源
专业知识信息	自闭症能力障碍	对话，认知，沟通，语言，注意力，理解，思维，指物，对视，走路，精细，大运动，模仿，指令	症状/能力
	自闭症治疗	音乐，按摩，早期干预，RDI	诊断/治疗
	自闭症发展、服务、合法权益保护、资讯等信息资源	文章，论坛，电脑，报纸，资料，知识，电视，研究	信息资源 教育科研
	相关生活信息	租房	信息交流栏
	自闭症病理病因	原因，心智，发育迟缓，出生，发育，智力，大脑，阿斯伯格，基因，环境	病理病因
社会资源服务需求	学校和融合教育环境需求	陪读，学校，幼儿园，课堂，教学，学业，数学，上学，英语，班级，班主任，小学，辅导，作业	教育科研
	医疗机构、康复教育机构需求	中心，引导，早教，特殊教育，机构，服务	专业机构/人员
	托养安置、专业咨询的需求	专业，咨询，专家，邹小兵，未来，长大，自理	专业机构/人员生活/家庭影响
康复技能培训需求	家长培训讲座、专业人员等	指导，讲座，个训，培训	专业机构/人员
	运动、认知、语言、生活技能等各方面干预指导、辅导行为问题等	颜色，制止，提醒，方法，儿歌，奖励，纠正，干预，游戏，动物，游泳，感统，训练，词汇，口语，忽略，强化物，介入，代币，泛化，桌面，鼓励，惩罚，图片，积木，卡片，集体	康复技能

续表

一级类目	二级类目	代表性关键词	关键词来源
心理与情绪疏导	缓解负面情绪	害怕，紧张，焦虑，难过，恐惧，崩溃，痛苦，压力，放弃，担心	情绪/心理
	其他家庭交流、分享经验与获得鼓励	安慰，讨论，情感，分享，求助，信心，耐心	情绪/心理
	家庭关系调和	二胎，离婚，家人	生活/家庭影响
	心理咨询服务	心理	情绪/心理
经济支持需求	政府经济补贴	政府	社会/政府
	爱心人士捐助	公益	社会/政府
	教育补助、财产信托需求	——	——
就业需求	自闭症患者及家长的就业照顾	工作，照顾，家庭	生活/家庭影响
	职业教育	——	——
政策机制需求	喘息服务、社会保障制度、相关立法	——	——
	移民政策	美国	社会/政府
融入社会需求	社会大众的理解包容、孩子社会性需求、交友需求等	社会，文化，社会性，玩伴，贵人	生活/家庭影响

1.3.4　自闭症信息服务不足与发展建议

（1）自闭症信息服务市场现状与需求的差距分析

对比分析表 1-9 自闭症信息服务网站类目信息统计表和表 1-17

自闭症家长需求综合类目表得到差距分析表1-18，可以发现，目前市场上已提供的自闭症信息服务大部分与家长的需求是呼应的，尤其体现在自闭症相关知识信息的普及、康复教育方法的介绍和心理与情绪疏导上。但是仍然有部分需求尚未被满足，未满足的原因有两种，一是这类需求无法通过网络提供信息服务单方面来满足，二是信息服务提供方尚未考虑到这部分的需求。

表1-18　**自闭症信息服务市场现状与需求的差距分析**

需求一级类目	需求二级类目	对应信息服务二级类目	是否满足需求
专业知识信息	自闭症的诊断	诊断与评估	满足
	自闭症症状表现	什么是自闭症 症状与表现	满足
	自闭症能力障碍	症状与表现	满足
	自闭症治疗	自闭症治疗	满足
	自闭症病理病因	原因和发病机理	满足
	自闭症发展、服务、合法权益保护、资讯等信息资源	媒体关注 政策法规 研究进展 自闭症电影/电视剧 自闭症论文/教案	满足部分需求
	相关生活信息	——	未满足
社会资源服务需求	学校和融合教育环境需求	（特殊）学校教学环境、教学活动等	少数网站满足
	医疗机构、康复教育机构的需求	服务机构/专家	满足
	托养安置、专业咨询的需求	在线咨询 留言 服务机构/专家	满足部分需求

续表

需求一级类目	需求二级类目	对应信息服务二级类目	是否满足需求
康复技能培训需求	家长培训讲座、专业人员等	培训讲座	满足部分需求
	运动、认知、语言、生活技能、社交等各方面干预指导、辅导行为问题等	康复教育（一级类目）	满足
心理与情绪疏导	缓解负面情绪	心理辅导 论坛/问吧	满足
	其他家庭交流、分享经验与获得鼓励	专家特稿 雨人故事 育儿心得 教师手记 论坛/问吧	满足
	家庭关系调和、心理咨询服务等	心理辅导	满足部分需求
经济支持需求	政府经济补贴、教育补助、爱心人士捐助、财产信托等	——	未满足
就业需求	自闭症患者及家长的就业照顾、职业教育	——	未满足
政策机制需求	喘息服务、社会保障制度、相关立法	媒体关注 政策法规	满足部分需求
融入社会需求	社会大众的理解包容、孩子社会性需求、交友需求等	——	未满足

无法通过网络信息服务满足的需求有学校与融合教育环境、政策机制、托养安置和专业人员服务的需求，这些方面的需求无法单

纯地通过网络信息来满足，需要当地政府、学校、社会等多方面协调努力才能逐渐改善现状，是一个漫长的过程。目前自闭症信息服务网站尚未满足家长们提到的家庭关系调和、社会大众理解、经济支持、就业照顾、职业教育、交友需求、租房等生活信息等方面的需求，均可以进行改进。

(2) 我国自闭症信息服务发展建议

①加强线下线上资源同步。对于自闭症患儿家长来说，线下资源十分重要，哪里的自闭症机构比较专业、哪里有提供上门服务的专业人员、哪里有能托养安置的机构等问题，都是家长们十分关注的。如果线下已拥有这些资源，可以在网络上共享机构和服务人员的信息，为家长们提供更多选择，若机制成熟还可开发评论功能。

②关注家庭健康关系。目前自闭症信息服务网站提供的心理服务多为开导家长的焦虑情绪，但其实自闭症家庭的家庭关系尤其是婚姻关系也会十分脆弱，不少家庭在离婚、二胎等问题上争执不清，建议信息服务提供方增设家庭关系和婚姻关系咨询服务或相关信息资源，帮助自闭症家庭建立和睦的家庭关系。

③拓展科普渠道，提高社会包容度。科普自闭症知识，传播自闭症正能量故事，利用媒体途径，包括不限于采访、故事、电影、电视剧等方式，向社会大众科普自闭症，消除社会歧视与恐惧，帮助自闭症家庭获得社会的理解与包容。虽然改变大众观念不是一件简单的事情，也不是仅靠互联网就能解决的事情，但自闭症信息服务网站多一份科普力量，改变就会快一点。

④开设网络爱心救助渠道。自闭症家庭大多在经济上存在困难，也有许多社会爱心人士在默默关注着自闭症这个特殊群体，但有可能缺少相关的救助途径。自闭症信息服务网站可以考虑开设网络爱心救助渠道，建立基金会，将社会各界的爱心资助用来帮助自闭症群体的康复、教育等方面。同时，还应建立严格的监督机制，保证爱心资金的正确使用。

⑤增设租房、就业、交友等生活信息版块。自闭症信息服务网站可按地区提供当地的租房、招聘信息、交友信息等，帮助自

闭症家长和成人患者筛选适合他们的招聘信息，为他们提供一个可快速找到合适自己的工作和租房信息的平台；为自闭症患者提供交友平台，实现他们交友的愿望，乃至延续到生活中可互帮互助。

⑥提供职业教育资源。自闭症患者的职业教育除了通过特殊学校和机构实现，还可以通过网络教育资源实现，可将职业教育课程录制成课程视频，供有能力的自闭症患者在家自学，以帮助其找到工作实现经济独立。

⑦注明信息来源，提高信息质量。自闭症信息服务网站中的所有内容应注明信息的来源，包括来源网站或报刊、作者等信息，辅助用户对信息真实性和权威性的判断，提高网站的可信度，避免误导用户。信息源多从行业研究、医疗领域、专家撰文等较为权威的范围中进行选择，为用户提供更科学、更前沿、更高质量的信息。

1.4　网络健康社区中的用户信息需求挖掘

网络健康社区已成为用户获得健康信息的主要途径之一，如国外的 Diabetic Connect、PatientsLikeMe，国内的丁香园、求医网等。2017 年第 39 次中国互联网络发展状况统计报告中指出，截至 2016 年 12 月，中国互联网医疗用户规模为 1.95 亿，占网民的 26.6%，在线医疗保健信息查询、在线预约挂号和在线咨询问诊总使用率为 27.2%①。但各种网络健康社区所提供的信息质量参差不齐，专业知识匮乏的普通用户很难从网上获得所需要的高质量健康信息。因此，了解网络健康社区用户的信息需求，并有针对性地提供健康信息服务显得尤为重要。本节主体内容选自项目研究成果

① CNNIC. 第 39 次《中国互联网络发展状况统计报告》［EB/OL］.［2017-01-22］. http：//www.cnnic.net.cn/hlwfzyj/hlwxzbg/hlwtjbg/201701/P020170123364672657408.pdf .

“中文网络健康社区中的用户信息需求挖掘研究——以肿瘤为例”①。

1.4.1 概述

目前国内外已有许多学者对网络健康社区中的用户信息需求进行了研究，本小节将对其研究现状做一个简介。

(1) 特定疾病的健康信息需求研究

对特定疾病进行健康信息需求研究是目前国内外最常见的研究形式，其中，对于癌症疾病的健康信息需求研究是最广泛的②。Oh等③爬取 Yahoo! Answers 问答平台上的 81434 个与癌症有关的问题，使用文本聚类的方法得出用户关于癌症信息的需求，以此帮助相关医疗机构和医疗服务提供者更好地理解用户的多维信息需求。Tsuya 等④爬取 Twitter 上与癌症相关的推文，使用文本挖掘的方法对推文进行分析得出患者在社交平台上的信息需求。还有研究发现，即使处于偏远地区的患者也在积极使用互联网搜寻相关健康信息以更有效地进行疾病管理⑤。国内也有很多学者从特定疾病的角

① 陆泉，朱安琪，张霁月等. 中文网络健康社区中的用户信息需求挖掘研究——以求医网肿瘤板块数据为例［J］. 数据分析与知识发现，2019，3（4）：22-32.

② 赵海平，邓胜利 . 基于社会化问答平台的用户健康信息行为研究综述［J］. 信息资源管理学报，2016（4）：19-27.

③ Oh S, Zhang Y, Park M S. Cancer information seeking in social question and answer services: identifying health-related topics in cancer questions on Yahoo! Answers [J]. Information Research, 2016, 21 (3): 58-67.

④ Tsuya A, Sugawara Y, Tanaka A, et al. Do Cancer Patients Tweet? Examining the Twitter Use of Cancer Patients in Japan [J]. Journal of Medical Internet Research, 2014, 16 (e5): e137.

⑤ Shaw R J, Johnson C M. Health information seeking and social media use on the Internet among people with diabetes [J]. Online Journal of Public Health Informatics, 2011, 3 (1): 28-39.

度对用户健康信息需求进行研究。魏永婷等①对 69 名肿瘤癌症化疗患者进行信息需求调查，发现患者对于疾病治疗方法、症状、药物是否存在副作用等方面信息需求较高。也有学者通过问卷调查将癌症患者信息需求分为诊断、治疗、预后、其他 4 个维度②。

（2）健康信息需求影响因素研究

也有很多学者对影响健康信息需求的因素进行研究，如年龄、性别、文化程度、用户自身健康状况等。研究表明癌症患者年龄越小，越积极获得相关健康信息③。同时，女性信息需求程度相较男性更弱④且不同性别用户对于试验性疗法或药品的信息关注度、性健康以及瘦身美容上表现出显著差异⑤；在文化程度上，有学者发现不同文化程度的用户对于健康资讯、心理健康等的需求存在差异，且用户的健康状况对于其对信息的迫切程度有直接影响⑥。

（3）健康信息需求研究方法

为更好地展示学者们在研究健康信息需求时所采用的研究方法，现将国内外学者所使用的方法进行文献梳理，梳理结果整理如

① 魏永婷，陈英，许亚红．癌症患者住院化疗期间健康信息需求状况调查分析［J］. 护理实践与研究，2013，10（11）：152-153.

② 黄雪薇，张瑛，王秀利，等．癌症患者的信息需求——《癌症患者信息选择问卷》的编制与评估［J］. 中国心理卫生杂志，2003，17（11）：750-753.

③ Valero A B, Bermudez T C, Francisco G J, et al. Information needs and internet use in urological and breast cancer patients［J］. Supportive Care in Cancer, 2014, 22（2）: 545-552.

④ Friedemann S G, Griffin J M, Partin M R. Gender differences in colorectal cancer screening barriers and information needs［J］. Health Expectations, 2007, 10（2）: 148-160.

⑤ 张馨遥，曹锦丹．网络环境下用户健康信息需求的影响因素分析［J］. 医学与社会，2010，23（9）：25-27.

⑥ 郭光霞．糖尿病患者健康信息需求调查分析及护理对策［J］. 基层医学论坛，2008，12（21）：628-629.

表 1-19 所示。

表 1-19　　健康信息需求研究方法整理

研究方法	学　者	缺　点
问卷调查	魏永婷等，Valero-Aguilera 等，张馨遥等，武燕燕等，Oh 等，Ramo 等	因人数及样本不均衡性往往不能准确反映真实情况
访谈	张馨遥等，Ramo 等	
小组讨论	Bernad 等	
内容分析	Bowler 等，金碧漪等，Stonbraker 等	分析问答日志十分耗时耗力
基于文本挖掘的方法	Tsuya 等，吕英杰，李重阳等	传统文本挖掘方法不适合大数据

综上，目前国内外学者在研究健康信息需求时多以特定疾病作为切入点，从年龄、性别等方面分析用户需求的异同，但在研究方法上多以定性分析法为主，很少从文本自身角度对用户的信息需求进行挖掘研究，且大多数研究的样本量较小，难以代表广大用户的需求。而少量采用传统文本挖掘方法的研究，忽略了大数据时代中文本挖掘计算量随之急剧增加的事实且大多数研究采用国外数据源，如 Yahoo! Answers，以中文网络健康社区数据作为数据源的研究极少，且此类研究所采用的数据都是普通网络问答社区，如百度知道，几乎没有研究涉及常见的网络健康社区问答板块的数据。

1.4.2　用户信息需求挖掘方法

针对现有网络健康社区信息需求研究的不足，本节提出中文网络健康社区用户信息需求挖掘技术框架，采用中文网络健康社区的数据作为数据源，结合大数据挖掘技术，解决大规模数据聚类效率低的问题。

基于大数据挖掘的中文网络健康社区的用户信息需求挖掘技术

框架如图 1-28 所示。首先对网络健康社区特定疾病的相关信息进行数据采集；然后进行数据处理，包括分词、去停用词、特征提取等；再进行基于 MapReduce 的 K-means 聚类，对聚类结果进行分析与评估；最终输出特定疾病的需求类目和每个类目下的 Top5 关键词与关键词标签云，以及需求分布特征和趋势变化特征。

（1）数据采集与数据处理

在数据采集阶段，首先需要确定数据源，即中文网络健康社区中关于某一疾病的相关提问文本，再通过相关网络爬虫技术爬取网页中所需要的信息，本书实验使用 Python 的 Scrapy 爬虫框架，通过 Twisted 异步网络库处理网络通信、提取结构化数据。数据采集完成后，对得到的论坛提问文本数据集进行数据处理，具体操作过程如图 1-29 所示。

①分词及去停用词。与英文不同，中文的词与词之间并无明确分隔符，需进行分词处理①。因本研究中文本数据源涉及医疗健康领域专业术语，所以需结合已有中文医学主题词表以提高分词的准确性。去停用词指自动过滤文本中对于检索没有区分意义和实际应用价值的词语，可采用建立停用词表法进行处理。采用 Jieba 分词工具结合 CNKI 发布的中文医学主题词表 CMesh 进行分词处理，并用百度停用词表对文本数据进行去除停用词处理。

②特征表示与提取。常娥②提出的潜在语义索引（Latent Semantic Analysis，LSI）模型使得文本向量空间中每一维不再简单反映词条的分布关系和出现频度，它反映的是强化的语义关系，并大大降低了向量空间的维数，有效提高文本聚类的速度。因此，使用基于 LSI 模型的文本表示方法实现特征表示与提取。本书实验中设定 $r = 300$，取分解后的 V 矩阵的前 300 列，构成特征矩阵 Vr 进

① 龙树全，赵正文，唐华．中文分词算法概述［J］．电脑知识与技术，2009，5（10）：2605-2607.

② 常娥．基于 LSI 理论的文本自动聚类研究［J］．图书情报工作，2012，56（11）：89-92.

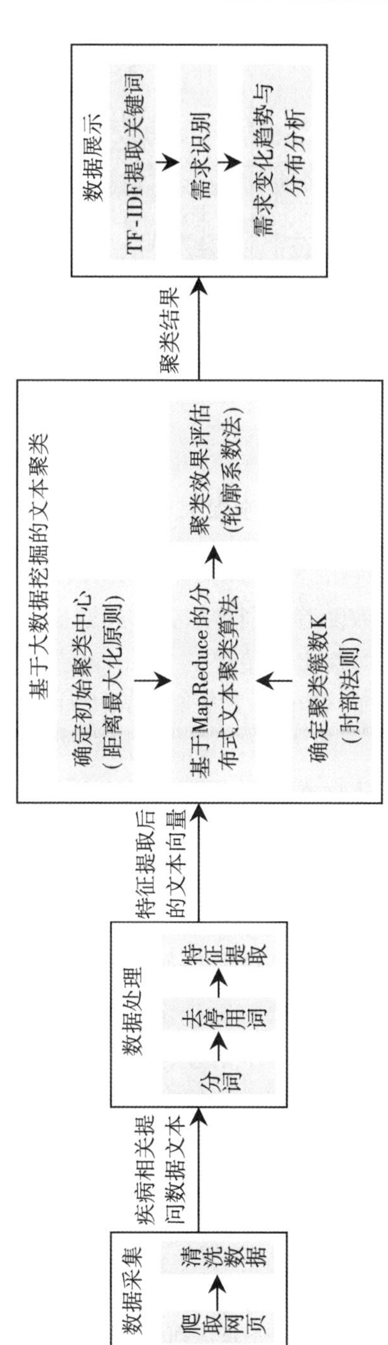

图1-28 基于大数据挖掘的中文网络健康社区的用户信息需求挖掘框架

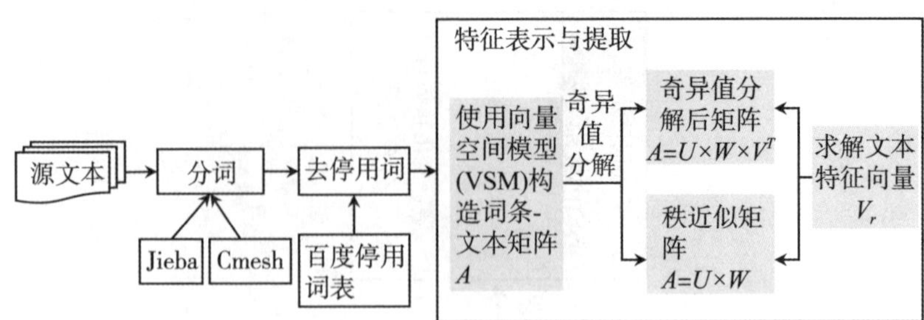

图 1-29　数据处理过程

行后面的文本聚类。

（2）基于大数据挖掘的文本聚类

①基于 MapReduce 的分布式文本聚类算法。大数据背景下，网络健康社区的提问数随着时间增加会急速增长，为解决大规模文本聚类问题，李钊等①提出对传统的 K-means 聚类算法进行优化，使用基于 MapReduce 的分布式文本聚类算法对帖子内容进行聚类分析，极大地提高聚类效率。K-means 算法的核心是计算每个样本和聚类中心的距离，将样本分配到距离最近的簇中去。MapReduce 主要由 Map 和 Reduce 两部分构成。Map 任务区用于计算聚类中心，Reduce 用于更新聚类中心。具体聚类分析过程如图 1-30 所示，其中相似度采用欧氏距离公式计算。

②聚类算法参数选择及效果评估级。采用距离最大化原则②选择初始聚类中心，该方法主要根据确定的距离阈值寻找聚类中心，然后根据最近邻规则把模式样本划分到各类距离中心对应的类别中。采用肘部法则（Elbow）确定聚类簇数 k 值，依据公式（1-1）③ 计算

---

① 李钊，李晓，王春梅，等．一种基于 MapReduce 的文本聚类方法研究［J］．计算机科学，2016，43（1）：246-250.

② 吴江，侯绍新，靳萌萌，等．基于 LDA 模型特征选择的在线医疗社区文本分类及用户聚类研究［J］．情报学报，2017，36（11）：1183-1191.

③ 郑英鑫．数据挖掘中基于肘部法则的聚类分析在中小学生出行路线优化设计的应用［J］．电子世界，2017（9）：146.

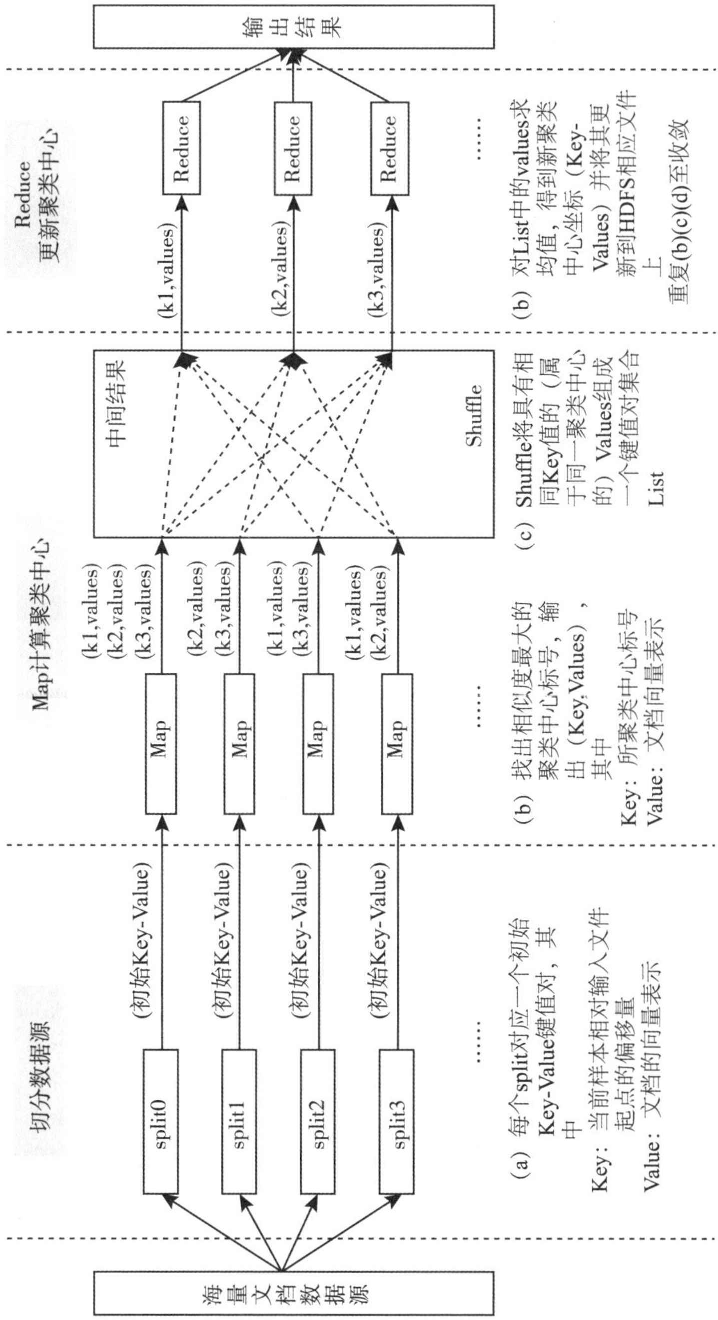

海量文档数据源

切分数据源

split0　split1　split2　split3　……

(初始Key-Value)

（a）每个split对应一个初始Key-Value键值对，其中

Key：当前样本相对输入文件起点的偏移量

Value：文档的向量表示

Map计算聚类中心

Map　Map　Map　Map　……

(k1,values) (k2,values) (k3,values)

(k2,values) (k3,values)

(k1,values) (k3,values)

(k1,values) (k2,values)

（b）找出相似度最大的聚类中心标号，输出（Key,Values），其中

Key：所聚类中心标号

Value：文档向量表示

中间结果

Shuffle

（c）Shuffle将具有相同Key值的（属于同一聚类中心的）Values组成一个键值对集合List

Reduce
更新聚类中心

(k1,values)　(k2,values)　(k3,values)

Reduce　Reduce　Reduce　……

（b）对List中的values求均值，得到新聚类中心坐标（Key-Values）并将其更新到HDFS相应文件上

重复(b)(c)(d)至收敛

输出结果

图1-30　基于MapReduce的分布式聚类分析过程

与绘制不同 k 值情况下的成本函数值曲线。k 值增大过程中，曲线肘部（下降幅度最大的位置）对应的 k 值即所选聚类簇数。

$$J = \sum_{k=1}^{k} \sum_{i \in C_k} |x_i - u_k|^2 \tag{1-1}$$

其中，u 是第 k 个类的中心坐标。

因文本聚类是非监督的学习算法，有学者提出轮廓系数（Silhouette Coefficient）对结果进行评估①。轮廓系数是类内密集与类间分散程度的评价指标。通常认为，轮廓系数最大值所对应的数为最优聚类数。因此，以轮廓系数值确定所选聚类簇数 k 值为聚类效果最好的 k 值。

使用 Spark 的 MLlib 实现上述分布式文本聚类算法，确定聚类簇数 $k=7$，并使用轮廓系数对聚类效果进行评估，完成文本聚类。

（3）数据展示

①需求识别。主题识别的文本聚类研究过程中，基于频繁值的表示法因降低了文本维度且效果更好而常被使用②，因此本研究也采用此方法表示聚类结果。对每一个簇内文本集使用 TF-IDF 的方法提取关键词，并对聚类结果进行人工合并。此处参照李重阳等③的研究，将病因和症状的主题簇合并为病理及病因；参照金碧漪等④的研究，将药物治疗与手术治疗的主题簇合并为治疗。最终得到用户信息需求类目及每个类目所对应的关键词，并给出每个需求类目下 Top5 关键词及其关键词标签云展示不同结果对象（关键词

---

① Kanungo T, Mount D M, Netanyahu N S, et al. An efficient k-means clustering algorithm: Analysis and implementation [J]. IEEE Transactions on Pattern Analysis & Machine Intelligence, 2002 (7): 881-892.

② Valero A B, Bermúdez T C, García G J F, et al. Information needs and Internet use in urological and breast cancer patients [J]. Supportive care in cancer, 2014, 22 (2): 545-552.

③ 李重阳，翟姗姗，郑路．网络健康社区信息需求特征测度——基于时间和主题视角的实证分析 [J]．数字图书馆论坛，2016 (9)：34-42.

④ 金碧漪，许鑫．社会化问答社区中糖尿病健康信息的需求分析 [J]．中华医学图书情报杂志，2014，23 (12)：37-42.

的 TF-IDF 值越大，词的标签字体越大，反之亦然）。

②需求变化趋势与分布分析。采集的数据不仅包括问题描述，还有提问者自身信息，如年龄、性别、提问时间等。为进一步探究用户信息需求的特征，使用描述统计和卡方检验的统计分析方法对用户信息需求趋势和分布进行研究，统计分析法得到信息需求的年份变化趋势、卡方检验的方法来探究信息需求分布是否存在显著的性别差异和年龄差异。统计结果使用饼状图、柱状图、环形图、堆积条形图等进行各类别差异的可视化呈现。

1.4.3 用户信息需求剖析

以中国知名的网络健康社区求医网的肿瘤板块问答数据为例，应用上文提到的方法对网络健康社区中的用户信息需求进行结果分析。

（1）基于大数据挖掘的聚类结果分析

最终形成的肿瘤患者的信息需求类目及关键词 Top5 如表 1-20 所示，各类目具体需求问题数量分布如图 1-31 所示。此处的关键词 Top5 剔除了“脑瘤”“肌瘤”等肿瘤名称词语，及“几天”“这是”等无意义的词语。

表 1-20 **肿瘤患者信息需求类目及关键词表**

类目	子类目	定义	关键词（Top5）
治疗	药物	咨询治疗肿瘤的特效药、药剂的副作用以及注意事项等	治疗、手术、切除、疼痛、效果
	手术	咨询手术具体过程、成功率以及费用情况等	
病理及病因	病因	询问肿瘤的种类、病因及其基本原理	怎么回事、症状、感觉、疼痛、流血
	症状	肿瘤的表现或某种具体肿瘤的症状	

续表

类目	子类目	定义	关键词（Top5）
检查		用户通过描述自己的症状或者某些指标，咨询是否患病，如何进行自我诊断等	检查、疼痛、症状、化验、B 超
术后		咨询术后的恢复建议，是否需要进一步治疗，描述新出现的症状	术后、手术、切除、治疗、化疗
预防		咨询如何预防肿瘤的产生，比如健康的生活习惯、健康饮食等	预防、治疗、健康、在生活中、调理

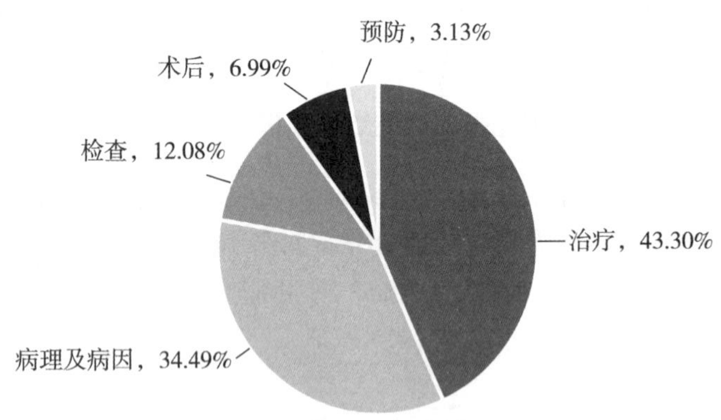

图 1-31　求医网肿瘤科各需求类目下提问数量分布（条）

从表 1-20 可以看出，用户的健康信息需求主要集中在治疗、病理及病因、检查、术后、预防 5 个主题类目上，且图 1-31 表明治疗、病理及病因是用户的主要需求。其中，治疗相关问题数量为 10524 条，约占总问题数的 43. 30%，关注度最高；病理及病因相关问题数为 8383 条，约占总问题数的 34. 49%，关注度次高；而预防相关问题数仅有 761 条，约占总问题数的 3. 13%，关注度最小。然而国外学者使用网络数据进行的肿瘤信息需求研究显示，普通公众对于预防信息关注度最高（88. 2%），紧随其后的才是关于治疗的信息（48.0%）①。对比可见，国内外网络健康社区用户对于健康信息的需求主题差异较大。

表1-20和图1-31表明中国民众对于肿瘤预防信息没有太多关注，只有出现明显病症后才去了解相关治疗手段和病理病因，但发病后的肿瘤往往已到达中晚期，错过了最佳治疗时间，这也从侧面揭示中国肿瘤发病率接近世界水平，但是致死率高于世界水平的原因。如果相关组织部门对肿瘤早期预防知识进行推广，提高广大民众关注度，及早检查发现肿瘤症状并进行预防和治疗，可以大大提高治疗成功率和患者生存率。

进而，本书提取各主题关键词及前20关键词TF-IDF值，结果如表1-21所示。

表1-21　**肿瘤患者信息需求各类目前20关键词TF-IDF值表**

治疗需求		病理及病因需求		检查需求		术后需求		预防需求	
关键词	TF-IDF值	关键词	TF-IDF值	关键词	TF-IDF值	关键词	TF-IDF值	关键词	TF-IDF值
治疗	0.4439	怎么回事	0.6097	检查	0.1016	术后	0.3714	预防	0.5166
手术	0.1130	症状	0.1213	疼痛	0.0570	手术	0.2760	治疗	0.2619
切除	0.0507	感觉	0.0638	症状	0.0456	切除	0.1180	健康	0.0569
疼痛	0.0431	疼痛	0.0433	化验	0.0307	治疗	0.1131	在生活中	0.0385
效果	0.0387	流血	0.0396	B超	0.0300	化疗	0.0690	调理	0.0362
化疗	0.0381	主要症状	0.0333	出血	0.0289	放疗	0.0652	老人	0.0347
发现	0.0342	瘙痒	0.0293	病因	0.0285	检查	0.0638	良性	0.0344
症状	0.0312	分泌物	0.0261	放疗	0.0284	复发	0.0607	转移	0.0341
诊断	0.0290	不疼	0.0219	回声	0.0250	转移	0.0475	止疼药	0.0330
发病	0.0252	带血	0.0219	CT	0.0243	疼痛	0.0429	能治好	0.0326

① Cho J, Noh H I, Ha M H, et al. What kind of cancer information do Internet users need? [J]. Supportive Care in Cancer, 2011, 19 (9): 1465-1469.

续表

治疗需求		病理及病因需求		检查需求		术后需求		预防需求	
中药	0.0234	身体	0.0192	大小	0.0242	复查	0.0343	病因	0.0315
查出	0.0224	发胀	0.0190	诊断	0.0174	多长时间	0.0282	扩散	0.0311
身体	0.0211	病因	0.0188	体检	0.0166	症状	0.0260	担心	0.0308
药物	0.0210	不舒服	0.0184	确诊	0.0162	中药	0.0223	孩子	0.0282
中医	0.0152	情况	0.0184	查出	0.0133	恢复	0.0196	中西医	0.0271
化验	0.0149	有血	0.0183	淋巴结	0.0123	康复	0.0172	需注意	0.0270
放疗	0.0149	吐血	0.0174	情况	0.0123	出院	0.0171	症状	0.0269
住院	0.0121	恶心	0.0168	彩超	0.0115	发病	0.0169	多发性	0.0266
病史	0.0117	气短	0.0169	复查	0.0114	支架	0.0159	后期	0.0253
吃药	0.0114	拉肚子	0.0160	患有	0.0112	治愈	0.0144	死亡率	0.0243

结合上述图表，可看出在“治疗”需求主题中，关于其子类目“药物”的提问（中药、药物、吃药等）相较于其子类目“手术”的提问（手术、切除、化疗、化验、放疗等）要少得多，说明肿瘤治疗中多以手术治疗为主，药物治疗为辅，用户需求集中在手术的治疗项目及效果上；在“病理及病因”需求主题中，用户需求集中在不同类型肿瘤的发病原理及症状上，如肿瘤是否会引起疼痛、流血等症状；在“检查”需求主题中，用户需求集中在化验、B 超、CT、彩超等检查项目结果能否自我判断是否患有肿瘤疾病；在“术后”需求主题中，因肿瘤在术后易复发或转移，用户需求集中在术后恢复上，如正确的术后恢复治疗和如何有效降低复发率等；在“预防”主题需求中，用户需求集中在不健康的生活方式会导致老人和孩子患上肿瘤。

（2）信息需求趋势分析与分布分析

①信息需求年份趋势变化分析。用户对于肿瘤的信息需求的年份分布如表 1-22 所示。可以看出，病理及病因知识的需求量占比总体呈下降趋势，而预防知识的需求则是先下降后上升。可能是因

为随着网络健康社区中健康知识的普及，用户对于肿瘤基础知识的了解增多，因而需求量下降，进而人们逐渐意识到预防肿瘤的重要性，因此对预防的需求量提高。参考发达国家现状可推测，对肿瘤预防知识的需求在未来将持续上升。

表 1-22　　各类目信息需求量年份分布

年份	治疗需求		病理及病因需求		检查需求		术后需求		预防需求	
	提问数	占比	提问数	占比	提问数	占比	提问数	占比	提问数	占比
2011	189	37.57%	239	47.51%	24	4.77%	19	3.78%	32	6.36%
2012	1 028	63.34%	355	21.87%	114	7.02%	78	4.81%	48	2.96%
2013	673	35.97%	840	44.90%	160	8.55%	154	8.23%	44	2.35%
2014	615	25.78%	1 109	46.48%	286	11.99%	352	14.75%	24	1.01%
2015	4 563	47.44%	3 436	35.72%	786	8.17%	533	5.54%	300	3.12%
2016	3 345	41.37%	2 325	28.76%	1 558	19.27%	550	6.80%	307	3.80%

②信息需求分布性别差异分析。用户对肿瘤的信息需求的性别分布如图 1-32 所示。通过各需求类目提问总数占比，可以发现不同性别用户对于健康信息需求的偏好不同。总体看来，男性用户的提问数量远多于女性用户，比例约为 3（18223）：1（6082）。有报告显示①，2015 年全国肿瘤患者中男女比例约为 1.41：1，这说明健康问答社区中，在考虑男性患病率高于女性的情况下，男性用户在互联网上寻求帮助的意愿仍然大于女性用户。

为更好地说明不同性别用户间差异，使用卡方检验进一步分析。结果显示$\chi 2=35.097$，P 小于 0.001，说明不同性别用户的信息需求存在着显著差异。对于女性而言，最迫切的信息需求为病理及病因，其次为治疗。而男性最关注的是治疗，其次为病理及病因。可见，不同性别的用户有着不同的信息需求偏好，女性更偏向

① Chen W. Cancer statistics: updated cancer burden in China [J]. Chinese Journal of Cancer Research, 2015, 27 (1): 1-11.

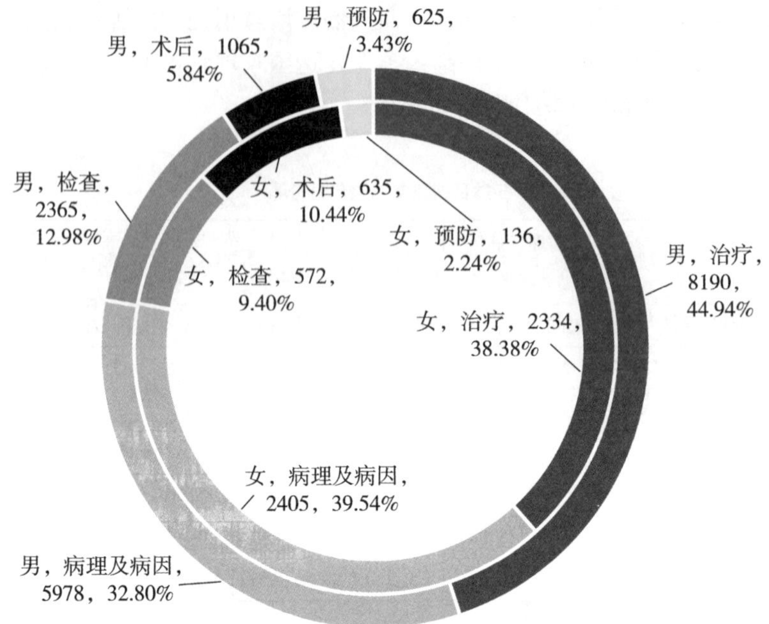

图 1-32　不同性别用户信息需求分布

于了解原因，而男性更加关注如何处理，因此医疗健康网站可将用户性别作为其推送癌症健康信息的定制因素。

（3）信息需求分布年龄差异分析

剔除年龄为 0 的异常数据后，用户对肿瘤信息需求的年龄分布如图 1-33 所示。从提问数上看，最多的是青年，占总提问数的 83.79%（18 003 条），其后依次为中年、老年及儿童。一方面，青年是年龄在 16~35 岁的用户，他们是互联网的主要使用群体，因此也是网络健康社区的主要用户。另一方面，也与中国社会高度关注中青年群体肿瘤高发及增长迅速有关。

从图 1-33 也可看出不同年龄用户在各类目上的信息需求比例相差较大。其中，青年在病理及病因（37.27%）和治疗（38.72%）方面的信息需求量接近，有别于其他年龄组重点关注

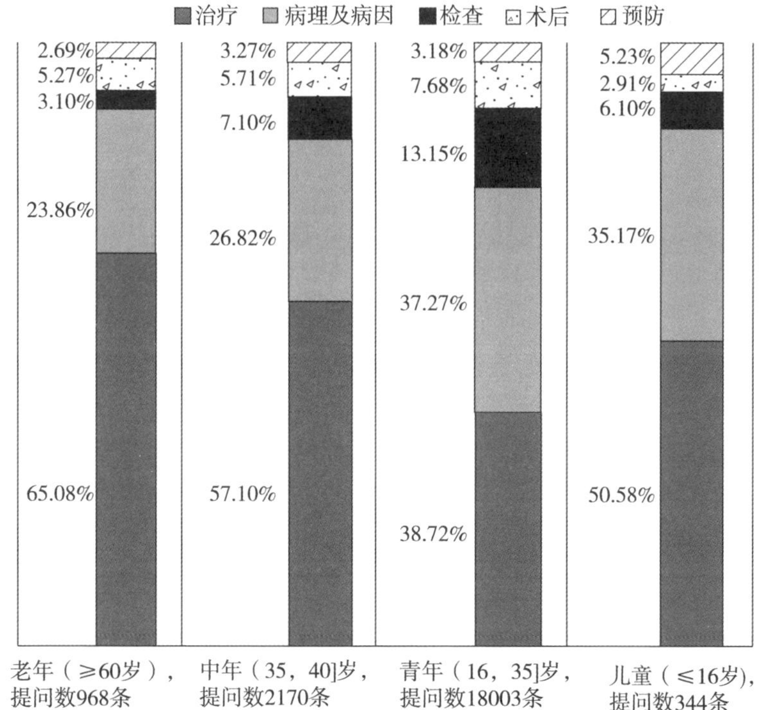

图 1-33　不同年龄用户信息需求年龄分布

治疗。这表明青年用户在关心治疗方法与结果的同时也关注专业知识。

考虑性别因素进一步分析青年群体的信息需求分布，具体结果如图 1-34 所示。在青年组，男女提问总数比例约为 3.71（14222 条）：1（3816 条），与总体情况接近。卡方检验结果显示$\chi 2=600.072$，P 值小于 0.001，说明在青年组中不同性别的用户也有不同信息需求。从图 1-35 可以看出，女性用户更偏向于了解病理及病因的需求，而男性用户也更关注治疗需求。

（4）分析结果小结

将实验结果与发现整理如表 1-23 所示，在肿瘤信息需求上性

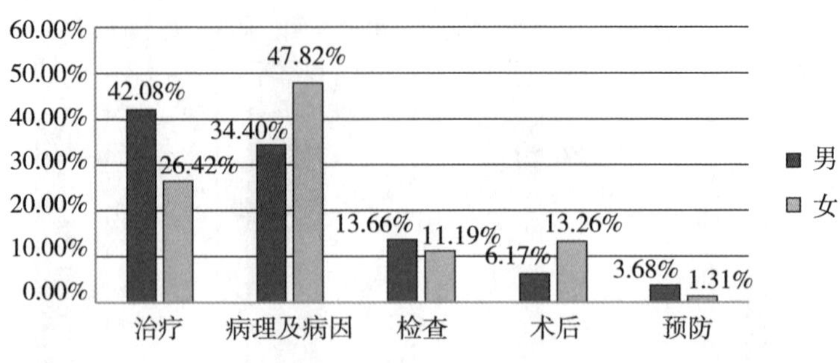

图 1-34　青年组用户不同性别信息需求分布

别差异与年龄差异显著，此两者可能是网站癌症健康信息的重要定制因素。

表 1-23　　**求医网肿瘤科用户信息需求总结**

<table>
<tr><th>主题</th><th>关键词（Top5）</th><th>趋势变化</th><th>分布特征</th><th>其他发现</th></tr>
<tr><td>病理及病因</td><td>怎么回事、症状、感觉、疼痛、流血</td><td>病理及病因需求的占比随年份变化，总体呈下降趋势</td><td rowspan="5">a. 女性更关注病理及病因，男性更关注治疗；
b. 年龄 16～35 岁的用户的信息需求远高于其他用户，其对肿瘤治疗信息和病理及病因信息几乎同样重点关注；
c. 该阶段性别分布特征与整体数据相同</td><td rowspan="5">国内外网络健康社区用户对于肿瘤信息的需求主题关注度差异较大。国外最关注肿瘤预防信息，其次才是治疗信息，而国内用户最关注治疗信息，最不关注预防信息</td></tr>
<tr><td>预防</td><td>预防、治疗、健康、在生活中、调理</td><td>预防需求呈现先下降后上升的趋势</td></tr>
<tr><td>检查</td><td>检查、疼痛、症状、化验、B 超</td><td>检查需求，总体呈上升趋势</td></tr>
<tr><td>治疗</td><td>治疗、手术、切除、疼痛、效果</td><td>治疗需求没有明显的趋势变化特征</td></tr>
<tr><td>术后</td><td>术后、手术、切除、治疗、化疗</td><td>术后需求没有明显的趋势变化特征</td></tr>
</table>

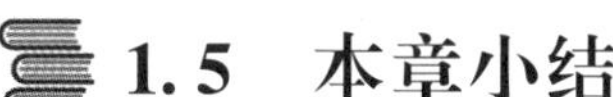

1.5 本章小结

本章作为基础篇主要对医疗健康政策与市场进行分析。其中1.1小节主要从政策文本外部特征和政策工具两个视角对中国智慧医疗政策进行分析；1.2小节通过对我国健康行业上市公司进行调查分析来了解行业的发展趋势；1.3小节通过我国自闭症信息服务市场现状与家长信息需求调研分析引导自闭症信息服务行业发展方向；1.4小节主要对网络健康社区中的用户信息需求挖掘并进行分析。第1章作为本书的开篇，主要是对我国目前医疗健康政策、企业状况以及健康信息服务市场做一个简单的介绍，以推动后续内容的开展。

第 2 章　医疗健康大数据基础与研究脉络

信息时代的快速发展促成了海量的医疗健康数据资源，这些数据具有巨大的研究价值。由于医疗健康大数据多源异构的复杂特性，如何获取以及合理利用这些数据成为相关研究需要解决的重要问题，同时，不同学科领域与行业的科技人员开展了众多研究，有效把握现有研究脉络是开展医疗健康大数据研究的前提。因此，本章试图点面结合，系统阐述基于大数据挖掘的医疗健康公共服务的数据基础与研究脉络。

本章首先以处理流程的视角介绍了医疗健康大数据研究的主要技术——数据挖掘技术，介绍了各个流程中主要产品并进行对比，接着对 Web of Science 中有关医疗健康大数据的文献进行分析，介绍医疗健康大数据研究主体、对象以及研究主题等，进而以典型医院医疗大数据——重症监护室电子病例数据集 MIMIC 为例，深度剖析医院医疗大数据内容组织，分析基于 MIMIC 数据集的相关研究，最后调查国内网络医学图像信息资源组织方式，并以自闭症为例对医疗健康研究跨学科知识图谱进行构建。

2.1　处理流程视角下的大数据技术

当前，随着互联网的高速发展、云计算技术的成熟以及移动终

端和数据感应器的出现和普及，人们在生活中产生的数据量呈现指数级的增长，而根据国际数据公司 IDC 检测，人类产生的数据量大约每 2 年翻一番，由此可知大数据的发展已经势不可挡。大数据目前还未有一个确切的定义，各行各业有着自己的见解，但总体而言，其关键在于从数量庞大、种类繁多的数据中提取出有用的信息。大数据主要具有以下四个方面的典型特征：规模性（Volume）、多样性（Varity）、高速性（Velocity）和价值性（Value），即所谓的“4V”特性①。IBM 的资深大数据专家 Jeff Jonas 提出要让数据“说话”，从而发现和理解信息内容及信息与信息之间的关系。大数据已成为一个新兴产业，其相关技术的运用可以帮助人们实现多个领域如科研教学、环境保护、金融经济、工程技术、生物医疗等的突破，如何将海量数据进行有效分析并加以利用，是大数据最重要的研发意义所在，目前许多公司都推出了自己的大数据相关技术产品，如 IBM 的 DB2、Cognos 与 SPSS，惠普的 Vertica 分析平台以及 Haven 大数据平台，Google 的 Big Query 等，在各个领域都得到了广泛的应用。本节主体内容选自项目研究成果“处理流程视角下的大数据技术发展现状与趋势”②

2.1.1 大数据技术工具

目前，人们对于大数据处理流程的认识都比较统一，基本可以划分为数据采集、数据预处理、数据存储与管理、数据分析与数据展示 5 个阶段，即利用 Flume、Splunk 等工具从数据源采集数据，用 DataStage 等进行预处理，为后继流程提供统一的高质

① Zhou Z H, Chawla N V, Jin Y, et al. Big data opportunities and challenges: Discussions from data analytics perspectives [J]. IEEE Computational Intelligence Magazine, 2014, 9 (4): 62-74.

② 陆泉，张良韬. 处理流程视角下的大数据技术发展现状与趋势 [J]. 信息资源管理学报，2017，7 (4)：17-28.

量的数据集，然后将这些数据使用 SQL、NoSQL 等数据库技术进行集成和存储，分门别类地进行放置，再用合适的技术对其进行分析挖掘，并将最终的结果利用可视化技术如 Tableau、Qlik 等展现给用户，这就是整个大数据处理的流程，图 2-1 为大数据技术框架示意。

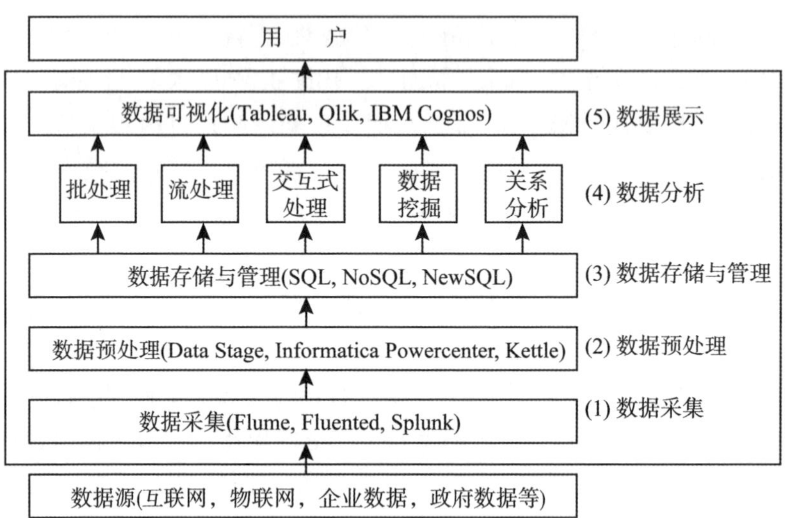

图 2-1　大数据技术框架

（1）数据采集

数据采集连接了计算机与外部物理世界，是大数据处理流程中最基础的一步，Kwon O 和 Lee N 从数据质量管理和数据使用经验层次解释了大数据分析中的数据采集意图①，阐述了有效的数据采集方案对于大数据研究具有重要意义。随着大数据越来越被重视，数据采集的挑战变得尤为突出，因此本节比较了几种流行的数据采

① Kwon O, Lee N, Shin B. Data quality management, data usage experience and acquisition intention of big data analytics [J]. International Journal of Information Management, 2014, 34 (3): 387-394.

集工具，它们大多抽象出了输入、输出和中间的缓冲的架构，利用分布式的网络连接，从而实现一定程度的扩展性和可靠性，本节从扩展性、系统架构、系统特点方面对典型大数据采集工具进行了比较，如表 2-1 所示。

表 2-1 数据采集工具对比表

软件工具	扩展性	系统架构	系统特点
Flume①	高扩展性，采用多 Master 的方式，拥有丰富的自带插件	分布式管道架构	主要处理流数据事件，其使用 JRuby 来构建，依赖于 Java 运行环境
Fluented②	高扩展性，客户可以自己定制（Ruby）Input/Buffer/Output	可插拔架构	使用 C/Ruby 开发，采用 JSON 统一数据/日志格式，专为处理数据流设计，不支持 Windows 平台
Splunk③	可扩展性较低，可以通过开发 Input 和 Modular Input 的方式来获取特定的数据	分布式机器数据平台	商业化大数据平台产品，提供很多具体化应用，多平台支持，具有日志聚合功能；搜索功能；提取意义；可视化功能；电子邮件提醒功能等

在数据采集相关研究中，如何更好更快的采集数据一直是其中的热点，刘富源、王春露等人结合 Fluentd 和 HDFS，设计了一个分布式日志收集系统，可以从多种异构平台和应用收集日志，并将

① HariShreedharan，史瑞德哈伦，马延辉，等．Flume：构建高可用、可扩展的海量日志采集系统［M］．北京：电子工业出版社，2015.

② 韩岩，李晓．用 Fluent 与 MongoDB 构建高效海量日志采集系统［J］．中国新技术新产品，2014（12）：31-33.

③ Zadrozny P，Kodali R. Big Data Analytics Using Splunk：Deriving Operational Intelligence from Social Media，machine Data，Existing Data Warehouses，and other Real-time Streaming Sources［M］. Apress，2013：157-160.

日志存储于 HDFS 上①。付华峥等人提出了一种基于标签树节点权重的正文提取算法，并应用于分布式大数据采集系统，从而能够高效获取网络数据②。在大数据背景下，解决数据采集过程中的数据量、实时性、传输速率等问题，是研究者更进一步研究的重点。

（2）数据预处理

大数据通过获取、处理和分析大规模异构数据得到有价值的信息，然而获取和处理数据的规模、速度以及格式均会影响数据质量，对大数据分析带来困难。数据质量已经成为大数据处理流程中的难题，数据预处理主要包含了数据清理，数据集成，数据变换和数据归纳等基本功能，有助于解决数据质量问题。常用 ETL（extract、transform、load）工具负责处理各类分布的结构化、半结构化以及非结构化数据，对其进行清洗、转换、集成以及管理。Bansal S K 提出了一种语义 ETL 框架，使用语义技术集成和发布来自各个源的开放链接数据，创建语义数据模型，为数据可视化分析和语义查询提供了便利③。本节对主流 ETL 工具进行简单介绍。

目前市场上主流的 ETL 工具有 IBM 公司的 DataStage④、Informatica 公司的 Informatica Powercenter⑤、免费 ETL 工具 Kettle⑥

---

① 刘富源，王春露．基于 Fluentd 和 HDFS 的日志收集系统设计与实现［EB/OL］．［2015-11-13］．北京：中国科技论文在线．http：//www. paper. edu. cn/releasepaper/content/201511-207.

② 付华峥，陈翀，向勇，等．分布式大数据采集关键技术研究与实现［J］．广东通信技术，2015，35（10）：7-10.

③ Bansal S K. Towards a semantic extract-transform-load（ETL）framework for big data integration［C］//2014 IEEE International Congress on Big Data. IEEE，2014：522-529.

④ Redbooks I B M. IBM InfoSphere DataStage Data Flow and Job Design［M］. Vervante，2008：68-75.

⑤ 刘叶．基于 Informatica 的数据质量设计在数字供电中的应用［J］．电子技术与软件工程，2014（19）：92-93.

⑥ 何涛．使用 ETL 工具 Kettle 实现图书馆联盟信息系统数据集成［J］．科学咨询：决策管理，2009（23）：47-48.

等，均可以以图形化界面配置完成作业设计和任务设计，实现快速的开发和部署，并且提供了丰富的数据映射和转换函数，对以上三种工具在应用能力、抽取容错性、操作便捷性、安全性以及语言支持进行简单的比较，结果如表 2-2 所示：

表 2-2 **ETL 工具对比表**

ETL 工具 / 操作性质	Datastage	Informatica PowerCenter	Kettle
应用能力	具有优秀的文本文件和 XML 文件读取和处理能力	可访问和集成几乎任何业务系统、任何格式的数据； 提供了多个可选组件以扩展核心数据集成功能	提供丰富的 SDK，开放了源代码以便于二次开发包装
抽取容错性	没有真正的 RECOVERY 机制	抽取出错的恢复（RECOVERY）； 可实现断点续传的功能	无 RECOVERY 功能
安全性	只提供 Developer 和 Operator	多范围的用户角色和操作权限； 权限可以分到用户或组使用细致的锁（Lock）	简单的用户管理功能
语言支持	支持目前几乎所有的编码格式	支持丰富的编码格式	支持常见的编码格式

ETL 工具应用于大数据的预处理阶段，主要为了提高大数据的数据质量，Sun A 等设计了一种通用 ETL 工具，可以屏蔽异构数据源访问的差异，提供了大量转换组件，以便灵活处理复杂的业务应用①；Song J 等基于 MapReduce 设计了一种分布式 ETL 体系结构，

① Sun A. Research and implementation of a universal ETL tool [J]. Computer Applications & Software, 2012, 29 (12): 175-178.

提高了 ETL 系统的运行效率①。ETL 工具既有优势也有其自身的局限性，如不便扩展维护，过程不便调试与纠错等，因此需要更进一步的研究开发。

（3）数据存储与管理

在大数据处理流程中，数据存储与管理是十分重要的一环，为数据分析提供访问控制能力。目前大多数应用需要针对特定种类的数据建立专门的数据库进行存储，从而减少数据查询和访问的时间，以支持后续的数据分析流程。常用数据库技术大体分为三类，以 MySql②、Microsoft SQL Server③ 和 Oracle④ 等为代表的 SQL 数据库，以 HBase⑤、MongoDB⑥ 和 Redis⑦ 等为代表的 NoSQL 数据库，以及应用以 PostgreSQL⑧、NuoDB⑨ 和 VoltDB⑩ 等为代表的

---

① Song J. Research of distributed ETL architecture based on MapReduce [J]. Computer Science, 2013, 40 (6): 152-154.

② McClure W B, Beamer G A, Croft IV J J, et al. Professional ADO. NET 2: Programming with SQL Server 2005, Oracle, and MySQL [M]. John Wiley & Sons, 2005.

③ Larson B, English D, Purington P. Delivering business intelligence with Microsoft SQL server 2012 [M]. New York: McGraw-Hill, 2012.

④ 王海翔. Oracle 数据库软件研究 [J]. 现代商贸工业, 2010, 22 (11): 357-358.

⑤ George L. HBase: the definitive guide [J]. Andre, 2011, 12 (1): 1-4.

⑥ Jiang W, Zhang L, Liao X, et al. A novel clustered MongoDB-based storage system for unstructured data with high availability [J]. Computing, 2014, 96 (6): 455-478.

⑦ 马豫星. Redis 数据库特性分析 [J]. 物联网技术, 2015 (3): 105-106.

⑧ Momjian B. PostgreSQL Introduction and Concepts [J]. Journal of Conflict Resolution, 2001 (3): 353-355.

⑨ Brynko B, Barbara. NuoDB: Reinventing the Database [J]. Information Today, 2012.

⑩ Bernstein D. Today's Tidbit: VoltDB [J]. IEEE Cloud Computing, 2014, 1 (1): 90-92.

NewSQL 数据库。SQL、NoSQL、NewSQL 数据库专为特定应用程序设计，具有不同的数据模型，并依赖于不同的底层数学①。需要注意的是，NoSQL 并不是指 Not SQL，而是 Not Only SQL，SQL 功能在之后进行了添加，除此之外 NewSQL 数据库也包含 SQL 接口，因此它不仅具有 NoSQL 对海量数据的存储管理能力，还保持了传统数据库支持 ACID（原子性、一致性、独立性以及持久性）和 SQL 等的特性，同时具备了可扩展和高性能性。

为了更好地了解不同类型的数据库，本书根据 2016 年 12 月数据库流行度排行榜②选取第一位和第二位的 SQL 数据库即 Oracle 和 MySQL，常用排行第五位以及第九位的 NoSQL 数据库即 MongoDB 和 REdis，以及排行第四位的 NewSQL 数据库 PostgreSQL 进行比较分析，如表 2-3 所示，以便帮助我们更好地了解当前数据库技术。

表 2-3　　　　数据库对比表

数据库 性质	Oracle	Mysql	MongoDB	Redis	PostgreSQL
数据库类型	SQL 数据库	SQL 数据库	NoSQL 数据库	NoSQL 数据库	NewSQL 数据库
数据库模型	关系数据库系统	关系数据库系统	文档存储	键-值存储	关系数据库系统
实现语言	C 和 C++	C 和 C++	C++	C	C
SQL 支持	是	是	否	否	是
是否结构化数据	是	是	自由	自由	是

① Kepner J, Gadepally V, Hutchison D, et al. Associative array model of sql, nosql, and newsql databases [C] //2016 IEEE High Performance Extreme Computing Conference (HPEC). IEEE, 2016: 1-9.

② Solid IT. DB-Engines Ranking [EB/OL]. [2019-05-01]. http://db-engines.com/en/ranking, 2016-12-01/2016-12-12.

续表

性质＼数据库	Oracle	Mysql	MongoDB	Redis	PostgreSQL
是否预定义数据类型	是	是	是	部分	是
API 以及其他访问方式	ODP. NET Oracle Call Interface (OCI) JDBC ODBC	ADO. NET JDBC ODBC	使用 JSON 的专用协议	专用协议	native C library streaming API for large objects ADO. NET JDBC ODBC
是否支持事务	ACID	ACID	否	乐观锁机制，原子性执行的命令块和脚本	ACID
访问控制	根据 SQL 标准的细粒度访问权限	细粒度的用户访问权限	基于用户和角色的访问权限	简单的基于密码的访问控制	根据 SQL 标准的细粒度访问权限

为不同种类的数据建立合适的数据库，可以有效减少数据查询和修改的时间，提高数据访问速度。目前在数据库方面的研究已相对成熟，然而在一些复杂的应用场景中，单一类型的数据库并不能完全满足人们对于海量数据存储管理、复杂分析和实时处理等多方面的需求，因此对不同类型的数据库进行混合部署将成为满足人们需求的选择之一。李东奎基于 Hibernate OGM 为 SQL 和 NoSQL 存储建立了统一的访问模型，能够按照统一规则对两类数据库进行读写①；

① 李东奎，鄂海红．基于 Hibernate OGM 的 SQL 与 NoSQL 数据库的统一访问模型的设计与实现［J］. 软件，2016，37（11）：14-18.

Doshi K A 等人针对企业大数据的挑战提出了混合 SQL 和 NewSQL 方法，以便及时获取业务洞察，改进业务结果①。根据具体场景应用不同类型的数据库进行混合部署，有利于发挥每种类型数据库的特点和优势，使得数据库之间形成互补，从而保证数据资源的优化利用，这也是未来大数据存储发展的趋势所在。

（4）数据分析

面对大数据海量性、多样性以及异构性的特点，传统的统计工具已经难以应付，无法满足大数据分析的需求，因此人们需要扩展分析方法思路。而在数据分析技术方面，Google 公司成绩斐然，其内部各种数据的应用都是依托自主研发的一系列云计算技术②，例如分布式文件系统 GFS③、批处理技术 MapReduce④ 和分布式处理平台 Hadoop⑤，以及 Apache 的实时计算系统 Storm⑥ 等，这些系统和平台的产生，对大数据分析起到了支撑作用。

掌握适用于大数据分析处理的软件工具，已经是研究者所必须掌握的知识技能。在实际的研究流程中，需要根据不同的应用情况选择合适的工具，甚至多种工具组合使用，一些情况需要研究者使用 Java，

---

① Doshi K A, Zhong T, Lu Z, et al. Blending SQL and NewSQL Approaches: Reference Architectures for Enterprise Big Data Challenges [C] // International Conference on Cyber-Enabled Distributed Computing and Knowledge Discovery. IEEE Computer Society, 2013: 163-170.

② 李乔，郑啸．云计算研究现状综述 [J]. 计算机科学，2011，38 (4): 32-37.

③ Ghemawat S, Gobioff H, Leung S T. The google file system [J]. ACM SIGOPS Operating Systems Review, 2003, 37 (5): 29-43.

④ Dean J, Ghemawat S. MapReduce: Simplified data processing on large clusters [J]. Communications of the ACM 51, 2008 (1): 107: 113.

⑤ Shvachko K, Kuang H, Radia S, et al. The Hadoop distributed file system [C] // IEEE, Symposium on MASS Storage Systems and Technologies. IEEE Computer Society, 2010: 1-10.

⑥ Iqbal M H, Soomro T R. Big data analysis: Apache storm perspective [J]. International Journal of Computer Trends and Technology, 2015, 19 (1): 9-14.

R Python 等编程语言自行编译程序以便研究的进行，本书仅介绍当前大数据研究分析所涉及的一些技术平台和相关软件工具，并阐述其应用特点和适合场景，以便研究者更好地了解与使用，如表 2-4 所示。

表 2-4　　　　　　　　**数据分析工具对比表**

软件工具	描述	优点	缺点
Hadoop	对大量数据进行分布式处理的开源软件框架，适用于批处理	高可靠性；高扩展性；高效性；高容错性；可以处理超大文件；对应急需求比较低，只需运行在低廉的商用硬件集群上，因此成本较低	不适合低延迟数据访问；无法高效存储大量的小文件；不支持多用户写入及任意修改文件；图计算与迭代计算不友好
Storm	开源软件，一个分布式的实时计算系统，适用于流处理	高扩展性；高容错性；快速——基准测试每节点每秒处理数百万字节数据；可靠性——每组数据至少处理一次；易于使用；低延迟数据处理	安装配置较为复杂，无综合指南可用；虽然提供了关键性能指标来衡量性能和可靠性，但并不足以称为用户友好，没有报告模块；对硬件要求较高
Google Dremel①	组建规模成千上万的集群，处理 PB 级别的数据，适用于交互式计算	高扩展性；提供容错执行，嵌套的数据模型；能深入查看数据；能在海量数据中同时执行多个查询操作；大规模数据分析，规模与速度并存；提供高级 SQL 语言表达即席查询，查询方便，易于理解；列存储，降低 CPU 成本；结合了 Web 搜索和并行 DBMS 技术；弥补 MR 交互式查询能力的不足	数据只读，不支持修改或者建立功能，也没有表索引；按列分割数据，最后经常需要把列再组合成记录，组合数据比较耗时

① Melnik S, Gubarev A, Long J J, et al. Dremel: interactive analysis of web-scale datasets [J]. Proceedings of the VLDB Endowment, 2010, 3 (1-2): 330-339.

续表

软件工具	描述	优点	缺点
Rapid Miner	开源软件，应用于数据挖掘	免费提供数据挖掘技术和库，具有丰富数据挖掘分析和算法功能；简化数据挖掘流程的设计和评价，可以用简单脚本语言自动进行大规模进程；图形用户界面的互动原型，多层次的数据视图，确保有效透明数据；标准化格式减少数据处理复杂度	数据量过大会导致无法获取完整数据集；扩展性较低，优化较难
weka	开源软件，应用于基于JAVA环境的机器学习以及数据挖掘	集合了大量能承担数据挖掘任务的机器学习算法如分类，回归、聚类、关联规则等；为数据挖掘整个流程提供了全面支持；	数据预处理和结果分析较为麻烦
Gephi	开源软件，适用于如信息传播，社交网络等的关系分析	擅长解决图网络分析的很多需求，其插件众多，功能强且易用；支持多种格式的文件输入，支持应用插件，更具可扩展性，满足用户对不同数据的处理需求	由Java编写，限制了处理性能，如分析百万级节点关系时，需先做平滑和剪枝处理；处理更大规模（如亿级以上）的关系网络数据，则需要专门的图关系数据库如GraphLab/GraphX来支撑，其技术要求会相对较高

除上述具体产品工具以外，科研人员对大数据分析也进行了一些技术上的研发改进。在大数据环境下有时需要对一些半结构化或非结构化的数据进行挖掘，由此Gubanov M设计了一种大规模文本

文件的检索与挖掘技术①，Kang U 等人研发了一种针对图片文件的挖掘技术②,；Nickel M 提供了一个可以审查大规模知识图谱的统计模型，可以从 Web 中自动构建知识图形③；Kourou K 等采用机器学习如人工神经网络、支持向量机、贝叶斯网络等检测来自复杂数据集的关键特征，为癌症分析提供支持④。除此之外，借助人工智能技术，特别是深度学习研究和大规模神经网络构建，进行大数据分析，是研究的趋势所在。

（5）数据展示

对于用户而言，最关心的并不是数据的处理分析流程，而是对其结果的展示与解释，因此，在一个完整的大数据处理流程中，数据结果的展示步骤至关重要。若数据分析的结果不能得到恰当的展示，则会影响到用户对数据的理解、处理与利用。为了提升数据解释与展示能力，数据可视化技术作为解释大数据的有力方式，被大多数企业引入。

数据可视化就是利用计算机技术将数据以图形、图像的方式表示出来，并且支持交互处理，使人们可以直观地发现数据之间的内在联系，如 Citespace 工具能够分析和可视文献之间的共被引关系，

---

① Gubanov M, Pyayt A. Mesreadfast: A structural information retrieval engine for big clinical text [C] //2012 IEEE 13th International Conference on Information Reuse & Integration (IRI) . IEEE, 2012: 371-376.

② Kang U, Chau D H, Faloutsos C. Pegasus: Mining billion-scale graphs in the cloud [C] //IEEE International Conference on Acoustics, Speech, and SignalProcessing (ICASSP), 2012: 5341-5344.

③ Nickel M, Murphy K, Tresp V, et al. A review of relational machine learning for knowledge graphs [J]. Proceedings of the IEEE, 2015, 104 (1): 11-33.

④ Kourou K, Exarchos T P, Exarchos K P, et al. Machine learning applications in cancer prognosis and prediction [J]. Computational & Structural Biotechnology Journal, 2015, 13 (C): 8-17.

显示一个学科或知识域在一定时期发展的趋势与动向①。对于大数据而言，一些数据分析工具如 SPSS②，Gephi③，weka④ 等都具备可视化交互界面。单就可视化展现工具而言，目前市场上比较流行的有 Tableau⑤，Qlik⑥ 以及 IBM Cognos⑦ 等，本节对以上三种工具进行了多方面比较，如表 2-5 所示。

表 2-5　**可视化工具对比表**

应用特点	Tableau	Qlik	IBM Cognos	评价
数据交互	优秀	优秀	优秀	Tableau 交互性更为便捷；Qlik 对脚本化的要求太高
可扩展性	好	仅限 RAM	好	Tableau：虚拟 RAM
大数据支持能力	高于平均水平	处于平均水平	处于平均水平，属于传统 BI 产品	Tableau 提供大量方式帮助用户与各种数据源相对接；Qlik 以及 IBM Cognos 这方面支持较弱

---

① Chen C. CiteSpace II：Detecting and visualizing emerging trends and transient patterns in scientific literature [J]. Journal of the Association for Information Science and Technology, 2006, 57 (3)：359-377.

② George D, Mallery P. SPSS for Windows step by step：a simple guide and reference, 16.0 update [J]. Computer Software, 2010 (100)：357-366.

③ Alhajj R, Rokne J. Encyclopedia of Social Network Analysis and Mining [M]. Springer Publishing Company, Incorporated, 2014：612-625.

④ Hall M, Frank E, Holmes G, et al. The WEKA data mining software：an update [J]. AcmSigkdd Explorations Newsletter, 2008, 11 (1)：10-18.

⑤ AshutoshNandeshwar, 南德旺瓦, 任万凤, 等. Tableau 数据可视化实战 [M]. 北京：机械工业出版社, 2014.

⑥ 王喆, 戚小玉, 东春昭, 等. 大数据时代两款敏捷商业智能工具对比分析 [J]. 铁路计算机应用, 2016, 25 (9)：79-82.

⑦ Volitich D, Ruppert G. IBM Cognos Business Intelligence 10：The Official Guide [M]. McGraw-Hill, 2012.

续表

应用特点	Tableau	Qlik	IBM Cognos	评价
映射支持	优秀	处于平均水平	优秀	Tableau Mapping 支持映射，该功能是实现分析处理的重要前提
OLAP cubes 支持	是	否	是	Qlik 不支持 OLAP cubes
最大容量	无限	数十亿行	无限	均可以满足需求
多维模型化处理能力	很好	有限	很好	Tableau 在多维模型化处理方面更为优秀
API 支持能力	优秀	良好	一般	Tableau 采取开放策略，并允许用户自由使用 API

数据展示主要是以更直观和互动的方式展示分析结果，便于人们理解，目前可视化技术多与 Web 技术相结合，三维动态可视化以及交互式可视化将是发展趋势，罗毅、张明等人采用三维可视化重建技术评估儿童活体肝移植供着肝脏解剖情况，表现出了良好的展示效果①；Moore J H 等采用了 3D 热图的交互式可视化方法探索微生物组成及其与健康疾病间的关系②；Soklakova T 等也利用了名为 D3. js 的交互式可视化技术对大学教职工以及发展进行了研究③。对大数据进行可视化探索仍处于初始阶段，需要人们对算法和模型进行进一步的研究，以便应对复杂结构的大数据。

① 罗毅，张明，周韬，等．三维可视化技术在儿童活体肝移植中的应用［J］. 中华外科杂志，2016，54（9）：700-703.

② Moore J H，Lari R C S，Hill D，et al. Human Microbiome Visualization Using 3D Technology［M］//Biocomputing 2011. 2011：154-164.

③ Soklakova T，Ziarmand A，Osadchyieva S. Big data visualization in smart cyber university［C］// IEEE East-West Design & Test Symposium. IEEE Computer Society，2016：1-9.

2.1.2 大数据技术的主要问题

大数据的出现，对人们生活和社会发展产生了巨大影响。随着研究的深入，大数据给人们带来便利的同时，其发展也面临着诸多问题，本节从处理流程视角出发对大数据技术发展面临的问题进行了分析。

（1）大数据采集面临问题

在大数据时代，数据采集面临的最主要问题并非技术层面的问题，而是社会层面的问题，即数据孤岛现象。目前各行各业都产生了大量的数据，成为一个碎片化的“庞然大物”，无论是政府还是企业，部门与部门之间的数据尚且不能完全透明、开放，因此要求它们对外开放数据也就更加困难，而这些数据的不开放，就会导致大数据的市场相对狭隘，很多创新的应用也将无法实现，也会使得政府和企业的决策缺乏相关大数据的支撑。

电子科技大学周涛教授提出了大数据发展的 3.0 时代，即随着社会法律法规的健全，数据处理工具的丰富，数据交换规模的扩大，企业之后可以将内部数据包装成产品对外服务①。由此可以看出周涛教授提出的大数据 3.0 实际上就是消除数据孤岛现象，只有通过对数据进行聚集与融合，才能让来自不同行业的大数据产生关联和融合效应，发挥出“1+1>2”的效果。

数据孤岛主要分为物理孤岛和逻辑孤岛，物理孤岛即数据物理上的孤立性，各行各业对其数据独立存储和维护，相互之间没有交流，造成数据的重复和资源的浪费，因此消除物理孤岛需要数据的集中存储和开放公布；逻辑孤岛即数据逻辑上的孤立性，各行各业对于数据的存储有着各自的规范，造成同样数据有着不同定义，因此消除逻辑孤岛要求制定数据规范，定义数据标准，使用唯一标识

① 涂兰敬．电子科技大学教授周涛谈大数据的变革［EB/OL］.［2017-2-10］. http：//cloud. zol. com. cn/370/3703207. html.

来确定数据。总而言之，消除数据孤岛需要全社会的共同参与，仍是一个任重而道远的过程。

（2）大数据预处理面临问题

大数据具有规模性、多样性、高速性和价值性等明显的时代特征，因此在进行数据预处理的过程中，有更大可能产生数据的质量问题。如果没有良好的数据质量，将会加深大数据分析的难度，甚至得到错误的结果，从而影响人们做出决策等，因此如何解决质量问题，并且进行质量管理，是预处理过程中的核心问题。

在进行大数据分析之前必须对数据的质量问题进行有效的处理，才能分析出有价值的信息，通过进行错误发现及修复可以解决数据的质量问题，从而获取高质量的数据。Taleb I 等人提出包含流程的 QBD 模型，通过追踪和记录发生在预处理阶段的数据转换效果，从而支撑数据选取以保证数据质量①；于飞、丁华福等人针对 Web 日志数据预处理中会话识别这一环节，提出了一种优化的数据清洗方法，可以有效提高会话识别的质量②。

大数据本身的特点也为数据的质量管理带来了诸多挑战。大数据的规模巨大并且增长速度快，因此大数据的质量管理需要更快的计算速度，在规定的时间范围内实现数据质量管理，分布式并行计算方法是其中的解决方案之一，Dedoop 工具可以将指定的工作流自动转换为 MapReduce 作业，以便在不同的 Hadoop 集群上并行执行，提高计算速度，并且支持无冗余的多次分块以及先进的负载平衡方案③。同时大数据的价值密度低下，难以认知其全貌，对语义识别带来了困难，当前可以通过提取互联网信息从而获取相应的语

① Taleb I, Dssouli R, Serhani M A. Big data pre-processing: A quality framework [C] // IEEE International Congress on Big Data. IEEE, 2015: 191-198.

② 于飞，丁华福，姜伦．Web 日志挖掘中数据预处理技术的研究［J］. 计算机技术与发展，2010，20（5）：47-50.

③ Kolb L, Thor A, Rahm E. Dedoop: efficient deduplication with Hadoop [J]. Proceedings of the Vldb Endowment, 2012, 5 (12): 1878-1881.

义信息，Li Z 等人采用了名为 WebPut 的原型系统利用不完整数据库中的可用信息制定了能够高精度高效地检索缺失值的 Web 搜索查询，为每一个缺失值自动选择最有效的插补方案①；Arasu A 和 Chaudhuri S 也针对大数据特点，提出了半结构化和非结构化数据的清洗以及超大规模数据的集成方案②。数据的预处理关乎最终结果的准确度，对辅助决策有着重要的影响，需要研究者持之以恒的进行探索优化，从而解决数据的质量问题。

（3）大数据存储与管理面临问题

数据的存储与管理和大数据应用密切相关，其发展也面临着几个重要的问题，一是规模问题，大数据主要应对高量级的数据，因此要求数据存储系统具有一定的扩展能力，以便增加容量存储数据；二是实时问题，大数据有时会要求对数据进行即时处理，因此要求数据存储系统能保持较高的响应速度，提升数据处理能力。

为了应对上述问题，需要为多样性的数据建立合适的存储方案，由此各类技术如分布式缓存、分布式数据库、分布式文件系统等应运而生。Corbett 等介绍了 Google 的分布式事物系统数据库 Spanner③，Iwazume M 等在开发大规模信息基础设施时引入了分布式内存数据库系统 okuyama④。Jiang Z 等设计了名为 Clover 的分布

---

① Li Z, Sharaf M A, Sitbon L, et al. A web-based approach to data imputation [J]. World Wide Web, 2014, 17 (5): 873-897.

② Arasu A, Chaudhuri S, Chen Z, et al. Experiences with using data cleaning technology for bing services [J]. IEEE Data Engineering Bulletin, 2012, 35 (2): 14-23.

③ Corbett J C, Dean J, Epstein M, et al. Spanner: Google's globally distributed database [J]. ACM Transactions on Computer Systems (TOCS), 2013, 31 (3): 8.

④ Iwazume M, Iwase T, Tanaka K, et al. Big data in memory: Benchmarking in memory database using the distributed key-value store for constructing a large scale information infrastructure [C] // Computer Software and Applications Conference Workshops. IEEE, 2014: 199-204.

式文件系统，易于扩展，能够提升元数据的操作性①；Yanbo W U 等基于 Hadoop 平台和 MongoDB 数据库设计了非结构化云存储平台，从而改善了非结构化数据的存储服务质量②。除分布式存储方案以外，各大数据库厂商如 Oracle、IBM 等面向大数据存储也都相应推出自己的产品，其中 IBM 提出了一种新型存储技术 SCM（Storage Class Memory）③，引入了闪存和 PCM （Phase-Change Memory）等新型存储介质，产生了新型主存架构，使得大数据存储架构有了更多选择。

近年来提出了一种叫作数据湖的新型数据存储概念，其主要是将数据或信息汇集到一个结合处理速度和存储空间的大数据系统——Hadoop 集群或内存解决方案，以便访问数据进行探索。数据湖将其内部原始的信息字节相互整合分析，从而产生新的效益④。然而目前数据湖面临着重大挑战，市场研究机构 Gartner 提出数据湖需要针对不同的使用场合、并发性和多租户水平进行优化，同时其缺乏语义一致性和经过治理的元数据，因此对用户自身的技能素养要求较高，需要使用者认识或了解关于如何采集数据的上下文偏见，知道如何合并和协调不同的数据源，了解数据集的不完整性等。与此同时，数据湖中很多数据永远不会删除，

---

① Jiang Z, Wang W, Dan M, et al. Key technology in distributed file system towards big data analysis [J]. Journal of Computer Research & Development, 2014, 51 (2): 382-394.

② Yanbo W U, Xue Q, Xiang D, et al. NoSQL distributed big data storage technology and its application under cloud platform [J]. Modern Electronics Technique, 2016.

③ Freitas R F, Wileke W W. Storage-class memory: The next Storage system technology [J]. IBM Journal of Reseaech and Development, 2008, 52 (4): 439-447.

④ Walker, Coral, Personal Data Lake with Data Gravity Pull [C]. 5th IEEE International Conference on Big Data and Cloud Computing, BDCloud 2015: 160-173.

所需存储空间架构庞大，其信息安全问题也显得极为突出①，因此科学界和工业界还需要在数据湖的存储和安全方面做更多工作。

（4）大数据分析面临问题

传统的数据分析方法并不能满足大数据的要求，因此在大数据环境下对传统方法进行改进和开发新的算法也就成了必然。与此同时，大多数用户并不能自主研发算法工具协助自己进行大数据分析，因此他们对于各类专业大数据分析工具的需求也越来越高，这也是大数据分析所面临的重要问题。

大数据分析主要关注传统的数据挖掘、文本处理、语义分析以及机器学习等方法在大数据环境下的改进。Han X 等提出了一种新的地平线算法 SSPL 以便在大数据上进行高效的 Skyline 操作；Chu B 等结合了 RBF 神经网络与粗糙集理论提出了一种新的数据挖掘算法，可用于挖掘分类规则②；传统文本处理方法也有了改进，李宁等提出了一种基于 MapReduce 计算框架的并行 PLSA 算法，可运用于文本挖掘和语义分析，并表现出了良好的效果③，赵华茗提出了一种基于 Hadoop 分布式环境，结合 Hive 平台和 PostgreSQL 数据库的文档相似度计算方法④，并且他还构建了一种基于分布式环境的文本聚类与分类应用平台⑤，可以有效解决海量文本的词聚类瓶颈问题。

---

① 郭文惠．数据湖——一种更好的大数据存储架构［J］．电脑知识与技术，2016，12（30）：42-51.

② Chu B, Chen W U, Yang X B. Data mining algorithm based on RBF neural network and rough sets［J］. Computer Technology & Development, 2013.

③ 李宁，罗文娟，庄福振，等．基于 MapReduce 的并行 PLSA 算法及在文本挖掘中的应用［J］．中文信息学报，2015，29（2）：79-86.

④ 赵华茗．分布式环境下的文档相似度研究与实现［J］．现代图书情报技术，2011，27（Z1）：14-20.

⑤ 赵华茗．分布式环境下的文本聚类研究与实现［J］．现代图书情报技术，2015，31（1）：82-88.

目前，软件工具是人们处理事务的主要形式，通过将事务处理的整个过程进行设计优化，并利用编程语言进行实现，可以极大方便人们的生活和工作。当前我们所熟知的数据分析工具有 SPSS、SAS 和 R 等，但是这些工具已经不能直接处理大数据所包含的海量半结构化和非结构化数据，所以开发专业的大数据分析工具已经成为必然。在研发大数据分析工具的过程中，需要考虑大数据分析流程的复杂性，并且从大数据自身特点出发考虑其分析工具的开发和平台的建设，针对不同分析对象进行相应的设计优化，从而保证大数据分析工具对其任务的支持度和匹配度。

（5）大数据展示面临问题

数据展示是大数据处理流程的最后一个阶段，也可以说是最重要的一个阶段，常用可视化技术展现数据分析结果，通过图形表示清晰有效的表达数据，发现原始数据中不易观察到的数据联系。

大数据可视化面临最大的一个挑战就是规模①，如何提出新的可视化方法帮助人们分析大规模、多样化、价值密度低的数据，并辅助决策，成为这个领域最大的挑战。Arlro A 等设计了一个分布式可视化算法，可以在几分钟内绘制大约一百万条边的图②；Okubo S 等人开发了名为不规则趋势搜索的大数据可视化工具，用于分析大量数据的时间戳和层次结构③；大多数可视化工具有着视觉表示问题，仅支持有限的交互式组件以供用户浏览和查询屏幕上的数据，Wee M C 采用了名为 ADT（the adaptive diversity table）的

① 程学旗，靳小龙，等．大数据系统和分析技术综述［J］．软件学报，2014（9）：1889-1908.

② Arleo A，Didimo W，Liotta G，et al. Large graph visualizations using a distributed computing platform［J］. Information Sciences，2016，381：124-141.

③ Okubo S，Kobayashi H，Kobayashi A，et al. Irregular trend finder：Visualization tool for analyzing time-series big data［C］// Visual Analytics Science and Technology. IEEE，2012：305-306.

技术来解决视觉表示问题，可以更为有效的分析所提供的数据集①；Du Y 等人集成了基于地图视图、日历视图和趋势视图的几种可视化方法，对空气质量进行综合分析②。

目前对大数据的可视化探索还处于初级阶段，新型可视化产品面对大数据的快速增长，需要更快的收集、筛选、分析、归纳、展示相关信息，因此对实时性有了更高的要求，同时也需要更丰富的展现方式以及创新的交互方式，以便对大数据进行可视化交互和辅助决策。

2.1.3 大数据技术发展趋势

大数据依赖于快速增长的社会资源，随着科学技术的不断提升，大数据也越来越展现出自身的价值，从而推动社会的进步，并且自身也将呈现出新的发展趋势。

（1）开源将成为大数据技术的主流

开源是技术发展的主要推动力之一，大数据处理相关的技术领域已经取得了较大的突破，产生了各类实用稳定的技术工具，基于本书初步构建的从处理流程出发的大数据基本技术框架，而其中以 Hadoop、NoSQL 数据库等为代表的技术都是开源软件。

开源即在相关平台上进行源代码的开放，吸引全世界开发者来进行代码的开发、维护和完善，并基于自己的兴趣写出更好的、多样化的软件工具并进行分享，从而推动技术的不断进步。大数据的核心技术如分布式存储、云计算等均依赖于开源模式，当前全球各大企业如微软、VMware、EMC、Google 等也都纷纷拥抱在开源的大趋势下，开放了自身部分核心技术代码，加大了对开源的赞助和

① Wee M C. An improved diversity visualization system for multivariate data [J]. Journal of Visualization, 2017, 20 (1): 163-179.

② Du Y, Ma C, Wu C, et al. A visual analytics approach for station-based Air quality data [J]. Sensors, 2016, 17 (1): 30.

投入，由此可以看出，开源在大数据技术进步中产生了重要的影响，在全世界开发者的共同协助下，也将成为大数据技术创新的主要途径，从而引领大数据技术的蓬勃发展。

（2）大数据与人工智能的融合

大数据的核心并不是对于数据的简单统计分析，而是从海量的数据中获取人们未曾发现的深层次的有用的知识，而一些知识往往需要人类智能的参与才能完成，因此需要计算机提升对于数据的认知能力，对人类的意识、思维过程进行模拟，能够像人类那样进行思考，具备感知、理解最终决策的能力，并且在计算机高计算能力的基础上，能够比人脑做得更快、更准确，而这些背后的核心技术就是人工智能。

人工智能通过感知环境，对面临的环境有一个理解，最终在理解的基础上做出决策，并且能够进行自我学习，随着经验的积累而不断演化，对于人工智能而言，数据就是经验，随着经验演化也就是伴随着数据的不断增长，从而提升自身的能力。我们正处于大数据时代，各行各业无时无刻产生着海量的数据，这也就为人工智能的发展提供了沃土，两者融合将促进技术的进步和社会的发展。

而深度学习将成为大数据智能分析的核心技术，百度首席科学家吴恩达（Andrew Ng）表示深度算法将和大数据结合，改进人工智能算法，产生人工智能的良性循环①。深度学习试图模仿大脑神经元之间传递、处理信息的模式，其本质是多层神经网络。目前深度学习应用于计算机视觉、语音识别以及自然语言处理等领域，结合大数据去延伸或互补人类的能力，对于人工智能的发展有着极其重要的影响。

（3）提高大数据的安全与隐私能力

随着互联网和物联网的发展，数据的来源和应用领域越来越广

---

① 赵刚．百度首席科学家：解析人工智能和大数据［EB/OL］．［2017-2-14］．http：//www.ithome.com/html/next/127085.htm.

泛，计算机的出现使得越来越多的数据以数字化的形式存储在电脑中，因此大数据在存储、处理、传输等过程中面临着安全风险。

解决大数据的安全与隐私问题，是保障大数据发展的重要内容。Roy I 等提出了一种基于 MapReduce 的隐私保护系统 Airavat，可以控制敏感数据的安全策略，防止信息泄露①；匿名保护是实现结构化数据隐私保护的核心手段，Cheng L 等基于改进的微集合算法设计了一种满足不同敏感价值的保护等级的多样化 k-匿名化模型②；数字水印技术也被应用于大数据存储时对于其可信性的保护，Guo F 等通过将数据库指纹信息嵌入到水印中，一旦发现可疑拷贝，可以提供数字置信水平以识别所有者和非法分发者，从而保护有价值的数值关系数据免受非法复制和重新分配③；在大数据的传输、处理过程中，数据溯源技术可用于帮助人们确定各项数据的来源，以便验算结果的正确性或者用于文件的溯源与恢复，邓仲华对数据溯源本体模型、开放型数据溯源模型和基于 DNA 双螺旋结构的数据溯源模型进行了比较和评估，从而设计了一种层次划分的数据溯源安全模型④。与此同时，大数据本身也是解决信息安全问题的有效手段，其基于大数据的威胁发现技术、身份认证技术、数据真实性分析方法⑤等为信息安全领域的发展带来了新的契机。

提高大数据的安全与隐私能力，除了从技术手段出发以外，还需要社会各界的参与，加强对大数据安全形势的宣传，培养相关专业人才，政府部门也需要制定完善相关法律制度，保障大数据的安

① Roy I, Setty S T V, Kilzer A, et al. Usenix symposium on networked systems design & implementation ［C］ // ACM Symposium on Applied Computing. DBLP. 2010: 297-312.

② Cheng L, Cheng S, Jiang F. ADKAM: A-Diversity K-anonymity model via microaggregation ［J］. Lecture Notes in Computer Science, 2015, 9065: 533-547.

③ Guo F, Wang J, Li D. Fingerprinting relational databases ［C］ // ACM Symposium on Applied Computing. DBLP, 2006: 487-492.

④ 邓仲华，容益芳．一种分层次的数据溯源安全模型 ［J］. 图书馆学研究，2016 (20): 36-41.

⑤ Feng D G, Min Z, Hao L I. Big data security and privacy protection ［J］. Chinese Journal of Computers, 2014, 37 (1): 246-258.

全与隐私。

(4) 大数据与“物云移”融合发展

大数据的发展离不开物联网、云计算和移动互联网等技术的支持，《互联网进化论》一书中绘制了一幅互联网虚拟大脑结构图，描述了大数据与“物云移”之间的关系，其中物联网对应了虚拟听觉系统、虚拟视觉系统、虚拟感觉系统、虚拟运动系统等，云计算集合了互联网的核心硬件层和软件层，移动互联网作为一种数据传入形式，大数据则代表了互联网信息层，接收和汇聚来自物联网、云计算和移动互联网传输的数据，形成数据海洋。

物联网的数据来源于音频采集器、视频采集器、各类传感器以及各种生活办公设备等，其产生的数据体现了大规模性、异构性和多样性，针对物联网在不同行业的特性，使用大数据技术对其进行探索，从而产生实际的价值，价值推动需求，需求改进技术，因此物联网的发展也推动了大数据技术的进步。

大数据以其海量的规模而得名，云计算和云应用在云平台的支撑下，让这庞大的数据得以保存和处理，同时在云计算的背景下，数据中心向着大规模共享平台推进，实现了软硬件资源的高度整合，EMC 总裁基辛格认为大数据和云之间存在很多合力的地方，强调大数据应用必须在云设施上实行，由此，大数据推动云计算的实施，云计算促进大数据的应用。

截至 2017 年第一季度，中国移动互联网用户已经达到 11.2 亿，用户对于移动产品的选择越来越多，也就更加注重移动互联网的使用场景和个性化需求。一方面，移动互联网行业在满足这些需求的同时，也提升了大数据的质量，丰富了大数据的类型，另一方面，用户个性化需求凸显促使移动互联网行业进入精细化运营阶段，使得数据分析技术成为移动互联网的核心竞争力，从而促进了大数据的发展。

目前，大数据的研究已经涉及社会生活、商务经济、国防军事、科学研究、医疗健康等方方面面，但依然存在着诸多挑战，人们必须面对规模更加庞大、结构更加复杂的大数据，这也促使着人们对于技术的探索和研究。

2.2 医疗健康大数据研究剖析

本节从科学研究基本构成角度，对 Web of Science 中有关医疗健康大数据的文献进行了全面梳理。首先通过文献计量分析了开展医疗健康大数据研究的国家、学科领域、机构和资助来源；接着通过内容分析总结了这些文献的主要研究对象及其特征，介绍了世界范围内较为著名的开放医学数据资源；最后，从基础研究、应用研究和开发研究三个方面剖析了医疗健康大数据研究，并归纳了各类研究的主要内容和主题。本节主体内容选自项目研究成果“医疗健康大数据研究进展剖析”①。

2.2.1 医疗健康大数据

随着信息技术在卫生领域的快速发展和普遍应用，医疗健康大数据正在经历爆炸式的增长。从复杂的高分辨率医疗成像数据，到简单的来自穿戴式设备的血压数值数据，这些多源异构的医疗健康大数据，正以每年 48%的速度增长②，医疗健康领域已经成为数据增长最快的领域之一。

医疗健康大数据具有革命性意义与重要价值。医疗健康大数据的分析利用可改变传统的医疗实践，并全面提高医疗护理的质量和效率，国际医学领域将电子病历与其他医疗信息的融合利用视为医

---

① 丁凤一，刘婷，陈静．医疗健康大数据研究进展剖析［J］．信息资源管理学报，2017，7（4）：5-16.

② Khatri I, Shrivastava V K. A survey of big data in healthcare industry [M] //Advanced Computing and Communication Technologies. Springer Singapore, 2016: 245-257.

学领域的第二次信息技术革命①。当前，快速发展的大数据分析理论与技术已经在推动医疗研究和实践方面发挥关键作用，并带来了显著的临床效益和成本效益②。据麦肯锡全球研究院最近进行的一项研究，大数据分析技术可以使美国医疗卫生机构每年节省 3000 亿美元的支出③。

但是，医疗健康大数据也给科学研究带来了新挑战。目前，国内外医疗健康大数据研究涉及的研究主体、研究对象以及研究类型与主题众多，且缺乏有效梳理。导致管理决策部门与广大研究人员难以厘清与医疗健康大数据基本理论、关键技术以及其开发利用等相关的各种认识与争议，不利于医疗健康大数据研究的科学谋划、统筹推进与协调发展。因此，本节从科学研究基本构成角度，全面梳理 Web of Science 数据库中的医疗健康大数据研究论文，通过对研究主体、研究对象以及研究类型与主题的分析与归纳，构建起医疗健康大数据研究的全景框架，揭示医疗健康大数据研究的总体现状和趋势，为相关部门和学者提供指导和借鉴。

2.2.2　医疗健康大数据研究主体

医疗健康大数据研究的早期代表是 *Nature* 杂志 2008 年有关生物医药大数据带来的机遇与挑战的“Big Data”专刊④。自 2012 年起，医疗健康大数据被多国上升到重要战略资源层面。美国国立卫

① Murdoch T B, Detsky A S. The inevitable application of big data to health care [J]. Jama, 2013, 309 (13): 1351-1352.

② Narayanan A, Greco M, Powell H, et al. The reliability of Big “patient satisfaction” Data [J]. Big data, 2013, 1 (3): 141-151.

③ Manyika J, Chui M, Brown B, et al. Big data: The next frontier for innovation, competition, and productivity [J/OL]. http://www.mckinsey.com/business-functions/digital-mckinsey/our-insights/big-data-the-next-frontier-for-innovation.

④ Lynch C. Big data: How do your data grow [J]. Nature, 2008, 455 (7209): 28-29.

生研究院（National Institutes of Health，NIH）于2012年成立了大数据转化知识联盟（Big Data to Knowledge，BD2K）①，该组织关注生物医学研究领域的大数据及其科学整合和最大化。此后，英国医疗卫生信息与发现中心、中国卫生信息学会等医疗健康大数据相关学术组织相继成立②，医疗健康大数据研究在世界范围内得到普遍重视。

笔者以"主题=（medical and healthcare）AND 主题=（big data）；时间跨度=所有年份"为检索条件（检索日期：2017年3月12日），对Web of Science数据库中的SCI-EXPANDED、SSCI、CPCI-S、CPCI-SSH四个子库进行检索，得到相关文献212篇，其年代分布如图2-2所示。

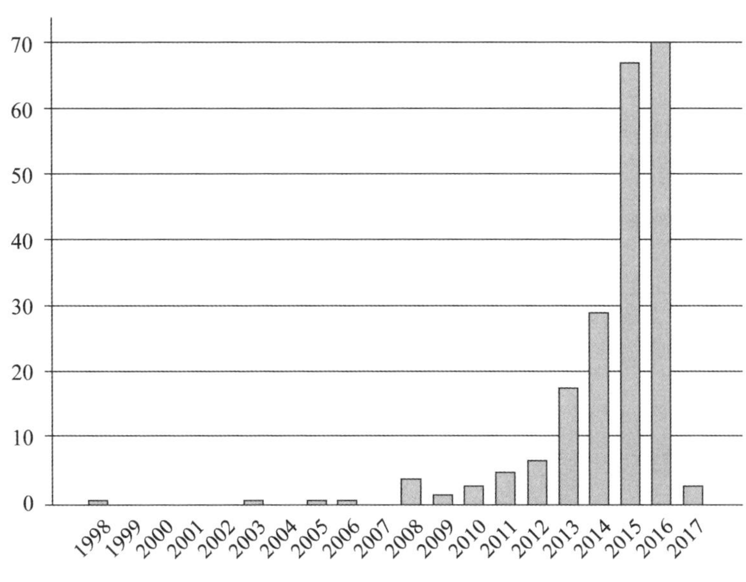

图2-2　每年出版的文献数

① NIH. About BD2K [EB/OL]. [2017-05-04]. http://datascience.nih.gov/bd2k.

② 陈敏，刘宁. 医疗健康大数据发展现状研究[J]. 中国医院管理，2017，37（2）：46-48.

从图 2-2 可以看出，2008 年以前与“医疗健康大数据”研究主题相关的文献仅有 4 篇。去除相关度较低的文献，Web of Science 核心库中第一篇真正意义上关于医疗健康大数据分析的研究是美国学者辛普森在 2005 年针对美国卫生保健库数据所做的研究，他利用医疗费用调查数据和全国住院患者样本数据，分析了来自美国不同收入层级家庭的儿童在保险覆盖面、医疗利用、医疗支出以及医疗质量 4 个方面的差异①。2008 年以后，医疗健康大数据领域的文献逐渐增多。而自 2012 年起，文献数量呈现出高速增长态势，相关研究成果丰硕。

下文将从国家、学科领域、研究机构和资助来源 4 个方面分析开展和支持医疗健康大数据研究的主体。

（1）国家

对 212 篇文献进行地域分布分析，得到医疗健康大数据研究数量领先的 10 个国家，如表 2-6 所示。

表 2-6　　　**主要研究国家和地区**

国家/地区	记录数	占比（%）
USA	63	29. 717
PEOPLES R CHINA	25	11. 792
INDIA	21	9. 906
GERMANY	17	8. 019
ENGLAND	13	6. 132
CANADA	12	5. 660
ITALY	10	4. 717

① Simpson L, Owens P L, Zodet M W, et al. Health care for children and youth in the United States: Annual report on patterns of coverage, utilization, quality, and expenditures by income [J]. Ambulatory Pediatrics, 2005, 5 (1): 6-44.

续表

国家/地区	记录数	占比（%）
SPAIN	9	4.245
NETHERLANDS	8	3.774
AUSTRALIA	8	3.774

在医疗健康大数据领域，美国发文量为 63 篇，遥遥领先其他国家。中国在这一领域的论文发表量居于第二位，但发文量只有美国的 1/3，还有较大差距。随后分别是印度、德国、英国、加拿大、意大利、西班牙、荷兰和澳大利亚。

值得注意的是，在医疗健康大数据研究与医疗健康大数据资源整合之间存在着国家差异。根据艾美仕市场研究公司（IMS Health）2013 年的调查报告，医疗健康大数据整合最为完备的 10 个国家分别是：美国、瑞典、英国、丹麦、荷兰、德国、法国、加拿大、意大利和西班牙①。可以看到，研究成果较多的国家是医疗健康大数据整合较为完备的国家，这是由于部分国家医疗健康信息化建设起步较晚或发展较慢，系统与数据基础比较薄弱，因此其科学研究暂未有效结合到大规模应用中。比如美国 2014 年就实现了电子病历的全面覆盖，而根据“十三五”规划纲要，我国预计要到 2020 年才能全面建成覆盖全国人口的电子病历数据库②。但同时也不难发现，有一些医疗健康大数据整合完备的国家反而相关研究较少，这是由于隐私保护和数据开放等相关法规与制度的制订与实施情况对医疗健康大数据的应用也有重要影响。例如，虽然法国拥有高质量的医疗健康数据资源，但是，由于数据库运用机制、第三方数据提供等规定对数据利用进行了诸多限制，所以法国医疗数

① 中山健夫．大数据时代的医疗革命［M］．刘波，译．北京：东方出版社，2016：144-145.

② 中国政府网．国务院办公厅关于印发全国医疗卫生服务体系规划纲要（2015—2020 年）的通知［EB/OL］．［2017-06-04］．http：//www.gov.cn/zhengce/content/2015-03/30/content_9560.html.

据的研究与利用反而逊色于其他国家。而与此相反的例子是加拿大，凭借其完善的数据提供流程和隐私保护制度，加拿大建立起萨斯喀彻温省和马尼托巴省两地的大规模诊疗明细数据库，该数据库在全球流行病学研究中有重要地位，相关研究成果也非常丰富。

（2）学科领域

医疗健康大数据研究横跨生物医学、信息学、计算机科学和系统科学等诸多学科①。对文献进行学科领域分布分析，有利于把握其相关学科体系与研究方向差异。

分析上述 212 篇论文的研究方向和 Web of Science 类别，表 2-7 和表 2-8 分别展示了这两项排名前 10 的结果。其中，LIS（library and information science）领域的文献共有 4 篇，在研究方向和 Web of Science 类别中分别排名第 16 和第 12。从表 2-7 和表 2-8 中可以看出，医疗健康大数据相关论文的研究方向与论文所属 Web of Science 类别基本吻合，主要集中在计算机科学、电子与通信工程、信息系统、医药信息学、生物医学和卫生保健科学等方面。医疗健康大数据研究表现出了显著的学科融合特征，其核心研究基础主要是计算机科学，信息学与信息系统也占用重要地位，而应用领域主要在医药和卫生保健等方面。

表 2-7　**Web of Science 类别分析**

Web of Science 类别	记录数	占比（%）
COMPUTER SCIENCE THEORY METHODS（计算机科学理论与方法）	51	24.057
ENGINEERING ELECTRICAL ELECTRONIC（电气与电子工程）	38	17.925
COMPUTER SCIENCE INFORMATION SYSTEMS（计算机科学与信息系统）	38	17.925

① 惠华强，郑萍，张云宏等．医疗大数据研究面临的机遇与发展趋势[J]．中国卫生质量管理，2016，23（2）：91-93.

续表

Web of Science 类别	记录数	占比（%）
MEDICAL INFORMATICS（医学信息学）	37	17.453
COMPUTER SCIENCE INTERDISCIPLINARY APPLICATIONS（计算机科学与跨领域应用）	33	15.566
HEALTH CARE SCIENCES SERVICES（卫生保健科学服务）	25	11.792
COMPUTER SCIENCE ARTIFICIAL INTELLIGENCE（计算机科学与人工智能）	21	9.906
TELECOMMUNICATIONS（电信学）	19	8.962
COMPUTER SCIENCE HARDWARE ARCHITECTURE（计算机硬件构建科学）	16	7.547
ENGINEERING BIOMEDICAL（生物医药工程）	15	7.075

表 2-8 **研究方向分析**

研 究 方 向	记录数	占比（%）
COMPUTER SCIENCE（计算机科学）	100	47.170
ENGINEERING（工程学）	52	24.528
MEDICAL INFORMATICS（医学信息学）	37	17.453
HEALTH CARE SCIENCES SERVICES（卫生保健科学服务）	25	11.792
TELECOMMUNICATIONS（电信学）	19	8.962
PUBLIC ENVIRONMENTAL OCCUPATIONAL HEALTH（公共环境职业与健康）	10	4.717
GENERAL INTERNAL MEDICINE（普通内科医学）	9	4.245
PHARMACOLOGY PHARMACY（药理学）	8	3.774
OPERATIONS RESEARCH MANAGEMENT SCIENCE（运筹学与管理科学）	5	2.358
MATHEMATICAL COMPUTATIONAL BIOLOGY（计算生物学）	5	2.358

（3）研究机构与资助来源

根据文献计量结果，医疗健康大数据领域发文量靠前的机构主要是美中两国的大学，具体如表 2-9 所示。

表 2-9　医疗健康大数据领域发文量靠前的研究机构（全球）

机　构	记录数	占比（%）
UNIV NOTRE DAME（美国圣母玛利亚大学）	4	1.887
UNIV PENN（美国宾夕法尼亚大学）	3	1.415
UNIV MICHIGAN（美国密歇根大学）	3	1.415
TONGJI UNIV（同济大学）	3	1.415
OAKLAND UNIV（美国奥克兰大学）	3	1.415
ZHEJIANG UNIV（浙江大学）	2	0.943
US FDA（美国食品药品监督管理局）	2	0.943
UNIV WASHINGTON（美国华盛顿大学）	2	0.943
UNIV TORONTO（加拿大多伦多大学）	2	0.943
UNIV S FLORIDA（美国佛罗里达大学）	2	0.943

进而，将美国发文量前 10 的机构与中国发文量前 10 的机构进行对比，如表 2-10 所示。可以看到，美国开展医疗健康大数据研究的机构涉及政、产、学三个领域，以高校研究机构为主，以政府部门和民间企业为辅。而中国在医疗健康大数据研究方面贡献较大的机构几乎只有高等院校。这可能是由于美国企业及政府机构积极参与医疗健康大数据建设与研究，商用数据库建设较完善，数据库之间的关联也比较紧密，从而有效促进了各方对医疗健康大数据的研究。而中国的医疗健康大数据研究还处于起步阶段，数据库的构建和整合主要在政府主导下完成，研究工作则主要依托于高校，企业与政府机构尚未深入参与研究。这也说明中国在大数据研究布局

上有较大改进空间。

表 2-10　　　　　　　　**中美研究机构对比**

美国研究机构	中国研究机构
UNIV PENN（美国宾夕法尼亚大学）	TONGJI UNIV（同济大学）
UNIV NOTRE DAME（圣母玛利亚大学）	ZHEJIANG UNIV（浙江大学）
UNIV MICHIGAN（美国密歇根大学）	TSINGHUA UNIV（清华大学）
OAKLAND UNIV（奥克兰大学）	SHANGHAI SANDA UNIV（上海杉达学院）
US FDA（美国食品药品监督管理局）	NANJING UNIV INFORMAT SCI TECHNOL（南京信息工程大学）
UNIV WASHINGTON（华盛顿大学）	HUAZHONG UNIV SCI TECHNOL（华中科技大学）
UNIV TORONTO（多伦多大学）	CHINESE UNIV HONG KONG（香港中文大学）
OPTUM（联合健康集团）	CHINESE ACAD SCI（中科院）
MIT（麻省理工学院）	XIDIAN UNIV（西安电子科技大学）
MICROSOFT CORP（微软）	WUHAN UNIV（武汉大学）

在资助来源方面，来自 39 个国家的 209 个基金资助机构对医疗健康大数据研究给予了资金支持。由于医疗健康大数据是一个新兴的研究领域，截至检索日期，只有中国国家自然科学基金（NATIONAL NATURAL SCIENCE FOUNDATION OF CHINA）支持了 4 篇研究，其余机构均只资助了 1 篇，比如美国国立卫生研究院（NATIONAL INSTITUTES OF HEALTH）、美国癌症学会（AMERICAN CANCER SOCIETY）、加拿大公共卫生署（PUBLIC

HEALTH AGENCY OF CANADA PHAC）等。

从整体上看，大量的高等院校是推动医疗健康大数据研究进程的主力军，成果多、重要文献产出量高的机构主要是高等院校。且相关研究广泛分散于众多高校，成果集中度不高。另外，世界范围内都相当重视医疗健康大数据研究，资助来源多样且分布广泛。

2.2.3　医疗健康大数据研究对象

关于医疗健康大数据应包括哪些具体数据类型，目前还没有一个普遍认可的定义。如俞国培认为，医疗健康大数据泛指所有与医疗和生命健康相关的数字化的极大量数据，主要包括医院医疗大数据、区域卫生服务平台大数据、基于大量人群的医学研究或疾病监测大数据、自我量化大数据、网络大数据以及生物信息大数据六类①。而美国学者 Wasser② 认为，医疗健康大数据指的是大量的可被存储、整合和分析利用的关于患者健康的数据；这些数据可以以各种方式收集和存储，既可以来自于患者的电子病历，也可以来自传递给保险公司用于医疗报销的诊疗记录。

本节基于 Web of Science 核心合集中的 212 篇有关文献，对现有研究的数据对象进行全面梳理。通过内容分析，将上述文献的研究对象归纳为医院医疗大数据、医学研究大数据以及互联网医疗健康大数据三类，基于各类数据的应用研究数量如表 2-11 所示（由于基础研究、开发研究和综述等其他类研究大多不是针对某类医疗健康大数据的，因此只展示应用研究中基于各类数据的文献数量）。

① 俞国培，包小源，黄新霆等．医疗健康大数据的种类、性质及有关问题［J］．医学信息学杂志，2014，35（6）：9-12.

② Wasser T，Haynes K，Barron J，et al. Using “big data” to validate claims made in the pharmaceutical approval process［J］. Journal of Medical Economics，2015，18（12）：1013-1019.

表 2-11 研究对象及相应的文献数量（应用研究）

研究对象	医院医疗大数据	医学研究大数据	互联网医疗健康大数据	其他类数据	应用研究文献总数
文献数量	23	8	4	2	37
占比	62%	22%	11%	5%	100%

下文将介绍医院医疗大数据、医学研究大数据和互联网医疗健康大数据这三类被广泛应用的医疗健康大数据，并列举相关开放医疗健康大数据资源。

（1）主要研究对象及其特征

①医院医疗大数据。应用最为广泛的一类医疗健康大数据是医院医疗大数据。医院医疗大数据指的是产生于医院常规临床诊治、科研和管理过程的数据，包括各种门急诊记录、住院记录、影像记录、实验室记录、用药记录、手术记录、随访记录和医保数据等。随着信息技术的发展，院内的医学影像信息系统、临床信息系统、放射学信息系统和实验室信息系统等逐渐被组织和融合，个人的门诊记录和住院记录也正趋向于整合，医院医疗大数据正转化为以电子病历为中心载体的、覆盖医院诊疗全过程的大数据①。但目前，由于尚未形成统一的医院信息集成规范，加上各医院的医疗信息化水平有所差异，现阶段的医院医疗数据可能来自医院各科室单独的管理信息系统或临床信息系统，也可能来自医院的院内信息集成平台，还可能来自在多家医院互联互通的基础上整合了人口、健康等相关信息的区域卫生服务平台。另外，根据医疗环境和医疗制度的不同，医院医疗大数据可能会部分或全部的留存于其他院外系统之中。比如在医疗健康保险制度比较健全的欧美等国，在国民报销医疗费用或者申请医疗索赔时，需要向保险方出具包括病名、检查、处方、手术等信息的医院诊疗明细数据，由此构成了保险诊

① 王俊艳，张志鹏，姚振杰等．健康医疗大数据的分析［J］．互联网天地，2015，9（9）：4-10.

疗数据库。

不论医院医疗大数据出自哪一类信息集成程度的医院信息系统，也不论它会流向何处构成其他数据库；不变的是，这部分数据来源于患者的院内诊疗过程，是关于病人就医过程的最原始和最真实的记录，在高级临床决策支持、疾病关联因素分析等方面具有极高的应用价值。

②医学研究大数据。除了由医院信息系统产生的医院医疗大数据，来自专门设计的基于大量人群的医学研究数据也是医疗健康大数据领域的主要研究对象之一。医学研究大数据主要包括各种大型抽样调查数据、疾病监测数据和队列研究数据等。比如加拿大的 ANHEART 队列研究项目就是典型的医学研究大数据，该项目对 980 万安大略省成年人进行了长达 20 年的跟踪研究，收集了大量的电子病历数据、药物使用数据和健康管理数据，希望利用项目数据分析结果提高加拿大公民的心血管健康水平。

由于经过专门的设计和组织，医学研究数据的数据质量和内容丰富度均较高，因此是一种较理想的研究数据源。

③互联网医疗健康大数据。随着移动互联网和物联网的发展，人们足不出户就能利用网络在移动健康应用上寻医问药，或者利用无线医疗设备以及可跟踪患者活动的穿戴式设备监测自身体征数据，如血压、心跳、血糖、心率、体重、心电图呼吸、睡眠、锻炼数据等①。这类基于网络寻医、购药、医师评价等行为产生的互联网数据资源，以及由健康监测设备产生的自我健康管理数据资源，可统称为互联网医疗健康大数据②。

得益于大数据分析处理技术的快速发展，这类数量庞大、结构复杂的互联网医疗健康大数据逐渐成为医疗健康大数据领域的重要研究对象之一，目前其研究结果多用于日常生活健康监测和个性化

---

① 黄晓琴．医疗健康大数据关键问题及对策研究［J］．中国数字医学，2016，11（5）：81-83.

② 刘宁，陈敏．医疗健康大数据应用主题及相关数据来源研究［J］．中国数字医学，2016，11（8）：6-9.

疾病预防①。

（2）医疗健康大数据开放资源

在一些医疗服务体系信息化程度较高的国家和地区，政府或民间企业主导医生和民众积极参与高质量的数据收集工作，并建立了向研究者开放的医疗健康大数据库，例如美国 PHYSIONET 生物医学数据研究资源网站、重症监护室医疗信息数据集 MIMIC-Ⅲ、英国临床实践研究数据链、台湾地区健康保险研究数据库等，这些开放数据资源极大地推动了医疗健康大数据研究进展。

表 2-12　　开放医疗健康大数据资源

数据库名称	数据资源	包含病例数量	链接地址
PHYSIONET	生理信号和生物医学数据	6.5 万	https：//www.physionet.org/
MIMIC-Ⅲ	重症监护室医疗信息数据	61293	https：//physionet.org/physiobank/database/mimicdb/
CPRD	初级医疗保健机构诊疗数据	1130 万	http：//www.cprd.com/
NHIRD	保险索赔数据	2300 万	未在网上公开

①PHYSIONET。PhysioNet 是由美国国家卫生研究院（National Institutes of Health，NIH）资助，由美国麻省理工学院、波士顿 Beth Israel Deaconess 医学中心和波士顿大学等单位联合建立的生物医学信号研究资源网站。

PhysioNet 网站中的数据文档集合 PhysioBank 不仅收录了包括

① Kim T W，Park K H，Yi S H，et al. A big data framework for u-healthcare systems utilizing vital signs [C] // International Symposium on Computer，Consumer and Control. IEEE，2015：494-497.

MIT-BIH 心律失常心电数据库和重症监护室医疗信息数据集（Medical Information Mart for Intensive Care, MIMIC-Ⅲ）在内的多个典型生理信号数据库，还收录了神经学数据库、医学影像数据库、合成数据库等数据资源①。该网站免费向研究者提供医学研究数据和相关分析工具，极大地促进了医疗数据的共享交流与分析利用。

②MIMIC-Ⅲ。重症监护室医疗信息数据集（Medical Information Mart for Intensive Care, MIMIC-Ⅲ）是一个向研究者免费开放的重症监护病人数据集，由美国麻省理工学院计算生理学实验室、贝斯以色列迪康医学中心（BIDMC）以及飞利浦医疗共同构建。MIMIC-Ⅲ包含了 53423 例年满 16 周岁的患者住院资料（2001—2012 年），以及 7870 例新生儿住院资料（2001—2008 年）②。收集的信息包含医疗信息（如生命体征、化验结果、用药情况等）、生物图像（如超声波图像、核磁共振检测图像、CT 图像等）、医疗过程及人口统计信息（入院出院时间、年龄、身高、是否死亡等）。该数据库经过多个学科十多年的建设，目前已被成功应用于疾病预后等多个 ICU 临床数据挖掘领域。

③英国临床实践研究数据链。英国临床实践研究数据链（Clinical Practice Research Datalin, CPRD）是世界上最大的初级医疗保健数据库之一，旧称 General Practice Research Database（GPRD）。其收集的初级医疗信息记录向英国和全球数据研究人员开放。到目前为止，该数据库共收集了 1130 万英国患者的初级医疗记录，具体包括人口统计学信息（出生年龄、性别、体重等）、症状描述信息、诊断信息、治疗信息、预防接种信息、处方信息和

① 庞兴梅. PhysioNet 信息资源解析及利用［J］. 医学信息学杂志, 2010, 31（7）: 28-30.

② Johnson A E W, Pollard T J, Shen L, et al. MIMIC-Ⅲ, a freely accessible critical care database［J/OL］. Scientific Data, 2016, 3. https://www.ncbi.nlm.nih.gov/pmc/articles/PMC4878278/.［2017-05-13］.

生活方式信息（例如是否吸烟等）①。同时，CPRD 还可与英国二级保健数据库、特异性疾病队列数据库以及死亡记录等数据库相连，以满足研究者更广泛的研究需求。

④台湾地区健康保险研究数据库。中国台湾地区的医疗保险制度十分健全，健康保险几乎实现地区全覆盖，由此产生了大量的用于索赔的诊疗明细数据，具体包括门诊记录、住院记录、用药记录、实验室摄影记录等。这些数据被台湾地区卫生研究所收集汇编，整理成为台湾地区健康保险研究数据库。此数据库收集的医疗信息广泛而全面，并且具有覆盖率高、观察期长等特点，具有很高的研究价值，但目前只向台湾地区的研究人员及其合作者发布。

2.2.4 医疗健康大数据研究的类型与主题

大数据研究具有突出的应用导向特性。医疗健康大数据的一般应用流程是：首先需要调研患者、医生、医院、政府等医疗体系组成部分②的应用需求，在此基础上确定哪些数据需要被创建和采集；其次再进行各类数据的集成与整合，构建医疗健康大数据中心；然后以此为基础，开展大数据的分析挖掘，构建医疗健康大数据平台，开发医疗健康大数据应用系统。目前，与上述流程有关的医疗健康大数据研究尚未成熟，研究与应用发展也不均衡，因此有必要区分基础研究、应用研究和开发研究并梳理其研究主题与研究现状。根据文献分析结果，Web of Science 核心合集中关于医疗健康大数据的基础研究、应用研究和开发研究数量及占比如表 2-13 所示。

① Herrett E, Gallagher A M, Bhaskaran K, et al. Data resource profile: Clinical practice research datalink (CPRD) [J]. International Journal of Epidemiology, 2015, 44 (3): 827-836.

② Ferlie E B, Shortell S M. Improving the quality of health care in the United Kingdom and the United States: a framework for change [J]. The Milbank Quarterly, 2001, 79 (2): 281-315.

表 2-13　　研究类型及相应的文献数量

研究类型	基础研究	应用研究	开发研究	综述等其他类研究	文献总数
文献数量	86	37	25	64	212
占比	41%	17%	12%	30%	100%

（1）医疗健康大数据领域的基础研究

对 Web of Science 核心合集中的相关文献进行梳理分析发现，基础研究贯穿医疗健康大数据分析利用的全阶段，从数据采集、数据集成、数据分析到最后的解释利用，旨在探索医疗健康大数据应用基础理论和解决相关技术难题。目前的基础研究主要集中在医疗健康大数据的整合与共享、医疗健康大数据的查询与处理、医疗健康大数据的挖掘与分析、医疗健康大数据分析结果的转化与利用以及医疗健康大数据的隐私与安全这 5 个方面。

①医疗健康大数据的整合与共享。医疗健康大数据数量庞大，但目前各类数据多以孤岛形式存在：一方面，医院医疗大数据、互联网医疗大数据等不同来源的数据尚未实现整合；另一方面，区域内各医院信息系统的数据也未完全实现联通互享。而医疗健康大数据的整合与共享，正是加速医学发现的有力手段①。许多学者在这方面进行了卓有成效的研究。例如，Wadhwa R 等②介绍了一种将传感器数据整合到电子病历中的技术框架，此研究为实现移动健康数据的有效利用奠定了基础；Asakiewicz C③ 讨论了一个可增强医

① Stephenson D, Hu M T, Romero K, et al. Precompetitive data sharing as a catalyst to address unmet needs in parkinson's disease [J]. Journal of Parkinsons Disease, 2015, 5 (3): 581-594.

② Wadhwa R, Singh P, Singh M, et al. An EMR-enabled medical sensor data collection framework [C] // International Conference on Communication Systems and Networks. IEEE, 2015: 1-6.

③ Asakiewicz C. Translational Research 2.0: A Framework for accelerating collaborative discovery [J]. Personalized Medicine, 2014, 11 (3): 351-358.

疗保健生态系统协同知识发现的框架，系统成员可通过这一框架来实现数据、信息和知识的共享；Wang X G 等①提出了构建医疗健康大数据交换和共享平台的解决方案，旨在实现城市医疗机构间的信息互通；Miller A R 等②研究了医疗数据库的规模对信息共享的影响。

②医疗健康大数据的查询和处理。不断增长的医疗信息数据中混杂着大量非结构化数据，传统的存储架构已经无法满足其应用需求，在数据处理和查询方面更是面临整合巨大的挑战③。不少学者针对非结构化的医疗数据，给出了数据查询和处理方案。例如，Mian M 等④介绍了针对大量复杂保健数据集的快速临时查询处理技术；Istephan S 等⑤设计了一种能有效查询非结构化医疗数据的框架；Luo L 等⑥提出了一个用于从非结构化医疗记录中提取出可计算的数据元素的解决方案；Lin C H 等⑦讨论了一种可快速存储、

① Wang X G, Zhang D D, Destech Publications I. The research on the design of medical data exchange and sharing platform for smart healthcare [C]. 2015 International Conference on Software, Multimedia and Communication Engineering (Since. 2015), 2015: 344-349.

② Miller A R, Tucker C. Health information exchange, system size and information silos [J]. Journal of Health Economics, 2014, 33 (6): 28-42.

③ 蔡佳慧，张涛，宗文红. 医疗大数据面临的挑战及思考 [J]. 中国卫生信息管理杂志，2013，10 (4): 292-295.

④ Mian M, Teredesai A, Hazel D, et al. Work in progress-In-memory analysis for healthcare big data [C] // IEEE International Congress on Big Data. IEEE Computer Society, 2014: 778-779.

⑤ Istephan S, Siadat M R. Unstructured medical image query using big data-An epilepsy case study [J]. Journal of Biomedical Informatics, 2016, 59 (7): 218-226.

⑥ Luo L, Li L, Hu J, et al. A hybrid solution for extracting structured medical information from unstructured data in medical records via a double-reading/entry system [J]. BMC Medical Informatics and Decision Making, 2016, 16 (1): 114-127.

⑦ Lin C H, Huang L C, Chou S C T, et al. Temporal event tracing on big healthcare data analytics [C] // IEEE International Congress on Big Data. IEEE Computer Society, 2014: 281-287.

检索和分析大型医疗数据的综合方法，此方法能有效克服各医院的模式差异，实现医疗数据的快速存储和灵活扩展。

③医疗健康大数据的挖掘与分析。对海量的、多源异构的医疗健康大数据进行分析，亟须开发新型数据挖掘算法，并进一步研究分布式并行处理技术。

在医疗健康大数据的挖掘算法方面：Wang F① 提出了一种自适应半监督递归树分区框架，此框架能够正确有效地检索具有相似临床或诊断模式的患者，可应用于患者预后、医疗风险评估和比较研究等领域；Woodbridge J 等②介绍了一种用于子序列匹配的 Monte Carlo 近似算法，此算法拥有最小的计算复杂度，同时能保证结果的准确性，可用来进行病例诊断以及患者病情发展趋势研究等；Duggal R 等③评估了不同的数据预处理技术对预测糖尿病患者 30 天内再入院风险的准确度的影响，具体研究了特征选择、缺失值插补和数据平衡等预处理技术，对逻辑回归分类器、贝叶斯分类器和决策树分类器性能的影响。

在医疗健康大数据分布式并行处理技术方面：Ni J 等④将基于 Hadoop 的分布式计算方法应用于医疗临床数据处理，进行了大数

---

① Wang F. Adaptive semi-supervised recursive tree partitioning: The ART towards large scale patient indexing in personalized healthcare [J]. Journal of Biomedical Informatics, 2015, 55 (3): 41-54.

② Woodbridge J, Mortazavi B, Bui A A, et al. Improving biomedical signal search results in big data case-based reasoning environments [J]. Pervasive & Mobile Computing, 2016, 28 (6): 69-80.

③ Duggal R, Shukla S, Chandra S, et al. Impact of selected pre-processing techniques on prediction of risk of early readmission for diabetic patients in India [J]. International Journal of Diabetes in Developing Countries, 2016, 36 (4): 469-476.

④ Ni J, Chen Y, Sha J, et al. Hadoop-based distributed computing algorithms for healthcare and clinic data processing [C] // Eighth International Conference on Internet Computing for Science and Engineering. IEEE, 2015: 188-193.

据技术应用于医疗保健领域的有益尝试；Yao Q 等①提出了一个基于五节点 Hadoop 集群执行分布式 MapReduce 的算法，实现了医疗健康大数据的高效处理；Istephan S 等②研究和实现了能够挖掘非结构化医疗数据的可扩展框架，此框架能够以可扩展方式准确、高效地分析非结构化医疗数据。

④医疗健康大数据分析结果的转化与利用。大数据研究的主要目的是根据需求从大数据中提取有用的知识，并将其应用到具体的领域之中。如何将数据挖掘结果转变为有用的医学知识，并开发相关应用平台，不少学者进行了这方面的探索。

首先，数据分析的结果通常只能揭示事物之间的相关关系，但这对于医疗健康领域来说是远远不够的。从大数据的分析结果提取相关医学知识，需要依据科学的方法和审慎的态度。Mccormick T H 等③进行了如何从大量挖掘结果中提取临床相关知识的初步探索，此研究展示了数据挖掘技术在发现医疗临床知识方面的价值。

其次，将从数据挖掘结果中提取的医学知识转化为具体应用，还迫切需要大数据集成解决方案。Sheriff C I 等④提出了一个基于物联网、复杂事件处理和大数据分析的医疗信息学分析参考框架，该框架可作为实现医疗保健应用系统的基础，能满足医疗卫生行业的信息整合、分析和应用需求。

⑤医疗健康大数据的隐私与安全问题。医疗健康大数据涉及诸

---

① Yao Q, Tian Y, Li P F, et al. Design and development of a medical big data processing system based on hadoop [J]. Journal of Medical Systems, 2015, 39 (3): 23-33.

② Istephan S, Siadat M R. Extensible query framework for unstructured medical data — A big data approach [C] // IEEE International Conference on Data Mining Workshop. IEEE, 2015: 455-462.

③ Mccormick T H, Ferrell R, Karr A F, et al. Big data, big results: knowledge discovery in output from Large-Scale analytics [J]. Statistical Analysis and Data Mining, 2014, 7 (5): 404-412.

④ Sheriff C I, Naqishbandi T, Geetha A. Healthcare informatics and analytics framework [C] // International Conference on Computer Communication and Informatics. IEEE, 2015: 1-6.

多的个人隐秘信息，相较于其他类型的大数据，其隐私保护尤其值得重视，大量学者进行了这方面的研究。例如，Mohammed N 等①提出了一个安全和私密的医疗数据管理框架，解决了外包医疗数据库管理中的安全和隐私问题；Wimmer H 等②研究的隐私保护技术能够同时满足多个医疗数据共享方的隐私保护需求。

另外，有不少学者致力于解决由新技术带来的数据安全问题。其中，作为联系信息孤岛的重要手段，云计算技术被广泛应用到医疗健康数据库中；但云服务提供商作为第三方，可以访问所有的医疗健康数据，这引起了患者对数据隐私的关切。在这种情况下，Taneja H 等③介绍了一种基于减少重新识别风险来保护存储在云中的 EMR 隐私的方法；Jiang Q 等④提出了一个强大的针对电子卫生云的三因素身份验证协议，可以抵御各种已知的针对健康云的攻击。

这些解决数据的隐私与安全保护问题的技术方案，有效地促进了医疗数据的共享，推进了医疗健康大数据研究进展。

（2）针对各类医疗健康大数据的挖掘与应用研究

目前，应用研究主要围绕医院医疗大数据、医学研究大数据和互联网医疗健康大数据展开进行。

①基于医院医疗大数据的应用研究。医院医疗大数据中应用最多的是电子病历数据和医疗保险数据，其挖掘研究主要用于支持高

① Mohammed N, Barouti S, Alhadidi D, et al. Secure and private management of healthcare databases for data mining [C] // IEEE, International Symposium on Computer-Based Medical Systems. IEEE, 2015: 191-196.

② Wimmer H, Yoon V Y, Sugumaran V. A multi-agent system to support evidence based medicine and clinical decision making via data sharing and data privacy [J]. Decision Support Systems, 2016, 88 (8): 51-66.

③ Taneja H, Kapil, Singh A K. Preserving privacy of patients based on reidentification risk [J]. Procedia Computer Science, 2015 (28), 70: 448-454.

④ Jiang Q, Khan M K, Lu X, et al. A privacy preserving three-factor authentication protocol for e-Health clouds [J]. Journal of Supercomputing, 2016, 72 (10): 3826-3849.

级临床决策，分析疾病关联因素以及进行个性化诊疗等。

电子病历是患者诊疗信息的真实记录，数据内容往往涵盖患者的既往病史、用药记录、生命体征和检测报告等①，具有极高的分析利用价值。现有的基于电子病历的挖掘研究多应用于疾病预测、疾病归因分析、用药分析和个性化治疗方案制定等方面。例如，Gomathi S 等②利用电子病历数据，构建了针对系统性红斑狼疮的疾病预测模型，可预测出系统性红斑狼疮的潜在高危患者；Cohen S P 等③分析了非心胸痛患者的电子病历数据，找到了非心胸痛的归咎因素；Huttner B 等④根据美国退伍军人医疗中心的电子病历数据，回顾性评估了住院患者的条码用药资料，以探究是否存在过量使用药物的情况；Lee J 等⑤利用多参数监护室智能监测系统数据集（MIMIC-Ⅱ），构建了基于相似患者识别的预后模型，用以实现个性化治疗。

在欧美等医疗保险制度较为健全的地区，保险公司的医疗保健大数据是医疗健康大数据的重要组成。医疗保健数据库通常收集了参保人员的基本信息、诊疗明细数据、医药索赔数据以及服务评价数据等，对这些数据进行分析可以了解疾病的地域分布、评价医疗服务，进而帮助改善患者健康和实现医疗资源的最大化利用。如

① Kohli R, Tan S S L. Electronic health records: how can IS researchers contribute to transforming healthcare? [J]. Mis Quarterly, 2016, 40 (3): 553-573.

② Gomathi S, Narayani V. Implementing big data analytics to predict Systemic Lupus Erythematosus [C] // International Conference on Innovations in Information, Embedded and Communication Systems. IEEE, 2015: 1-5.

③ Cohen S P, Kapoor S G, Anderson-Barnes V C, et al. Noncardiac chest pain during war [J]. Clinical Journal of Pain, 2011, 27 (1): 19-26.

④ Huttner B, Jones M, Rubin M A, et al. Double trouble: how big a problem is redundant anaerobic antibiotic coverage in Veterans Affairs medical centres? [J]. Journal of Antimicrobial Chemotherapy, 2012, 67 (6): 1537-1539.

⑤ Lee J, Maslove D M, Dubin J A. Personalized Mortality Prediction Driven by Electronic Medical Data and a Patient Similarity Metric [J]. Plos One, 2015, 10 (5): 1-15.

Kauhl B 等①利用德国 AOK 保险公司提供的用户参保数据，分析了 2 型糖尿病的空间分布及其社会人口统计学风险因素；Ozminkowski R J 等②分析了纽约联合医疗保险公司的索赔数据，研究投保人是否有较好的投资回报率，及其是否享受了更好的医疗服务；Feldman K 等③利用医疗保险索赔数据，分析接受了疾病状态管理服务的心血管病人和没有接受这项服务的病人，在护理费用支出上的差异。

②基于医学研究大数据的应用研究。医学研究大数据是根据特殊研究目的而设计的专业数据，数据内容多、质量高，应用领域极其广泛。如 Tu J V 等④利用加拿大 ANHEART 队列数据，研究了心血管疾病发病率的区域变化情况及原因；Karliner L S 等⑤分析了 1997—2008 年的旧金山乳腺摄影记录（SFMR）数据，以探究语言障碍和护理位置两个因素与患者随访延迟的相关关系。

③基于互联网医疗健康大数据的应用研究。对于互联网医疗健康大数据的挖掘利用，主要集中在对网络数据的分析上，而对于由

---

① Kauhl B, Schweikart J, Krafft T, et al. Do the risk factors for type 2 diabetes mellitus vary by location? A spatial analysis of health insurance claims in Northeastern Germany using kernel density estimation and geographically weighted regression [J]. Int J Health Geogr, 2016, 15 (1): 38-50.

② Ozminkowski R J, Wells T S, Hawkins K, et al. Big Data, little data, and care coordination for medicare beneficiaries with medigap coverage [J]. Big data, 2015, 3 (2): 114-125.

③ Feldman K, Davis D, Chawla N V. Scaling and contextualizing personalized healthcare: A case study of disease prediction algorithm integration [J]. Journal of Biomedical Informatics, 2015, 57 (5): 377-385.

④ Tu J V, Chu A, Donovan L R, et al. The Cardiovascular Health in Ambulatory Care Research Team (CANHEART) using big data to measure and improve cardiovascular health and healthcare services [J]. Circulation: Cardiovascular Quality and Outcomes, 2015, 8 (2): 204-212.

⑤ Karliner L S, Ma L, Hofmann M, et al. Language barriers, location of care and delays in follow-up of abnormal mammograms [J]. Medical Care, 2012, 50 (2): 171.

可穿戴设备以及移动互联网应用产生的自我量化数据的应用研究则相对较少。例如，Hao H J 等①分析了美国和中国两个最受欢迎的在线医生评分网站 RateMDs. com 和 Haodf. com，并收集了网友对于各自国家的产科和妇科医生的文字评论数据，利用文本挖掘技术分析了对于医生的正面评论及负面评论的主要话题；Brooks-Pollock E 等②利用一项在 2009 年 7 月—2010 年 3 月不断进行的在线调查数据，估计出了 2009 年 H1N1 流感疫情期间英国病例的真实数量和病例死亡率。

④各类数据的综合挖掘利用。除了对单一类型的医疗健康大数据进行挖掘分析，现有的应用研究还表现出了综合挖掘各类医疗健康数据的趋势。例如，Jiao Y 等③收集了终末期肾脏疾病患者的电子病历数据、时段内天气数据、体育赛事数据以及假期数据，基于这些临床和非临床数据建立了预测模型，帮助识别在未来一周内具有高可能性不进行血液透析治的患者；Stephenson D 等④指出，对于像帕金森病这类复杂的异质性疾病，其治疗方法的研究迫切需要对临床数据、生物标志物数据等多类医疗健康大数据进行协同分析。

① Hao H J, Zhang K P, Wang W G, et al. A tale of two countries: International comparison of online doctor reviews between China and the United States [J]. International Journal of Medical Informatics, 2017, 99 (3): 37-44.

② Brooks-Pollock E, Tilston N, Edmunds W J, et al. Using an online survey of healthcare-seeking behaviour to estimate the magnitude and severity of the 2009 H1N1v influenza epidemic in England [J]. BMC Infectious Diseases, 2011, 11 (1): 68-75.

③ Jiao Y, Maddux F, Kotanko P, et al. Development and testing of prediction models for end stage kidney disease patient nonadherence to renal replacement treatment regimens utilizing big data and healthcare informatics [C] // IEEE International Conference on Bioinformatics and Biomedicine. IEEE, 2015: 1721-1721.

④ Stephenson D, Hu M T, Romero K, et al. Precompetitive Data Sharing as a Catalyst to Address Unmet Needs in Parkinson's Disease [J]. Journal of Parkinsons Disease, 2015, 5 (3): 581-594.

(3) 医疗健康大数据的开发研究

针对医疗健康大数据的应用开发主要集中在临床决策支持系统的开发、个人健康管理系统的开发、远程医疗监控系统的开发以及医疗健康大数据分析结果的可视化工具开发 4 个方面。

①临床决策支持系统开发。临床决策支持系统，是通过数据、模型等，以人机交互方式辅助临床工作人员决策的计算机应用系统①。而大数据可以创建一个动态的临床知识库，从而能使临床决策支持系统变得更加可信和有效②。许多学者在开发智能临床决策支持系统方面进行了有益探索，并取得了一定成果。如 Khazaei 等③提出了 Artemis 医疗健康大数据处理平台，可用于对大量的快速生成的临床数据进行在线分析，实现多病人的并行实时临床决策。

②个人健康管理系统开发。个人健康管理系统可实时收集、存储和分析用户的诸如心跳、呼吸、体温等多种健康数据，自动判断异常状况并执行实时响应，帮助早期发现和解决用户的健康问题④⑤。随着传感器、云存储和大数据分析技术的发展，个人健康管理系统的开发也逐渐成为近年来的热点研究方向之一。例如，Althebyan 等⑥开发了基于云的健康监测系统，可用于改善病人健

---

① 颜延，秦兴彬，樊建平等. 医疗健康大数据研究综述 [J]. 科研信息化技术与应用，2014，5 (6)：3-16.

② Adil A, Kar H A, Jangir R, et al. Analysis of multi-diseases using big data for improvement in healthcare [C] //Electrical Computer and Electronics (UPCON), 2015 IEEE UP Section Conference on. IEEE, 2015: 1-6.

③ Khazaei H, McGregor C, Eklund M, et al. Toward a big data healthcare analytics system: a mathematical modeling perspective [C] //2014 IEEE World Congress on Services. IEEE, 2014: 208-215.

④ Li Y, Guo Y. Wiki-health: from quantified self to self-understanding [J]. Future Generation Computer Systems, 2016, 56: 333-359.

⑤ Keh H C, Hui L, Chou K Y, et al. Big data generation: application of mobile healthcare [C] //Pacific-Asia Conference on Knowledge Discovery and Data Mining. Springer, Cham, 2014: 735-743.

⑥ Althebyan Q, Yaseen Q, Jararweh Y, et al. Cloud support for large scale e-healthcare systems [J]. Annals of Telecommunications, 2016, 71 (9-10): 503-515.

康、降低医疗风险；Chen M 等①开发了一种智能服装，可持续监测使用者的健康数据，并提供如健康指导、医疗急救和情感关怀等增值服务。

③远程医疗监控系统开发。远程医疗监控系统的开发也是近年来的热点研究方向之一。尤其对于慢性病患者和终生疾病患者，远程医疗监控系统可以有效地监测其健康状况，帮助提升健康水平。如 Paez 等②开发的基于大数据处理和生命体征监测的慢性病患者监测平台，可对慢性病患者进行远程监控，并提供个性化的健康服务；Yip 等③针对高血压患者开发的血压监测云平台，能为高血压患者提供数据血压采集和血压管理服务；Khalaf 等④开发的针对镰状细胞病的远程医疗智能管理系统，可自动收集患者数据、发现异常情况，并及时向医疗顾问发送消息。

④医疗健康大数据分析结果的可视化工具开发。数据分析是大数据处理的核心，但是用户往往更关心结果的展示，如果分析的结果正确但是没有采用适当的解释方法，则所得的结果很可能让用户

---

① Chen M, Ma Y, Song J, et al. Smart clothing: Connecting human with clouds and big data for sustainable health monitoring [J]. Mobile Networks and Applications, 2016, 21 (5): 825-845.

② Páez D G, Aparicio F, De Buenaga M, et al. Chronic patients monitoring using wireless sensors and big data processing [C] //2014 Eighth International Conference on Innovative Mobile and Internet Services in Ubiquitous Computing. IEEE, 2014: 404-408.

③ Yip B, Hirai H W, Kuo Y H, et al. Blood Pressure Management with Data Capturing in the Cloud among Hypertensive Patients: A Monitoring Platform for Hypertensive Patients [C] //2015 IEEE International Congress on Big Data. IEEE, 2015: 305-308.

④ Khalaf M, Hussain A J, Al-Jumeily D, et al. Robust approach for medical data classification and deploying self-care management system for sickle cell Disease [C] // IEEE International Conference on Computer and Information Technology; Ubiquitous Computing and Communications; Dependable, Autonomic and Secure Computing; Pervasive Intelligence and Computing. IEEE, 2015: 575-580.

难以理解，极端情况下甚至会误导用户①。大数据时代的数据分析结果往往是海量的，同时结果之间的关联关系极其复杂，传统的诸如文本形式的解释方法基本不可行，而数据可视化技术则为提升数据解释能力提供了有效途径。

Stadler 等②开发了实现医疗数据高效可视化的仪表板，可聚合并突出显示关键医疗信息，帮助不同技能水平和专业领域人员理解医疗数据。Badgeley 等③开发了一个电子医疗保健数据可视化工具包，用于快速设计、开发和实施可扩展的临床数据可视化仪表板。Iqbal 等④开发了一个名为 Cancer Associations Map Animation 的医学数据可视化工具，能够以可视化方式展示癌症与其他疾病的动态关联，帮助预防和早期发现癌症。

2.2.5 研究全景

本节采用文献计量法和内容分析法，从研究主体、研究对象、研究类型和主题三个方面对 Web of Science 中的医疗健康大数据相关文献进行了分析，揭示了该领域的研究全景。在研究主体方面，广泛的资金来源支持着以高等院校为主体的科研机构开展研究，同时，发文量领先的 3 个国家分别是美国、中国和印度。在研究对象方面，关于医院医疗大数据、医学研究大数据和互联网医疗健康大

① 孟小峰，慈祥．大数据管理：概念、技术与挑战［J］．计算机研究与发展，2013，50（1）：146-169.

② Stadler J G，Donlon K，Siewert J D，et al. Improving the efficiency and ease of healthcare analysis through use of data visualization dashboards［J］. Big Data，2016，4（2）：129-135.

③ Badgeley M A，Shameer K，Glicksberg B S，et al. EHDViz：clinical dashboard development using open-source technologies［J］. Bmj Open，2016，6（3）：1-11.

④ Iqbal U，Hsu C K，Nguyen P A，et al. Cancer-disease associations：A visualization and animation through medical big data［J］. Computer Methods and Programs in Biomedicine，2016，127（5）：44-51.

数据的分析研究占了应用研究总数的95%。在研究类型和主题方面，基础研究集中于利用云技术促进医疗健康大数据的整合与共享，针对非结构化的医疗健康大数据给出数据查询和处理方案，开发新型数据挖掘算法和分布式并行处理技术以推动医疗健康大数据的挖掘与分析，研究医疗健康大数据分析结果的转化与利用以及解决数据的隐私与安全问题等方面；应用研究主要围绕电子病历数据、医疗保险数据、医学研究大数据和互联网医疗健康大数据展开进行，其分析挖掘结果多应用于疾病归因、个性化临床决策支持、疾病预测和医疗服务改进等方面，同时，应用研究越来越表现出综合挖掘各类医疗健康大数据的趋势；开发研究主要涉及临床决策支持系统开发、个人健康管理系统开发、远程医疗监控系统开发、医疗健康大数据分析结果的可视化工具开发等方面。

总的来说，新兴的医疗健康大数据研究总体呈现出多而散的特点。参研的国家、机构众多，涉及学科领域广泛；研究对象种类多样；基础、应用和开发三类研究的主题内容丰富。未来，各国应当全面统筹，推进医疗健康大数据的整合与共享，同时加速协调医疗健康大数据的基础、应用与开发研究，以推动医疗健康服务事业发展。

2.3 MIMIC-Ⅲ电子病历数据集及其研究

本节以典型医院医疗大数据-重症监护室电子病例数据集MIMIC为例，深度剖析医院医疗大数据内容，对其研究利用情况进行文献计量分析，从发文数量、发文国家机构、研究主题及研究方法四个维度展开。以发现该数据集研究在内容深度与广度、参研国家机构、研究主题及研究方法等方面的不足。本节主体内容选自项目研究成果“MIMIC-Ⅲ电子病历数据集及其挖掘研究”。①

① 陈静，李保萍．MIMIC-Ⅲ电子病历数据集及其挖掘研究［J］．信息资源管理学报，2017，7（4）：29-37.

2.3.1　MIMIC-Ⅲ数据集剖析

（1）MIMIC-Ⅲ数据集概况

MIMIC 数据集，早期名为多参数重症智能监测系统数据集（the Multi-parameter Intelligent Monitoring for Intensive Care），现在名为监护室医学信息数据集（the Medical Information Mart for Intensive Care），是一个免费开放的、公共资源的重症监护室研究数据库。其公布的目的在于促进医学研究，提升 ICU 决策支持水平。该数据库于 2006 年由美国麻省理工学院计算生理学实验室以及贝斯以色列迪康医学中心（BIDMC）和飞利浦医疗共同发布，吸引了越来越多的学术界和工业界的研究人员采用该医疗数据库从事医疗研究。

数据 MIMIC 数据集包括 MIMIC-Ⅱ数据集和 MIMIC-Ⅲ数据集，MIMIC-Ⅱ数据集的数据是 2001—2008 年贝斯以色列迪康医学中心（BIDMC）重症监护室中病人的医疗数据，MIMIC-Ⅲ数据集的数据是 2001 年 6 月到 2012 年 10 月重症监护室病人数据。数据集 MIMIC 数据库从发布到现在，随着更多数据变得可用，数据导入和提取方法的改进，以及当社区提供关于数据库内容的反馈，数据库维护人员一直在定期更新数据集，因此 MIMIC 数据集有多个版本，数据集目前最新的版本是 2016 年 9 月发布的 MIMIC-Ⅲ V1. 4。

为了方便研究人员更容易查看获取数据库，麻省理工学院计算生理学实验室提供了两个主要的软件工具：基于 Web 的在线访问工具 QueryBuilder 和可下载的虚拟机（VM）映像两种工具都是免费开放提供给合法用户的①。QueryBuild 为使用者提供数据库的概况信息，研究者通过电脑端或移动 Web 浏览器访问数据库，利用 SQL 语句快速检索数据库中的信息，探索数据库中各种表和视图的结构，并检查它们之间的关系，确定所得信息是否满足研究需要，但是为了防止用户过度消耗 QueryBuilder 上的共享资源（例如导出

---

① 王剑，张政波，王卫东，等．基于重症监护数据库 MIMIC-Ⅱ的临床数据挖掘研究［J］. 中国医疗器械杂志，2014，38（6）：402-406.

MIMIC 中的所有表），导致服务器过载，该访问方式限制提供检索结果的前 5000 行，若检索结果超过 15 分钟，则检索失败。然而越来越多的用户希望运行更复杂的查询，已经开始导致 QueryBuilder 超载。为了缓解这个问题，麻省理工学院计算生理学实验室提供了可下载的虚拟机（VM），允许用户在自己的计算机上运行 MIMIC 关系数据库的副本，VM 是完全隔离的操作系统安装，可以在主机环境中运行。数据库副本包含了该数据库的所有信息，用户可以直接访问本机查找需要的所有数据，便于用户更快更方便地访问数据库。

MIMIC 数据库为关系数据库，支持 SQL 语言查询，可以将数据集导入大型关系型数据库如 SQL Server、Postgres、MySQL、Oracle 进行数据处理；同时数据集中表数据均可以以 CSV 的方式导出，可利用 Excel、Spss、Matlab 等大型统计软件进行数据处理和统计分析辅助研究。

MIMIC-Ⅲ数据库包含的基本内容简介如下。2001—2012 年，MIMIC 数据集共获得了贝斯以色列迪康医学中心重症监护室中超过 50000 位病人的医疗信息（如生命体征、化验结果、用药情况等）、生物图像（如超声波图像、核磁共振检测图像、CT 图像等）、医疗过程及人口统计信息（入院出院时间、年龄、身高、是否死亡等）。现在数据的最新版本为 MIMIC-Ⅲ，数据集主要包含两类三个数据库，分别是医院数据库和 ICU 数据库，医院数据库包含病人在医院里的个人信息和相关治疗信息，ICU 数据库包括 CareVue ICU 数据库和 Metavision ICU 数据库，CareVue ICU 数据库包含的是 2001—2008 年病人在 ICU 里由 CareVue 监测系统获得的关于病人治疗的相关信息，Metavision ICU 数据库包含的是 2008—2012 年病人在 ICU 里由 Metavision 监测系统获得的关于病人治疗的相关信息。

MIMIC 数据库中包含了多种类型 ICU（外科监护室、内科监护室、创伤外科监护室、新生儿监护室、心脏病监护室、心外恢复监护室）。MIMIC-Ⅲ数据集主要包括波形数据集（病人的生命体征趋势图）和临床数据集，按照记录内容的不同，共包含以下 21 个数据表：住院表、出院表、当前使用医疗服务记录表（CPT）、日期型事件表、医务人员表、监测情况表、ICD 病情确诊表、诊断相关组编码表（DRG）、ICU 记录表、注射记录表（CV）、注射记录表

(MV)、排泄记录表、化验记录表、微生物检测记录表、文本报告记录表、病人登记表、处方信息表、过程事件表（MV)、ICD 手术记录表、服务表、病房转移表。同时，数据集中还包含了 5 个辅助表用来辅助查找：目前使用医疗服务术语表、ICD 病情确诊词典表、ICD 医疗过程词典表、ICU 化验词典表、门诊化验词典表。

（2）数据集内容详解

在对 26 个数据表的内容充分了解后，按照各个表的内容相关程度可分为四类，分别是病人基本信息及转移信息表（详见表 2-14)、病人医院门诊的治疗相关信息表（见表 2-15)、病人在 ICU 里的治疗相关信息表和辅助信息表（见表 2-16)。下面分别介绍数据表的主要内容。

表 2-14　　**病人基本信息及转移信息表**

数据表名称	内容	相关研究
PATIENTS（病人登记表）	关于病人的基本信息，包含病人的性别、出生日期以及死亡日期	大部分研究会用到此表
ADMISSIONS（住院表）	包含病人入院、出院以及死亡时间，以及人口统计信息，种族、语言、宗教、婚姻状态等	大部分研究会用到此表
CALLOUT（出院表）	提供病人准备从 ICU 出院或已经出院的相关信息，如出院前病房、出院后的病房，以及出院结果等	Dejam A，Malley BE 等(2014)① Mayaud L，Clifford G 等(2013)②

① Dejam A, Malley B E, Feng M, et al. The effect of age and clinical circumstances on the outcome of red blood cell transfusion in critically ill patients [J]. Critical Care, 2014, 18（4）: 1-9.

② Mayaud L, Lai P S, Clifford G D, et al. Dynamic data during hypotensive episode improves mortality predictions among patients with sepsis and hypotension [J]. Critical Care Medicine, 2013, 41（4）: 954-962.

续表

数据表名称	内容	相关研究
ICUSTAYS（ICU 记录表）	关于病人进出 ICU 的记录信息，包含 ICU 的类型、病房号、进出 ICU 的时间以及时间长短	Niemi M，Nelson R 等(2014)① Fuchs L，Novack V 等(2014)②
TRANSFERS（病房转移表）	病人在医院期间病房转移表，主要包括转移前后的病房、进出时间、转移状态、住院时长	Niemi M，Nelson R 等(2014)③
SERVICES（服务表）	病人在医院期间接受的治疗，包括之前的治疗、现在的治疗以及转换的时间	Moskowitz A，Mark R 等(2014)④

表 2-15　　病人医院门诊治疗的相关信息表

数据表名称	内　容	相关研究
CPTEVENTS（当前使用医疗服务记录表）	关于病人在医院获得 CPT 的记录信息，包括 CPT 编码、记录时间等	大部分研究会用到此表

① Lee J, Louw E, Niemi M, et al. Association between fluid balance and survival in critically ill patients [J]. Journal of Internal Medicine, 2015, 277 (4): 468-477.

② Fuchs L, Novack V, McLennan S, et al. Trends in severity of illness on ICU admission and mortality among the elderly [J]. PloS One, 2014, 9 (4): e93234.

③ Lee J, Louw E, Niemi M, et al. Association between fluid balance and survival in critically ill patients [J]. Journal of Internal Medicine, 2015, 277 (4): 468-477.

④ Moskowitz A, Lee J, Donnino M W, et al. The association between admission magnesium concentrations and lactic acidosis in critical illness [J]. Journal of Intensive Care Medicine, 2016, 31 (3): 187-192.

续表

数据表名称	内　　容	相关研究
DIAGNOSES_ICD（诊断信息表）	根据 ICD_9 标准的病人确诊信息，包含病人编号、ICD_9 编码	2009，Goldstein I，Özlem Uzuner 等人① 2014，Lee J，deLouw E 等人②
DRGCODES（诊断相关组编码表）	病人的诊断信息类型信息表，包括 DRG 编码，DRG 类型信息	大部分研究会用到此表
LABEVENTS（门诊检查记录表）	病人在门诊科室测量的项目记录，包括项目 ID、测量值、测量时间	2011，Celi LAG，Tang RJ 等人③ 2012，Kothari R，Ladapo JA，等人④ 2014，Moskowitz A，Lee J 等人⑤
MICROBIOLOGYEVENTS（微生物检测记录表）	检测病人对微生物是否过敏的信息记录表，包括测量样本 ID、类型、描述以及测量时间等	

① Goldstein I，Özlem Uzuner. Specializing for predicting obesity and its co-morbidities [J]. Journal of Biomedical Informatics，2009，42 (5)：873-886.

② Lee J，Louw E，Niemi M，et al. Association between fluid balance and survival in critically ill patients [J]. Journal of Internal Medicine，2015，277 (4)：468-477.

③ Celi L A G，Tang R J，Villarroel M C，et al. A clinical database-driven approach to decision support：Predicting mortality among patients with acute kidney injury [J]. Journal of healthcare engineering，2011，2 (1)：97-110.

④ Lee J，Kothari R，Ladapo J A，et al. Interrogating a clinical database to study treatment of hypotension in the critically ill [J]. BMJ Open，2012，2 (3)：1-10.

⑤ Moskowitz A，Lee J，Donnino M W，et al. The association between admission magnesium concentrations and lactic acidosis in critical illness [J]. Journal of Intensive Care Medicine，2016，31 (3)：187-192.

续表

数据表名称	内　　容	相关研究
PRESCRIPTIONS（处方信息表）	处方医生为病人开的处方用药表，包括处方有效的截止时间、药物类型、药物名称、药量	2014，Ghassemi MM，Richter SE 等人①

表 2-16　　病人在 ICU 里的治疗相关信息表

数据表名称	内容	相关研究
CAREGIVERS（医务人员信息表）	关于医务人员的信息表，包含医务人员编号和类型	
CHARTEVENTS（化验记录表）	病人在 ICU 期间体征测量信息，包含测量项目、测量人员、测量值、测量单位、测量时间等	2012，Sabina Hunziker，Leo A Celi 等人② 2012，Saeed M，Moody G 等人③
DATETIMEEVENTS（日期型事件表）	病人在 ICU 期间所有测量项目的日期，包含测量项目、测量人员、测量值、测量单位、测量时间等	2012，Lehman L H、Saeed M 等人④ 2012，Hug C、Clifford G D 等人⑤

① Ghassemi M M，Richter S E，Eche I M，et al. A data-driven approach to optimized medication dosing：a focus on heparin［J］. Intensive Care Medicine，2014，40（9）：1332-1339.

② Hunziker S，Celi L A，Lee J，et al. Red cell distribution width improves the simplified acute physiology score for risk prediction in unselected critically ill patients［J］. Critical Care，2012，16（3）：1-8.

③ Lehman L，Saeed M，Moody G，et al. Hypotension as a risk factor for acute kidney injury in ICU patients［C］// Computing in Cardiology. IEEE，2010：1095-1098.

④ Li-wei H L，Saeed M，Talmor D，et al. Methods of blood pressure measurement in the ICU［J］. Critical Care Medicine，2013，41（1）：34.

⑤ Hug C W，Clifford G D，Reisner A T. Clinician blood pressure documentation of stable intensive care patients：an intelligent archiving agent has a higher association with future hypotension［J］. Critical Care Medicine，2011，39（5）：1006-1033.

续表

数据表名称	内容	相关研究
INPUTEVENTS_CV（注射事件表（CV））	病人在 ICU 期间由 CV 系统监测的药物注射情况，包括医务人员编号、注射量、注射速率、注射开始和结束时间	
INPUTEVENTS_MV（注射事件表（MV））	病人在 ICU 期间由 MV 系统监测的药物注射情况，包括医务人员编号、注射量、注射速率、注射开始和结束时间	
NOTEEVENTS（文本记录事件表）	提供病人相关记录信息，包括护理记录、影像报告和出院记录等	2008，Ishna Neamatullah 等人① 2014，Lee J，de Louw E 等人②
OUTPUTEVENTS（排泄记录表）	病人在 ICU 期间排泄记录，包括项目名称、排泄量、排泄时间等信息	
PROCEDUREEVENTS_MV（医疗过程事件表）	病人在 ICU 内由 MV 系统监测的治疗记录表，包含项目名称、开始结束时间、项目测量值以及医务人员编号等信息	

① Neamatullah I，Douglass M M，Lehman L W，et al. Automated de-identification of free-text medical records [J]. BMC Medical Informatics and Decision Making，2008，8（1）：1-17.

② Mayaud L，Lai P S，Clifford G D，et al. Dynamic data during hypotensive episode improves mortality predictions among patients with sepsis and hypotension [J]. Critical Care Medicine，2013，41（4）：954-962.

续表

数据表名称	内容	相关研究
PROCEDURES _ ICD（ICD 手术记录表）	ICU 全部已完成手术的粗略信息，主要包含手术 ICD_9 编码	2008，Ishna Neamatullah 等人① 2012，Saeed M，Moody G 等人②

表 2-14 梳理了病人基本信息及转移信息表，包括病人登记表、住院、出院表以及病房转移表等，大部分关于 MIMIC 数据集的研究会用到病人登记表和住院表，研究人员利用这类信息表研究影响 ICU 病人死亡率的因素以及预测死亡率，如 Dejam A，Malley B E 等人主要研究年龄、临床背景对危重病人红细胞输血的结果和死亡率的影响，结果表明红细胞输血对整体研究人群的死亡率没有影响，但是对不同年龄段的死亡率有影响，红细胞输血对老年人有益，对年轻患者无益③；Mayaud L，Clifford G 等人利用遗传算法从脓毒症患者在低血压期间的动态变量中找出影响医院死亡率预测的潜在变量，开发一种新的死亡率预测方法，相比现有预测方法有更高的辨识度，为患者更好地提供预后④。

表 2-15 梳理了病人医院门诊治疗的相关信息表，包括病人的诊断信息、测量的各项指标信息以及在门诊接受的医疗服务信息和

① Lehman L H，Saeed M，Talmor D，et al. Methods of Blood Pressure Measurement in the ICU［J］. Critical Care Medicine，2013，41（1）：34-40.

② Lehman L，Saeed M，Moody G，et al. Hypotension as a risk factor for acute kidney injury in ICU patients［C］// Computing in Cardiology. IEEE，2010：1095-1098.

③ Dejam A，Malley B E，Feng M，et al. The effect of age and clinical circumstances on the outcome of red blood cell transfusion in critically ill patients［J］. Critical Care，2014，18（4）：1-9.

④ Lee J，Louw E，Niemi M，et al. Association between fluid balance and survival in critically ill patients［J］. Journal of Internal Medicine，2015，277（4）：468-477.

医生为病人开的处方信息表，研究人员利用这类信息表主要研究优化药物用量和某些测量因素和疾病之间是否有相关关系。Ghassemi M M，Richter S E 等人以肝素药物施用为例，利用逻辑双因素回归分析提出了一种优化药物用量的方法①；Moskowitz A、Lee J 等人利用回顾性队列研究方法探究病人入住 ICU 前镁浓度和乳酸性酸中毒的关系，研究表明低镁血症与乳酸性酸中毒的风险增加相关②。

表 2-16 梳理了病人在 ICU 里的治疗相关信息表，包括医务人员信息表、化验记录表、日期型事件表、注射事件表和医疗过程事件表，研究人员主要利用这类信息表研究病人的体征信息和 ICU 死亡率之间的关系或者与某种疾病发病率的关系，如 Sabina Hunziker，Leo A Celi 等人利用 Logistic 多变量回归分析的方法探究红细胞宽度和危重病人 ICU 死亡率之间的关系，证明了红细胞宽度是 ICU 预后重要指标，提高了 ICU 的风险预测 SAPS 评分③。Saeed M，Moody G 等进行多变量逻辑回归发现低血压和急性肾损伤（AKI）之间的相关性，研究结果表明，AKI 的风险与低血压的严重程度相关④。

表 2-17 梳理了相关的辅助信息表，辅助信息表都是数据词典表，用于辅助解释其他信息表的，ICU 化验词典表和门诊化验词典表记录病人在 ICU 和门诊测量各项指标的详细信息，目前使用的医疗服务术语表、ICD 病情确诊词典表和 ICD 医疗过程词典表三个

---

① Ghassemi M M，Richter S E，Eche I M，et al. A data-driven approach to optimized medication dosing：a focus on heparin ［J］. Intensive Care Medicine，2014，40（9）：1332-1339.

② Moskowitz A，Lee J，Donnino M W，et al. The association between admission magnesium concentrations and lactic acidosis in critical illness ［J］. Journal of Intensive Care Medicine，2016，31（3）：187-192.

③ Hunziker S，Celi L A，Lee J，et al. Red cell distribution width improves the simplified acute physiology score for risk prediction in unselected critically ill patients ［J］. Critical Care，2012，16（3）：1-8.

④ Lehman L，Saeed M，Moody G，et al. Hypotension as a risk factor for acute kidney injury in ICU patients ［C］ // Computing in Cardiology. IEEE，2010：1095-1098.

辅助表，是维护人员根据国家医疗标准整理得到的数据词典表，方便研究人员使用。

表 2-17　　　　辅助信息表

数据表名称	内　　容	相关研究
D_CPT（目前使用医疗服务术语表）	主要介绍医疗服务术语，医疗服务主要分为 8 个类别，包括：评估和管理、麻醉、外科、放射科、病理和实验室、内科、新兴技术、药品以及测量	大部分研究会用到此表
D_ICD_DIAGNOSES（ICD 病情确诊词典表）	主要包括医生为病人诊断的疾病简称以及全称	大部分研究会用到此表
D_ICD_PROCEDURES（ICD 医疗过程词典表）	主要包括病人接受手术治疗的简称以及全称	大部分研究会用到此表
D_ITEMS（ICU 化验词典表）	主要包括病人在 ICU 中化验项目 ID、名称、缩写、来源以及类型信息	大部分研究会用到此表
D_LABITEMS（门诊化验词典表）	主要包括病人在门诊科室化验项目 ID 以及类型信息	大部分研究会用到此表

2.3.2 MIMIC 数据集相关研究分析

（1）数据来源与研究方法

由于关于 MIMIC 数据集研究的中文文献较少，因此本书以 Web of Science 核心集作为文献来源，在 Web of Science 核心集中以主题为检索项，检索词为 MIMIC-Ⅱ、MIMIC-Ⅲ、Multi-parameter Intelligent Monitoring for Intensive Care，连接词为 or，时间跨度为 2004 年至今，语种为 English，其他项均为默认值，共得到 122 篇文献。由于文献量较少，采用人工提取相关信息，统计论文的发文量、发文国家及研究结构，从论文摘要模块提取研究主题、从论文数据处理方法模块提取研究方法，辅以 Excel 进行数据整理分析，然后从论文的每年发文量、发文国家及研究机构、研究主题以及研究方法 4 个维度分析关于 MIMIC 数据集的相关研究文献。

（2）关于 MIMIC 数据集研究的分析

①发文量及时间分布。一个研究领域发展可以通过各年份的论文数量来体现。图 2-3 中折线代表 Web of Science 核心刊关于 MIMIC 数据集研究的发文量，我们可以看出，对 MIMIC 数据集的文献最早出现于 2004 年，2016 年发文量最多，为 27 篇，2004—2006 年发文量较多，2006—2010 年发文量总体呈现较快增长趋势，2011—2016 年发文量呈现逐年急剧上升趋势，从总体趋势来看，国际对 MIMIC 数据集的研究正处于上升时期。

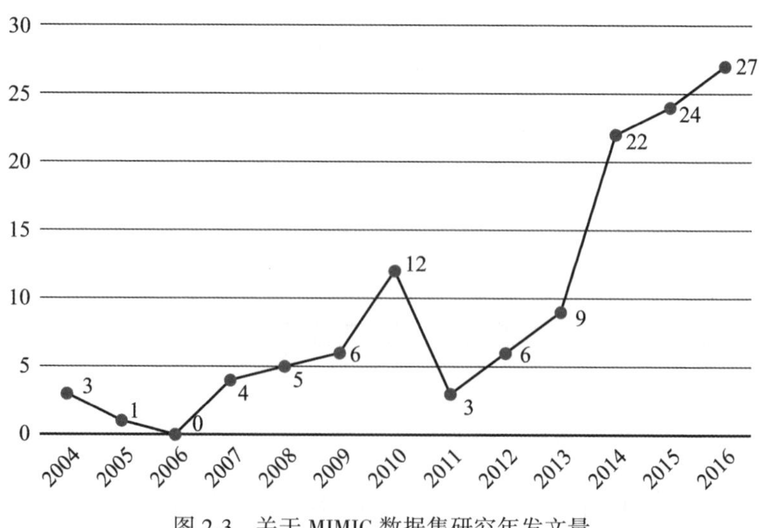

图 2-3　关于 MIMIC 数据集研究年发文量

②发文国家及机构分布。从发文国家来看，MIMIC 数据集的开源性受到了各国研究者的欢迎，共有美国、中国、英国等 20 个国家的研究人员对 MIMIC 数据集进行研究，笔者给出国际上

研究力量排名前10名的国家，见表2-18，由表可得，美国的发文量遥遥领先其他国家，共63篇，占文献总量的43.45%，其次是中国、葡萄牙、法国以及英国，分别是18篇、9篇、8篇、8篇。最后印度、伊朗等国家也有一定的发文量。总体来说，美国的发文数量最多，科研力量最强，这和MIMIC数据集是由美国贝斯以色列女执事医疗中心开放有一定的关系，引起了美国研究者的重视，同时在统计过程中，发现美国和其他国家也有着广泛的合作。

表2-18　关于MIMIC数据集研究各国发文量统计表

国家	发文量	占比
美国	63	43.45%
中国	18	12.41%
葡萄牙	9	6.21%
法国	8	5.52%
英国	8	5.52%
印度	6	4.14%
伊朗	4	2.76%
加拿大	4	2.76%
德国	3	2.07%

从发布机构来说，利用MIMIC数据集进行科学研究的机构包括四类，分别是大学、医疗机构、医学研究所和医疗公司，统计每类中主要代表的发文量。各机构利用MIMIC数据集进行科学研究的发文量统计表如表2-19所示，其中高校的发文量最多，共66篇，占比52.80%，主要代表高校有美国哈佛大学、麻省理工学院、中国的浙江大学、葡萄牙的里斯本大学和英国的牛津大学，其中哈佛大学和麻省理工学院发文量较多，分别是17.6%、21.6%；其次是医学研究所，发文量共7篇，占比5.60%，主要代表机构是中国科学院和法国国家卫生医学研究所；同时有些医疗公司也利用

MIMIC 数据集进行科学研究，主要代表是美国的 Dascena 公司和飞利浦医疗保健中心；最后是医疗机构，发文量最少，占比 3.20%，主要代表机构是贝斯以色列迪康医疗中心。这说明 MIMIC 数据集在学术界和工业界都引起了研究者的关注，此外，关于 MIMIC 数据集研究的主要研究力量是高校，其次是医学研究所和医疗公司。

表 2-19　**关于 MIMIC 数据集研究各研究机构发文量统计表**

<table>
<tr><th>研究机构</th><th>主要代表</th><th>发文量</th><th>占比</th><th>合计</th></tr>
<tr><td rowspan="5">大学</td><td>麻省理工学院</td><td>27</td><td>21.60%</td><td rowspan="5">52.80%</td></tr>
<tr><td>哈佛大学</td><td>22</td><td>17.60%</td></tr>
<tr><td>里斯本大学</td><td>6</td><td>4.80%</td></tr>
<tr><td>牛津大学</td><td>4</td><td>3.20%</td></tr>
<tr><td>浙江大学</td><td>7</td><td>5.60%</td></tr>
<tr><td rowspan="2">医疗机构</td><td>贝斯以色列迪康医疗中心</td><td>3</td><td>2.40%</td><td rowspan="2">3.20%</td></tr>
<tr><td>济南第四医院</td><td>1</td><td>0.80%</td></tr>
<tr><td rowspan="2">医学研究所</td><td>法国国家卫生医学研究所</td><td>3</td><td>2.40%</td><td rowspan="2">5.60%</td></tr>
<tr><td>中国科学院</td><td>4</td><td>3.20%</td></tr>
<tr><td rowspan="2">医疗公司</td><td>Dascena 公司</td><td>4</td><td>3.20%</td><td rowspan="2">5.60%</td></tr>
<tr><td>飞利浦医疗保健中心</td><td>3</td><td>2.40%</td></tr>
</table>

③研究主题分布。研究某个领域的主题分布可以一定程度上了解该领域内的研究热点，表 2-20 是关于 MIMIC 数据集研究主题分布的统计情况，由表 2-20 可知，研究主题主要集中在 7 个方面，分别是 ICU 病人预后及死亡率预测；影响 ICU 病人预后或者死亡率的因素；ICU 病人基本生命体征信息的研究；探究某些因素是否是影响某些疾病的影响因子；关于 MIMIC 数据集介绍和数据处理方法的研究；预测某种疾病的发病率或死亡率；其他。

ICU 病人预后及死亡率预测主题研究主要是建立模型对 ICU 病

人预后结果和死亡率进行预测，如 Lehman L W 等基于 SVAR 框架，提出了一种基于生命体征时间动力学的方法，用于预测和跟踪患者在住院期间存活的倾向，以及他们的 28 天存活率①；Fuchs L 等利用回顾性队列研究方法，从病人特点、疾病严重程度、护理强度和死亡率几个方面分析老年重症监护病房住院率和死亡率的变化趋势，研究结果表明老年人 ICU 入院疾病严重程度的降低导致 ICU 入住率的升高，但和 ICU 死亡率无关②。

影响 ICU 病人预后或者死亡率的因素的主题研究主要是建立模型探究哪些因素影响 ICU 病人预后结果或者死亡率，如 Mayaud L 等利用遗传算法从脓毒症患者在低血压期间的动态变量中找出影响医院死亡率预测的潜在变量，开发一种新的死亡率预测方法，比现有预测方法有更高的辨识度，为患者更好地提供预后③。

ICU 病人基本生命体征信息研究的主题研究主要是利用算法研究病人的基本生命体征信息，如血压、心率以及呼吸速率等，如 Shamim Nemati 等人利用融合算法提出了一个修改的卡尔曼滤波器（KF）框架的应用，用于数据融合，以估计来自多个生理源的呼吸率，能够更好地估计病人的呼吸速率④。

探究某些因素是否是影响某些疾病的影响因子的主题研究主要是利用模型分析某种因子是否是某些疾病的影响因子，如 Saeed M

---

① Lehman L W, Adams R P, Mayaud L, et al. A physiological time series dynamics-based approach to patient monitoring and outcome prediction [J]. IEEE Journal of Biomedical & Health Informatics, 2015, 19 (3): 1068-1087.

② Fuchs L, Novack V, McLennan S, et al. Trends in severity of illness on ICU admission and mortality among the elderly [J]. PloS One, 2014, 9 (4): e93234.

③ Mayaud L, Lai P S, Clifford G D, et al. Dynamic data during hypotensive episode improves mortality predictions among patients with sepsis and hypotension [J]. Critical Care Medicine, 2013, 41 (4): 954-62.

④ Nemati S, Malhotra A, Clifford G D. Data fusion for improved respiration rate estimation [J]. EURASIP Journal on Advances in Signal Processing, 2010, 2010: 10.

利用进行多变量逻辑回归以发现低血压和急性肾损伤（AKI）之间的相关性，发现在危重疾病的情况下，低血压可能与急性肾损伤（AKI）有关①。

关于 MIMIC 数据集介绍和数据处理方法的研究主要是介绍 MIMIC 数据集的基本情况和一些数据处理方法，如 Clifford G D 等以鲁棒参数提取为例，提供了处理 ICU 复杂的不规则数据的方法，包括数据的收集、测量、转录、提取以及降噪等②。

预测某种疾病的发病率或死亡率的主题研究主要是建立模型预测某种疾病的发病率或死亡率，如 Celi L A G 等提出了一种新的患有急性肾损伤的 ICU 患者死亡率预测的模型，该模型比 SAPS 系统预测更准确，表明定制建模可能提供更准确地预测③。

其他类主题研究范围较广，包括探究不同测量方法的效果差异等，如 Clifford G D 等较临床医生记录的由创血压和监测设备自动记录有创血压与患者未来低血压的相关度，结果表明自动化记录血压的方法比人工护理人员记录的血压方法具有更高的灵敏度和特异性④。

由表 2-20 可知，ICU 病人预后或者死亡率预测和 ICU 病人生命体征信息的研究这 2 个主题的文献量很多，分别是 20 篇、19

---

① Lehman L, Saeed M, Moody G, et al. Hypotension as a risk factor for acute kidney injury in ICU patients [C] // Computing in Cardiology. IEEE, 2010: 1095-1098.

② Clifford G D, Long W J, Moody G B, et al. Robust parameter extraction for decision support using multimodal intensive care data [J]. Philosophical Transactions, 2008, 367 (1887): 411-429.

③ Celi L A G, Tang R J, Villarroel M C, et al. A clinical database-driven approach to decision support: Predicting mortality among patients with acute kidney injury [J]. Journal of Health Care Engineering, 2011, 2 (1): 97-110.

④ Hug C W, Clifford G D, Reisner A T. Clinician blood pressure documentation of stable intensive care patients: an intelligent archiving agent has a higher association with future hypotension [J]. Critical Care Medicine, 2011, 39 (5): 1006-1026.

篇。其次依次是关于MIMIC数据集介绍或者数据处理方法的研究、预测某种疾病的发病率这2个主题的文献量较多，都是16篇。探究某些因素是否是影响某些疾病的影响因子和影响ICU病人预后或死亡率的因素这两个主题的文献量较少，分别是11篇、9篇。最后关于其他类主题的文献量最多，共21篇。从总体看来，关于MIMIC数据集研究的热点主要集中在对ICU病人预后与死亡率的预测和对ICU病人基本生命体征信息的研究上。由于ICU病房资源非常宝贵，因此提高ICU病人预后和死亡率预测的正确率，对合理分配ICU的医疗资源有重要意义。

表2-20　　**关于MIMIC数据集研究主题分布统计表**

主　题	发文量	占比
ICU病人预后及死亡率预测	20	17.86%
影响ICU病人预后或死亡率的因素	9	8.04%
ICU病人基本生命体征信息的研究	19	16.96%
探究某些因素是否是影响某些疾病的影响因子	11	9.82%
关于MIMIC数据集介绍或数据处理方法的研究	16	14.29%
预测某种疾病的发病率或死亡率	16	14.29%
其他	21	18.75%

④研究方法分布。为了较为全面地了解关于MIMIC数据集研究的情况，笔者统计了采用MIMIC数据集进行研究的文献使用的研究方法，由于有些论文研究没有具体的数据处理方法，因此选择有明确数据处理方法的30篇文献进行统计分析，如表2-21所示，研究方法包括数据采集方法和数据处理方法两大类，数据采集方法包括根据回顾性队列研究采集数据和根据前瞻性队列研究采集数据，前瞻性临床研究是研究者根据选题和设计的要求而进行的研究，按设计要求详细记录临床资料，通过对这些资料的整理、归

纳、统计、分析，得出某一结论。回顾性队列研究是从以往临床工作积累的病例资料中，选择某一时期同类临床资料进行整理、分析，以从中总结经验、找出规律、指导实践的研究①。由于回顾性队列研究是选取已经存在的数据进行分析研究，因此回顾性队列研究是主要的采集数据的方法，占比 86. 67%，而只有极少一部分研究采用前瞻性队列研究方法。

关于 MIMIC 数据集研究文献中用的数据处理方法主要包括回归分析、相关分析、可视化方法、机器学习算法五大类，其中机器学习算法应用最广泛，占比 33. 33%，这主要和机器学习算法常用于处理大规模数据有关，机器学习算法常用于研究 ICU 病人预后及死亡率预测主题。相关分析和回归分析应用也是主要的研究方法，主要用于影响 ICU 病人预后或者死亡率的因素和探究某些因素是否是影响某些疾病的影响因子这两大主题的研究。在其他方法中主要是研究者自建模型来进行数据处理。应用最少的可视化方法主要用于 MIMIC 数据集可视化展示。

表 2-21　　**关于 MIMIC 数据集主要研究方法统计表**

方法类别	主要研究方法	频次	占比
数据采集方法	回顾性队列研究	26	86. 67%
	前瞻性队列研究	4	13. 33%
数据处理方法	回归分析	7	23. 33%
	相关分析	5	16. 67%
	可视化	2	6. 67%
	机器学习算法	10	33. 33%
	其他	6	20. 00%

① Celi L A G, Tang R J, Villarroel M C, et al. A Clinical Database-Driven Approach to Decision Support: Predicting Mortality Among Patients with Acute Kidney Injury [J]. Journal of Health Care Engineering, 2011, 2 (1): 97-113.

2.3.3 结论与建议

MIMIC 医疗数据集自从免费开放以来，国际上关于该数据集的研究文献持续增多，因此系统梳理 MIMIC 数据集的内容以及相关研究具有重要意义。本书通过整理 MIMIC 数据集内容和对关于 MIMIC 数据集研究的文献的基本情况进行统计与内容剖析，同时也发现了一些不足，主要得出以下几个结论和建议：

（1）MIMIC 数据集包含四类信息，分别是病人基本信息及转移信息、病人医院门诊的治疗相关信息、病人在 ICU 里的治疗相关信息和辅助信息。其中大部分信息在相关研究中被采用，然而部分信息尚未被研究利用，如微生物检测信息表和排泄事件表可用于生物信息领域的深度挖掘，医疗过程事件表和病人注射事件表涉及药物不良反应深度挖掘，这说明该数据集的研究深度与广度不足，有待结合相关领域知识与外部数据，进一步挖掘分析。

（2）涉足 MIMIC 数据集挖掘研究的国家众多，高校是主要的依托机构，且相关研究正处于上升期，其中美国占据了主导地位，我国也具有较强的影响力。但是，我国高校与医疗公司在 MIMIC 数据集研究方面远远落后于美国，这应该引起管理部门与相关行业人员的重视。

（3）MIMIC 数据集的研究主题较集中，研究热点是 ICU 病人预后与死亡率预测及其影响因素。但是，MIMIC 数据集是拥有丰富类型医疗数据的真实大数据集，研究者可以有更多的研究选题，如从 MIMIC 数据集的大量临床文本数据 NOTEEVENTS 表中，挖掘并构建知识库，可以有效辅助临床决策；针对某种具体疾病进行影响因素分析和提前预测分析，从而更好地提醒人们如何预防该疾病的发病；根据病人的病情和基本生理特征情况，预测病情发展进程，为患者提供更好的预后并合理分配医疗资源等。

（4）MIMIC 数据集研究采用的数据采集方法主要是回顾性研究方法，数据处理方法上一般是应用通用挖掘方法，主要有基于朴素贝叶斯或 K-Means 的机器学习、回归分析与相关分析。因此，MIMIC 数据集的分析挖掘方法，在针对性与挖掘效能上有较大的发展空间，结合医学语义知识及一些新颖高效的挖掘方法，如医学关联数据、大数据深度学习及迁移学习，进行 MIMIC 数据集的挖掘模型研究，也是应该关注的方向。

2.4　网络医学图像信息资源组织

医学图像作为医学信息资源的重要组成部分，具有直观逼真的优点，但难以被信息用户与检索系统准确分析利用，研究者已经提出了众多图像语义描述与图像知识组织方法，这些方法在我国网络医学图像信息资源建设中的实际应用情况，决定了检索系统和用户从语义与知识层面管理和利用医学图像信息资源的有效程度。为了解我国网络医学信息资源组织现状，本节将从医学图像及其语义描述与知识组织方法视角，采取了网络调查方法，以医学网站为调查对象，进行国内网络医学图像信息资源建设现状的调查。由于本节调查主要面向医学图像相关网站建设者以及科研工作者，所以特将医学图像的范围界定为两种最常用且最常用于研究的图像：可供参考教学的医学示例图和可用于临床诊断的医学影像。本节主体内容选自项目研究成果“国内网络医学图像信息资源组织方式现状调查”①。

2.4.1　网络医学图像信息资源组织方式调查

（1）网络医学图像信息资源调查对象及调查方法

首先选取调查样本，调查网站排名工具 Alexa 排名前 100 的医疗健康类网站，这些网站中包含了综合类医学网站、资讯类网站、电子商务类网站、医疗服务平台、门户网站等多种类型。其中开设了图片频道或版块的网站仅占 15%，而这 15 个网站提供的图像库中，有 9 个网站的图库都不可用，仅有 6 个是可供本次调查研究使

① 陆泉，汪艾莉，陈静．国内网络医学图像信息资源组织方式现状调查［J］．图书馆学研究，2016（12）：38-44.

用的，且都来自综合类医学网站。为了丰富样本，此次调查还加入了一些其他典型类型的医学网站，如影像园、医学影像园等，共计16个网站作为此次调查的对象。受到资源可获得性的影响，本节的调查对象仅限于国内开放的医疗健康类网站以及提供了医学图像信息资源的其他相关网站。

笔者对16个医学网站进行登录调查，按照各网站网络资源的内容和特点，将调查的医学网站分为综合类医学网站①②③④⑤⑥、专业影像网站⑦⑧⑨、医学论坛网站⑩⑪⑫和学术图片数据库⑬⑭⑮⑯四种

---

① 丁香园［EB/OL］.［2015-10-17］. http：//www. dxy. cn/.

② 99康复网［EB/OL］.［2015-10-17］. http：//tuku. 99. com. cn/yxtk/.

③ 39康复网［EB/OL］.［2015-10-17］. http：//www. 39kf. com/cooperate/tu/yx/.

④ 全球医院网［EB/OL］.［2015-10-17］. http：//tuba. qqyy. com/yxtk/.

⑤ 37度医学网［EB/OL］.［2015-10-17］. http：//www. 37med. com/photo/.

⑥ 求医网［EB/OL］.［2015-10-17］. http：//yixue. qeqeqe. com/.

⑦ 影像园［EB/OL］.［2015-10-17］. http：//www. xctmr. com/.

⑧ 医学影像园［EB/OL］.［2015-10-17］. http：//www. china-radiology. com/forum. php.

⑨ 华夏影像诊断中心［EB/OL］.［2015-10-17］. http：//www. dic120. com/portal. php.

⑩ 丁香园论坛［EB/OL］.［2015-10-17］. http：//www. dxy. cn/bbs/index. html.

⑪ 医学论坛网［EB/OL］.［2015-10-17］. http：//www. cmt. com. cn/list/2-106. html.

⑫ 中国数字医疗网论坛［EB/OL］.［2015-10-17］. http：//bbs. hc3i. cn/.

⑬ 中国知网学术图片库［EB/OL］.［2015-10-17］. http：//image. cnki. net/.

⑭ 药用植物图像数据［EB/OL］.［2015-10-17］. http：//library. hkbu. edu. hk/electronic/libdbs/mpd/.

⑮ 中药材图像数据库［EB/OL］.［2015-10-17］. http：//library. hkbu. edu. hk/electronic/libdbs/mmd/index. html.

⑯ 中药标本数据库［EB/OL］.［2015-10-17］. http：//library. hkbu. edu. hk/electronic/libdbs/scm_specimen. html.

类型，具体分类情况见表 2-22。其中，综合类医学网站是指提供新闻、影音资讯、网络社区、在线课堂等多种服务的医学网站；影像类医学网站是指专门提供医学影像信息资源的网站，包括综合资讯平台和影像论坛两类；医学论坛类网站主要为用户提供发布信息、进行讨论的平台，依赖于用户生成的内容；专业图库相对于其他社会化网站而言，主要是指供研究人员和专业人士使用的图像库资源。由表 2-22 可以看出，综合类医学网站所占数量较多，这是因为综合类医学网站可以通过多方面内容资讯和功能吸引浏览者，受众数较多。

表 2-22　　**调查网站列表及分类情况**

编号	网 站 名 称	类　型
1	丁香园	综合类
2	99 康复网	
3	39 康复网	
4	全球医院网	
5	37 度医学网	
6	求医网	
7	影像园	影像类
8	医学影像园	
9	华夏影像诊断中心	
10	丁香园论坛	医学论坛
11	医学论坛网	
12	中国数字医疗网论坛	
13	中国知网学术图片库	专业图库
14	药用植物图像数据	
15	中药材图像数据库	
16	中药标本数据库	

调查方式主要分为两个部分：首先统计每个网站的医学图像资源组织方式的使用情况，内容包括上文介绍的6种资源组织方式，调查这些资源组织方式是否应用于各个网站中。具体方法为，调查人员直接登录各医学网站上进行浏览调查，在各网站提供的相关链接、网络导航、图像库等栏目查询相关内容，尽可能全面了解其图像信息资源的组织状况。然后，选取影像类网站和部分专业图库，分别利用网络爬虫进行信息抽取以及直接统计的方法，对网站内具体资源组织情况进行数量调查。

⑵图像信息资源的组织方式类型

图像信息资源的常见组织方式有：图像库、描述文本、标签或主题词、元数据和知识地图。由于此次调查的网站中的大众评论多为对图像信息资源的描述和评论，因此将大众评论也归为一种图像信息资源组织方式。根据可供计算机利用的程度，可将这六种资源类型归为图像库、图像浅层描述（描述文本、大众评论、元数据）与图像深度知识组织（标签或主题词和知识地图）三类。

图像本身是难以直接利用的，其中描述文本、大众评论、标签或主题词是结构化程度较低但是可以通过分析挖掘进行利用的，而元数据和知识地图是具有较高结构化程度且可以被计算机理解和利用的。

图像库是图像数据集调查的重点，图像库的图片收纳的数量，图片如何组织，分类规则是否合理，都在一定程度上反映了图像资源的建设情况。图像浅层描述包括描述文本、大众评论、元数据。其中①描述文本是对图像自身含义的补充说明，文本可以提供图像的背景信息，帮助用户理解图像产生的情境，图像与文本相互补充，才能更全面地表达信息。②大众评论是 Web2.0 环境下一种新兴的网络信息资源组织模式。医学大众评论不仅包括了用户对医学信息和医疗服务的反馈，还包括了医学信息本身。目前正较多应用于医学文献检索上。③图像元数据是描述图像的信息，其建立及使用都需要专业人士的参与，而医学图像的元数据，要尽可能反映图像的某些特征，例如图像的创建信息、颜色纹理、病人信息、表现事件的描述等①，以便准确地描述图像的原始数据及主题内容，有序地组织图像信息资源。

深度组织的图像资源包括标签和知识地图。①标签或主题词是一种自由形式的关键词数据，具有直接揭示内容、提供查找功能、表达精炼等特点。② 多由网站为图像添加标签，不仅可以使用户参与到网络图像信息资源的组织和管理当中，同时，图像资源的标签或主题词推荐功能和主题词直接链接资源的方式，能够使用户快速获得所需要的信息及公众热点。②知识地图是一种通过可视化技术揭示知识单元及其相关关系，以促进知识共享和交流的方法。知识地图本质上是一种知识索引工具，在结构上主要包括 3 个核心要素：节点、节点间的关系及可视化表示。③ 医学图像资源数量庞大，分布广泛，种类也较为繁多，如果使用知识地图进行索引，就能极大地方便资源查找和利用。

(3)网站图像信息资源组织方式的总体应用情况

调查者对所选取的 16 个医学网站是否应用了图像库、描述文本、大众评论、标签或主题词、元数据和知识地图 6 种医学图像信息资源组织方式进行了调查和初步统计，调查结果见表 2-23。

表 2-23　**六种资源组织方式在 16 个医学网站的总体应用情况**

网站名称	类型	图像库	描述文本	大众评论	标签或主题词	元数据	知识地图	种数
丁香园	综合类	✓	✓	✓			✓	4
99 康复网	综合类	✓	✓					2
39 康复网	综合类	✓	✓	✓	✓	✓	✓	6

① Larobina M, Murino L. Medical image file formats [J]. Journal of digital imaging, 2014, 27 (2): 200-206.

② 程慧荣，黄国彬，孙坦．国外基于大众标注系统的标签研究［J］. 图书情报工作，2009，02：121-124，133.

③ 赵京，徐少同．知识地图的关键技术与典型应用［J］. 情报理论与实践，2012，(12)：101-105.

续表

网站名称	类型	图像库	描述文本	大众评论	标签或主题词	元数据	知识地图	种数
全球医院网	综合类	√	√	√				3
37 度医学网	综合类	√		√	√		√	4
求医网	综合类	√	√	√				3
影像园	影像	√	√	√				3
医学影像园	影像		√	√	√			3
华夏影像诊断中心	影像		√	√	√			3
丁香园论坛	医学论坛		√	√				2
医学论坛网	医学论坛		√	√	√			3
中国数字医疗网论坛	医学论坛			√	√			2
中国知网学术图片库	专业图库	√	√		√	√	√	5
药用植物图像数据	专业图库	√	√			√		3
中药材图像数据库	专业图库	√	√			√		3
中药标本数据库	专业图库	√	√			√	√	4
总计		11	14	11	7	5	5	53

纵向来看，各网站运用较多的组织方式为图像库、描述文本和大众评论，使用这些组织方式的网站均在 10 个以上。其中得到最广泛应用的是描述文本，多达 14 个网站使用了这一组织方式。描述文本作为医学图像重要的附带信息，在各类网站的分布较为均匀，除 37 度医学网和中国数字医疗网论坛存在明显缺失，其他网站对于描述文本的建设都已经比较完善。图像库主要分布在综合类网站和专业图库中，医学论坛和影像类网站明显缺乏图库建设。除专业图库外，多数网站提供了大众评论功能，但运用较多的为影像类网站和医学论坛，用户以病例帖的读片帖的方式展开讨论。有 7 个网站使用了标签或主题词，主要分布在影像类网站和医学论坛。元数据和知识地图均只有 5 个网站涉及，元数据集中分布于专业图库中，知识地图也仅在部分综合类网站和专业图库中见到。

横向来看，综合类医学网站主要使用了图像库、描述文本及大众评论三种组织方式，标签或主题词、知识地图这些社会化网站常用的标注工具，只在少数综合类网站得到应用，而元数据这一较为前沿的组织工具则运用更少，仅 39 康复网提供了关于元数据的描述。影像类网站主要提供了描述文本、标签或主题词和大众评论，仅部分建立了图像库。究其原因，是因为影像类网站既包括以影像园为代表的资讯整合平台，这一平台包含图库、基础知识和资源下载，也包括以医学影像园为代表的论坛型网站。总的来说，论坛型网站主要提供了描述文本和大众评论两类资源，此类网站主要以用户发帖的形式发布图像资源。丁香园论坛的影像核医学版块累计发帖数达 100 多万，用户活跃度极高。专业图库的资源建设以及对知识组织工具的应用要比一般的社会化网站完善许多，部分网站使用了元数据、知识地图这些前沿的组织工具。这是由于专业图库通常供研究人员和专业人士使用，这类用户对图像资源的组织和检索都有较高的要求。

各个网站中，仅 39 康复网同时使用了 6 种组织方式，该网站资源组织方式类型全面、图像库分类细致，多为医学示例图，对图像进行了详尽的描述，如手术图库包括术前准备、手术步骤、注意

事项、术后处理等。网站还提供了相关主题关键词、专题推荐和延伸阅读，链接与疾病相关的医学信息。

（4）部分网站图像信息资源量情况

为了进一步了解各医学网站各图像组织方式的信息资源数量，笔者选取表 2-23 中部分医学网站，对其资源量进行抽样调查。由于综合类医学网站和医学论坛的专业性和准确性不足，包含大量与图像不相关的检索结果，结果不具代表性，同时也不易筛选，图像信息资源可获取性程度不高，因此，本书选取影像类及部分学术型专业图库进行资源数量调查。

①影像类网站资源量调查。所调查的各医学网站图像资源涉及的主要分类方法包括按成像技术分类（如 39 康复网、医学影像园等）、按疾病类型分类（如求医网、39 康复网等）、按身体部位分类（如求医网）和按器官系统分类（如 37 度医学网、医学影像园等），大多网站运用了两种或多种分类方式相结合的分类方法。影像类网站主要采用按成像技术、身体部位和器官系统分类的方法。因此，本次调查将分别从这三种分类方法的类别中各选取三个图像标签进行检索，图像标签选择的是三个影像类网站同时具有且图像资源最丰富最具代表性的。其中，按成像技术分类最为典型的三类影像标签分别为 CT（计算机断层扫描）、MRI（核磁共振）和超声成像，身体部位大多按面颈、腹部、胸部和四肢进行分类，图像资源相对丰富的包括头部、腹部和胸部的图像，器官系统类标签选择神经系统、循环系统和呼吸系统。

由于无法获取大部分网站图像信息资源的准确数量，且无法对样本结果的精确度做出客观的评价，本部分采用非概率抽样的方法对影像类网站中的图像信息资源进行数量调查，具体调查方法为：分别以 CT（计算机断层扫描）、MRI（核磁共振）、超声、头部、腹部、胸部、神经系统、循环系统和呼吸系统为主题词在三个影像类网站中进行站内检索，记录检索结果。调查发现，医学影像园和华夏影像中心的检索结果最多返回 500 条。然后通过 Java 程序对检索结果进行网站爬虫，获取所有结果网站的地址，然后分析网站脚本中图像、描述文本、大众评论、标签或主题词的代码，对 4 种资源的数量进行统计，包括图像的张数、描述文本条数，大众评论条数和标签个数，统计结果见表 2-24。调查时间为 2016 年 3 月。其中，由于每个图像资源都有标题、内容等描述文本，因此描述文本数量与图像数量一致，本次调查只针对图像信息资源，所以只统计有图像资源的大众评论、标签主题词。

表 2-24　　　　　　**各组织方式的资源总量**

组织方式＼标签类别		按成像技术			按身体部位			按器官系统			总计
		CT	MRI	超声	头部	腹部	胸部	神经系统	循环系统	呼吸系统	
影像园	图像	1825	627	448	1	16	82	7	0	0	3006
	描述文本	1825	627	448	1	16	82	7	0	0	3006
	大众评论	254	95	24	0	0	5	1	0	0	379
	标签或主题词	0	0	0	0	0	0	0	0	0	0
医学影像园	图像	9507	6042	2896	8343	20208	11622	1280	142	430	60470
	描述文本	9507	6042	2896	8343	20208	11622	1280	142	430	60470
	大众评论	5864	4084	2686	4935	6758	7718	2764	1111	2409	38329
	标签或主题词	82	64	73	65	52	309	13	1	21	680
华夏影像诊断中心	图像	6491	6296	3712	3007	11221	8001	1867	39	1553	42187
	描述文本	6491	6296	3712	3007	11221	8001	1867	39	1553	42187
	大众评论	1965	1837	893	1577	2812	2077	1531	22	512	13226
	标签或主题词	132	134	80	42	143	260	31	1	24	847

由表 2-24 可以看出，影像园各项资源的总量明显少于医学影像园和华夏影像诊断中心。究其原因，是因为影像园是一个综合资讯平台，图像资源数量相对较少，而医学影像园和华夏影像诊断中

心主要是用户注册会员通过发帖和回复帖子的方式展开病例讨论，互动性强，并且网站设有专门的病例讨论会和读片窗栏目，包含丰富的图像资源。数据显示，按不同分类标签检索的结果数量大相径庭，器官系统类标签进行检索所得到的结果大大少于成像技术类和身体部位类进行检索所得到的结果，一定程度上说明网站的医学图片相对较少按照人体器官系统组织和分类，同时也表明用户使用的检索方式不同，其检索结果也具有较大差异。

为了了解不同网站各组织方式资源量分布的一般情况，调查者计算得到平均每条结果中四类资源的数量，结果见表 2-25。调查发现，各网站中图像、描述文本的数量最多，其次为大众评论，标签或主题词的数量平均不到 1 个。可见各网站具有丰富的图像资源及浅层描述，但仍缺乏对图像信息的深度知识组织。

表 2-25　　**各组织方式资源平均量**

组织方式 \ 标签类别		按成像技术			按身体部位			按器官系统		
		CT	MRI	超声	头部	腹部	胸部	神经系统	循环系统	呼吸系统
影像园	图像	3.26	3.23	3.58	1	3.20	3.28	3.00	0	0
	描述文本	3.26	3.23	3.58	1	3.20	3.28	3.00	0	0
	大众评论	0.45	0.49	0.19	0	0	0.20	0.25	0	0
	标签或主题词	0	0	0	0	0	0	0	0	0
医学影像园	图像	28.64	27.72	14.27	17.79	24.78	43.55	14.38	8.43	9.42
	描述文本	28.64	27.72	14.27	17.79	24.78	43.55	14.38	8.43	9.42
	大众评论	17.66	18.73	13.23	10.52	14.56	16.46	31.06	74.07	47.24
	标签或主题词	0.25	0.29	0.36	0.14	0.11	0.66	0.15	0.07	0.35

续表

组织方式 \ 标签类别		按成像技术			按身体部位			按器官系统		
		CT	MRI	超声	头部	腹部	胸部	神经系统	循环系统	呼吸系统
华夏影像诊断中心	图像	21.35	22.01	20.17	13.36	26.22	21.68	21.46	7.80	29.87
	描述文本	21.35	22.01	20.17	13.36	26.22	21.68	21.46	7.80	29.87
	大众评论	6.46	6.42	4.85	7.01	6.57	5.63	17.60	4.40	9.85
	标签或主题词	0.43	0.47	0.43	0.19	0.33	0.70	0.36	0.20	0.46

②部分专业图库资源量调查。学术型医学图库的组织性较高，可获取各类资源的数量，因此这类网站可直接进行数量统计。CNKI 学术图片库是 CNKI 中国知识资源总库的图片资源总和，来源为期刊论文，并附有一定的标题与关键词。由于其图片来自众多数据库的会议期刊及论文，内容比较繁杂，且包括医药卫生方针政策与法律法规、医学教育与医学边缘学科等，信息的专门性与准确性不够，因此不列入此次调查范围。因此，选定的调查对象为药用植物图像数据、中药材图像数据库和中药标本数据库。

调查发现，其他三个医学图库中的图片数量均有记录，药用植物图像数据库中收录医学图像共 1159 张，中药材图像数据库中收录了 420 种中药材高清图片，中药标本数据库中收录医药标本图像共 859 张。三个数据库中每张中药图片都配文字解说，兼有英文版和中文繁简体。数据库配有详尽图文，设强大的高级检索功能。针对每种药物都提供了中文、汉语拼音、英文、拉丁文的学名描述，同时还包括科属归类、植物形态、环境分布、功能主治等内容的详尽说明，每条记录都有自己的永久网址。除此之外，中医药标本数据库还提供了馆藏引导功能，在每条记录下提供馆藏位置链接，用地图显示每个标本在实体标本馆中的存放位置，并且每种植物的展览种类、功能分类和药材种类都提供了相关链接，这是知识地图工具在学术型医学图库中的典型应用。

2.4.2 网络医学图像信息资源组织发展策略

各类医学网站资源组织具有不同的特点和优势，但仍需进一步加以优化，以适应不断变化的用户需求。基于上文的调查数据和分析，资源建设者可以采用以下发展策略：

（1）完善资源组织类型

从以上调查分析来看，除专业图库外，其他社会化网站中元数据、知识地图等图像信息深度组织的资源组织类型总体使用较少，专业化程度不够高，各网站应加强网站图像信息资源组织的专业性和准确性，更多的使用一些比较前沿的语义网技术，具体对不同类型的网站建设的建议各有不同。

首先是针对综合类医学网站的图像资源组织建设。建议各网站加强图像资源组织建设意识，开设专门的图片板块，给用户提供更多的医学图像信息。图库建设方面，建议采用较为通用的分类规则，制定严格的图片收纳标准，并且提供较为详尽的描述信息，这样会使图库更有组织性，资源的可用性也会大大提升。综合类网站明显缺乏标签类资源。标签标注可以让用户参与到网站的信息组织中，支持资源发现和知识探究，对医学图像的检索具有重要意义，建议资源建设者引起重视，将标签系统的构建也纳入网站建设中。

其次，影像类医学网站和医学论坛网站具有丰富的图像资源，但缺乏图库建设，图像零散分布于网友发布的帖子里，如果能够将资源整合利用，把这些图片集中起来建立专门的图像库，会更方便医学爱好者进行综合学习。这两类网站大众评论资源丰富，但大多为非专业人士提供，科学性和可信度不高，建议对评论资源进行集中审核利用，提高准确性，最大限度的发挥资源的利用价值。

（2）加强资源的管理利用

①实现跨库检索。不同类型网站的资源类型发展不平衡，同一类型网站资源的数量发展不平衡，究其原因，在于不同网站的受众

不一，因此对各种资源的重视程度不同。不同网站的资源建设方式存在明显差异，大部分社会化网站资源建设仅停留在图像基本信息，缺乏深度组织，而专业图库由于其专业性特点，不依赖于用户知识，所以未提供评论及标签类资源。这种资源的不平衡分布无法满足用户多样的检索需求。所以，资源建设者要注重多种资源的协同发展，可以将其他网站的医学图像信息资源与本网站资源进行整合，进行跨图库研究，实现多数据库同时检索，分图库展示检索结果，以实现不同类型资源的关联，满足用户多样、动态的信息需求。

②资源组织深入化。用户的图像信息需求不再仅限于作者、标题等有限的检索点，而更注重实际内容，这就对图像信息资源组织提出了更深入化的要求。各调查网站图像信息资源组织的专业化程度不高，调查过程中发现除专业图库外其他图库尚未使用像本体、关联数据这样先进的知识组织工具，资源组织的专业性不高。因此资源建设者应该增加图像信息资源组织的深度，通过多层次、多方位的描述与分析来揭示与组织图像信息资源，以促进图像信息资源的合理利用。

本节调查通过对各网站网络医学图像信息资源组织方式的定性和定量调查在一定层面上揭示了我国网络医学图像信息资源建设的特点和现状，从中可以看出不同类型网站使用的图像信息资源类型不均衡，同一类型的不同网站图像信息资源数量也不均衡。网络环境下，任何一个医学网站的图像信息都不可能满足社会多样的需求，因此，只有加强各医学网站之间的合作，充分利用各网站的特色资源，发挥各网站的作用和功能，才能形成全社会信息资源的整体优势，并使整个社会的信息需求达到一个比较满意的保障程度。

2.5　医疗健康研究跨学科知识图谱——以自闭症为例

自闭症是多个学科的前沿与热点研究领域，其诊断、治疗与康复等涉及复杂的多学科要素。但是，目前多学科间缺乏有效沟通融

合的研究与应用现状严重阻碍了自闭症研究与管理服务的深入发展。构建自闭症的跨学科知识图谱，是突破学科间壁垒，有效促进自闭症研究与应用的多学科融合的重要途径。

本节主要综合文献计量与文本挖掘理论方法，挖掘与构建自闭症的跨学科知识图谱，分析自闭症研究的跨学科全景与发展态势，并通过云平台开放服务，为自闭症的跨学科理解与研究深化提供指导与依据。知识图谱构建相关数据均来自 Web of Science 数据库，通过主题词检索的方式确定数据源，检索方式为在 Web of Science 数据库主题词检索栏以“Autism spectrum disorder”为检索词进行检索，时间范围为 2013—2018 年，经整合检索结果并去除重复结果，共计得到 24407 条题录数据，数据记录主要包括文献的作者、题目、摘要以及文献的所属类别等。本节主体内容选自项目研究成果“基于文献计量与文本挖掘的自闭症跨学科知识图谱构建研究”①

2.5.1 自闭症跨学科研究

(1) 自闭症

自闭症又名孤独症，它是一种先天性精神疾患，而非心理疾患，属于广泛性发育障碍的一种亚型。自闭症以男性多见，大多起病于婴幼儿时期，症状主要表现为各种程度的人际交往障碍、言语发育障碍、兴趣狭隘以及行为模式的刻板等②。自闭症谱系障碍是依据自闭症核心症状所定义的普遍意义上的自闭症，它既包含典型的自闭症，又包含阿斯伯格综合征等不典型自闭症。2018 年 4 月，美国疾病控制与预防中心公布了上一年度的自闭症流行率，数据显

① 张涵，基于文献计量与文本挖掘的自闭症跨学科知识图谱构建研究[D]. 武汉大学，2019.

② Gnanavel S, Robert R S. Diagnostic and statistical manual of mental disorders, and the impact of events scale-revised [J]. Chest, 2013, 144 (6): 1974-1985.

示，在 2017 年美国全国范围内的自闭症患病率从两年前的 1/68 增加到了 1/59，增长幅度达到了 15%。由于自闭症研究起步较晚，且病症具有多学科、多因素的特点，目前自闭症的病因及治疗方案尚不明确。现有研究表明，自闭症可能与免疫系统异常、围生期因素、遗传因素、神经内分泌以及神经递质等因素有关。目前关于自闭症的医治方案主要有训练干涉方法以及药物治疗措施两类。随着全社会范围内自闭症确诊数量的不断增加，国内外学者开始对自闭症这一领域范畴展开了丰富的研究。

（2）知识图谱

知识图谱是一种表达知识之间关联的研究方法，它属于科学计量学的领域范畴。知识图谱的最早形态为知识地图，其渊源可追溯至美国捷运公司所绘制的一张用来标识知识资源在地理层面上分布情况的地图，与知识地图不同，知识图谱则是以一种特定的形式，在一定的时间范围内描绘知识变化的图像表示，相较之下，知识图谱在揭示知识之间联系与变化规律的层面上更具表现力。近年来，伴随着计算机技术的发展，可视化技术迅速发展壮大，一大批文献计量学家开始结合数学、图像学、可视化技术、文献计量等相关理论方法，挖掘知识关联并绘制知识图谱，以直观的方式从不同的角度揭示知识之间的关联，例如，White 在 Visualizing a Knowledge Domain's Intellectual Structure 研究中使用专利和科学文献来绘制知识图谱①，Huang 等其他学者重在研究学科的动态变化和学科结构②。

① White D H, Mcain K W. Visualizing a Knowledge Domain's Intellectual Structure [J]. Journal of the American Society for Information Science, 1998, 49 (4): 327-355.

② Huang Z, Chen H, Chen Z K, et al. International nanotechnology development in 2003: Country, institution, and technology field analysis based on USPTO patent database [J]. Journal of Nanoparticle Research, 2004, 6 (4): 325-354.

(3) 跨学科研究

据记载,“跨学科”一词最早在1926年被公开使用,由美国心理学家伍德沃思在美国社会科学研究理事会上提出。跨学科研究,顾名思义,即为学科之间的、多学科的、多个研究领域参与合作的研究。我国跨学科研究的提出最早始于20世纪之初,学者龚育之首次提出跨学科一词。在20世纪,我国的跨学科研究处在萌芽和孕育阶段,人们逐渐意识到并开始关注跨学科的存在。进入21世纪之后,我国跨学科研究开始得到了迅速的发展,一大批学者针对跨学科现象开展了深入的研究,并取得了丰硕的成果。鲁兴启在对跨学科现象开展研究的过程中提出了跨学科研究成果的综合评价指标①,并对跨学科研究方法的形成机制开展了研究,认为主要有研究方法的移植、渗透、融合三种模式②。刘仲林提出了六大交叉学科的分类模式,并对各模式之间的相互关系进行了探讨③。杨良斌、金碧辉通过对跨学科的交叉度开展定量分析,从而构建了以学科交叉度为核心的包含10个测度公式的跨学科测度指标体系④。总而言之,跨学科研究在科学整体化的进程中发挥了至关重要的作用,它一改之前按照学科分门别类开展研究的思想方法,站在科学整体的视角开展学科研究,不断拓展和引发了全新的研究范畴,引导并促进了新兴交叉学科的孕育及发展。

---

① 鲁兴启. 论跨学科研究成果的综合评价 [J]. 系统辩证学学报, 2001 (01): 87-90.

② 鲁兴启, 王琴. 跨学科研究方法的形成机制研究 [J]. 系统辩证学学报, 2004 (2): 76-80.

③ 刘仲林. 交叉学科分类模式与管理沉思 [J]. 科学学研究, 2003 (6): 561-566.

④ 杨良斌, 金碧辉. 跨学科测度指标体系的构建研究 [J]. 情报杂志, 2009, 28 (7): 65-69.

2.5.2　自闭症跨学科知识图谱

(1) 跨学科统计

自闭症具体的跨学科情况可通过自闭症相关研究文献所属的学科类别体现出来。Web of Science 数据库为其中的每篇文献赋予了 WoS 学科类别，并提供了 WoS 学科分类表，在获取的自闭症学术文献数据中，每篇文献都具有以“WC”为标识符的一条属性，该属性记录了文献的学科类别，通过将文献的学科类别与 WoS 学科分类表相对照，对学科的出现频次进行统计，即可得到自闭症的全部所跨学科。经统计，在 24407 篇学术文献中，共出现了 211 种不同的学科类别，选取其中出现频次大于 190 的前 29 种学科类别进行统计，统计结果如表 2-26 所示，绘制成饼状图如图 2-4 所示。

表 2-26　　自闭症跨学科类别统计

序号	学科类别	出现频次	频次占比
1	Psychology, Developmental	5396	12.66%
2	Neurosciences	4680	10.98%
3	Psychiatry	4483	10.52%
4	Rehabilitation	2938	6.89%
5	Education, Special	2435	5.71%
6	Clinical Neurology	1935	4.54%
7	Pediatrics	1873	4.39%
8	Genetics & Heredity	1618	3.8%
9	Behavioral Sciences	1436	3.37%
10	Pharmacology & Pharmacy	977	2.29%
11	Multidisciplinary Sciences	953	2.24%

续表

序号	学科类别	出现频次	频次占比
12	Psychology	861	2. 02%
13	Psychology, Clinical	832	1. 95%
14	Biochemistry & Molecular Biology	768	1. 8%
15	Psychology, Multidisciplinary	632	1. 48%
16	Psychology, Experimental	593	1. 39%
17	Public, Environmental & Occupational Health	486	1. 14%
18	Education & Educational Research	445	1. 04%
19	Medicine, General & Internal	442	1. 04%
20	Medicine, Research & Experimental	378	0. 89%
21	Linguistics	372	0. 87%
22	Audiology & Speech-Language Pathology	345	0. 81%
23	Cell Biology	324	0. 76%
24	Computer Science, Artificial Intelligence	303	0. 71%
25	Psychology, Educational	289	0. 68%
26	Endocrinology & Metabolism	252	0. 59%
27	Neuroimaging	239	0. 56%
28	Engineering, Electrical & Electronic	221	0. 52%
29	Computer Science, Theory & Methods	195	0. 46%

从统计结果可以得出，在前 29 种自闭症所跨学科中，排名前 10 的学科的频次占比之和已经达到 65. 15%，之后的学科所占比例相较于前 10 种学科占比相对较小，因此可以考虑将前 10 种学科类别视为自闭症所跨的热门学科，并将这 10 种学科作为本节研究的主要学科对象，分别为：Psychology, Developmental（发育心理学）、Neurosciences（神经科学）、Psychiatry（精神病学）、Rehabilitation（康复学）、Education, Special（特殊教育）、Clinical Neurology（临床神经学）、Pediatrics（儿科学）、Genetics &

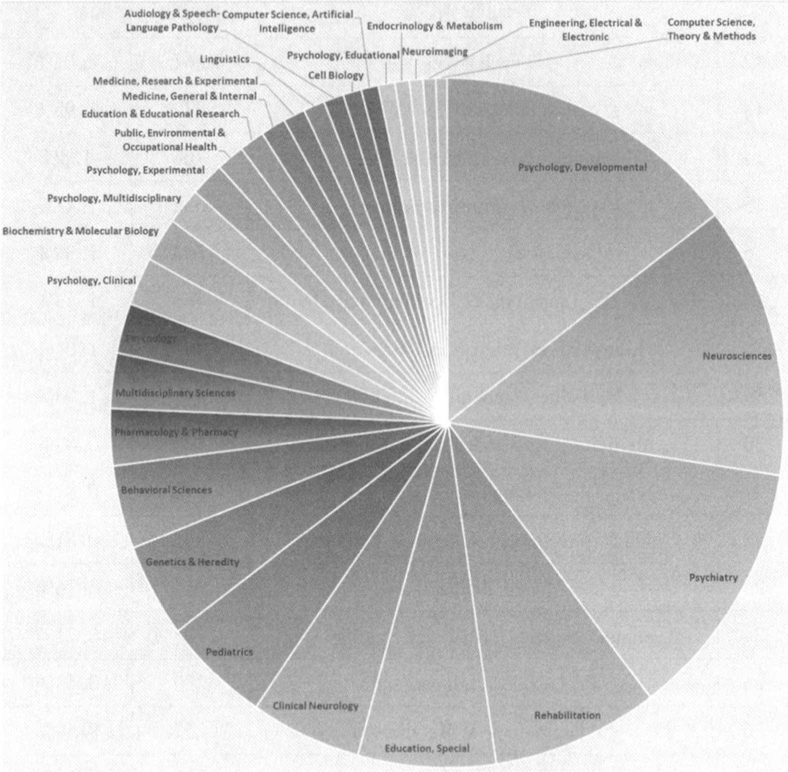

图 2-4 自闭症跨学科类别统计图

Heredity（基因遗传学）、Behavioral Sciences（行为科学）、Pharmacology & Pharmacy（药理学）。

为构建自闭症跨学科知识图谱，需要为每种学科与自闭症的关联赋予一个权重值。根据前述统计分析结果，记每门学科所出现的频次为 α_i，所使用的文献总量为 T，其值为 24407，即可计算每门学科与自闭症的关联权重 C_i，见公式（2.1）。

$$C_i = \alpha_i / T \tag{2.1}$$

采用以上公式对 10 种学科在自闭症研究文献中所占比重进行计算，得到每种学科的权重值，其结果如表 2-27 所示。

表 2-27　　自闭症跨学科关联权重

序号	学科类别	关联权重
1	Psychology, Developmental	0.2210841152
2	Neurosciences	0.1917482689
3	Psychiatry	0.1836768140
4	Rehabilitation	0.1203753022
5	Education, Special	0.0997664604
6	Clinical Neurology	0.0792805343
7	Pediatrics	0.0767402794
8	Genetics & Heredity	0.0662924571
9	Behavioral Sciences	0.0588355800
10	Pharmacology & Pharmacy	0.0400294997

通过以上统计分析结果可知，自闭症与发育心理学、神经科学、精神病学、康复学、特殊教育、临床神经学、儿科学、基因遗传学、行为科学、药理学等学科存在较大的交叉，这些学科均为自闭症跨学科研究的热点学科。自闭症作为一种社会精神病患，相关研究势必要涉及精神病理研究、基因病理研究、康复研究、社会影响研究等多个领域，上述学科统计的结果也基本与此相一致，可以体现出自闭症相关研究的跨领域特征。根据自闭症跨学科统计结果，可以针对每个学科进行进一步分析，从而构建和完善自闭症跨学科知识图谱。

（2）单学科关键词分析

自闭症在不同学科领域的研究中，对应存在不同的研究主题与热点，理清不同学科领域的研究主题，并为每个研究主题赋予一定的权重值，是构建自闭症跨学科知识图谱所必需的，有助于确定自闭症跨学科研究的热点及发展方向，同时挖掘和发现自闭症学科网络中的核心主题词及边缘主题词。

为了得出与自闭症相关的10种学科的高频关键词，本节借助中国医科大学崔雷研发的“书目共现分析系统”对学科文献进行了分析。对于之前获取的文献原始数据，将其按照 10 种热点学科进行分类，整理出每种学科的全部文献数据构成关键词分析的原始数据。对于每种热点学科分别利用“书目共现分析系统”① 进行关键词分析，并对结果进行合并同类关键词、删除无意义关键词等操作，对于每种学科选取累计占比 10%左右的词语作学科关键词。完成关键词提取之后，为了赋予关键词以具体的权重值，本节采用了 TF-IDF 算法进行关键词权重的计算，其中，TF 即为每个关键词在学科文档中所出现的频率；记每个关键词所出现的文本数为 β_i，本次研究所使用到的文献总量为 T，其值为 24 407，即可计算每个关键词的 IDF 值，见公式（2. 2）。

$$IDF_i = \ln[T/(\beta_i + 1)] \tag{2.2}$$

由于篇幅有限，本节主要列出了发育心理学（Psychology, Developmental）、神经科学（Neurosciences）、精神病学（Psychiatry）、康复学（Rehabilitation）这四种热点学科的跨学科关键词分析结果。

①发育心理学学科自闭症研究文献分析。采用“书目共现分析系统”对“Psychology, Developmental”数据集进行关键词分析，得到的分析结果如表 2-28 所示。

表 2-28　**Psychology, Developmental 关键词统计**

序号	关键词	出现频次	百分比（%）	累计百分比（%）
1	Anxiety	270	1. 0954	1. 0954
2	Intervention	228	0. 9182	2. 0136
3	Social cognition	152	0. 6121	2. 6257
4	Adolescence	134	0. 5397	3. 1654
5	ADHD	126	0. 5074	3. 6728

① 崔雷，刘伟，闫雷，等．文献数据库中书目信息共现挖掘系统的开发［J］．现代图书情报技术，2008（8）：70-75.

续表

序号	关键词	出现频次	百分比（%）	累计百分比（%）
6	Intellectual disability	110	0.4430	4.1158
7	Theory of mind	105	0.4228	4.5386
8	Asperger syndrome	88	0.3544	4.8930
9	Executive function	76	0.3060	5.1990
10	Comorbidity	72	0.2899	5.4889
11	DSM-5	60	0.2416	5.7305
12	Language	53	0.2134	5.9439
13	Communication	36	0.1450	6.0889
14	Meta-analysis	36	0.1450	6.2339
15	Gender	35	0.1409	6.3748
16	EEG	35	0.1409	6.5157
17	Eye-tracking	35	0.1409	6.6566
18	Sensory processing	34	0.1369	6.7935
19	Developmental disabilities	31	0.1248	6.9183
20	Joint attention	30	0.1208	7.0391
21	Emotion	30	0.1208	7.1599

结合关键词的抽取和统计结果，对其进行进一步的 TF-IDF 权重值计算，计算结果如表 2-29 所示。

表 2-29 **Psychology，Developmental 关键词 TF-IDF 权重**

序号	关键词	TF	IDF	TF-IDF
1	Anxiety	0.010954	2.4928	0.027306
2	Social cognition	0.006121	3.5587	0.021783
3	Theory of mind	0.004228	3.9456	0.016682
4	Asperger syndrome	0.003544	4.4225	0.015673

续表

序号	关键词	TF	IDF	TF-IDF
5	ADHD	0. 005074	2. 9559	0. 014998
6	Intervention	0. 009182	1. 5111	0. 013875
7	Executive function	0. 003060	3. 7057	0. 011339
8	Intellectual disability	0. 004430	2. 5348	0. 011229
9	Comorbidity	0. 002899	3. 6074	0. 010458
10	DSM-5	0. 002416	4. 2082	0. 010167
11	Adolescence	0. 005397	1. 6321	0. 008808
12	Eye-tracking	0. 001409	4. 5574	0. 006421
13	Sensory processing	0. 001369	4. 2249	0. 005784
14	Meta-analysis	0. 001450	3. 7801	0. 005481
15	Joint attention	0. 001208	4. 4968	0. 005432
16	EEG	0. 001409	3. 7945	0. 005346
17	Developmental disabilities	0. 001248	3. 8129	0. 004758
18	Gender	0. 001409	3. 0076	0. 004238
19	Language	0. 002134	1. 9433	0. 004147
20	Emotion	0. 001208	2. 2020	0. 002660
21	Communication	0. 001450	1. 7810	0. 002582

从发育心理学学科自闭症研究文献分析的结果可以得出如下结论：

a. 自闭症与发育心理学的关联最高，一大批自闭症研究的相关学者采用了发育心理学的视角开展自闭症研究，由此说明自闭症与发育心理学跨学科研究的意义十分重大。自闭症多发生于婴幼儿期，对患者的心理往往会产生极大的影响。发育心理学主要从心理发育的角度对自闭症的成因、影响因素以及治疗方案等方面进行讨论，对于自闭症研究具有重要的帮助。

b. 在以发育心理学为视角开展的自闭症研究中，热点主要聚

焦在焦虑情感、社会认知、行为干预等方向，经常采用眼动追踪、Meta 分析等方式开展研究，在发育心理学的自闭症相关研究中，常常将自闭症与阿斯伯格综合征以及注意力缺陷多动症进行共同研究。

c. 自闭症作为一种受社会因素影响的精神疾患，与患者的心理形态存在极大的关联性，采用发育心理学的视角开展研究是目前自闭症研究的热点前沿，具有很大的发展潜力。

②神经科学学科自闭症研究文献分析。采用“书目共现分析系统”对“Neurosciences”数据集进行关键词分析，得到的分析结果如表 2-30 所示。

表 2-30　　**Neurosciences 关键词统计**

序号	关键词	出现频次	百分比（%）	累计百分比（%）
1	Schizophrenia	201	0. 9043	0. 9043
2	Social behavior	181	0. 8125	1. 7168
3	MRI	169	0. 7739	2. 4907
4	Oxytocin	137	0. 6165	3. 1072
5	Social cognition	122	0. 5490	3. 6562
6	Neurodevelopment	99	0. 4458	4. 1020
7	Neurodevelopmental disorders	96	0. 4320	4. 5340
8	Anxiety	88	0. 3960	4. 9300
9	Genetics	86	0. 3870	5. 3170
10	Fragile X syndrome	78	0. 3510	5. 6680
11	Intellectual disability	78	0. 3510	6. 0190
12	Cerebellum	77	0. 3915	6. 4105
13	Epilepsy	76	0. 3420	6. 7525
14	Neuroimaging	74	0. 3330	7. 0855
15	EEG	71	0. 3195	7. 4050

续表

序号	关键词	出现频次	百分比（%）	累计百分比（%）
16	ADHD	62	0. 2790	7. 6840
17	Functional connectivity	58	0. 2610	7. 9450
18	Serotonin	53	0. 2385	8. 1835
19	GABA	49	0. 2205	8. 4040
20	Valproic acid	44	0. 1980	8. 6020
21	Animal model	36	0. 1620	8. 7640
22	hippocampus	36	0. 1620	8. 9260
23	Cytokines	32	0. 1440	9. 0700
24	Inflammation	31	0. 1395	9. 2095
25	Amygdala	31	0. 1395	9. 3490
26	Emotion	30	0. 1350	9. 4840
27	Synapse	30	0. 1350	9. 6190
28	Sex differences	30	0. 1350	9. 7540

结合关键词的抽取和统计结果，对其进行进一步的 TF-IDF 权重值计算，计算结果如表 2-31 所示。

表 2-31　　**Neurosciences 关键词 TF-IDF 权重**

序号	关键词	TF	IDF	TF-IDF
1	Social behavior	0. 008125	3. 3788	0. 027453
2	Schizophrenia	0. 009043	2. 6590	0. 024045
3	Oxytocin	0. 006165	3. 6134	0. 022277
4	MRI	0. 007739	2. 6838	0. 020770
5	Social cognition	0. 005490	3. 5587	0. 019537
6	Cerebellum	0. 003915	4. 1918	0. 016411
7	Fragile X syndrome	0. 003510	3. 9309	0. 013797

续表

序号	关键词	TF	IDF	TF-IDF
8	EEG	0.003195	3.7945	0.012123
9	Neurodevelopmental disorders	0.004320	2.7476	0.011870
10	Neuroimaging	0.003330	3.2685	0.010884
11	Epilepsy	0.003420	3.0923	0.010576
12	Functional connectivity	0.002610	3.9779	0.010382
13	Anxiety	0.003960	2.4928	0.009871
14	Serotonin	0.002385	3.8507	0.009184
15	Valproic acid	0.001980	4.5574	0.009024
16	Intellectual disability	0.003510	2.5348	0.008897
17	GABA	0.002205	3.9736	0.008761
18	Genetics	0.003870	2.2046	0.008532
19	Neurodevelopment	0.004458	1.8779	0.008371
20	ADHD	0.002790	2.9559	0.008247
21	Hippocampus	0.001620	4.2000	0.006804
22	Cytokines	0.001440	4.6220	0.006656
23	Sex differences	0.001350	4.5535	0.006147
24	Animal model	0.001620	3.6761	0.005955
25	Amygdala	0.001395	4.2221	0.005890
26	Inflammation	0.001395	3.9627	0.005528
27	Synapse	0.001350	3.5776	0.004830
28	Emotion	0.001350	2.2020	0.002972

从神经科学学科自闭症研究文献分析的结果主要可以得出如下结论：

a. 神经科学是从生理的角度探讨自闭症的形成机理，从而为自闭症研究提供生理学相关支持，对自闭症的药物治疗提供了十分重要的原理支撑。

b. 在以神经科学为视角开展的自闭症研究中，热点主要聚焦在神经发育障碍以及相关机理等方向，经常采用脑电波、神经影像学、动物模型等方式开展研究，在神经科学的自闭症相关研究中，常常将自闭症与精神分裂症、癫痫以及注意力缺陷多动症等进行共同研究，研究常常涉及的主要医学物质有催产素、血清素、丙戊酸、γ-氨基丁酸等。

c. 已有研究发现，自闭症的产生与神经系统的发育状况具有一定程度的关联，基于神经科学的视角开展研究有助于了解自闭症形成的生理机制，有望从根本上深挖自闭症的治疗方案，因而是自闭症研究中的一个重要领域。

③精神病学学科自闭症研究文献分析。采用“书目共现分析系统”对“Psychiatry”数据集进行关键词分析，得到的分析结果如表 2-32 所示。

表 2-32 **Psychiatry 关键词统计**

序号	关键词	出现频次	百分比（%）	累计百分比（%）
1	Anxiety	220	1. 3176	1. 3176
2	Schizophrenia	169	1. 0121	2. 3297
3	ADHD	167	1. 0002	3. 3299
4	Intellectual disability	103	0. 6169	3. 9468
5	Comorbidity	94	0. 5629	4. 5097
6	Genetics	72	0. 4312	4. 9409
7	Asperger syndrome	72	0. 4312	5. 3721
8	Social cognition	60	0. 3593	5. 7314
9	Epidemiology	55	0. 3294	6. 0608
10	Epilepsy	42	0. 2515	6. 3123
11	Oxytocin	42	0. 2515	6. 5638
12	fMRI	41	0. 2456	6. 8094

续表

序号	关键词	出现频次	百分比（%）	累计百分比（%）
13	DSM-5	34	0.2036	7.0130
14	Theory of mind	33	0.1976	7.2106
15	Adolescence	28	0.1677	7.3773
16	Psychiatric disorders	27	0.1617	7.5390
17	Intervention	27	0.1617	7.7007
18	Neurodevelopmental disorders	26	0.1557	7.8564
19	Social behavior	25	0.1497	8.0061

结合关键词的抽取和统计结果，对其进行进一步的 TF-IDF 权重值计算，计算结果如表 2-33 所示。

表 2-33　　**Psychiatry 关键词 TF-IDF 权重**

序号	关键词	TF	IDF	TF-IDF
1	Anxiety	0.013176	2.4928	0.032845
2	ADHD	0.010002	2.9559	0.029565
3	Schizophrenia	0.010121	2.6590	0.026912
4	Comorbidity	0.005629	3.6074	0.020306
5	Asperger syndrome	0.004313	4.4225	0.019074
6	Intellectual disability	0.006169	2.5348	0.015637
7	Epidemiology	0.003294	4.4501	0.014659
8	Social cognition	0.003593	3.5587	0.012786
9	fMRI	0.002456	3.8981	0.009574
10	Genetics	0.004312	2.2046	0.009506
11	Oxytocin	0.002515	3.6134	0.009088
12	DSM-5	0.002036	4.2082	0.008568

续表

序号	关键词	TF	IDF	TF-IDF
13	Theory of mind	0. 001976	3. 9456	0. 007797
14	Epilepsy	0. 002515	3. 0923	0. 007777
15	Social behavior	0. 001497	3. 3788	0. 005058
16	Psychiatric disorders	0. 001617	3. 0718	0. 004967
17	Neurodevelopmental disorders	0. 001557	2. 7476	0. 004278
18	Adolescence	0. 001677	1. 6321	0. 002737
19	Intervention	0. 001617	1. 5111	0. 002443

从精神病学学科自闭症研究文献分析的结果主要可以得出如下结论：

a. 自闭症是一种先天精神疾患，病症患者往往精神状态表现异常，精神病学主要从人类精神发育障碍的病因及康复手段等角度开展研究，能够为自闭症的干预及治愈提供有效的手段；

b. 在以精神病学为视角开展的自闭症研究中，常常将自闭症与精神分裂症、阿斯伯格综合征、注意力缺陷多动症等进行共同研究，研究涉及的依据通常采用 DSM-5（精神障碍诊断与统计手册），另外，在精神病学的研究中，常常采用流行病学、遗传学等学科的知识开展自闭症相关研究；

c. 自闭症从严格意义上讲虽然并不属于精神病的一种，但是其病情和病因均与患者的精神状态直接相关，因而与精神类疾病存在很大的相似之处，如果不对其进行早期干预治疗，很有可能演化为其他精神疾病，因此，采用精神病学的观点对自闭症开展研究有助于深化对于自闭症的认知，强化早期干预，防止疾病的进一步演化。

d. 康复学学科自闭症研究文献分析。采用“书目共现分析系统”对“Rehabilitation”数据集进行关键词分析，得到的分析结果如表 2-34 所示。

表 2-34 **Rehabilitation 关键词统计**

序号	关键词	出现频次	百分比（%）	累计百分比（%）
1	Intellectual disability	382	1.5700	1.5700
2	Anxiety	218	0.8960	2.4660
3	Intervention	198	0.8138	3.2798
4	Developmental disabilities	184	0.7561	4.0359
5	Social skills	126	0.5178	4.5537
6	Early intervention	122	0.5014	5.0551
7	Communication	102	0.4192	5.4743
8	Adolescence	94	0.3863	5.8606
9	Fragile X syndrome	90	0.3699	6.2305
10	Augmentative and alternative communication	88	0.3617	6.5922
11	Comorbidity	82	0.3370	6.9292
12	Language	80	0.3288	7.2580
13	Systematic review	76	0.3124	7.5704
14	ADHD	72	0.2959	7.8663
15	Quality of life	72	0.2959	8.1622
16	Down syndrome	66	0.2712	8.4334
17	Asperger syndrome	60	0.2466	8.8800
18	Theory of mind	56	0.2301	8.9101
19	Social communication	46	0.1891	9.0992

结合关键词的抽取和统计结果，对其进行进一步的 TF-IDF 权重值计算，计算结果如表 2-35 所示。

表 2-35　　**Rehabilitation 关键词 TF-IDF 权重**

序号	关键词	TF	IDF	TF-IDF
1	Intellectual disability	0. 015700	2. 5348	0. 039796
2	Developmental disabilities	0. 007561	3. 8129	0. 028829
3	Anxiety	0. 008960	2. 4928	0. 022335
4	Early intervention	0. 005014	3. 7517	0. 018811
5	Social skills	0. 005178	3. 3148	0. 017164
6	Augmentative and alternative communication	0. 003617	4. 4607	0. 016134
7	Fragile X syndrome	0. 003699	3. 9309	0. 014540
8	Down syndrome	0. 002712	4. 7845	0. 012976
9	Intervention	0. 008138	1. 5111	0. 012297
10	Comorbidity	0. 003370	3. 6074	0. 012157
11	Systematic review	0. 003124	3. 7413	0. 011688
12	Quality of life	0. 002959	3. 7963	0. 011233
13	Asperger syndrome	0. 002466	4. 4225	0. 010906
14	Theory of mind	0. 002301	3. 9456	0. 009079
15	ADHD	0. 002959	2. 9559	0. 008747
16	Communication	0. 004192	1. 7810	0. 007466
17	Language	0. 003288	1. 9433	0. 006390
18	Adolescence	0. 003863	1. 6321	0. 006305
19	Social communication	0. 001891	3. 3182	0. 006275

从康复学学科自闭症研究文献分析的结果主要可以得出如下结论：

a. 康复学主要站在自闭症的康复治疗方案角度开展自闭症相关研究，为自闭症患者的治疗、安抚、护理等提供系统的依据；

b. 在以康复学为视角开展的自闭症研究中，主要涉及自闭症干预、心理治疗，以及社交技能的培养等热点领域，在康复方案上，自闭症与唐氏综合征、阿斯伯格综合征等具有许多相似之处，常采用扩大性及替代性沟通系统进行治疗；

c. 以康复学视角开展的自闭症研究通常以大脑理论为指导，关注患者的社交沟通以及焦虑情绪，以病症患者治疗后的生活质量作为治疗效果的评价标准。

(3) 多学科关联分析

自闭症相关研究横跨了多个学术领域，不同领域的研究各自具有鲜明的学科特点，同时，自闭症各个学科领域的研究也并非互不相干，学科与学科之间也可能产生交叉。例如，在讨论自闭症的成因时，需要考虑到生理、心理以及社会环境等多重因素，这就涉及基因遗传学、神经科学、发育心理学、行为科学等多学科的交叉分析，因此，对自闭症的相关学科进行多学科关联分析，有助于进一步梳理自闭症跨学科研究的具体形态，了解哪两个学科在自闭症问题上产生了交叉，从而细化自闭症跨学科知识图谱，为自闭症研究人员提供学科导向。

基于以上考虑，本节针对之前所得到的 10 种自闭症热门相关学科进行了关联分析。在最初获取的文献数据集中，一篇文献的 WoS 学科类别属性可能并非只有一条，即一篇文献可能属于多个学科领域，可以将这种情况理解为在这篇文献的研究中，多种学科对于自闭症产生了交叉研究，从而判定这些产生了交叉研究的学科存在一定程度的关联。对于这种情形，可以采用共现分析的方法，统计学科文献的共现次数，为了便于统计分析，暂不考虑 3 个及 3 个以上交叉学科的情形，并对每种学科进行了编号，记 “Psychology, Development” 为 “I”， “Neurosciences” 为 “II”， “Psychiatry” 为 “III”， “Rehabilitation” 为 “IV”， “Education, Special” 为 “V”，“Clinical Neurology” 为 “VI”，“Pediatrics” 为 “VII”， “Genetics & Heredity” 为 “VIII”， “Behavioral Sciences” 为 “IX”，“Pharmacology & Pharmacy” 为 “X”，对 10 种热门学科进行共现分析，得到共现矩阵如表 2-36 所示。

表 2-36　　　　　　　**自闭症跨学科共现矩阵**

COUNTS	Ⅰ	Ⅱ	Ⅲ	Ⅳ	Ⅴ	Ⅵ	Ⅶ	Ⅷ	Ⅸ	Ⅹ
I	—	45	1266	924	939	0	552	0	774	0
II	45	—	921	3	0	704	3	368	509	493
III	1266	921	—	926	947	674	473	285	49	517
IV	924	3	926	—	1957	307	111	206	0	0
V	939	0	947	1957	—	212	0	212	0	0
VI	0	704	674	307	212	—	321	223	48	251
VII	552	3	473	111	0	321	—	0	168	93
VIII	0	368	285	206	212	223	0	—	9	6
IX	774	509	49	0	0	48	168	9	—	14
X	0	493	517	0	0	251	93	6	14	—

从共现矩阵可以看出，不同的学科两两之间或者不存在关联（共现次数为 0），或者存在不同程度的关联，为了对学科之间赋予一定的关联度，记学科 i 的文献与学科 j 的文献之间的共现次数为 S_{ij}，学科 i 的文献数为 S_i，学科 j 的文献数为 S_j，即可计算两两学科之间的关联度 K_{ij}，见公式（2.3）。

$$K_{ij} = S_{ij}/(S_i + S_j - S_{ij}) \tag{2.3}$$

采用以上公式对两两学科之间的关联程度进行计算，得到学科的关联权重值，结果如表 2-37 所示，此处采用的编号与前述相同。根据计算结果，并整合前有的学科权重、关键词分析的相关结果数据，可进一步完成自闭症跨学科知识图谱的构建以及相关查询系统的搭建。

表 2-37　　　　　　　**自闭症跨学科关联权重**

COUNTS	Ⅰ	Ⅱ	Ⅲ	Ⅳ	Ⅴ	Ⅵ	Ⅶ	Ⅷ	Ⅸ	Ⅹ
I	—	0.0044486	0.146987	0.124696	0.136245	0	0.08218	0	0.127765	0
II		—	0.112109	0.000394	0	0.11901	0.000458	0.062057	0.090779	0.095469

续表

COUNTS	Ⅰ	Ⅱ	Ⅲ	Ⅳ	Ⅴ	Ⅵ	Ⅶ	Ⅷ	Ⅸ	Ⅹ
Ⅲ			—	0.142571	0.1586	0.11734	0.080401	0.049003	0.008348	0.104592
Ⅳ				—	0.572892	0.067236	0.023617	0.047356	0	0
Ⅴ					—	0.050986	0	0.055194	0	0
Ⅵ						—	0.092056	0.066967	0.014445	0.094325
Ⅶ							—	0	0.053486	0.033732
Ⅷ								—	0.002956	0.002317
Ⅸ									—	0.005836
Ⅹ										—

(4) 知识图谱系统构建

基于前述数据结果，即可完成自闭症跨学科三层知识网络的构建。为了实现知识网络在 Web 端的可视化查询，本节采用了 JavaScript 的一个开元可视化库 ECharts。ECharts 是一个用 JavaScript 打造的 canvas 库，主要基于 zrender 类库，它的功能强大，可以十分简易地向软件中添加可定制化的图表。在本次研究中，选择使用 ECharts 的力导向图完成自闭症跨学科知识图谱的绘制。在 ECharts 的力导向图中主要有两种数据类型，一种为节点（NODE）数据，另一种为关系边（LINK）数据，这些数据均采用 json 格式，其中 NODE 数据的格式示例为 {category: 0, name: "ASD", value: 15, id: 0}，每一个大括号内为一个节点，category 表示该节点的类别，name 表示关系中的关键词，既可为 string 格式也可为数字格式，为节点中的键值；LINK 数据的格式为 {source: 5, target: 10, value: 15}，每一个大括号内为一个关系边，source 表示关系的起点，对应节点的 id 属性，target 表示关系的终点，对应节点的 id 属性，value 表示关系的权重值。将本书上述研究中的全部数据进行一定的处理并按照对应数据格式进行导入之后，构建得到了自闭症跨学科知识图谱，如图 2-5 所示。

在得到的知识图谱中，自闭症跨学科知识网络呈现出“自闭

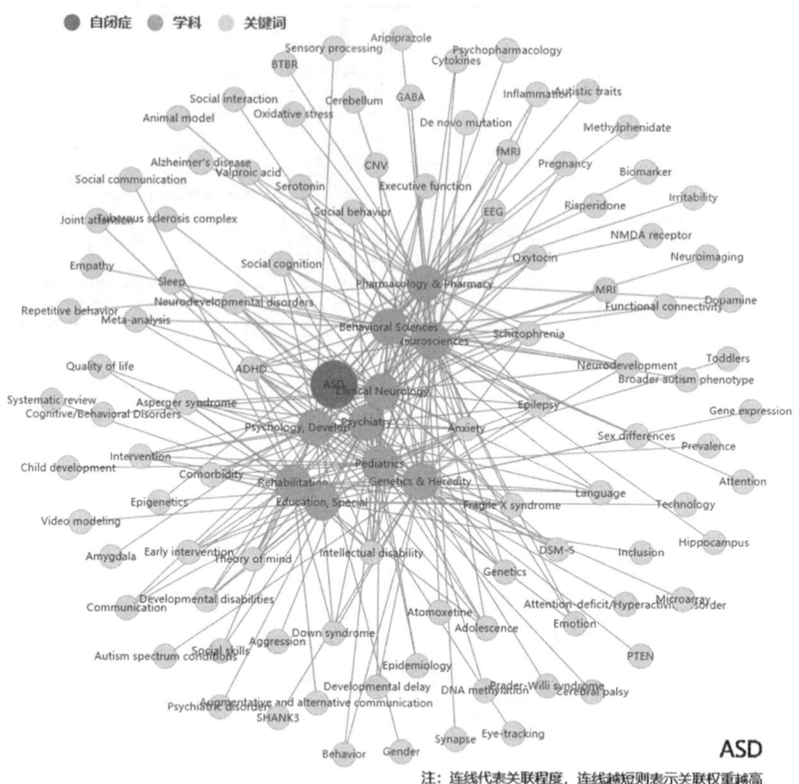

图 2-5　自闭症跨学科知识图谱

症—学科—关键词”的三层网络结构。网络正中央为自闭症。网络中间一层为自闭症所跨的 10 门热点学科，学科与自闭症之间的连线代表学科与自闭症的关联程度，连线越短则关联程度越高，例如节点“Psychology，Developmental”与“ASD”之间的距离是最短的，说明在自闭症研究中发育心理学的权重相对最大；同时部分学科之间也存在连线，连线越短代表学科之间在自闭症研究方面关联程度越高，没有连线则代表学科在自闭症研究方面一般不存在关联，例如节点“Psychiatry”与“Psychology，Developmental”间存在较短的连线，则说明精神病学与发育心理学在自闭症研究上产生了较大的交叉，而节点“Education，Special”与“Behavioral

Sciences”之间不存在连线，则说明特殊教育与行为科学在自闭症研究上一般不产生交叉。网络最外围一层为自闭症所跨10种热点学科的高频关键词，根据前述单学科关键词统计分析的结果，同一关键词可能同时属于多个学科，也可能只属于一个学科，因此一个关键词可能只与一个学科之间存在连线，也可能与多个学科之间存在连线，例如关键词“Irritability”只出现在药理学的关键词统计结果中，因此只与节点“Pharmacology & Pharmacy”之间产生连线，而关键词“Oxytocin”同时出现在行为科学和药理学的关键词统计结果中，因为分别与节点“Behavioral Sciences”以及“Pharmacology & Pharmacy”之间产生两条连线，在所有关键词到学科之间的连线中，连线越短则对应的权重越高。从知识图谱中可以清晰地观察出各学科与自闭症的关联程度，发现“ADHD”“Intellectual disability”等核心关键词以及“Amygdala”“PTEN”等边缘关键词。

为了通过云平台开放服务，为自闭症的跨学科理解与研究深化提供指导与依据，本节采用PHP脚本语言开发了“ASD知识图谱查询系统”。PHP是一种适用于Web开发领域的脚本语言，它将程序嵌入到HTML文档中执行，效率较高。“ASD知识图谱查询系统”主要提供了系统简介、自闭症跨学科知识图谱的查询以及相关研究数据的下载等功能，开发的详细过程在此不再赘述，“ASD知识图谱查询系统”可通过http：//218. 197. 150. 149/rainbow-ASD/进行访问查询。

2.5.3 自闭症跨学科研究特征

随着医学研究水平的不断发展，人们的生理健康需求得到了较高程度的满足，但同时，尽管社会物质水平不断提高，人们的精神健康需求仍然没有受到足够充分的重视。长期统计研究数据表明，近年来自闭症的患病比例呈现逐年上升态势，如果不加紧研究和管控，将会对无数家庭乃至社会产生不可磨灭的影响。目前，国内外诸多学者已经开始从不同角度针对自闭症这一领域展开了丰富的研究。作为多学科的研究交叉点，自闭症具有十分显著的跨学科特点，因此采用跨学科的视角开展自闭症研究显然是必不可少的。然而，目前的大多数研究着眼于单学科视角下的自闭症研究，对于自闭症跨学科研究方法也不外乎是理论方法的陈述而鲜有实践。本节引入知识图谱的构建对自闭症跨学科研究进行了可视化分析，利用文献计量方法对自闭症研究的具体跨学科情况以及所跨学科的热点研究方向进行了定量化分析，从而实现了自闭症跨学科研究的具象化。

基于本节相关数据结果，可以得到自闭症跨学科研究的如下特征：

（1）自闭症是一项处于学科交叉点的研究领域，其研究涉及发育心理学、神经科学、精神病学、康复学、特殊教育、临床神经学、儿科学、基因遗传学、行为科学、药理学等多学科要素。

（2）自闭症与发育心理学的交叉研究程度最高，通过文献调研可以发现，一大批学者从发育心理学的视角开展了自闭症相关研究，由此说明自闭症与发育心理学跨学科研究的意义十分重大，关键词分析显示，发育心理学主要从心理发育的角度对自闭症的成因、影响因素以及治疗方案等进行讨论，对于自闭症研究具有重要的帮助。

（3）通过对各学科自闭症文献进行分析，可以大致总结出各学科自闭症研究的侧重点、研究方法及高频关键词等特征，如表 2-38 所示。

表 2-38　　**各学科自闭症研究特征**

学科	侧重点	研究方法	高频关键词
发育心理学	自闭症成因； 自闭症影响因素； 自闭症治疗方案	眼动追踪； Meta 分析	社会认知； 行为干预； 焦虑情感
神经科学	自闭症形成生理机制； 自闭症药物开发	脑电波； 神经影像； 动物模型	神经发育障碍； 精神分裂； 催产素

续表

学科	侧重点	研究方法	高频关键词
精神病学	自闭症患者精神状态； 人类精神发育障碍兵营； 自闭症精神学康复方式	基因检测； 临床观察； 流行病学理论	智力障碍； 焦虑情感； 精神分裂症； 共病
康复学	自闭症康复治疗方案； 自闭症患者护理	大脑理论； 扩大性及替代性沟通系统	自闭症干预； 心理治疗； 社交技能
特殊教育	自闭症儿童教育	视频建模	社交技能； 早期干预； 伴随疾病
临床神经学	自闭症中枢神经系统发病机制； 自闭症临床表现	临床观察； 磁共振成像； 脑电波	精神分裂症； 神经发育障碍； 癫痫
儿科学	自闭症儿童教育； 自闭症儿童康复； 自闭症儿童发育	早期干预； DSM-5	注意力缺陷多动症； 发育延迟； 流行病学
基因遗传学	自闭症基因病理； 自闭症谱系状况； 自闭症基因表达	基因检测； 新生突变	DNA 甲基化； 基因拷贝数变异； 发育延迟
行为科学	自闭症患者社会行为； 自闭症患者行为能力； 自闭症患者社会认知	社会互动； 大脑理论；	社会行为； 社会认知； 社会互动
药理学	自闭症治疗药物研发； 自闭症药物用例制订	药物试验	利培酮； 血清素； γ-氨基丁酸

（4）在自闭症的跨学科研究中，发育心理学与精神病学、发育心理学与特殊教育、康复学与精神病学之间的关联程度较高，在自闭症研究方面经常互相借鉴学科知识开展研究，而康复学与行为

科学、特殊教育与药理学等学科之间在自闭症研究方面基本不存在关联；

（5）自闭症研究的关注点主要集中于自闭症的成因、社会影响、康复方案、治疗方案等，在自闭症成因的研究中，主要利用发育心理学、神经科学等的学科知识，从心理、神经和基因角度进行解释；在自闭症社会影响的研究中，主要关注患者个体的社会行为以及社会交流情况；在自闭症的康复方案研究中，主要从特殊教育的角度进行展开研究；在自闭症治疗方案的研究中，主要借助药理学、临床神经学相关知识进行药物的开发以及用量的制定。

2.6　本章小结

通过本章学习了解了医疗健康大数据挖掘的相关流程以及主要产品，了解医疗健康大数据的研究现状，介绍了 MIMIC 电子病历数据集及医学图像信息资源的详细情况，展现了以自闭症为例的医疗健康研究跨学科知识图谱构建过程。通过本章学习我们对大数据挖掘的流程以及工具有了一定了解，掌握了医疗健康大数据研究主体、对象、类型以及主题的相关内容。以 MIMIC 电子病历数据集及医学图像信息资源为例介绍了健康大数据内容以及与之相关的研究，帮助读者梳理了医疗健康大数据的基础与研究脉络。

第3章　医疗健康公共服务用户行为

随着“互联网+医疗”的发展，在线医疗健康服务正在成为医疗健康公共服务的主要形式。国务院办公厅《关于促进“互联网+医疗健康”发展的意见》中，明确指出要将人民日益增长的医疗健康卫生需求放在首位，借助互联网创新服务模式，提高服务效率①。因此，探究在线医疗健康公共服务的用户行为，对于理解“互联网+医疗”背景下的用户需求与服务规律，提升医疗健康公共服务质量，增强用户满意度具有重要意义。

本章选取典型分析了医疗健康公共服务用户行为的现象、影响因素与内在机理。首先从在线医疗社区中的医患沟通障碍现象入手，分析医患用户的知识不对称行为；其次对在线医疗社区患者的择医行为的影响因素进行探索，了解各因素之间的作用机制；最后探究社交问答用户不同的健康信息行为对其社会资本积累的影响，构建健康信息行为和社会资本的关系模型，并运用实际社交问答用户数据对模型进行验证。

① 国务院办公厅．关于促进“互联网+医疗健康”发展的意见［EB/OL］．［2018-8-20］．http：//www. gov. cn/zhengce/content/2018-04/28/content_5286645. htm.

3.1　在线医疗咨询中的医患知识不对称

信息交流是人类社会最基本的活动，是实现信息价值的重要保证，不可避免地会出现信息表达不到位或难以被对方理解等信息交流障碍情况。目前在线医疗社区是人们获取相关健康信息的主要途径，但是由于专业知识及思维方式等方面的知识不对称，在线医疗平台进行医疗咨询时，患者和医生存在沟通问题。而目前对医患沟通障碍的研究主要是通过访谈或问卷等定性的研究方法，对于因知识不对称导致的沟通障碍问题的研究也只是探索知识生产者和知识共享者之间的宏观特征，缺乏定量地揭示知识不对称特征研究。针对这一现状，本书根据知识不对称在对话中的表现形式，提出基于文本挖掘的在线医疗社区用户知识不对称分析框架，来分析在线医疗社区用户的知识不对称行为；为了验证框架的有效性，本书选择我国最大的在线医疗社区之一——春雨医生肿瘤科的在线咨询数据作为研究对象。本节主体内容选自项目研究成果“基于文本挖掘的在线医疗社区用户知识不对称研究”①。

3.1.1　医患沟通与知识不对称

（1）医患沟通

医患沟通意味着在医疗活动中，医生和患者围绕伤病、医疗、健康及相关因素，通过多渠道沟通具有各种特点的全方位信息，为患者的治疗提供科学指导，使医患双方能够形成共识，建立信任与合作关系。优质医疗服务的实施离不开医生和患者之间和谐的关

① 刘婷，基于文本挖掘的在线医疗社区用户知识不对称研究［D］．武汉大学，2019.

系，而医患沟通顺畅是建立医生和患者和谐关系的基础①。张妮莉等根据2009—2013年有关于医疗纠纷的文献进行分类和统计，得出医患沟通不畅是造成医疗纠纷的主要原因②。Lorusso等（2017）用调查问卷的方式研究医患沟通对化疗副作用的影响，研究表明良好的医患沟通有利于减缓化疗病人的副作用，同时医生告知病人时一些微妙问题的能力需要提高③。因此，为全面提升医疗卫生服务，有必要对医患沟通障碍原因及解决方案进行深入研究。

（2）知识不对称

在图书情报领域，知识不对称（Knowledge Asymmetry）相关术语被多次提出，但迄今并未形成一个清晰的、被广泛认可的定义。根据研究目的不同，知识不对称也被赋予了不同的名称及内涵。例如，在突出知识不对称对信息沟通的负面影响方面，情报学家Ingwersen研究交互式信息检索时指出，信息生产者与信息接收者之间存在知识结构差异④；而Ribeiro-Soriano等阐述了科学家未能与从业者成功沟通的原因是双方存在知识不对称，并通过文献回顾详细分析了科技与工业领域之间存在的知识差⑤。在强调知识不

① 王丹旸，朱冬青．医患沟通障碍的心理解析：信息交换视角［J］．心理科学进展，2015，23（12）：2129-2141.

② 张妮莉，赵静．基于2009—2013年相关文献的医疗纠纷案例统计分析［J］．医学与社会，2014，27（6）：55-58.

③ Lorusso D, Bria E, Costantini A, et al. Patients' perception of chemotherapy side effects: Expectations, doctor-patient communication and impact on quality of life-An Italian survey [J]. European Journal of Cancer Care, 2017, 26 (2): e12618.

④ Ingwersen P. Cognitive perspectives of information retrieval interaction: elements of a cognitive ir theory [J]. Journal of Documentation, 1996, 52 (1): 3-50.

⑤ Ribeiro-Soriano D E, Berbegal-Mirabent J. Disseminating scientific research: a double-edged sword? [J]. Knowledge Management Research & Practice, 2017, 15 (3): 380-390.

对称带来知识共享机遇方面，文庭孝等在强调知识不对称带来的知识共享机会时，认为知识不对称是学科间知识共享的源泉，并强调知识不对称是指个人，组织，地区和国家等主体之间知识分配的不均衡①。在影响知识共享的因素研究中，王广三认为知识差异是影响图书馆联盟知识共享的重要因素，它被定义为个人知识的内容、范围和水平的差异②。在知识不对称背景下的认知过程方面，Lu 等从知识的领域差异角度研究发现，个体拥有系统使用经验知识与专业领域知识之间的不对称，会使其在学术文档阅读绩效方面出现认知错觉③。综上，知识不对称这一概念根据研究目的不同被赋予了广泛而灵活的定义，然而，识别知识主体之间的知识不对称并促进知识主体之间不对称知识的转变，是学术界的一个普遍共识。

（3）在线医疗社区

随着“互联网+”的发展，海量的在线数据资源以爆炸式的方式增长。2018 年国务院办公厅《关于促进“互联网+医疗健康”发展的意见》中，明确指出要将人民日益增长的医疗健康卫生健康需求放在首位，借助互联网创新服务模式，提高服务效率④。在“互联网+医疗”的大潮流下，许多医疗机构或企业也纷纷开展了在线医疗咨询这一服务项目，产生了在线医疗社区这个概念。用户在社区中提出有关疾病的问题，并分享自己的疾病信息，通过与医

---

① 文庭孝，周黎明，张洋，等．知识不对称与知识共享机制研究［J］．情报理论与实践，2005，28（2）：125-128+190.

② 王广三．图书馆联盟知识共享影响因素及策略研究［J］．图书馆工作与研究，2017（10）：37-41.

③ Lu Q，Zhang J Y，Chen J，Li J．Differences between experts and novices when reading with navigational table of contents［J］．Library Hi Tech，2018，36（2）：194-210.

④ 国务院办公厅．关于促进“互联网+医疗健康”发展的意见［EB/OL］．［2018-8-20］．http：//www. gov. cn/zhengce/content/2018-04/28/content_5286645. htm.

生或者相同病人交流获得自己所需的健康信息。因此在线医疗获得了人们的喜爱，各种在线医疗社区也进入人们的视野，如国内有春雨医生、好大夫在线、丁香园等网络平台，国外有 Patient like me，Zoc Doc 等。

医生在在线医疗社区回答患者的问题并和病人展开交流沟通的这一过程中，同样不可避免传统医疗就诊时的医患沟通障碍问题，这造成了许多严重的后果，例如医生和病人之间的紧张关系以及资源的浪费。Frankel 提出医患沟通是指医生与患者之间信息交换的过程①，而信息交换双方的知识不对称，例如医患之间显著的背景因素差异，医生和患者在专业知识及思维方式等方面的不对称，会导致医患沟通障碍问题，这极大限制了用户的信息获取与利用能力。这一问题在人们面临复杂多样信息来源的知识爆炸时代尤其突出②，严重阻碍了医疗健康与信息服务相关行业发展，也危及人类知识的传承与发展。

因此在当前大数据背景下，要充分利用在线医疗社区的大数据，对其潜在的知识进行充分挖掘和组织，以便更好地服务用户。因此，本节以在线医疗社区用户交流内容为研究对象，构建基于文本挖掘的在线医疗社区用户知识不对称分析框架，从知识单元层面对医生和患者的知识不对称现象进行文本挖掘。首先对在线医疗社区用户交流数据进行收集和预处理，通过词汇丰富性从宏观层面上体现在线医疗社区医生和患者之间的知识差异，然后根据 LDA 主题模型选出的关键词对医生和患者知识不对称现象进行深层次分析，这对于医患沟通的量化分析、知识不对称表现的后续深入研究以及在线医疗社区的发展具有重要意义。

① Frankel R M. From sentence to sequence: Understanding the medical encounter through microinteractional analysis [J]. Discourse Processes, 1984, 7 (2): 135-170.

② Ribeiro S D E, Berbegal M J. Disseminating scientific research: a double-edged sword [J]. Knowledge Management Research & Practice, 2017, 15 (3): 380-390.

3.1.2 医患知识不对称分析框架

知识不对称的存在原因是知识分享双方存在知识差，在知识分享过程中，知识不对称双方个体会就知识进行对话，Drew认为知识不对称在对话中会有以下三种表现①：首先知识的不对称是不同的知识状态"，"实际知识状态"决定如何讨论主题。例如，医疗专业人员预计将就诊断和治疗相关事宜发表权威，而患者就没有这个知识储备。词汇丰富性是在语言中词汇知识的质量，根据测量指标可以计算用户使用词汇的深度和广度，可以表明沟通双方的知识状态，因此可以用来测试对话双方的知识不对称表现。

知识不对称的第二个重要方面涉及知识的权利，这些权利不是附属于人，而是附于说话人的身份，因为说话者可能拥有一些知识，但在知识方面却具有不对称的位置。例如，全科医生有时可能会讨论他们所拥有的关于患者经历的知识，或者患者可能通过提出诊断或特定治疗而要求了解医疗实践。然而，他们对这些知识的呈现将与他们各自在医学和患者中的身份相一致。即医生和患者双方即使拥有对方的部分知识，但是最终的表达结果还是和自己的身份一致。这可以通过医生和患者的表达差异来体现，医生和患者因为知识结构的不够，对同一个概念可能会有不同的理解和表达，但总体而言会和个体的背景知识相符，医患双方对同一个概念的表达差异表明了个体的不对称位置。

可以通过观察对话的结构来识别知识不对称的第三个方面是知识道德，或者说是说话者对认知权威主张的取向。发言者有权获得由他们自己及其共同对话者以某种方式存在有问题的知识规范，这在一定程度上可以用共现词的语义差异来表现。共现词即两个词在一个文本中共同出现，用于表达某一内容，在语用层面上，可以判断这两个词是存在关联的。而共现词语义差异是在语义层面对共现

① Drew P. Asymmetries of knowledge in conversational interactions [J]. Asymmetries in Dialogue, 1991 (5): 21-48.

词进行判断。例如在医患沟通中，医生和患者有权力决定他们对话中的语义规范，但是对于整个群体来说，语义类型和数量还是有所区别，这反映了医患之间的知识不对称。

通过前文的分析可知，在线医疗社区用户知识不对称在对话中的表现可以用词汇丰富性、医生和患者对同一个概念的表达差异，以及对共现高频词的语义差异来表示。因此本书结合文本挖掘技术，提出基于文本挖掘的在线医疗社区用户知识不对称分析框架，如图 3-1 所示。

在线医疗社区
爬取网页/解析网页
数据采集模块
分词
去停用词
同义词合并
数据处理模块
在线医疗社区用户词汇丰富性
医疗词汇密度
医疗词汇多样性
医疗词汇复杂性
基于LDA主题模型的关键词提取
Word2vec 分析医患同义概念的表达差异
依存语义分析共现关键词的语义差异
知识不对称发现模块

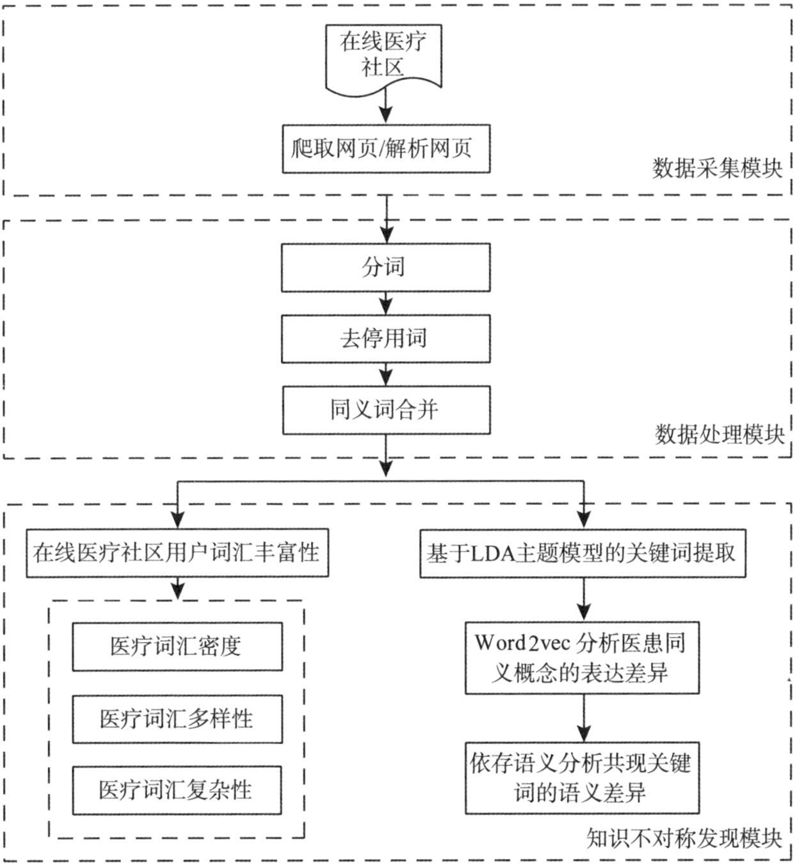

图 3-1　基于文本挖掘的在线医疗社区用户知识不对称分析框架

（1）数据采集

在线医疗社区用户对话文本集的构建包括采集和过滤。数据采集首先需要确定数据源和分析对象，本研究的数据源是著名的在线医疗社区“春雨医生”，分析对象则是肿瘤科下面医生和患者用户相关的对话文本。确定数据源和分析对象后，需要对所需的数据进行获取，目前主要是通过网络爬虫（软件或者程序）。Web 爬虫程序以一个或多个初始 Web 页面的 URL 开始，并且通过某些规则，不断从初始 Web 页面获取新 URL。遍历的同时，会对所网页进行分析和下载，并将爬虫初始设置的所需信息存入到指定的数据库中。较为广泛的网络爬虫软件主要有：Google Crawler、Mercator、Larbin 等。对于自己编写网络爬虫程序，则一般会用到各种语言的工具包，如 R 语言的 Rvest，Python 的 scrapy 框架等。其中 scrapy 的主要优点在于，它是一个整体框架，用户可以根据自己的需求便捷修改，因此深受用户的喜爱。数据过滤主要是去除一些无意义、重复的内容。无意义的内容是指一些问候语、表情等不包含领域特征的文本，如您好、谢谢、不客气、在、恩等。去重则是将一些重复的文本去除，因为在对话中有时会因为多种原因，在同一时刻将语句重复，而这对分析是没有价值的，所以要去除。

（2）数据处理模块

①分词。分词是把将要处理的自然语言文本自动切分成有意义的独立词的过程，是对文本进行数据处理前的最基本也最重要的一个环节。计算机能识别的语言知识基本上是基于词的，如给出词信息的词典、以词的组合来体现词聚合的句法规则，以及词的语义、语境、语用等。但是中文文本是连续的字符串，字之间没有明确的空格标记，因中文分词非常有必要。如何将中文文本划分为有意义的独立词，这需要分词算法来分割中文文本。目前常用的分词工具是 Jieba 分词，它主要是根据基于字符串的匹配算法，但是在此基础上它实现了高效的字符扫描，并结合基于统计的分词方法，对生成的有向无环图进行动态规划，找出高频字的组合。同时，Jieba

分词还支持用户自定义词典，可以对专业领域进行特殊分词，提高分词效果，因此广受用户喜爱。

②去停用词。一些词汇出现频率很高，但是对于检索效果却没有半点提升，它将这些归为“噪声”①，这就是停用词最开始的名称。之后发现在信息检索之前，提前将这些出现频率过高却无意义的词剔除，它不仅不会降低搜索效果，还会大大减少搜索占用的存储空间，此时停用词被定义为在文本中更频繁出现但在搜索中没有帮助的单词（Lo et al.，2005）②。停用词处理方式目前有两种，一种是词频统计方法，即当一个词的词频超过了所设定的阈值就将之剔除。另一种是建立停用词表，通过对停用词表的查询来剔除无意义的停用词。目前广泛使用的通用停用词表是哈尔滨工业大学停用词表、四川大学机器智能实验室停用词表、百度停用词列表、中文停用词表等。专业停用词表则是在对该专业领域的无意义词进行了分析和论证的基础上，提出停用词，广泛应用于计算机、化学、医疗等领域。

③同义词合并。同义词在中文文本中经常出现，为了节省存储空间和加快运行速度，通常会在文本处理前会先将具有相同意思的词汇进行合并，如“高兴”和“开心”，“难过”和“伤心”，“党员”和“中共党员”等，目前主要是基于梅家驹编写的《同义词林》对同义词进行合并③。因为《同义词词林》的时间较为久远，哈尔滨工业大学信息检索研究室对之进行了扩展和补充，并使之具备了5层的树状结构。

（3）知识不对称发现模块

①词汇丰富性。词汇丰富性（lexical richness）是词汇质量研

① Luhn H P. A Statistical Approach to Mechanized Encoding and Searching of Literary Information [J]. IBM Journal of Research and Development, 1957, 1 (4): 309-317.

② Lo T W, He B, Ounis I. Automatically Building a Stopword List for an Information Retrieval System [J]. Journal of Digital Information Management, 2005, 3 (1): 3-8.

③ 梅家驹，等. 同义词词林 [M]. 上海：上海辞书出版社出版，1983.

究的重要组成部分，Hatami（2012）给出了明确的定义：词汇丰富性是指文本中词汇知识的质量，用于衡量演讲者或作者词汇的广度和深度①。本书借鉴吴青峰（2016）的理论研究框架②，同时结合汉语语境和医患对话语境，设计“医学词汇密度”“医学词汇多样性”“医学词汇复杂性”三个指标来描述医生和患者的医学词汇知识情况。其中医学词汇主要依据医学术语表或者分类表来划分，如 39 医学网站肿瘤术语表、国际疾病分类表（International Classification of Diseases，ICD）、中国生物医学文献数据库等。

词汇密度（lexical density）是实词与中文文本中单词总数的比值，其中实词的选取一般包括动词、名词、副词、形容词、代词、数词、量词等③。本书是研究在线医疗社区用户交流信息，所以实词的范围是在医学领域中的有意义的实词，我们改进经典词汇密度计算公式，得到医学词汇密度的计算公式（3-1）为：

$$\text{Den}=\frac{\text{MeTokens}}{\text{Tokens}} \tag{3-1}$$

式中，MeTokens 为单位文本中医学词汇的个数，Tokens 为单位文本总词数。

词汇多样性（lexical variation）是指在语言表达中使用不同的单词，同时避免某些单词的重用，是单词类型与语言样本中单词总数的比率④。类型标记比（Type-Token Ratio，TTR）是一种简单但功能强大的度量方法，在定量语言学中广泛使用测量给定上下文中的词汇量。传统上词汇多样性是通过类型标记比（TTR）来测量的，它通过将不同单词或类型的总数除以给定语言样本中的单词或

① Hatami S，Researching and analyzing vocabulary [J]. Tesol Quarterly，2012，46（4）：868-869.

② 吴继峰．英语母语者汉语写作中的词汇丰富性发展研究 [J]．世界汉语教学，2016，30（1）：129-142.

③ 黄伯荣．廖序东．现代汉语（增订四版）[M]．北京：高等教育出版社，2007：125-129.

④ Read Johna S. Assessing Vocabulary [M]. Cambridge：Cambridge University Press，2010：59-67.

标记的总数来计算词汇多样性，其中 Token 指单位文本中所有词的个数，Type 指单位文本不同词的个数，重复出现的词记作一个 type。我们改进 TTR 公式得到医学词汇多样性的计算公式：

$$\mathrm{Var}=\frac{\mathrm{MeTypes}}{\mathrm{MeTokens}} \tag{3-2}$$

其中，MeTypes 为单位文本中不同医学词汇的类型个数，MeTokens 为单位文本中所有医学词汇的个数。

词汇复杂性（lexical sophistication）是指在语言表达中不选择日常通用的词汇，而是选择使用更适合主题的低频词，如专业名词、领域术语等来准确地表达说话者的意图（Read，2010b）。本研究中医学词汇复杂性的计算依据医学词汇表（39 医学网站肿瘤术语表、国际疾病分类表（International Classification of Diseases，ICD）或者中国生物医学文献数据库等），来计算医生和患者文本中使用疾病、诊疗、药物等不同类别词汇的总数分别占文本中医学词汇总数的比例。可能出现的情况是领域知识越多，词语会越具体、越偏向下级；也有可能是医生不会把自己知道的专业词全都说出来，可能会只说患者听得懂的词。因此医学词汇复杂性的计算公式如下：

$$\mathrm{Sop}=\frac{\sum_{\text{第一种医学词}}^{\text{第}N\text{种医学词}}\left(\text{词频} * \frac{\text{上路径深度}+1}{\text{下路径深度}+1}\right)}{\text{词频总数}} \tag{3-3}$$

对该指标的解释：对话中越多的使用深层次的医学词语，则该对话的复杂性越高。下路径深度是以该节点为根节点的子树的深度，+1 是为了避免该节点为最后一个节点时分母为 0；上路径深度是根节点到该节点的深度；上路径+1 是为了与下路径+1 对应。分子之所以是“上路径/下路径”的形式，而不是“上路径/总路径”的形式，是因为医学词典的编码树并不平衡，这样设计可以更好地适应非平衡树的情况。分母为词频是为了消除对话规模的影响，词典中有的词没有树状结构编号，计算时这些词不在分母里。

②基于关键词的医患知识不对称分析。关键词是一组能够对文本内容进行总结和概括的词，即关键词是能够表达文本的最小独立

且有意义的单元①。因此关键词抽取在众多研究领域都有着举足轻重的地位，如信息检索、网页信息抽取、文献标引等②。LDA 主题模型是使用文档中的潜在语义，引入主题的概念，并构建 text-theme-keyword 的三层模型，利用 LDA 主题模型对关键词进行抽取取得了很好的效果，本书运用 LDA 主题模型来确定主题特征词。

在使用 LDA 训练数据集时，为了得到最适合的主题模型，首先需要确定最佳的主题数，因为主题的数量对 LDA 模型的特征提取和拟合有很大影响。Blei 在 LDA 主题模型中使用 Perplexity 来评价主题的质量以及确定主题数，当其他条件固定时，主题数越多，模型的困惑度越小，这表示该模型的泛化能力越强，但是极容易出现过拟合的现象③。主题相关性（Topic Coherence）则是另一个评价 LDA 主题质量的评价指标，它通过计算词语间的语义相似度来获得主题得分，很好地避免了过拟合的出现④。因此本书采用来确定 LDA 主题模型的主题数，并通过 Mimno 等提出的 UMass 主题相关性评价方法来对 LDA 主题模型进行质量评估和确定最佳主题数⑤。

$$\text{coherence}(V) = \sum_{(vi,\ vj) \in V} \text{score}(vi,\ vj,\ \ \in) \tag{3-4}$$

$$\text{score}(vi,\ vj,\ \ \in) = \log \frac{D(vi,\ vj) + \in}{D(vj)} \tag{3-5}$$

① 刘啸剑，谢飞，吴信东．基于图和 LDA 主题模型的关键词抽取算法［J］．情报学报，2016，35（6）：664-672.

② 关鹏，王曰芬，傅柱．不同语料下基于 LDA 主题模型的科学文献主题抽取效果分析［J］．图书情报工作，2016，60（2）：112-121.

③ Blei D，Carin L，Dunson D．Probabilistic Topic Models：A focus on graphical model design and applications to document and image analysis［J］．IEEE Signal Processing Magazine，2010，27（6）：55-61.

④ Hajjem M，Latiri C．Combining IR and LDA Topic Modeling for Filtering Microblogs［J］．Procedia Computer Science，2017，112（10）：761-770.

⑤ Mimno D，Wallach H M，Talley E，et al．Optimizing semantic coherence in topic models［C］//Proceedings of the conference on empirical methods in natural language processing．Association for Computational Linguistics，2011：262-272.

其中 V 是描述某个主题的词集合，D（vi，vj）是指同时包含词语 vi、vj 的文本数量，ε 是一个平滑因子，保证返回的是一个实数。

医患的概念表达差异分析。医生和患者对同一个概念的表达差异，实际就是判断同义词在不同语境下的含义。例如，对于"乳腺"这个词，医生说的相关词语可能是"囊肿""纤维瘤""腺叶"等，而患者表达的可能是"鸡蛋黄""结点""增生"等相关词语，患者可能不了解医生所说的专业词汇，而医生也可能会因为患者表述的不清楚而产生误会，这就对在线医疗社区医患沟通的过程增加了难度。要消除这种影响，就要对医生和患者常用的词汇进行相似度分析，了解对于同一个词语，医生和患者分别对之有何不同的表述。Word2vec 是 Google 在 2013 年发布的基于深度学习的开源工具，它是一种浅层神经网络训练方法，可以有效地将单词转换为词向量。Word2vec 根据深度学习的核心思想，通过多层感知机将自然语言的底层特征简化为抽象的高层特征，并在多维空间中对之进行向量运算。因此，可以简化文本语义的相似性为计算向量的相似性，彼此相似的词具有相似的向量，彼此不相似的词具有不同的向量，这解决了计算文本的语义相似性的难度的问题。

医患共现关键词的语义差异。共现词即两个词在一个文本中共同出现，用于表达某一内容，在语用层面上，可以判断这两个词是存在关联的。共现的概念在图书情报和数据挖掘领域已被广泛应用，如构建知识网络、分析知识结构等。在图书情报领域对于不同层面的关联，还有作者合著分析、关键词的共词分析、文献的同被引分析等。而频繁共现的数据项则是关联规则技术的基础，在数据挖掘领域中的协同过滤、关联个性化推荐等有不可替代的意义。对在线医疗社区医生和患者用户的对话文本进行共现词分析，能在知识单元层面上揭示医生和患者的领域知识关注点，同时和语义依存分析结果对比，得到关键词的语义差异。

3.1.3　医患知识不对称规律

（1）数据内容采集和预处理

①数据内容采集。原始数据来源于互联网医疗咨询开放平台——春雨医生。按科室找医生，一级科室选择肿瘤及防治科，二级科室选择全部科室，地区选择全国。选择对话个数较多的前80位医生，进入各个医生主页，展开“好评问题”并爬取其中的咨询对话数据。最终获得6665组、共计172578条对话数据。在原始数据的基础上，去掉“图片因隐私问题无法显示”“[自动回复]”等内容，得到初步数据167219条。对初步数据进行过滤，去除无意义的句子，数据由167219条变为151367条对话数据。

②数据预处理。鉴于本研究的技术实现大多基于Python，且结巴分词代码清洗、扩展性较好，因此选择用Python编写的结巴分词，同时结合已有的医学词表，如39医学网站肿瘤术语表（肿瘤科术语）、国际疾病分类编码标准（International Classification of Diseases，ICD-10）、以美国国立医学图书馆《医学主题词表（MeSH）》译本和《中国中医药学主题词表》为依据而制定中国生物医学文献数据库（医学词典）、由中国医学科学院医学信息研究所创立的医学药品词表（Drug）、ICD-9（Surgery）来处理语料文本集。

目前常用的去停用词表主要有哈工大停用词表、四川大学机器智能实验室停用词库、百度停用词列表，中文停用词表，本书的做法是将这几个词表合并。删除去停用词后的空白行，最终得到分词后的数据是147240条。

在处理同义术语映射与信息合并时发现，同义词词林中也有一些医学词语，本研究暂且将这些词语称为“通俗医学术语”，由这些“通俗医学术语”组成的词表为《通俗医学术语词表》。由于同义词词林的同义词判别标准很宽泛，一些在医学上并不严格等同的词语也被认定为同义词，那么对于词林中的这些通俗医学术语来

说，合并它们是不合适的。另外，非医学词语的同义情况的分析价值又不高。因此，本研究决定将同义词词林中的医学词语和非医学词语分开处理，医学词语只分析不合并，非医学词语只合并不分析。

（2）在线医疗社区用户词汇丰富性结果

医学词汇丰富性中的医学词汇需要用医学词表来识别，目前主要有《肿瘤科术语》、ICD-10、《医学词典》、Drug 和 Surgery。词典的选择影响词汇的准确和完整性，根据事先验证这五个词表间的词汇重合率、使用情况、词典使用词间的重合率等数据，本研究选用《医学词典》来计算词汇丰富性。

在线医疗社区用户对话中医学词汇密度和医学词汇多样性的统计如表 3-1、表 3-2、表 3-3，分别表现了运用专业的医学词表《医学词典》和同义词词林中的《通俗医学术语词表》，以及合并这两个医学词表后的描述性统计。

表 3-1　　**在《医学词典》中描述性统计**

项目	Tokens	Types	MeTokens	Metypes	Den	Var
医生	479918	21279	99943	2380	20.83%	2.38%
患者	475926	28045	76340	2318	16.04%	3.03%
医患	955844	36570	176283	2993	18.44%	1.70%
差异化程度					29.86%	27.31%

表 3-2　　**在《通俗医学术语词表》中的描述性统计**

项目	Tokens	Types	MeTokens	Metypes	Den	Var
医生	479918	21279	91906	1318	19.15%	1.43%
患者	475926	28045	89937	1501	18.90%	1.67%
医患	955844	36570	181843	1682	19.02%	0.92%
差异化程度					1.32%	16.78%

表 3-3　在《医学词典》和《通俗医学术语词表》中的描述性统计

项目	Tokens	Types	MeTokens	Metypes	Den	Var
医生	479918	21279	142642	3215	29.72%	2.25%
患者	475926	28045	126209	3323	26.52%	2.63%
医患	955844	36570	266885	4137	28.13%	1.54%
差异化程度					5.28%	16.89%

不管是《医学词典》《通俗医学术语词表》，还是这两个词表的合并，其中对在线医疗社区用户对话文本集进行描述性统计时都发现，医生词汇密度>患者词汇密度，这说明医生在对话当中会使用更多的医学词语。而患者词汇多样性>医生词汇多样性，猜想有以下三个原因：①患者用词不精准。对于一个专业的医学词汇，患者可能会用不同的非医学词汇来表述；②对话造成的患者用词重复。另一个原因可能是对于一个专业的医学词汇，首先由医生说出来，而患者不了解，会重复这个专业医学词汇来问医生，这也会导致患者的医学词汇的多样性增加；③患者人数多，医生人数少。从统计数据来看，医生是 80 位，而患者却有 6665 人，每人的习惯和知识储备不同，这也可能造成患者医学词汇多样性的增加。

对比表 3-1 和表 3-2 可以发现，在《医学词典》中医生医学词汇密度和多样性都大于在《通俗医学术语词表》，而患者却有不同，对于医学词汇密度，《医学词典》（16.04%）小于《通俗医学术语词表》（18.90%），但是对于医学词汇多样性，患者在《医学词典》（3.03%）中的统计要大于《通俗医学术语词表》（1.67%）。同时，《医学词典》的指标差异化程度整体大于《通俗医学术语词表》，这说明医生和患者所用的语言还是有很大的差异，医生更多的还是使用专业的医学词语，而患者没有那么多的专业医学词语知识，所以专业的医学词表如《医学词典》指标的差异化会比《通俗医学术语词表》统计出的结果要大很多。

通过前面对医学词表的分析，得出《医学词典》是最适合计算医学词汇复杂性这个指标，因此运用公式（3.5），对在线医疗

社区用户对话文本集进行医学词汇复杂性计算，计算结果如表 3-4 所示。

表 3-4 医学词汇复杂性计算结果

	对话复杂性
医生	4.19
患者	3.61

从表 3-4 中可以看出，在医学词汇复杂性这个指标中，医生对话的复杂性明显要大于患者，这说明医生使用的词汇更加复杂，也更加专业。

(3) 基于关键词的医患知识不对称表现

①基于 LDA 主题模型的关键词选取。医生和患者的对话分别处理，将对话中一次说话内容划分为一个文本，将患者的 70597 个文本，医生 76643 个文本，分别输入。根据在不同主题数下得到主题一致性（Topic Coherence）值，绘制趋势图，实验结果如图 3-2 所示。

在图 3-2 中，Topic Coherence 值在纵轴，主题数由横轴表示。从中可以看出，医生和患者两个群体的 Topic Coherence 值随着主题数的增加逐渐减小，到最后趋于平稳。在表示医生的红线中，当主题数为 24 时，产生了一个局部极小值，因此 24 是医生的最佳主题数。同理 28 是患者的最佳主题数，在医生和患者的最佳主题数下确定的主题中分别选取排名前 20 的词。对根据 LDA 主题挖掘得到的主题及主题词进行去重操作，以及确定无法确定主题标签的主题，即医生主题去掉 15/16/20 号主题，最后保留 21 个主题，367 个主题词。患者主题去掉 14/20/27 号主题，最后保留 24 个主题，423 个主题词。其中医生和患者共同的主题词有 222 个。

②关键词相似度计算。医生和患者对同一个概念的表达差异，可以通过对两者共同的关键词进行相似度分析，看医生和患者各自

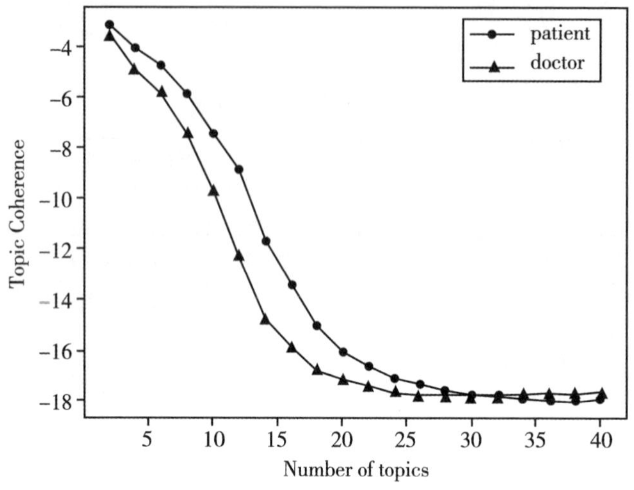

图 3-2　主题数-主题相关性

的文本中对共同关键词的相似词有何不同，进而得到医生和患者对概念的知识不对称。

首先对前文 LDA 主题模型提取的关键词进行去重等操作，得到的医生关键词 367 个，患者关键词 423 个，医患共同的词有 222 个，这 222 个关键词即为这一步的研究对象。然后基于医生和患者各自的对话分词数据，利用 Word2vec 找出与分析对象相似度最高的 10 个词，相似度都在 0. 75 以上，部分结果如图 3-3、图 3-4 所示。通过比较医生和患者的相似词列表，从而判别医生和患者对同一个词有没有不同的理解。

从整体上来看，医生和患者的概念表达上有很大的差异，相似度高的 10 个词语中，尽管存在一些相同的词语，但是在概率上仍旧不同，这说明医患在表达上的习惯不一样。同时患者词语的相似度要高于医生词语的相似度，主要原因可能是患者所用的词语基本上是生活中的日常用语，没有很多的专业词汇。而医生作为专业知识和生活知识的结合体，这两种知识对于他而言都是融会贯通的，所以他会交叉使用这两种语言，因此导致了医生的相似度低于患者

dp_same_topics	top10_doctor_sim_topics									
治疗	放化疗-0.9359955787658691	减瘤-0.8803804516792297	化疗-0.8760947585105896	BEP-0.8735897541046143	放射治疗-0.8674700260162354	手段-0.8655555844306946	同步-0.8589762449264526	射频-0.8572185039520264	首选-0.8561506867408752	伽玛刀-0.8553994297981262
中药	调理-0.9642139077186584	抗肿瘤-0.9623625874519348	中医药-0.9569717645645142	阿帕替-0.9418736696243286	爱斯万-0.9411076307296753	认可度-0.9405946731567383	使用-0.9362500905990601	草药-0.9353273510932922	间歇-0.9345551133155823	尼-0.9337436556816101
方法	手段-0.9784091114997864	nk-0.96149742603302	首选-0.9390347003936768	适合-0.931301474571228	可选-0.9305383563041687	适不-0.9277563095092773	TACE术-0.9255019426345825	肺腺癌-0.9186790585517883	有效途径-0.9185708165168762	微波-0.917532205581665
效果	有效-0.9207077026367188	敏感-0.8842108845710754	手段-0.8760710954666138	顽固-0.8741195797920227	七次-0.8710210919380188	保守-0.8669477701187134	上不去-0.8581730127334595	有效途径-0.8579076528549194	姑息-0.854913592338562	疗效-0.8520693182945251
有没有	有无-0.90693199634552	以前-0.8669546842575073	照看-0.8626576662063599	社么-0.8476136326789856	化疗-0.8450329899787903	麽-0.8413316011428833	头部-0.8367910385131836	一下头-0.835735559463501	下胃-0.8352258205413818	有否-0.8343740105628967
介入	射频-0.9577727913856506	消融-0.9543030261993408	放射治疗-0.9376848340034485	适应症-0.9279599189758301	伽玛刀-0.9231958389282227	首选-0.9187510013580322	适合-0.9177592992782593	微创-0.910824179649353	10CM-0.9103147983551025	硬化剂-0.9066419005393982
晚期	鼻尖-0.9388693571090698	中期-0.9133183360099792	取决于-0.9129147529602051	胃癌-0.9118216633796692	所处-0.9057710766792297	中晚期-0.8966057896614075	目的-0.895858108997345	TACE术-0.8954529166221619	属于-0.895449161529541	原发性肝癌-0.8901854753494263

图 3-3 医生相似词列表（部分）

dp_same_topics	top10_patient_sim_topics									
治疗	方案-0.9627214670181274	最佳-0.9601809978485107	后续-0.9579909443855286	第三线-0.9569474458694458	合理-0.9554421305656433	更改-0.9539952874183655	NP-0.9513548612594604	选择-0.9501049518585205	保守-0.9485107660293579	最优-0.9467138051986694
中药	康力欣-0.9675062298774719	喜-0.9604451060295105	调理-0.9598543643951416	兑水-0.9578148126602173	必妥-0.9553691148757935	服用-0.9493246078491211	药先-0.9469326734542847	Rg3-0.9461761713027954	片仔癀-0.9450147151947021	枸橼酸他莫昔芬片-0.9446665048599243
方法	手段-0.9878758192062378	积极-0.980446457862854	更好-0.9756693840026855	可行-0.9754770398139954	有效-0.9741654992103577	中医中药-0.9731731414794922	起到-0.9727156162261963	延长-0.9712866544723511	药指-0.9695904850959778	那下-0.9667173027992249
效果	抗结核-0.9770861864089966	安维汀-0.966604471206665	药物-0.9665043354034424	只能-0.9657465219497681	必妥-0.9642255306243896	好太多-0.9637216329574585	内分泌-0.9607590436935425	控制-0.9573839902877808	继续-0.9533558487892151	科是-0.9500701427459717
有没有	个性化-0.9402698874473572	中西医-0.936923623085022	更好-0.9368119239807129	积极-0.9328229427337646	希望-0.9322217702865601	可大-0.9321306943893433	思路-0.9320421814918518	欠妥-0.9303865432739258	妥当-0.9292641878128052	造化-0.9280064105987549
介入	射频-0.9830101132392883	进行-0.9739683866500854	消融-0.9712682366371155	GP-0.9702756404876709	姑息-0.9659815430641174	耽搁-0.9606280326843262	能包-0.9587794542312622	预计-0.9579952955245972	4T-0.9574074149131775	放化疗-0.9557125568389893
晚期	小细胞-0.937319815158844	肝癌-0.9228463768959045	肺癌-0.9222090244293213	胃癌-0.920453667640686	缺除-0.918626606464386	中晚期-0.9176038503646851	食道癌-0.9157240390777588	患者-0.9088891744613647	样例-0.906368076801	脑膜-0.902700662612915

图 3-4 患者相似词列表（部分）

的相似度。

③共现关键词的依存语义分析。医生和患者共现关键词的语义差异，首先需要对医生和患者的关键词表，分别做共现处理，得到医生和患者分别的共现词对表，然后对两张共现表取交集，得到“医患共现词对”。然后查找并分析“医患共现词对”的语义依存分析结果，通过比较高频共现词对的语义依存关系的数量和种类差

异，即可分析出医生和患者对同一概念对的理解差异。

以 LDA 主题模型得到的 222 个医患共同关键词为处理对象，基于医生和患者各自的对话分词数据，得到医生关键词共现表和患者关键词共现表，图 3-5、图 3-6 分别显示的是部分的医生关键词共现频次表（部分），以及患者的关键词共现频次表（部分）。医生关键词共现表中的共现词对有 16383 对，患者共现词表中的共现词对也恰好为 16383 对，两表共有的关键词对为 14111 对。医生关键词共现频次表中共现频数最高的词对为“手术-治疗”，共现频次为 967 次。患者关键词共现频次表中共现频次最高的词对为“医院-检查”，共现频次为 714 次。

	B超	CT	癌症	靶向	白细胞	办法	半年	报告	比较	必要	变化	病理	病情	病灶
B超	1	52	1	2	2	3	12	20	21	16	12	13	3	2
CT	52	30	31	12	1	12	16	319	64	44	29	99	26	61
癌症	1	31	1	6	0	21	0	26	31	7	8	45	17	3
靶向	2	12	6	1	1	18	0	11	73	7	8	82	27	22
白细胞	2	1	0	1	1	1	0	3	5	1	2	1	1	0
办法	3	12	21	18	1	1	5	16	31	4	3	16	16	9
半年	12	16	0	0	0	5	1	0	16	0	21	4	4	1
报告	11	173	14	6	2	8	0	18	30	2	3	348	7	10
比较	21	64	31	73	5	31	16	57	1	14	25	99	43	56
必要	16	44	7	7	1	4	0	4	14	1	3	20	5	9
变化	12	29	8	8	2	3	21	6	25	3	1	20	30	16
病理	13	99	45	82	1	16	4	664	99	20	20	1	26	31
病情	3	26	17	27	1	16	4	13	43	5	30	26	1	17
病灶	2	61	3	22	0	9	1	20	56	9	16	31	17	1

图 3-5　医生关键词共现频次表（部分）

	B超	CT	癌症	靶向	白细胞	办法	半年	报告	比较	必要	变化	病理	病情	病灶
B超	1	46	15	2	3	2	8	14	10	4	3	6	2	2
CT	46	26	70	37	11	15	27	182	42	45	23	77	20	21
癌症	15	70	1	11	1	23	11	30	23	6	6	30	9	6
靶向	2	37	11	1	3	21	3	12	19	7	3	18	17	13
白细胞	3	11	1	3	1	5	2	4	3	2	0	3	1	3
办法	2	15	23	21	5	1	4	11	19	4	2	14	7	6
半年	8	27	11	3	2	4	1	8	12	5	12	8	5	0
报告	14	182	30	12	4	11	8	18	28	15	4	222	11	11
比较	10	42	23	19	3	19	12	28	1	15	8	27	15	11
必要	4	45	6	7	2	4	5	15	15	1	1	22	2	5
变化	3	23	6	3	0	2	12	4	8	1	1	4	1	4
病理	6	77	30	18	3	14	8	222	27	22	4	1	16	13
病情	2	20	9	17	1	7	5	11	15	2	1	16	1	6
病灶	2	21	6	13	3	6	0	11	11	5	4	13	6	1

图 3-6　患者关键词共现频次表（部分）

共现差值大的关键词词对。差值最大，意味着有可能词对在一方中出现很多次，在另一方中出现的次数很少。分析医生共现词表和患者共现词表中共现频次差异最大的词对，可以得到医生和患者各自的关注领域，以及医患的用词偏好。对医生共现词表和患者共现词表的频次进行相减，得到医生共现频次与患者共现频次相减的频次共现表，如图 3-7 所示。

	B超	CT	癌症	靶向	白细胞	办法	半年	报告	比较	必要	变化	病理	病情	病灶
B超	0	6	-14	0	-1	1	4	6	11	12	9	7	1	0
CT	6	0	-39	-25	-10	-3	-11	137	22	-1	6	22	6	40
癌症	-14	-39	0	-5	-1	-2	-11	-4	8	1	2	15	8	-3
靶向	0	-25	-5	0	-2	-3	-3	-1	54	0	5	64	10	9
白细胞	-1	-10	-1	-2	0	-4	-2	-1	2	-1	2	-2	0	-3
办法	1	-3	-2	-3	-4	0	1	5	12	0	1	2	9	3
半年	4	-11	-11	-3	-2	1	0	-8	4	-5	9	-4	-1	1
报告	-3	-9	-16	-6	-2	-3	-8	0	2	-13	-1	126	-4	-1
比较	11	22	8	54	2	12	4	29	0	-1	17	72	28	45
必要	12	-1	1	0	-1	0	-5	-11	-1	0	2	-2	3	4
变化	9	6	2	5	2	1	9	2	17	2	0	16	29	12
病理	7	22	15	64	-2	2	-4	442	72	-2	16	0	10	18
病情	1	6	8	10	0	9	-1	2	28	3	29	10	0	11
病灶	0	40	-3	9	-3	3	1	9	45	4	12	18	11	0

图 3-7　医生共现频次-患者共现频次的频次共现表（部分）

对于医生共现频次-患者共现频次的频次共现表分别取正负差异最大的 30 个词对，得到 60 对医生和患者共现频次差异最大的词对，如图 3-8 所示。

（医生共现频次-患者共现频次）≥228 的 30 个词对即为医生相对于患者在对话中最常说的 30 个词对，（医生共现频次-患者共现频次）≤-148 的 30 个词对即为患者相对于医生在对话中最常说的 30 个词对。从中可以看出，医生与患者的“更常说词对”具有明显差异。例如，在（医生共现频次-患者共现频次）≤-148 的 30 个词对中，最频繁出现的词对是“现在-”共现词对，说明患者的更常说词对偏向于对现状的描述；而在（医生共现频次-患者共现频次）≥228 的 30 个词对中，最频繁出现的词对是“治疗-”共现词对，说明在医生的更常说词对治疗的讲解。

高频共现关键词对的语义依存分析。要分析医患对同一个概念

	患者		医生
现在--化疗	-451	治疗--建议	522
现在--手术	-450	肿瘤--治疗	522
检查--医院	-405	治疗--手术	484
现在--检查	-383	治疗--化疗	479
现在--已经	-313	治疗--效果	474
现在--是不是	-286	担心--不用	408
现在--感觉	-230	靶向--治疗	407
是不是--化疗	-228	靶向--药物	397
医院--化疗	-225	目前--治疗	383
手术--医院	-217	检查--建议	376
是不是--手术	-215	药物--治疗	356
现在--之前	-205	建议--复查	337
检查--是不是	-198	转移--淋巴结	336
现在--有点	-195	转移--肿瘤	331
肿瘤--是不是	-193	手术--建议	330
转移--现在	-189	问题--以后	327
现在--发现	-188	病理--术后	322
现在--切除	-183	药物--化疗	318
现在--放疗	-179	需要--治疗	295
有点--感觉	-178	确诊--病理	284
肿瘤--现在	-177	建议--化疗	282
现在--治疗	-166	治疗--放疗	279
现在--严重	-165	肿瘤--建议	272
转移--是不是	-160	需要--病理	268
化疗---次	-155	看看--建议	257
已经--医院	-153	治疗--复查	249
检查--化疗	-153	转移--复发	246
现在---次	-152	病理--治疗	244
手术--发现	-151	注意--休息	229
晚期--现在	-148	肿瘤--目前	228

图 3-8 医生和患者共现频次差异最大的 60 对词对

对有没有不同理解的话，比较理想的分析对象，应该是在医生、患者，双方共现值都很大的词对。所以这一步就要找出在医生关键词共现表和患者关键词共现表中，共同出现的高频共现词对。根据二八原理，先依据医生关键词共现表和患者关键词共现表，分别筛选出共现频率在 15 以上（这部分词占比 20%）的共现词对，然后找出共同出现的高频共现词对共有 1837 对，如图 3-9 所示。

对分词后的对话文本利用哈工大 LTP 进行语义依存分析，然后和医患高频共现关键词对进行匹配（见图 3-10），得到医患高频共现关键词对的语义依存关系（见图 3-11）。

医生高频共现次对	患者高频共现次对	医患高频共现次对
B超——CT	B超——CT	B超——CT
B超——发现	B超——发现	B超——发现
B超——复查	B超——复查	B超——复查
B超——腹部	B超——腹部	B超——腹部
B超——检查	B超——检查	B超——检查
B超——建议	B超——建议	B超——建议
B超——结节	B超——结节	B超——结节
B超——颈部	B超——颈部	B超——颈部
B超——看看	B超——看看	B超——看看
B超——淋巴结	B超——淋巴结	B超——淋巴结
B超——乳腺	B超——乳腺	B超——乳腺
B超——手术	B超——手术	B超——手术
B超——问题	B超——问题	B超——问题
B超——需要	B超——需要	B超——需要
B超——一次	B超——一次	B超——一次
B超——医院	B超——医院	B超——医院
B超——治疗	B超——治疗	B超——治疗
B超——肿瘤	B超——肿瘤	B超——肿瘤
B超——转移	B超——转移	B超——转移
CT——癌症	CT——癌症	CT——癌症

图 3-9　医生和患者高频共现关键词对（部分）

医生共现关键词的依存语义分析

pair words	relation_types	relation	number	relation	number	relation	number	relation	number	relation	number
建议-治疗	29	Root	85	eSucc	24	dCont	133	eProg	9	Cont	25
化疗-治疗	25	eCoo	43	Desc	11	Pat	12	Root	13	Exp	15
切除-手术	25	Cont	75	eCoo	77	eSucc	49	Pat	60	ePurp	18
发现-检查	24	dCont	12	eSucc	7	eResu	2	eAdvt	5	rCont	1
复发-转移	24	eCoo	110	Mann	13	Reas	6	Pat	10	Root	5
手术-治疗	24	Mann	134	Exp	65	Desc	31	Cont	58	Root	16
出现-转移	21	Root	5	eSucc	54	dMann	3	mVain	2	dCons	2
化疗-手术	20	eCoo	27	eSelt	6	Time	14	eProg	4	Pat	2
切除-治疗	20	Mann	7	eSucc	5	Root	3	Reas	3	Cont	2
建议-手术	19	Root	32	eSucc	20	ePurp	3	mMod	3	eSupp	2
控制-治疗	19	eSucc	11	dCont	3	eCoo	5	eSelt	2	eResu	3
CT-检查	18	Agt	24	Nmod	20	Cont	13	Desc	11	Mann	3
放疗-治疗	18	eCoo	25	Reas	7	Exp	10	eSucc	7	Mann	5
化疗-建议	18	Cont	99	dCont	31	eSucc	6	eSelt	4	Desc	2
效果-治疗	18	Cont	15	Pat	11	eAdvt	1	Desc	270	dDesc	38
放疗-化疗	17	eCoo	166	Desc	19	eSelt	19	Cont	9	eSucc	7
化疗-控制	17	Mann	10	Exp	10	Pat	6	dExp	2	Desc	2
化疗-需要	17	Cont	141	dCont	26	Exp	19	eSucc	5	Time	2
介入-治疗	17	Root	6	eCoo	8	Mann	3	dMann	2	Desc	2
口服-治疗	17	Root	4	Mann	3	dExp	2	eCoo	1	dMann	2
切除-需要	17	dCont	27	Cont	10	Exp	3	eSupp	2	dExp	2

图 3-10　医生共现关键词的依存语义表（部分）

通过对对话文本的语义依存分析，我们可以得到，在语义种类上面，医生有 5302 种，患者有 4290 种，同时在单个词对的语义类型上，医生也多于患者。一个词对，在患者的表述中可能只有 3 种解释，但是在医生的文本中却有 5 种解释，如图 3-12 所示。

在图 3-12 中，比如“癌症-化疗”这个词对，在医生的知识中

患者共现关键词的依存语义分析											
pair words	relation_types	relation	number	relation	number	relation	number	relation	number	relation	number
切除-手术	26	Desc	121	eSucc	32	eCoo	45	Cont	28	dDesc	11
放疗-化疗	25	eCoo	86	Desc	39	eSelt	14	Cont	16	eSucc	9
化疗-手术	23	eCoo	28	eSucc	19	Exp	13	Time	26	Pat	4
化疗-治疗	23	Desc	5	Reas	3	Mann	3	eCoo	5	Cont	5
复发-转移	22	Mann	6	eCoo	12	eConc	5	Pat	4	dTime	3
发现-体检	20	eSucc	20	dCont	11	eResu	2	eCau	5	ePurp	1
手术-治疗	20	Mann	17	Exp	13	Cont	18	Desc	9	Reas	7
效果-治疗	19	Cont	3	Pat	2	Comp	2	eSucc	1	Belg	1
发现-检查	17	dCont	25	eSucc	20	eResu	5	eCoo	7	Cont	6
化疗-需要	17	Cont	130	Exp	22	dCont	5	eSucc	4	Time	2
手术-转移	17	eSucc	10	Pat	3	Time	3	Exp	6	eCoo	3
感觉-舒服	16	Exp	8	Root	7	eSucc	10	dExp	1	eAdvt	1
方法-治疗	15	Mann	9	Pat	6	Cont	3	Accd	2	eCoo	1
复查-正常	15	dExp	5	eSucc	13	Root	5	Exp	4	eSupp	1
化疗-疗程	15	Desc	23	Exp	11	eCoo	6	Poss	3	Reas	3
化疗-转移	15	eSucc	14	Exp	3	Pat	3	Sproc	2	eCoo	2
检查-医院	15	rExp	2	Root	1	Desc	1	rCont	1	rPat	1
手术-需要	15	Cont	83	Exp	23	dCont	18	Time	14	dTime	7
医院-治疗	14	Agt	33	Loc	27	Datv	7	Exp	2	Poss	2
CT-检查	13	Nmod	15	Agt	13	Cont	6	Desc	5	mPars	1
复查-时间	13	rTime	2	Root	1	Exp	9	TDur	5	Cont	4

图 3-11　患者共现关键词的依存语义表（部分）

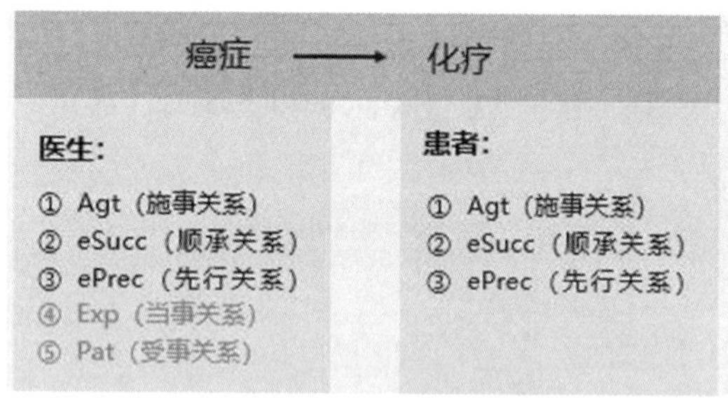

图 3-12　医生和患者共现词对的不同语义

有 5 种语义关系，在患者的知识中有三种语义关系，患者比医生少当事关系和受事关系这两种。接下来可以根据语义关系返回原始对话，①Exp 当事关系返回的例子：＊＊癌症对化疗敏感；②Pat 受事关系返回的例子：化疗（可以杀死）癌细胞。这说明患者缺乏这两个方面的医学专业知识，这从侧面反映了医患知识不对称情况。

（4）基于知识不对称分析的在线医疗社区知识服务提升策略

前文提出了基于文本挖掘的在线医疗社区用户知识不对称分析框架，分析在线社区用户的交流特征，可以很好地识别出在线医疗

社区医生和患者知识不对称差异，揭示了在线医疗社区医生和患者对话中的知识不对称特征，有助于相互了解彼此的用词习惯，提升信息交流效率。从知识服务的两个要素——知识服务主体（在线医疗社区）和知识服务对象（用户）两个层面出发，知识服务主体是知识服务的主导、提供方和实施者。在线医疗社区为用户提供知识服务，并根据用户的需求主导知识服务的方向，因此知识服务主体是在线医疗社区。针对在线医疗社区用户知识不对称现象，知识服务主体主要从深入挖掘用户的知识不对称特征，以及优化和创新基于知识不对称的知识服务两个层面来削减知识不对称现象，从而让用户达到信息交流的畅通。知识服务对象一般是指接受知识服务的一方。具有知识需求的用户在在线医疗社区接受其提供的知识服务，并利用知识服务开展各种活动，所以用户是知识服务对象。知识不对称主要是因为用户间的知识差异造成，所以可以从提高用户专业知识的表达和外化能力和积极参与在线医疗社区的知识生产和服务评价两个方面来减弱知识不对称影响。

3.2　在线医疗社区患者择医行为影响因素

在线医疗社区作为新型医患互动的医疗服务平台，其中的咨询服务是社区吸引用户的重要功能，而付费咨询也是社区赢利的关键模块。研究择医行为实质是研究患者的消费行为。本章以患者选择医生咨询时的择医行为为研究对象，根据影响用户在线消费行为的理论，探索患者选择咨询医生的影响因素，以及各因素之间的作用机制。了解付费咨询时患者择医行为的信息需求与影响因素，能够更好地改善医生的服务、提升社区活力。为在线医疗社区医师提供更明确的指导，改进服务质量；为患者快速挑选合适的医师提供科学依据和解释；为平台运营商提供社区促活、提升交易量的建议；也将成为在线医疗社区研究的补充。本节主体内容选自项目研究成果“在线医疗社区患者择医行为影响因素研究”①。

3.2.1　在线医疗社区与付费咨询业务

（1）在线医疗社区咨询业务现状

在线医疗社区的发展，各种在线服务也伴随而生，包括在线搜索健康信息、线上咨询、预约挂号等服务。由于互联网医疗打破了空间时间的局限性、节约成本和治疗费用，且能够很好地保护用户的隐私，因此越来越多的用户养成了在线寻求健康咨询的习惯。用户既可以挑选合适的医生为自己诊断，又能够快速了解病情、便于尽早接受治疗。在线咨询服务切实迎合患者需求，为平台社区吸引更多用户，这些用户为咨询服务支付费用也是平台收益的来源之一。尽管线上的医患交流、患者互动的新型医疗服务在很大程度上改善了医疗行业存在的问题，然而在线医疗社区中患者如何确定目标咨询医生、医生如何吸引患者、如何提高咨询订单量都是有待研究的。

（2）医生服务流程

在线医疗社区中的医生行为主要包括以下 3 种：定期更新个人信息及出诊信息、定期发表文章、回复患者咨询。

（3）患者择医流程

患者在社区中完成一次医疗咨询主要包括浏览搜索信息、选择医生咨询和评价反馈 3 个流程，其中患者行为主要包括浏览信息行为、搜索访问行为、选择医生行为、咨询医生行为、在线评价行为 5 种，图 3-13 展示了上述流程以及每个流程中患者参考的因素。

① 陆泉，李易时，陈静等，在线医疗社区患者择医行为影响因素研究［J］. 图书情报工作，2019，63（8）：87-95.

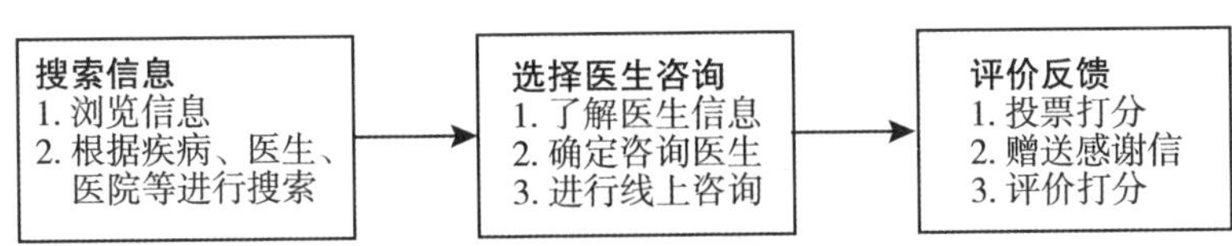

图 3-13　在线医疗社区患者择医流程

3.2.2　患者择医行为影响因素研究模型

影响在线医疗社区患者择医行为的理论主要有信任理论、感知理论、从众理论和需求理论。下面将以 4 项理论为基础，结合在线医疗社区模式衍生出 6 个影响患者择医行为的因素。对每项因素选取 1～3 项研究变量，针对得到的 12 项影响变量做出模型假设，如表 3-5 所示。

表 3-5　**影响理论、影响因素和影响指标对应关系及研究基础**

4 个理论	6 个因素	12 项指标	研究基础
信任理论	医生线下声誉 医生线上口碑	医生职级、医院等级、所属城市 短耗时反馈、长耗时反馈、付费反馈	李琪等①、姜锦虎等②、K. S. Freeman 等③、H. Fan 等④

① 李琪，阮燕雅．信誉、消费者保障机制和在线评论对网上消费者首次购买意愿的影响研究［J］．经济经纬，2014，31（4）：98-103.

② 姜锦虎，陈智武，任杰锋．C2C 环境下感知信誉对购买意愿影响的实证研究［J］．软科学，2011，25（6）：130-134.

③ Freeman K S，Spyridakis J H. An examination of factors that affect the credibility of online health information［J］. Technical Communication，2004，51（2）：239-263.

④ Fan H，Lederman R，Smith S P，et al. How trust is formed in online health communities：A process perspective［J］. Communications of the Association for Information Systems，2014，34（1）：531-560.

续表

4 个理论	6 个因素	12 项指标	研究基础
感知理论	医生贡献价值 医生服务质量	知识贡献量 态度满意度、效果满意度、时效满意度	R. A. Bauer 等①、E. Sillence 等②、Ø. Ueland 等③、K. B. Murray 等④
从众理论	患者从众心理	综合热度	刘江等⑤
需求理论	服务价格因素	服务费用	W. Luo 等⑥

（1）信任理论

信任理论是指社区用户在意见采纳、付费购买过程中，对网络产品（包括有形商品或无形服务）的提供者有信心并且产生依赖意愿。现有研究主要从产品的信誉、口碑、品牌、可靠性等方面探讨在线消费的影响因素。消费者信任主要与卖家口碑、声誉、消费者利益相关保障机制等因素有关。也有研究者认为产品的安全和可靠性通过影响顾客信任进一步影响购买意愿。

① Bauer R A. Consumer behavior as risk taking［J］//Hancockrs. Dynamic Marketing for a Changing World. American Marketing Association, 1960: 389-398.

② Sillence E, Briggs P, Harris P R, et al. How do patients evaluate and make use of online health information?［J］. Social Science & Medicine, 2007, 64 (9): 1853-1862.

③ Ueland Ø, Gunnlaugsdottir H, Holm F, et al. State of the art in benefit-risk analysis: consumer perception［J］. Food & Chemical Toxicology an International Journal Published for the British Industrial Biological Research Association, 2012, 50 (1): 67.

④ Murray K B, Schlacter J L. The impact of services versus goods on consumers' assessment of perceived risk and variability［J］. Journal of the Academy of Marketing Science, 1990, 18 (1): 51-65.

⑤ 刘江，朱庆华，吴克文，赵宇翔．网购用户从众行为影响因素实证研究［J］．图书情报工作，2012，56（12）：138-143，147.

⑥ Luo W, Chung Q B. Retailer reputation and online pricing strategy［J］. Data Processor for Better Business Education, 2010, 50 (4): 50-56.

①医生线下声誉对患者择医行为的影响。在线医疗社区中，所有注册医生都经过实名认证，社区中展示医生的职级、所在医院和医院所在城市。医院所在地区越发达，经济发展水平越高，整体医疗条件更好，容易吸引优秀的医疗人才。医院的不同等级代表了医院整体的医疗水平，等级较高的医院在医疗基础设施、技术水平、人才力量及资源配置方面都处于行业较高水平。医生的不同职称等级代表了医生的专业水平和权威程度，职称较高的医生需要经过长时间的实践积累，拥有更丰富的临床经验，专业程度更高。

因此，在线医疗咨询服务中，医生职级越高、所在医院等级越高、所处的地区越发达，患者认为该医生的专业性越强、权威度越高，从而更倾向于选择该医生的服务。基于上述分析，笔者提出以下假设：

H1：医生职级对在线医生的咨询量有正向影响

H2：医院等级对在线医生的咨询量有正向影响

H3：所属城市水平对在线医生的咨询量有正向影响

②医生线上口碑对患者择医行为的影响。在线医疗社区中，医生主页展示该医生收到的患者赠送感谢信数量、礼物数以及投票数等各种形式的反馈。医生向患者提供咨询服务完成后，患者可以对医生的咨询服务进行反馈，有耗时较短的投票形式，或耗时较长的撰写精品评论或感谢信，此外还可以花钱购买虚拟的小礼物送给医生表达感谢。患者的反馈行为一方面表达自己对医生的感谢，另一方面也是对医生专业水平的信任和服务过程的肯定。同时对于后来的择医患者，这种信息共享行为能够提供更多医生信息，增进其他患者对于医生的了解，减少医患信息不对称的负面影响，有利于患者选择更适合的医生。

因此，在线医疗咨询服务中，医生收到的来自患者反馈数量越多，能够说明接受治疗的患者对该医生的信任程度越高、认可程度也越高，从而会传递给其他患者正向的反馈信息，患者接收到该正向信息的同时会更倾向于选择该医生的服务。基于上述分析，笔者提出以下假设：

H4：患者付费反馈数量对在线医疗社区医生的咨询量有正向影响

H5：患者短耗时反馈数量对在线医疗社区医生的咨询量有正向影响

H6：患者长耗时反馈数量对在线医疗社区医生的咨询量有正向影响

（2）感知理论

感知理论包括感知风险和感知收益两方面。感知风险是指用户对有偿行为感受到的购买风险，用来分析解释用户的购买行为。感知风险的 6 个构面被界定为财务风险、产品功能风险、社会风险、心理风险、身体风险和时间风险。其中，身体风险主要是指消费者担忧购买的产品或服务可能会对自己的身体健康造成伤害；功能风险主要是指消费者担忧购买的产品或服务的质量与自己的预期不匹配；财务和时间风险主要是指消费者担忧购买的产品或服务与自己付出的金钱、时间成本等不匹配。感知收益是指消费者在购买产品或服务时，感受到该产品或服务给自己带来的好处和收益。感知风险和感知收益共同影响消费者的消费意愿，进而对消费者的消费决策产生影响。感知收益与感知风险会同时影响用户线上消费意愿，最终影响其消费行为。在线医疗健康服务中，感知收益和感知风险对用户消费意愿有显著影响。

①医生贡献价值对患者择医行为的影响。在线医疗社区中，医生主页会显示其对平台的知识贡献量。医生除了向患者提供付费咨询之外，还会发表一些科普医疗文章，一方面可以增加自己在平台的知名度，吸引潜在的用户，增加对平台的贡献；另一方面体现了医生的科研理论实力，从侧面展示了医生的医疗水平。医生对平台知识贡献越多，患者认为该医生的医疗实力越强，会给患者提供更优质的咨询服务。基于上述分析，笔者提出以下假设：

H7：医生知识贡献量对在线医生的咨询量有正向影响

②医生服务质量对患者择医行为的影响。在线医疗社区中，医生的主页会展示诊疗过的患者关于服务质量从不同方面的评价，包

括患者对医生服务的态度、效果和时效的满意度。对效果的满意度代表了患者对医生给出诊疗建议的有效程度的满意度，体现了医生的专业程度、医疗技术水平；对态度的满意度体现了在整个咨询过程中，医生整体的服务水平和对患者的态度水平。对时效的满意度主要体现了医生线上回复的速度，医疗咨询作为特殊的商品服务，患者期待医生能够快速回复，解决自己的问题。接受过治疗的患者的满意度越高、医生的咨询回复越快，能够给其他的患者留下该医生高水平、态度和蔼的印象。

因此，在线医疗咨询服务中患者满意度越高，医生的服务质量就越高，患者觉得自己面临的财务风险、身体风险、心理风险就越小，感知收益越大，如能获得更专业的服务、更有效的诊疗建议、良好的服务态度。从而吸引后面的患者会更倾向于选择该医生的咨询服务。基于上述分析，笔者提出以下假设：

H8：服务态度满意度对在线医生的咨询量有正向影响

H9：服务效果满意度对在线医生的咨询量有正向影响

H10：服务时效满意度对在线医生的咨询量有正向影响

（3）从众理论

从众是社会心理学中的一种很普遍现象，为适应团体或群体的要求而改变自己的行动和信念的过程。它是指在团体或媒体的压力下，个人放弃自己的意见而采取与大多数人一致的行为。已有研究指出消费者的态度和习惯对从众行为有显著影响，进一步显示从众行为对消费者购买意图有显著影响。

从众心理对患者择医行为的影响。在线医疗社区患者在选择医生时会受从众心理的影响，倾向选择患者关注热度高、帮助患者人数多的医生，认为此类医生服务质量更好、权威度更高，因此本研究将医生综合热度定义为患者从众心理因素。基于从众心理影响线上消费理论，提出患者从众心理因素是在线医疗社区患者择医行为的影响因素。因此，笔者提出以下假设：

H11：医生的综合热度对在线医生的咨询量有正向影响

（4）需求理论

在经济学原理中，需求指在一定的时期，每个价格水平下，消费者愿意并且能够购买的商品数量。需求定理即指一种商品的价格与需求量成反向变化的规律。而在线医疗咨询服务中患者的付费咨询意愿在同样取决于咨询服务的价格。已有研究也将价格因素加入健康信息服务购买决策的影响因素中。

服务价格因素对患者择医行为的影响。在线医疗咨询服务中，患者需对咨询付费，咨询费用因医生而异。咨询费用的高低一定程度上能够反映该医生的服务质量和权威质量，同时也遵守需求理论。但医生的咨询费用患者择医行为的影响也受需求理论制约。根据需求理论，商品的价格变高，人们的需求将会减少；商品的价格变低，人们的需求增加。然而在线医疗咨询服务作为一种服务商品，不符合吉芬品、炫耀性商品和文化宗教产品等例外条件，依然满足需求理论。基于上述分析，笔者提出以下假设：

H12：医生服务费用对在线医生的咨询量有负向影响

（5）假设模型

在线医疗社区中的公开信息是患者对医生产生感知与信任、产生从众心理的主要依据。在线医疗平台作为控制变量，不考虑不同平台对患者选择医生的影响。因此，建立如图3-14所示的研究模型，其中患者信任、患者感知、从众心理与价格共同影响患者的择医行为。本研究分析社区中各类信息对患者择医行为的影响，将患者当作整体研究群体行为，故暂不考虑患者个体特征。

3.2.3　在线医疗社区数据挖掘方法及步骤

（1）数据采集及变量定义

本研究选取在线医疗社区——“好大夫在线”为研究对象。因为患者通过浏览网站信息对医生产生认知，并依据这些信息选择

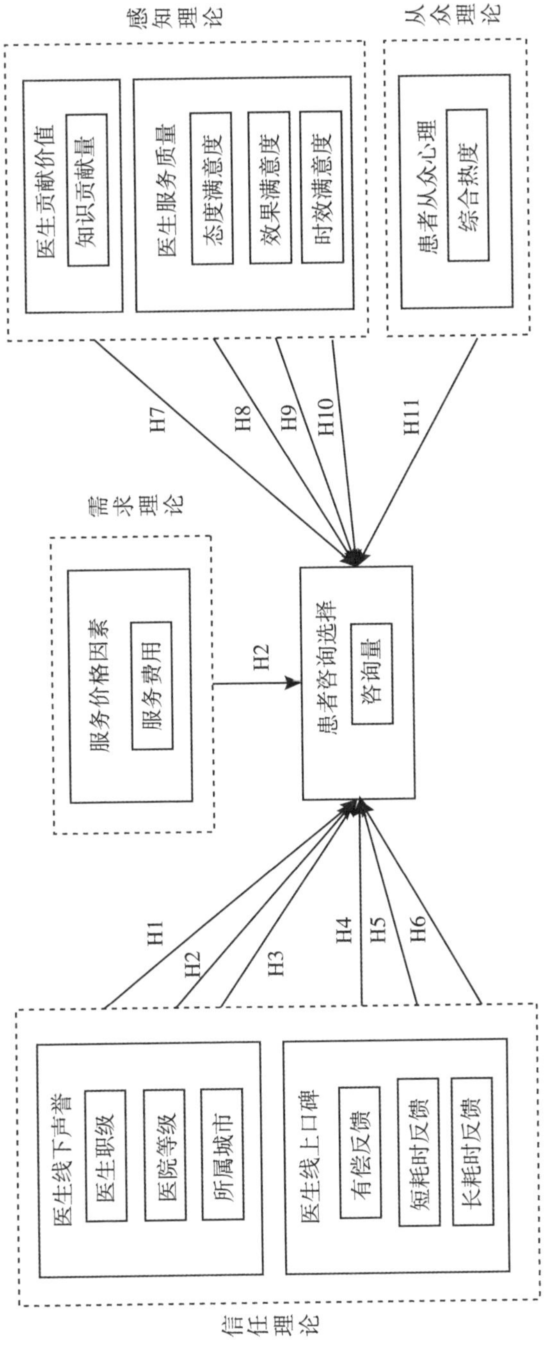

感知理论
医生贡献价值
知识贡献量
医生服务质量
态度满意度
效果满意度
时效满意度
从众理论
患者从众心理
综合热度
H7
H8
H9
H10
H11
需求理论
服务价格因素
服务费用
H2
患者咨询选择
咨询量
H1
H2
H3
H4
H5
H6
医生线下声誉
医生职级
医院等级
所属城市
医生线上口碑
有偿反馈
短耗时反馈
长耗时反馈
信任理论

图3-14 假设模型

医生进行咨询，所以爬取网站的公开信息。采用 Python 语言编写爬虫程序，抓取 2018 年 3 月“好大夫在线”医疗网站中实名认证并有医疗咨询记录的医生数据。从医院列表和医生列表中爬取医生、医院和地区的基本信息数据，从医生个人主页爬取其提供服务、平台贡献和患者反馈等相关数据。通过医生 ID 进行匹配后得到 17011 条原始数据。在实际网站数据中，选择与模型含义对应的数据指标，作为实证研究的变量。

自变量依据模型假设进行选择。按照网站提供的数据，选取对应的实证指标。医生声誉因素的实证指标为医生职称、医院等级、城市级别，是医生线下的真实信息；医生知识贡献量的实证指标为医生在平台发布文章数量，医生通过在平台发布文章的形式展现其专业水准，进行知识输出；医生服务质量因素中对态度的满意度指标对应态度满意度、对效果的满意度指标对应疗效满意度、对时效的满意度指标对应回复及时率；医生的口碑因素中短耗时反馈指标对应投票数、长耗时反馈指标对应感谢信数、付费反馈指标对应礼物数；患者从众因素的实证指标选择患者推荐热度，是平台展示的其他患者所推崇医生的热度；服务费用因素的实证指标选取咨询价格。

因变量即是模型的研究目标。笔者研究的患者择医行为是指其在寻求医生的咨询帮助时，在众多医生中最终会选择哪位医生为自己提供服务的行为。在好大夫在线医疗社区平台中，医生主页会显示接受的患者咨询总人数。因此，选取医生的患者咨询总量作为因变量，探究各因素对患者咨询总量的影响。

（2）数据预处理

本部分对原始数据进行数据预处理，通过数据清洗得到满足描述性统计要求的数据、通过数据转化得到相关分析和回归分析要求的数据。数据预处理的步骤依次为：有效字段数据匹配、字符字段赋值转换、空缺值处理、描述性统计分析、数据转换（正态化、标准化）、异常值剔除。

①数据清洗。根据变量定义中选取的变量，删除无关的原始数据，并按照医生 ID 对爬取数据进行匹配整合。

字符字段的赋值转化，按照医生职称由低到高分为 4 级，医院等级由低到高分为 9 级，城市级别由高到低分为 4 级。医生职称依据住院医师 = 1、主治医师 = 2、副主任医师 = 3、主任医师 = 4 的规则进行替换；医院等级通过医院名称检索医院等级，依据一级丙等 = 1……三级甲等 = 9 的规则进行替换；城市级别通过医院名称检索所在城市，依据一线城市 = 1、二线城市 = 2、三线城市 = 3、四线城市 = 4 的规则进行替换。

空缺值处理采取填充和删除两种操作。因为满意度和回复率的数据方差不大，所以用平均值填充；医生职称、医院等级、城市级别、推荐热度、咨询价格、咨询总量的空缺值会导致整条数据无意义，可被视为异常，因此做删除处理；而投票数、感谢信数、礼物数、发文章数的空缺值存在实际意义，则用 0 值代替，表明医生没有这部分贡献或收入。经处理后此步骤得到清洗后数据 13114 条，数据示例如图 3-15 所示：

医生职级	城市级别	医院级别	感谢信数	礼物数	投票数	发文章数	态度满意度	疗效满意度	回复及时率	推荐热度	咨询价格	咨询总量
3	1	1	0	0	0	3	98.6	98.6	65.75	3.1	64	3
3	1	1	20	14	64	26	100	100	50	3.9	64	1086
4	1	1	4	31	23	26	100	100	89	3.7	105	510
2	1	1	8	18	28	337	75	75	100	3.7	33	1470
3	1	1	3	12	12	486	100	100	67	3.3	64	2105
4	1	1	0	0	1	1	98.6	98.6	65.75	3.2	105	17
2	3	1	1	0	4	2	98.6	98.6	100	3.6	33	6
2	3	1	9	17	17	14	100	100	100	3.6	33	714
4	2	1	4	11	11	93	100	100	0	3.7	105	200
4	1	1	0	0	0	0	98.6	98.6	65.75	2.9	105	1
3	1	1	1	0	2	1	98.6	98.6	65.75	3.4	64	3
4	2	1	1	0	1	2	98.6	98.6	65.75	3.1	105	2
3	2	1	4	3	14	1	98.6	98.6	65.75	4	64	161
3	4	1	0	0	2	10	98.6	98.6	100	3.5	64	32

图 3-15　清洗后数据示例

②描述性统计。对初步清洗得到的数据进行描述性统计分析，分析该数据集各变量的整体分布情况。因为各变量都不是严格的正态分布，所以用均值、标准差、四分位数以及偏度能更好描述数据分布，描述统计指标参见表 3-6。根据描述性统计情况可知：a）医生线下声誉因素中变量医生职级和医院级别的均值整体较高，表明入驻该在线医疗社区的医疗资源整体水平较高；b）医生线上口碑因素标准差较大，不同医生线上口碑存在明显差异，变量礼物数量数据离散程度最大；c）在医生贡献价值因素中，发布文章数量

的数据离散程度很高，不同医生对发布文章的态度不同；d. 咨询价格变量的数据离散程度较大，医生定价存在一定差异；e. 因变量咨询量的差异较为明显，数据离散程度较大，医生提供的咨询量存在明显差异，因此笔者研究影响患者择医行为的因素对在线医生如何改进服务有重要价值。

表 3-6　**描述性统计结果**

变量	均值	标准差	偏度（偏度误差系数）	四分位数		
				25%	50%	75%
医生职称（DR）	3.07	.902	-.563（0.21）	2.00	3.00	4.00
城市级别（City）	2.08	1.060	.559（0.21）	1.00	2.00	3.00
医院等级（HR）	8.75	.980	-5.103（0.21）	9.00	9.00	9.00
感谢信数（Lett）	10.55	25.349	7.236（0.21）	1.00	3.00	10.00
投票数（Vote）	32.17	125.753	21.804（0.21）	0.00	3.00	20.00
礼物数（Gift）	29.38	58.366	6.095（0.21）	3.00	11.00	29.00
发布文章数（Article）	9.46	45.925	34.206（0.21）	0.00	1.00	7.00
回复及时率（Re）	98.58	3.209	-10.270（0.21）	98.60	98.60	100.00
疗效满意度（Eff）	98.58	3.209	-10.270（0.21）	98.60	98.60	100.00
态度满意度（Att）	65.62	24.564	-1.136（0.21）	65.75	65.75	67.00
推荐热度（Hot）	3.866	.271	.432（0.21）	3.70	3.90	4.00
咨询价格（Pri）	70.78	30.785	-.177（0.21）	33.00	64.00	105.00
咨询总量（CQ）	495.38	1 335.492	8.429（0.21）	12.00	84.00	405.00

③数据转化。由描述性统计结果可知不同变量指标的量级差异大，而且除医生职称、医院等级、城市级别、推荐热度外的变量指标均成明显的偏态分布。本部分通过平方转化和对数转化，使得数据缩放为同一量级，且偏度得到一定程度的修正。对于投票数、感谢信数、礼物数、发文章数等左偏数据，通过进行平方转换。对于态度满意度、疗效满意度、回复及时率、咨询价格、咨询总量等右偏数据，通过进行对数转换。

剔除明显超出变量范围的异常值，降低噪声、去除离群点。通过确定置信区间的，删除没有落在置信区间的数据。在数据边界内，不同变量指标的区间取交集，各自区间下界是平均值与抽样误差之差，区间上界是平均值与抽样误差之和。经处理得到 9145 条最终数据，可用于相关分析和回归分析，数据示例如图 3-16 所示。

医生职级	城市级别	医院级别	感谢信数	礼物数	投票数	发文章数	态度满意度	疗效满意度	回复及时率	推荐热度	咨询价格	咨询总量
3	1	1	0	0	0	1.73	2	2	1.82	3.1	1.81	0.6
4	1	1	0	0	1	1	2	2	1.82	3.2	2.03	1.26
2	3	1	1	0	2	1.41	2	2	2	3.6	1.53	0.85
2	3	1	3	4.12	4.12	3.74	2	2	2	3.6	1.53	2.85
4	1	1	0	0	0	0	2	2	1.82	2.9	2.03	0.3
3	1	1	1	0	1.41	1	2	2	1.82	3.4	1.81	0.6
4	2	1	1	0	1	1.41	2	2	1.82	3.1	2.03	0.48
3	2	1	2	1.73	3.74	1	2	2	1.82	4	1.81	2.21
3	4	1	0	0	1.41	3.16	2	2	2	3.5	1.81	1.52
3	2	1	0	2	2.24	0	2	2	1.82	3.8	1.81	0.95
1	3	1	1.41	1	3.46	0	2	2	1.82	4	1.2	1
2	3	1	1.41	0	2	0	2	2	1.82	3.8	1.53	1
4	3	1	1.41	1	2	1	2	2	1.82	3.6	2.03	1

图 3-16　最终数据示例

（3）Spearman 相关分析

为了避免建立多元回归分析模型时出现自变量多重共线问题，本部分对所有自变量进行相关性分析。对清洗后的最终数据进行 Spearman 相关分析，因为 Spearman 相关比常见的 Pearson 相关，更适用于存在非连续变量的数据集。从自变量相关分析结果表 3-7 中可以发现，投票数和感谢信数这两个变量有很强的相关性，相关系数为 0.916；疗效满意度和态度满意度也具有较强的相关性，相关系数为 1；咨询价格和医生职称有较强相关性，相关系数为 1。其他自变量的相关性都在正常范围之内。

（4）回归分析

在相关分析的基础上，对于强相关的三组指标，分别设立两组对照实验以剔除共线性。A 组实验保留咨询价格、态度满意度和感谢信数指标；B 组实验保留医生职级、疗效满意度和投票数量指标。分别利用 SPSS 软件，对正态化后的数据集进行回归分析，结果如表 3-8 所示。

表 3-7 相关分析结果

	DR	City	HR	Letter	Gift	Vote	Article	Att	Eff	Re	Hot	Pri
DR	1.000											
City	-.071**	1.000										
HR	.030**	-.006	1.000									
Letter	.005	-.065**	.083**	1.000								
Gift	.006	-.030**	.046**	.742**	1.000							
Vote	.003	-.066**	.099**	**.916****	.731**	1.000						
Article	.002	-.004	-.058**	.336**	.476**	.312**	1.000					
Att	.009	-.018*	.014	.416**	.396**	.387**	.163**	1.000				
Eff	.009	-.018*	.014	.416**	.396**	.387**	.163**	**1.000****	1.000			
Re	-.005	.010	-.028**	.071**	.121**	.048**	.097**	.078**	.078**	1.000		
Hot	.023**	-.065**	.197**	.593**	.498**	.612**	.200**	.293**	.293**	.068**	1.000	
Pri	**1.000****	-.071**	.030**	.005	.006	.003	.002	.009	.009	-.005	.023**	1.000

注：**. 在 0.01 水平（双侧）上显著相关，*. 在 0.05 水平（双侧）上显著相关。

表 3-8 回归系数表

属性	A 非标准化系数	A Sig.	A 模型效果	B 非标准化系数	B Sig.	B 模型效果
医生职称（DR）	—	—	R^2=0.593 F 统计量 sig. =.000	-.002	**0.760**	R^2=0.595 F 统计量 sig. =.000
医院等级（HR）	**-.015**	0.007		**-.016**	0.003	
城市级别（City）	0.005	**0.351**		0.005	**0.337**	
感谢信数（Lett）	0.081	0.000		—	—	
投票数（Vote）	—	—		0.060	0.000	
礼物数（Gift）	**0.264**	0.000		**0.262**	0.000	
发布文章数(Article)	**0.119**	0.000		**0.121**	0.000	
回复及时率（Re）	**0.513**	0.000		**0.587**	0.000	
疗效满意度（Eff）	—	—		**-0.785**	0.000	
态度满意度（Att）	**-.918**	0.000		—	—	
推荐热度（Hot）	0.018	**0.495**		-.013	**0.626**	
咨询价格（Pri）	-.008	**0.728**		—	—	

两组实验表现基本一致，说明模型结论具有可靠性。模型 R 方均大于 0.59，表明自变量一共可以解释因变量 59%以上的变化，总体看来回归模型拟合优度较好。从方差分析结果 F 统计量（sig=0.000<0.005）可以看出，在 5%的显著性水平下，回归模型线性关系显著成立，因此回归模型对假设具有可解释性。根据模型结果，医生职称、城市级别、推荐热度、咨询费用对咨询量的影响作用不显著，不具备统计学意义，从结果中剔除。因此，最终多元回归模型如下所示：

CQA=0.246Gift+0.081Lett+0.119Arti+0.513Re-0.015HR-0.918Att

CQB=0.262Gift+0.060 Vote+0.121Arti+0.587Re-0.016HR-0.785Eff

3.2.4　患者择医行为影响因素揭示

(1) 数据分析实验结果

本部分结合实证结果对模型假设中的影响患者择医行为的因素进行分析。由回归结果可知，回复及时率和收到礼物数量是正向回归系数最大的两个指标，说明医生服务时效对患者选择影响作用很大，而且用户付费反馈也在很大程度上影响患者择医行为；医院等级的回归系数很小，医生线下所属医院的规模对患者择医影响的影响很微弱。

从信任理论角度来看，“医生职称”和“城市级别”对医生的咨询量没有显著影响，同时“医院等级”对医生咨询量的影响微弱。因此H1、H3不成立，H2成立，说明医生线下声誉对患者选择医生基本没有影响。“感谢信数”和“投票数”对医生咨询量有正向影响，但回归系数较小；“礼物数”对咨询量有显著性正向影响，回归系数较大。因此H4、H5、H6均成立，说明医生线上口碑对患者选择医生有影响，其中付费反馈的说服力更强，患者也更加关注。

从感知理论的角度来看，“发布文章数”对咨询量有显著性正向影响。因此H7成立，说明患者择医会参考医生在平台的知识贡献量，知识贡献多的医生更能得到患者认可。“态度满意度”和“疗效满意度”对医生咨询量有显著负向影响，且回归系数较大，影响作用较大；“咨询回复率”对咨询量有显著性正向影响，且影响作明显。因此H8、H9不成立，H10成立，说明患者并不盲目选择满意度好评高的医生，而是关注医生的回复时效。

从从众理论角度来看，“患者推荐热度”对咨询量没有显著性影响。因此H11不成立，无法说明从众心理对患者择医的影响，患者并非依据他人推荐而进行医生选择。

从价格角度来看，“咨询费用”与“医生职称”高度相关，两者均对患者选择无显著影响。因此H12不成立，说明传统需求理

论无法解释医疗咨询服务的购买行为。

（2）真实场景结果解读

在线医疗社区中的信息纷繁复杂，本研究以在线医疗社区中患者择医行为为研究对象，从信任、感知、从众和需求4个方面构建患者择医行为的影响模型，探求患者关注、影响患者选择的信息类型，并抓取好大夫在线医疗社区的相关数据进行实证。经研究发现患者在医疗健康社区的咨询行为，属于信息搜寻与信息消费行为，并非完全等同于线下就医行为。在接收多方面信息后，患者择医受医生线下特征的影响很微弱，主要受到医生线上表现的影响，尤其是医生服务的时效性以及其他患者的付费反馈。另外，在线医疗社区中的患者择医行为无法直接用从众理论和需求理论进行解释。具体地对照实际网站的情况，得到以下结论：

来自线下的信息对患者线上选择行为无显著影响。一方面原因是，在线医疗社区中医生平均职称达到副主任医师级别，平台认证的医院91.31%均为三甲医院，医生的专业水平没有明显差别，患者获取的无差别信息对其选择不会产生显著影响。另一方面，与线下就医行为不同，线下就医时患者以诊病治疗为目的选择医生，且缺少多方面信息，能获取的信息基本只有医生的职称、专长等，同时异地就医实现存在困难。在线医疗社区中，患者以获取疾病信息为目的选择医生，不仅能获取更多衡量医生服务的信息，还可以不受地域限制，故医生的线下特征也不再凸显。线上咨询服务的定价与医生职级直接挂钩，因此同样无法显著影响患者的选择。

医生在线上的表现是影响患者选择的关键，需求理论、从众理论虽然与患者选择有相关性，但在其他信息共同作用下，患者对于与医生服务直接相关的信息更加敏感。因此，医生服务效率、收到的付费礼物、知识贡献等信息更直观反映医生在社区中的表现，对患者选择更有参考意义。患者关注医生对平台的知识贡献，因为其反映了医生在平台的活跃度，提供患者对医生线上服务水平的感知，选择发文量高的活跃医生更有可能得到热情耐心的服务。

患者择医时会关注少数关键信息，着重参考高成本、客观的信息，如在医生线上口碑因素中，付费反馈对患者择医具有较强说服力，而花费时间成本的反馈对患者择医参考意义不大。患者普遍认为付费反馈相比其他形式反馈而言，更加慎重，也更加能够反映患者真实的意愿。此外，如在医生服务质量因素中，医生回复时效对患者择医影响很大，其他患者对医生的接诊态度、服务效果的打分反而不会有效激励患者选择。此时医生回复时效是平台统计的客观数据，患者用户更加追求在线咨询的时效性，符合线上活动短、平、快的特点。在对网络购物平台评价的已有研究中，证实正面评价对顾客的购买意愿的影响小于负面评价对顾客拒绝购买的影响，而且评价质量和评价数量同时影响用户购买意愿，当评价数量不足时只有评价质量影响购买意愿。医生满意度打分数据均值普遍很高达到98%，经过对满意度和咨询量数据进一步方差分析可知，满意度不同区间内的咨询量均值呈现出近似正态分布的趋势，满意度低于40%的数据量较少，满意度在40%~60%的咨询量均值最高为888.08，满意度在60%~80%的咨询量均值降为723.6，满意度在80%~100%的咨询量均值进一步下降为477.15。由此反映平台设计满意度打分机制不够完善，导致满意度可信性降低，对患者择医行为带来负影响。

通过研究结果得到以下改进实际服务的启示：①对于在线医疗社区中的医生来说，应保证咨询回复的质量同时提高回复效率，增加在平台的活跃度；②对于平台来说应优化反馈机制，在界面设计时突显其他患者的付费反馈，一方面患者择医时对礼物数量信息更加关注，另一方面可以增加平台盈利；③平台同时应增加满意度打分的管控，减少甚至避免水军刷单等不良网络行为，保证平台信息的质量，从而改善平台口碑。

针对影响患者择医行为的因素进行优化有利于提高患者体验，使在线医疗社区良性发展，进而切实帮助改善医疗行业存在的资源短缺与信息不对称等问题。在后续研究中可进一步对医生和患者进行细分，从而更好地解释研究中的知识发现。

3.3 社交问答用户健康信息行为及其社会资本

社交问答用户的社会资本受多种因素影响，本节旨在探究社交问答用户不同的健康信息行为对其社会资本积累的影响。依据 Nan L 的社会资本理论和 Uphoff 对社会资本的分类，将社交问答用户的社会资本分为认知性和结构性两类，在对社交问答用户健康信息行为进行概述的基础上，构建健康信息行为和社会资本的研究模型，然后运用实际社交问答用户数据对社交问答用户健康信息行为和社会资本关系的模型进行实验验证。本节主体内容选自项目研究成果“基于社会资本理论的社交问答用户健康信息行为研究”①。

3.3.1 概述

随着网络技术的飞速发展和人们生活水平的提高，互联网已经成为人们寻求健康信息的主要方式。第 37 次《中国互联网发展状况统计报告》表明我国利用互联网搜寻医疗信息的用户有 1.52 亿人，占网民总数的 22.1% ②。同时社交问答平台因可以使用自然语言进行提问，同时可以获得更加有针对性的信息，快速成为人们搜索健康信息的主流渠道。以知乎为例，有 8091541 个用户关注“健康”这个话题，提问 689590 个问题，产生了 1000+的精华答案③。在健康知识需求者对可靠优质内容的渴求，以及健康知识富有者的无私贡献的推动下，在线健康信息行为逐渐走入人们的视

① 陆泉，刘婷，邓胜利，基于社会资本理论的社交问答用户健康信息行为研究［J］. 图书情报工作，2019，63（17）.

② 中国互联网信息中心．第 37 次中国互联网络发展状况统计报告［EB/OL］.［2018-04-03］. http：//www.cnnic. net.cn/hlwfzyj/hlwxzbg/hlwtjbg/201601/P020160122444930951954.pdf.

③ 知乎［EB/OL］.［2018-05-12］.https：//www.zhihu.com/topic/19550937/hot.

野，成为健康知识供求双方的日常行为。

(1) 健康信息行为

社交问答用户的健康信息行为从网络用户信息行为延伸而来，是指用户为满足健康信息需求，在社交问答平台所展开的健康信息需求认识与表达，信息查询、选取、存储、吸收与利用等活动①。Cheung 等人从健康信息使用者角度，将用户健康信息行为分为健康知识贡献行为和健康知识获取行为，其中健康信息贡献行为包括信息发布、加工、创造、利用行为等；健康信息获取行为则具体包括信息浏览、搜索和存储行为等②。而自我信息披露行为是一种特殊的信息发布行为，在健康信息贡献行为中是一个特殊的存在③，因此本书健康信息行为分为健康知识贡献行为、健康知识获取行为和自我信息披露行为。

健康知识贡献行为是指健康知识盈余者在特定的情景下对所拥有的知识进行发布、加工、创造和利用的行为④。基于身份的信任、社交曝光、口碑营销以及和他人的互惠规范会直接影响社交问答用户的知识贡献意图④。同时外部因素如经济奖励或社会认可影响初始贡献行为，而内部因素则是持续贡献的动力⑤。健康知识获

① 王艳，邓小昭．网络用户信息行为基本问题探讨［J］．图书情报工作，2009，53（16）：35-39.

② Cheung C M K, Liu I L B, Lee M K O. How online social interactions influence customer information contribution behavior in online social shopping communities: A social learning theory perspective [J]. Journal of the Association for Information Science & Technology, 2015, 66 (12): 2511-2521.

③ 张大勇，孙晓晨．社交网络用户信息贡献行为影响因素分析［J］．情报科学，2018，36（2）：95-100.

④ Guan T, Wang L, Jin J, et al. Knowledge contribution behavior in online Q&A communities: An empirical investigation [J]. Computers in Human Behavior, 2018, 81: 137-147.

⑤ Xia M, Huang Y, Duan W, et al. Research note —to continue sharing or not to continue sharing? An empirical analysis of user decision in Peer-to-Peer sharing networks [J]. Information Systems Research, 2012, 23 (1): 247-259.

取行为是指用户受特定的健康信息搜寻任务驱动，从多方面获得所需健康知识来满足健康需求的行为①。Wen 等人研究发现，不同健康信息需求的用户关注的健康信息内容和评价标准会有所区别②，知识满足、娱乐、社交性和工具性是年轻人进行健康信息搜索的主要动机，老年人关注更多的则是慢性病情况③。自我信息披露行为是指用户在特定情境下将个人信息或形象传达给他人的过程，也是积累社会资本并构建自我同一性的过程④。Batenburg 等人认为用户使用社交媒体的主要目的是建立新的社会关系，维护朋友联系⑤，同时通过不断的自我披露来控制自我呈现过程，因此社交需要、自我呈现和个性化服务是用户披露自我信息的主要原因⑥。

（2）社会资本

"社会资本"最早由 Pierre B 在经济学中的"资本"概念演化提出，James S C 则首次在理论层面将社会资本界定为个人财富的

---

① Cheung C M K, Liu I L B, Lee M K O. How online social interactions influence customer information contribution behavior in online social shopping communities: A social learning theory perspective [J]. Journal of the Association for Information Science & Technology, 2015, 66 (12): 2511-2521.

② Wenjing P, Khoo C S G, Chang Y K. The criteria people use in relevance decisions on health information: An analysis of user eye movements when browsing a health discussion forum [J/OL]. Journal of Medical Internet Research, 2016, 18 (6): e136.

③ Chang S J, Im E O. A path analysis of Internet health information seeking behaviors among older adults [J]. Geriatric Nursing, 2014, 35 (2): 137-141.

④ Koohikamali M, Peak D A, Prybutok V R. Beyond self-disclosure: Disclosure of information about others in social network sites [J]. Computers in Human Behavior, 2017, 69 (4): 29-42.

⑤ Batenburg A, Bartels J. Keeping up online appearances: How self-disclosure on Facebook affects perceived respect and likability in the professional context [J]. Computers in Human Behavior, 2017, 74 (9): 265-276.

⑥ 刘婷，邓胜利. 国外隐私悖论研究综述 [J]. 信息资源管理学报，2018，8 (02): 104-112.

象征①。Nan L 认为社会资本是投资在社会网络中的一种希望得到回报的社会资源，并且是可以通过个人努力获得的流动资本②。Ronald B 从群体层面提出的“结构洞”理论认为个人在社会网络中的位置比个人社会网络的强弱更重要，即如果一个第三者能将两个无直接关系的社会网络节点连接起来，则他具有更大的信息和控制优势③。同时社会资本的划分和度量也是社会资本理论的核心内容，Uphoff N 则从主客观视角划分社会资本，认为由个人的意识、价值和态度等主观因素产生的是认知性社会资本，因个体之间的联系、规则和程序等客观因素而产生的则是结构性社会资本④。

通过对社会资本理论的回顾，Nan L 对社会资本理论的定义不仅说明了社会资本存在的先天性，即人们遵循特定的规则可获得存在于社会结构中的社会资本；同时还强调了个体的主观能动性，用户通过个人努力可以获得所需的社会资本。在本研究中，社会资本主要是指嵌入在社会网络中的可以被获取和利用的资源的总和，可以反映虚拟社区用户的能力、可靠性、社会关系等特征。

(3) 社交问答用户社会资本和健康信息行为的关系研究

社交问答用户的所有行为都是围绕社会网络进行的，社会网络不仅是用户可以访问的资源，同时也是用户获取资源的通道。在知乎上，用户可以编辑个人的主页信息，选择性披露自我的个人信息，向他人传递自我形象，同时可根据个人的兴趣爱好提出问题，关注问题、话题、专栏或其他用户来获取知识，也可以通过回答问

---

① 张文宏．社会资本：理论争辩与经验研究［J］．社会学研究，2003(4)：23-35.

② Lin N. A network theory of social capital［J］. Journal of Science. 2005(16)：58-77.

③ Burt R S. Structural Holes：The Social Structure of Competition［M］. Cambridge：Harvard University Press，1995：32-57.

④ Uphoff N T. Learning from Gal Oya，Possibilities for Participatory Development and Post-Newtonian Social Science［M］. IT Publications，1996：279-332.

题、公共编辑等知识贡献行为来获取其他用户的点赞和关注，获得社会资本。研究表明，社会资本在一定程度上能够反映用户的能力和可靠性，同时用户在社交问答平台上的知识行为对用户社会资本的获得有显著影响①。

由于社交问答平台的快速发展，用户健康信息行为对社会资本的影响也引起了国内外学者的关注，现有社交问答对用户的研究主要集中在根据用户行为判断用户角色和探索用户特征②。根据用户在社交问答平台上的行为表现，其中既有主动参与问答、贡献知识的用户，也有仅浏览搜索、获取知识的用户，但在社区中积极贡献知识的用户，会在社区中得到更多的社会资本等外在青睐③。Valenzuela 等人对 Facebook 用户进行分组实验，发现社会化媒体的使用与社会资本之间有显著的正向关系④。张鹏翼等人通过对 1952 名知乎用户的行为数据进行分析得到，用户通过内容性或者互动性的活动可以积累社会资本⑤，同时用户作为信息提供者时，粉丝数多的用户能获得更多的点赞数，从而获得更高的社会资本⑥。

在知识经济的社交问答社区中，用户可以通过知识贡献获得他

① Zhao L, Lu Y, Wang B, et al. Cultivating the sense of belonging and motivating user participation in virtual communities: A social capital perspective [J]. International Journal of Information Management, 2012, 32 (6): 574-588.

② Shah C, Oh S, Oh J S. Research agenda for social Q&A [J]. Library & Information Science Research, 2009, 31 (4): 205-209.

③ Wu P F, Korfiatis N. You scratch someone's back and we'll scratch yours: Collective reciprocity in social Q&A communities [J]. Journal of the Association for Information Science & Technology, 2013, 64 (10): 2069-2077.

④ Valenzuela S, Arriagada A, Scherman A. The social media basis of youth protest behavior: The case of chile [J]. Journal of Communication, 2012, 62 (2): 299-314.

⑤ 张鹏翼，张璐．社会资本视角下的用户社交问答行为研究——以知乎为例 [J]. 情报杂志，2015 (12): 186-191.

⑥ Wang G, Gill K, Mohanlal M, et al. Wisdom in the social crowd: An analysis of quora [C] // The International World Wide Web Conference. 2013: 1341-1352.

人的认可，或者知识获取来扩大社会网络，继而进行社会资本的累积，因此研究社交问答平台用户的社会资本与其线上行为的关联可以帮助理解知识经济时代的社会资本累积机制。但是目前对于将用户健康信息行为细分，整体考虑用户的社交问答行为与社会资本的关系研究较少，且大多利用问卷调查的方法，缺乏一定的客观和准确性。本节借助社会资本的划分结果，利用网页日志数据，探究社交问答用户的社会资本与不同健康信息行为的关系，帮助知识提供者提高社会资本，同时为社交问答平台完善用户服务和激励机制提供参考。

3.3.2　健康信息行为与社会资本关系研究模型

社交问答平台作为知识经济时代的产物，通过话题讨论、live、专栏、圆桌等交流模式形成了以知识贡献和获取为核心的社交网络。用户对社交问答平台的使用，以及在社区中的活跃度都会影响其社会资本的获得。基于此，本书应用社会资本理论，从认知维度和结构维度两个层面衡量社会问答平台用户的健康知识贡献行为、健康知识获取行为和自我信息披露行为对社会资本积累的关系，理论框架如图 3-17 所示。

（1）健康知识贡献行为对社会资本获得的影响

社交问答平台运行的支撑点是知识盈余者贡献知识，而用户的信息贡献行为和社会资本之间有非常显著的作用①。在社交问答平台中，社会资本会作为背景因素来调节知识贡献者感知到的外在利益，社会资本是用户进行知识共享行为的重要动机 ②。Jin 基于社

① Chow, Wing S, Chan, et al. Social network, social trust and shared goals in organizational knowledge sharing [J]. Information & Management, 2008, 45 (7): 458-465.

② Zhao L, Lu Y, Wang B, et al. Cultivating the sense of belonging and motivating user participation in virtual communities: A social capital perspective [J]. International Journal of Information Management, 2012, 32 (6): 574-588.

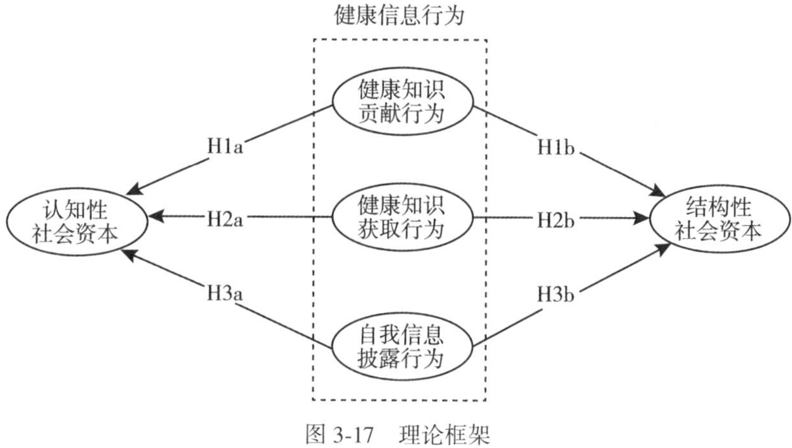

图 3-17 理论框架

会资本、社会认知和社会交换理论，通过实证得出用户在社交问答平台上的持续信息贡献行为意愿和他人认可存在显著关联，且用户使用社交问答进行信息贡献的时间越长，其所拥有的社会资本就越多①。同时，Fichman 分析 Yahoo！Answers 上的问题发现，每 7 个答案中就会产生一个很好的答案②，因此当用户在社交问答社区贡献知识越多时，会吸引更多的用户，从而获得更高的社会资本。且在控制回答内容质量的情况下，经验值高的用户比经验值低的用户更容易获得更多的社会资本③。即用户在社交问答平台贡献的信息越多，获得的社会资本就越多，因此提出如下假设：

H1a：社交问答平台用户的健康知识贡献行为会正向影响其认知性社会资本

H1b：社交问答平台用户的健康知识贡献行为会正向影响其结

① Jin J，Li Y，Zhong X，et al. Why users contribute knowledge to online communities［J］. Information & Management，2015，52（7）：840-849.

② Fichman P. How Many answers are enough？Optimal number of answers for Q&A sites［C］. In：Proceedings of the 4th International Conference on Social Informatics，Lausanne，Switzerland. Berlin，Heidelberg：Springer，2012：260-274.

③ Shah C，Oh J S，Oh S. Exploring characteristics and effects of user participation in online social Q&A sites［J/OL］. First Monday，2008，13（9）. http：//www. firstmonday. dk/ojs/index. php/fm/article/view/2182.

构性社会资本

(2) 健康知识获取行为对社会资本获得的影响

社交问答用户在平台上可以很好地完成获取知识的三个必要的步骤：注意——不分心地学习，保持——记住学到的知识，产出——再现学到的知识。大多数社交问答用户扮演的是知识获取的角色，搜索信息满足其需求。Johnson 通过研究社会网络如何影响用户的信息获取行为时发现，用户的信息获取行为也会影响社会资本的获得①，这印证了 Song 认为的社会资本作为社交问答成员的资源会影响用户的健康信息获取行为②。Deng 在研究社交问答用户健康信息搜寻时发现，社会资本对健康信息搜寻时的感知健康风险和自我效能有显著的正向作用③。朱鹏探索社交媒体中的学术搜索行为，发现用户的社会资本和学术信息获取行为之间有着很强的正向联系④。Nyland 以 myspace 为研究对象，发现以知识获取为使用社交问答平台主要动机的用户比以娱乐为目的的用户具有更高的社会资本⑤，即用户在社交问答平台获取的知识越多，获得的社会资本就越多，因此本书假设提出如下假设：

---

① Johnson C A. Social capital and the search for information: Examining the role of social capital in information seeking behavior in Mongolia: Research Articles [J]. Journal of the Association for Information Science & Technology, 2014, 58 (6): 883-894.

② Song L, Chang T Y. Do resources of network members help in help seeking? Social capital and health information search [J]. Social Networks, 2012, 34 (4): 658-669.

③ Deng Z, Liu S. Understanding consumer health information-seeking behavior from the perspective of the risk perception attitude framework and social support in mobile social media websites [J]. International Journal of Medical Informatics, 2017, 105: 98-109.

④ 朱鹏，刘子溪，赵笑笑．基于社会资本的社交媒体学术搜索行为研究 [J]. 图书与情报，2017 (3): 19-25.

⑤ Nyland R, Marvez R, Beck J. MySpace: Social networking or social isolation [C] // The Association for Education in Journalism and Mass Communication, Reno, 2007: 23-24.

H2a：社交问答平台用户的健康知识获取行为会正向影响其认知性社会资本

H2b：社交问答平台用户的健康知识获取行为会正向影响其结构性社会资本

（3）自我信息披露行为对社会资本获得的影响

Tajfel 和 Turner 最早提出社会认知理论，认为社会身份是一种解释社会行为方式的概念①。用户自我披露行为和社会性有很强的“二元效应”，即用户愿意向他人透露自己的个性，以达到相互交换信息的目的，从而发展社会网络②。在社交问答平台上，用户处于一个极度开放和共享的虚拟环境中，为了快速了解他人，用户通常查看其他用户披露的信息去推断他们的个性、兴趣、经历等，进而了解他们的社会地位或个人身份。用户根据共同的兴趣和爱好对信息进行理性的判断可以提高信息的感知价值，从而增加社会资本③。Lee 建立社会资本和自我信息披露行为之间复杂的研究模型，通过问卷调查验证了社会资本会促进用户进行自我信息披露，同时自我信息披露行为也会增加用户的社会资本④。Gritzalis 发现 Facebook 的使用强度，自我披露行为和社会资本正相关⑤。因此本

① Tajfel H, Turner J. An integrative theory of intergroup conflict [J]. Social Psychology of Intergroup Relations, 1979, 33: 94-109.

② Jourard S M. Self-disclosure and other-cathexis [J]. Journal of Abnormal & Social Psychology, 1959, 59 (4): 428-431.

③ Hung K H, Li S Y. The Influence of eWOM on virtual consumer communities: Social capital, consumer learning, and behavioral outcomes [J]. Journal of Advertising Research, 2007, 47 (4): 485-495.

④ Lee H, Park H, Kim J. Why do people share their context information on social network services? A qualitative study and an experimental study on users' behavior of balancing perceived benefit and risk [J]. International Journal of Human-Computer Studies, 2013, 71 (9): 862-877.

⑤ Gritzalis S, et al. Self-disclosure, privacy concerns and social capital benefits interaction in FB: A case study [C] // Pan-Hellenic Conference on Informatics. ACM, 2016: 32-39.

书认为用户在社交问答平台披露的身份信息越多，在社交问答社区中获得社会资本就越容易，故提出如下假设：

H3a：社交问答平台用户的自我信息披露行为会正向影响其认知性社会资本

H3b：社交问答平台用户的自我信息披露行为会正向影响其结构性社会资本

3.3.3　健康信息行为与社会资本关系模型验证

为了更加准确和客观地揭示社会资本和社交问答用户不同健康信息行为之间的影响机理，本书爬取我国影响力最大的社交问答平台——“知乎”上的真实数据，对社会资本和用户健康信息行为之间的关系进行理论和实证研究，旨在为社交问答平台用户提高社会资本，平台完善用户服务和激励机制提供参考。

（1）数据收集

知乎作为国内影响力最大的社交问答平台之一，截至 2017 年 9 月，知乎的个人注册用户已经超过 1 亿人次，月累计页面访问量超过 180 亿。同时在近 30 年的统计中，我国因糖尿病去世的患者仅低于心血管和恶性肿瘤①，因此本书选取知乎糖尿病话题下的回答者作为研究对象。由于知乎没有提供应用程序接口（API），因此本书采用 Python 语言编写爬虫代码，抓取知乎糖尿病话题下的回答内容和用户数据。截至 2017 年 12 月，从知乎糖尿病话题下抓取了 2537 个问题帖子，一共有 3567 个回答，筛选重复用户，最后的研究样本是 1650 个用户的知乎主页数据。

（2）变量描述和测量

认知性社会资本主要是指用户拥有共同的价值观，Wang 等人

① Bragg F, Holmes M V, Iona A, et al. Association between diabetes and cause-specific mortality in rural and urban areas of china [J]. Jama, 2017, 317 (3): 280-289.

通过实证研究发现，微博用户的粉丝数和其发布信息所获得的点赞数和阅读数成正比，进而更容易获得其他用户的关注，获得社会资本①。社交问答用户的价值观主要是由认同感来表达，而获赞数则表明了用户对知识贡献者的认同感②，因此认知性社会资本由点赞数来衡量。在社交问答平台上，“粉丝”能第一时间知道关注者的动态，知识贡献者主要通过自己的“粉丝”来进行知识的传播与共享，并由此形成社会网络。同时粉丝数反映了用户在社会网络中所处的位置和影响力③，因此结构性社会资本可以通过粉丝数来测量。

根据 Cheung 等人对健康信息行为的分类，本书将用户在社交问答平台上的健康信息行为分为三类：用户作为知识贡献者时，可以通过回答问题、编写专栏、参与 live、公共编辑来贡献自己的知识。回答问题数可以很好地衡量该用户对社区的贡献程度④，而专栏数、live 数只有极少数人会有，且分布不均，故本书采用回答数和公共编辑数来衡量健康知识贡献行为。同时，用户通过提问、关注人或事来获取知识，因此问题数和关注数⑤反映了用户的知识获取行为。本书选择问题数、关注人数、关注问题数、关注收藏数、关注专栏数、关注话题数来度量用户的健康知识获取行为。对于自

---

① Wang G, Gill K, Mohanlal M, et al. Wisdom in the social crowd: An analysis of quora [C] // The International World Wide Web Conference. 2013: 1341-1352.

② 张璐，张鹏翼．线上线下社会资本与社会化问答行为的关系研究——以知乎医学和健康话题为例 [J]. 图书情报工作，2017，61 (17)：84-90.

③ Cheung C M K, Liu I L B, Lee M K O. How online social interactions influence customer information contribution behavior in online social shopping communities: A social learning theory perspective [J]. Journal of the Association for Information Science & Technology, 2015, 66 (12): 2511-2521.

④ Jin J, Li Y, Zhong X, et al. Why users contribute knowledge to online communities [J]. Information & Management, 2015, 52 (7): 840-849.

⑤ 蒋逸尘，金悦，黄京华．社会化问答社区中社交关系的成因及作用——来自知乎的实证研究 [J]. 信息系统学报，2017 (01)：13-22.

我信息披露行为的衡量，本研究采用 Jin 对个人信息披露程度的得分制，即披露个人信息项目的总和①。在知乎中，用户可以在主页上披露 9 种个人信息：姓名、头像、性别、一句话描述、所在行业、居住地、职业经历、教育经历和个人简介，每一项个人信息价值 1 分，公开为 1，否则为 0，依次累加，总分为 9 分（见表 3-9）。

表 3-9　**变量描述和测量**

变量	变量名	维度	描述（用户从注册到当前时间点）
因变量	社会资本	认知性社会资本	获得的总点赞数
		结构性社会资本	获得的粉丝数
自变量	健康知识贡献行为	回答数	所回答的总数
		公共编辑数	公共编辑总数
	健康知识获取行为	问题数	所问问题总数
		关注人数	所关注的用户数
		关注问题数	所关注的问题总数
		关注收藏数	所关注的收藏总数
		关注专栏数	所关注的专栏总数
		关注话题数	所关注的话题总数
	自我信息披露行为	个人信息总和	主页中填写的个人信息总和

（3）数据分析与结果

在统计学方法中，多元线性回归是一种典型的估计两个或两个以上解释变量影响的方法。社交问答用户社会资本的获得受到多种用户健康信息行为的影响，是一种多变量问题，因此本书使用多元

① Jin J, Li Y, Zhong X, et al. Why users contribute knowledge to online communities [J]. Information & Management, 2015, 52 (7): 840-849.

线性回归来预测用户社交问答平台社会资本的获得。

从表 3-10 看出，除了自我披露行为外，其他变量均呈现均值远大于中位数，且远小于极大值特点，这表明绝大多数据集中在数值较小的区间。同时因为健康知识贡献行为、健康知识获取行为和社会资本这三个变量的数据是高度扭曲的，故本书使用对数变换来改变这种状况，固定效应的社交问答用户健康信息行为和社会资本的频次分布特征如表 3-10：

表 3-10　　　　**变量的描述性统计（N=1650）**

变量	维度	均值	中位数	标准差	极小值	极大值
健康知识贡献行为	回答数	170.58	18.00	779.526	1	16792
	公共编辑	28.13	5.00	138.884	0	3624
健康知识获取行为	问题数	4.18	1.00	23.148	0	581
	关注人数	90.93	14.00	314.977	0	5655
	关注问题数	308.29	47.00	1341.732	0	31209
	关注收藏数	4.17	0.00	16.564	0	360
	关注专栏数	6.66	1.00	26.377	0	801
	关注话题数	30.98	14.00	70.752	0	1416
自我信息披露行为	个人信息总和	4.38	4.00	1.401	3	9
认知性社会资本	获得赞同数	3845.12	25.00	48550.696	0	1665857
结构性社会资本	粉丝数	981.60	9.50	15740.917	0	610784

图 3-18、图 3-19 分别表示用户的健康知识贡献行为和用户的健康知识获取行为分布情况。回答数和公共编辑代表社交问答用户的健康知识贡献行为，健康知识获取行为则包括回答数、关注人数、关注问题数、关注收藏数、关注专栏数和关注话题数，这两个

图的横坐标是这些测量项加 1 的对数坐标，纵坐标则是每个行为数据对应频次加 1 的对数。在社交问答用户自我信息披露行为中，个人信息总和数在 3~9，且个人信息总和的频数除了一个极大值外，其他值分布较为集中，故不采用固定用户效应，真实统计如图 3-20 所示。横坐标是用户披露个人信息的总数，纵坐标是各个总数的频数，符合正偏态分布。

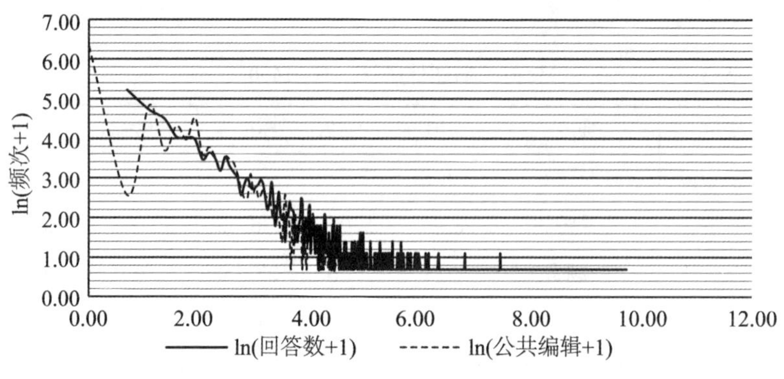

图 3-18　健康知识贡献行为分布情况

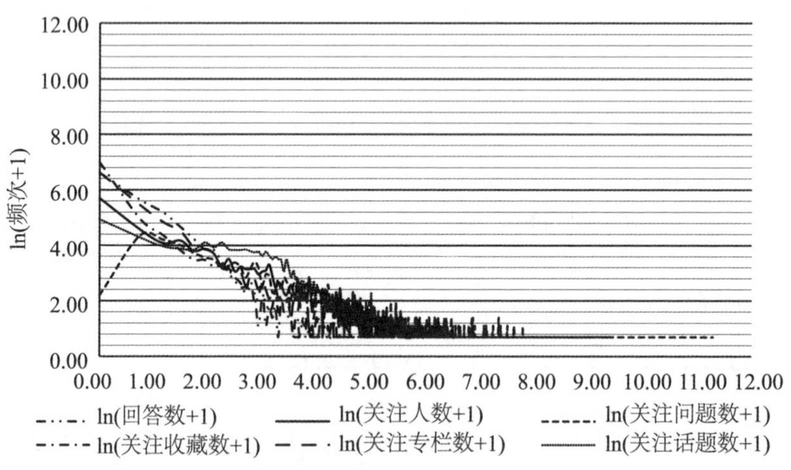

图 3-19　健康知识获取行为分布情况

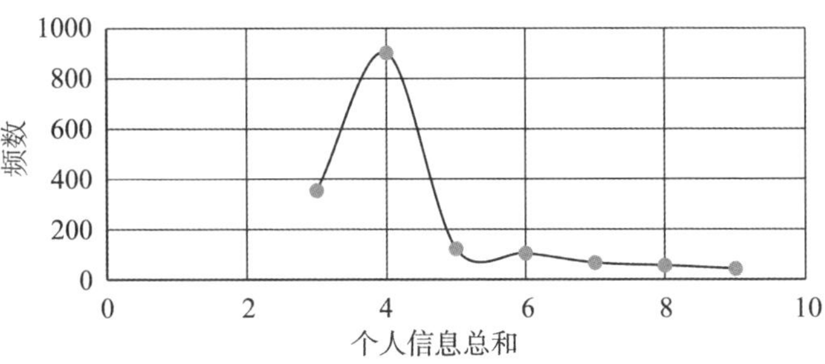

图 3-20　自我信息披露行为分布情况

图 3-21 表示用户认知性社会资本和结构性社会资本的分布情况，横坐标代表社会资本的获赞数和粉丝数加 1 的对数坐标，纵坐标是该社会资本用户频数加 1 的对数坐标。从图中可以看出，社会资本近似服从幂律分布，可解释为只有极少数用户拥有绝大多数社会资本，大部分用户只有少量的社会资本。

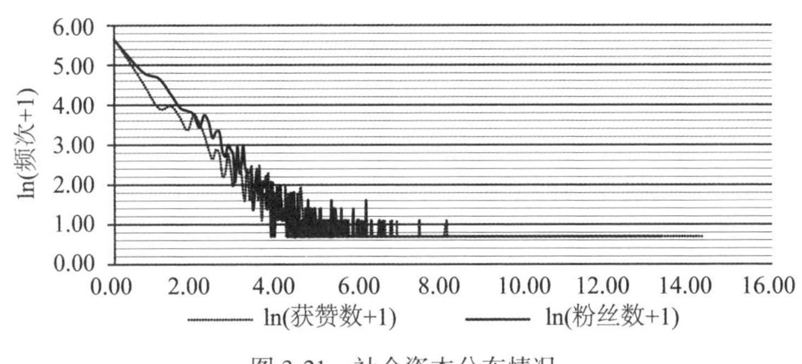

图 3-21　社会资本分布情况

（4）因子分析

在进行多元线性回归前，先对变量进行相关性分析（见表 3-11）。

表 3-11　　社交问答健康信息行为和社会资本的相关性

社会资本		回答数	公共编辑数	问题数	关注人数	关注问题数	关注收藏数	关注专栏数	关注话题数	个人信息总和
认知性	获赞数	0.879**	0.553**	0.468**	0.560**	0.778**	0.351**	0.460**	0.262**	0.366**
结构性	粉丝数	0.801**	0.526**	0.431**	0.545**	0.727**	0.315**	0.432**	0.310**	0.366**

注：** 在 0.01 水平上显著相关

当相关性的关联系数大于 0.3 时可定义为高度关联，关联系数在 0.2~0.3 的是中度关联。从表中可以看出，除信息披露行为与认知性社会资本是中度关联外，其他行为与社会资本之间都是高度关联。同时结果显示，KMO = 0.850 > 0.8，且 Bartlett 的球形度检验 $p=0.000<0.001$，这表明所分析的变量间有相关性，适合做因子分析。

（5）多重共线性诊断

本研究使用方差膨胀因子（VIF）检验社交问答用户健康信息行为和社会资本之间可能存在的多重共线性。采用 SPSS 22.0 统计分析软件进行计算，计算结果显示这些解释变量的 VIF 值介于 1.089~6.526，均小于临界值 10，表明多重共线性效应在可接受的范围内。

（6）多元线性回归分析

在确定所选变量适合做多元线性回归的基础上，本研究使用 SPSS 22.0 软件中的多元线性回归模块构建预测模型，并对模型参数进行估计和显著性检验，同时选择“向前选择法”检验各个自变量对因变量的影响，结果如表 3-12 所示。

表 3-12　　多元线性回归模型分析结果

		认知性社会资本（获赞数）			结构性社会资本（粉丝数）		
		模型 1a	模型 2a	模型 3a	模型 1b	模型 2b	模型 3b
健康知识贡献行为	回答数	1.304***	1.325***	1.315***	0.928***	0.889***	0.853***
	公共编辑数	0.160***	0.271***	0.269***	0.164***	0.279***	0.271***

续表

		认知性社会资本（获赞数）			结构性社会资本（粉丝数）		
		模型 1a	模型 2a	模型 3a	模型 1b	模型 2b	模型 3b
健康知识获取行为	问题数		-0.315***	-0.312***		-0.333***	-0.320***
	关注人数		0.135***	0.132***		0.157***	0.146***
	关注问题数		-0.123***	-0.119**		-0.036ns	-0.019ns
	关注收藏数		0.115**	0.115ns		0.003ns	0.003ns
	关注专栏数		0.045ns	0.046ns		-0.003ns	0.001ns
	关注话题数		0.018ns	0.015ns		0.051ns	0.040ns
信息披露行为	个人信息总和			0.042*			0.153**
R^2		0.778	0.790	0.791	0.650	0.668	0.676
调整 R^2		0.778	0.789	0.790	0.649	0.667	0.674

注：ns 不显著，* 显著性 p<0.050，** 显著性 p<0.010，*** 显著性 p<0.001，所有路径系数为标准化系数

从表 3-12 的模型 1a 中可以看出，健康知识贡献行为会正向影响用户的认知性社会资本（$\beta_{回答数}=1.304$，$p<0.001$；$\beta_{公共编辑数}=0.160$，$p<0.001$），因此假设 H1a 成立。从模型 1b 中得出，健康知识贡献行为会正向影响用户的结构性社会资本（$\beta_{回答数}=0.928$，$p<0.001$；$\beta_{公共编辑数}=0.164$，$p<0.001$），因此假设 H1b 成立。在模型 1a 的基础上，模型 2a 中可以看出，不同的健康知识获取行为对用户的认知性社会资本的影响有差异。其中关注数和关注问题数负向影响用户的认知性社会资本（$\beta_{关注数}=-0.315$，$p<0.001$；$\beta_{关注问题数}=-0.123$，$p<0.001$），关注人数正向影响认知性社会资本的获得（$\beta_{关注人数}=0.135$，$p<0.001$），关注收藏数、关注专栏数和关注话题数对认知性社会资本的影响不显著，因此假设 H2a 不成立。从模型 2b 可知，关注数正向影响用户的结构性社会资本的获得（$\beta_{关注数}=-0.333$，$p<0.001$），而关注人数负影响社会资本，（$\beta_{关注人数}=0.157$，$p<0.001$），关注问题数、关注收藏数、关注专栏数和关注话题数对认知性社会资本的影响不显著。不

同的健康知识获取行为会不同程度上的影响用户的结构性社会资本，因此假设 H2b 不成立。模型 3a 中，自我信息披露行为会正向影响用户的认知性社会资本（$\beta_{个人信息总和} = 0.042$，$p < 0.05$），因此假设 H3a 成立。模型 3b 中，自我信息披露行为会正向影响用户的结构性社会资本（$\beta_{个人信息总和} = 0.153$，$p < 0.010$），因此假设 H3b 成立，图 3-22 展示了社交问答用户健康信息行为对社会资本的可视化影响。

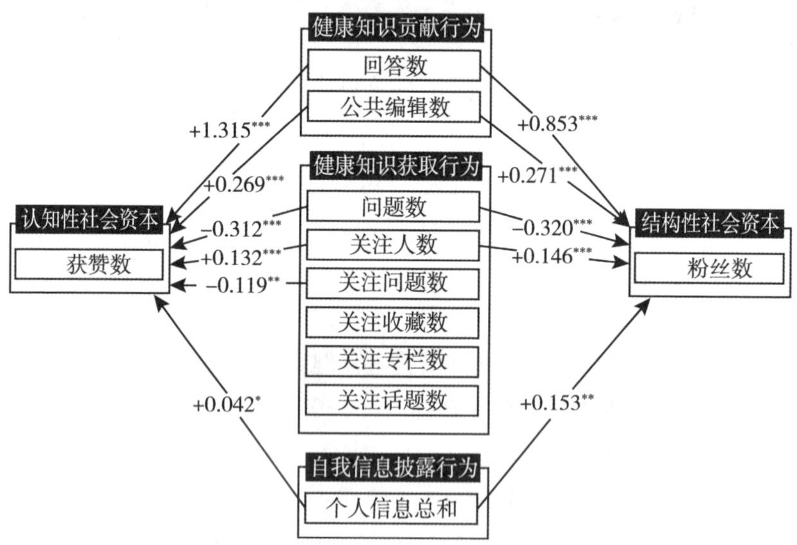

图 3-22　社交问答用户健康信息行为对社会资本的可视化影响

（7）内生性检测

对于本书社交问答用户健康信息行为影响社会资本获得的结论可能存在两点质疑：其一，是健康信息行为影响了社会资本，还是因为社会资本的增加加剧了用户的健康信息行为；其二，是否存在遗漏的关键变量同时影响用户的健康信息行为和社会资本，进而导致本书的研究结果。对于这两个问题，本书对结果进行内生性检测。对样本进行间隔抽样，抽取 200 名用户的数据，并随机分为两组，先进行相关分析和多重共线性诊断，然后对用户的健康信息行

为的增量和社会资本的增量进行多元线性回归。内生性检验结果与主检验结果大体一致，这说明本书的研究结论是正确的，质疑并不成立。

（8）结果讨论

本小节根据知乎糖尿病话题下的真实用户数据，分析社交问答平台用户的社会资本和健康信息行为。从社会资本数据的分布情况来看，大部分的社会资本掌握在极少数用户手中，符合社会现象中的二八定律。健康知识贡献行为、健康知识获取行为和自我信息披露行为则是用户为满足健康信息需求而产生的三种不同的健康信息行为。行业高水平用户在知乎上贡献高质量知识，吸引用户浏览和获取所需的知识，构建社会网络。同时用户自我信息的披露有助于获得他人的信任，加强联系，从而扩大社会网络，形成知识的贡献和获取行为良好的利用循环。对社交问答用户社会资本的获得和健康信息行为之间的关系分析，主要有以下结论：

①社交问答用户的健康知识贡献行为正向影响社会资本。社交问答平台与企业知识管理社区相反，在社交问答平台贡献知识没有任何经济奖励，用户间彼此不认识，不是现实世界中的利益相关者，所以当用户作为知识提供者这个角色时，其收获更多的是社会资本。从图 3-22 中可以看出，用户在社交问答平台回答问题的数量与认知性社会资本和结构性社会资本累积的相关度都很高，这与已有的研究一致①。其中回答数与认知性社会资本的相关度高于结构性社会资本的相关度，这是因为回答数表明了用户对某一个问题的见解，能快速地在他人印象中建立初步认识，所以更容易积累认知性社会资本。但是当用户在社交问答平台公共编辑次数多时，其认知性社会资本和结构性社会资本都会相应增加。原因在于公共编辑是对问题或话题等进行编辑，属于社区服务性的贡献，所以其对

① 张璐，张鹏翼．线上线下社会资本与社会化问答行为的关系研究——以知乎医学和健康话题为例［J］．图书情报工作，2017，61（17）：84-90.

不同社会资本的影响相差无几，故两者变化幅度没有很大差别。

②社交问答平台用户的不同健康知识获取行为在不同程度上影响社会资本。社交问答平台的主要功能是传播知识，所以当用户作为信息获取者，在社交问答平台提问次数对社会资本的积累有削弱作用。但是关注人数却与社会资本有一定的正相关关系，在社交问答平台关注他人在一定程度上属于社交活动，因为关注他人这个行为很可能会引起被关注者的注意，从而积累社会资本，这符合 Lin N 关于“用户获取资源达到目的的同时也会增加资源”的理论。关注问题数与认知性社会资本有关联，却和结构性社会资本显著不相关，这可能是因为关注问题这个行为更多的是反映用户获取知识的态度和价值，而不是根据用户的联系或结构产生。而关注收藏数、关注专栏数、关注话题数这三个信息获取行为对认知性社会资本和结构性社会资本都显著不相关，这表明这三个行为属于个人获取学习信息的渠道，与社交网络无关，故无法依据这三个行为积累社会资本。

③社交问答平台用户的健康信息披露行为会正向影响社会资本。社交问答平台用户自我信息的披露表明用户在社交问答平台上通过使自己透明化，以获取他人的信任，从而赢得更多的认可和更高的社会地位①。用户在社交问答平台披露个人信息越多，也反映了其更高的社交参与水平，这加强了用户之间的参与互惠，对于社会资本的积累有很大的帮助。有研究指出，社交问答行为与社会资本获得之间的主要桥梁是人际信任，而用户的自我信息披露行为则克服了虚拟网络缺失信任导致的交流障碍，进而社会资本才得以形成和增长②。而知乎推崇的实名制能快速且有效地让用户将所获取的他人信息与信息所有者联系起来，从而建立人际信任。通过社交

---

① Osatuyi B, Passerini K, Ravarini A, et al. “Fool me once, shame on you … then, I learn.” An examination of information disclosure in social networking sites [J]. Computers in Human Behavior, 2018, 83 (6): 73-86.

② 刘诗．问答型社交网站的社会资本获得研究——以知乎网为例 [D]. 暨南大学，2016.

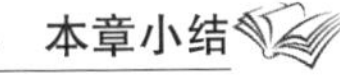

问答平台披露个人信息来增加人际信任，从而正向影响社会资本的累积。

本研究有助于社交问答平台管理者认识到具有不同社会资本的用户行为有很大差异，应依据用户的社会资本完善用户服务和激励机制。如对于社会资本低的用户，可以采用奖励的方法来鼓励用户完善个人信息，以获取更高的用户认同感。对于社会资本高的用户，鼓励用户回答问题，参与公共编辑，积极在社交问答平台上贡献知识，让知识共享得到更好的循环。此外，社交问答平台应该保持对用户信息安全的承诺，增加用户的归属感，有归属感的用户在社交问答平台上更可能披露自我信息，并和社区保持长期的关系。

3.4 本章小结

通过本章学习了解了医疗健康公共服务用户的行为原因、影响因素和社会资本的关系。在对医患沟通障碍的根本原因进行分析的基础上，提出了基于文本挖掘的在线医疗社区用户知识不对称分析框架，来分析在线医疗社区用户由知识不对称导致的沟通障碍行为；进而研究患者在对医生进行咨询前的择医行为，根据影响用户在线消费行为的理论，探索患者选择咨询医生的影响因素，以及各因素之间的作用机制，有助于更好地改善医生的服务、提升社区活力。最后通过对社交问答用户的健康信息行为对社会资本的积累影响，得到不同的社交问答用户的不同健康信息行为会对社会资本产生不同的影响，因此医疗健康公共服务平台管理者应该认识到具有不同社会资本的用户行为有很大差异，应依据用户的社会资本完善用户服务和激励机制。

第4章　医疗健康大数据组织与挖掘

医疗健康大数据包括医院医疗数据、卫生服务平台医疗健康数据、疾病监测数据、自我量化数据、网络数据和生物数据等不同来源领域的异构数据。这些数据都具有巨大的研究价值，其合理利用有助于实现个性化诊疗、疾病关联因素分析、疾病发病因素分析、疾病发病率与死亡率预测等诸多应用服务。然而，医疗健康大数据突出的多源异构特性极大增加了其研究与应用的难度。因此，本章选取电子病历大数据、医学文献内图像、医学课程知识这三种典型医疗健康大数据，对其数据组织和知识挖掘方法进行了探索，以期提高医疗健康大数据的管理与利用效能。

4.1　电子病历大数据组织

电子病历大数据作为主要的医疗健康大数据类型，是医院围绕疾病与患者展开的一系列医疗活动原始记录，具有较高的可靠性和重要的管理应用价值。然而，电子病历大数据往往源自众多异构业务系统，此多源异构特点使其利用难度大并表现为利用率低①，如

① 张浩．基于模型的电子病历结构化模板构建方法［D］．第四军医大学，2013.

何提高电子病历大数据的利用率成为重要的研究课题。

为了提高电子病历大数据的利用率，本研究利用电子病历大数据与疾病知识的联系作为切入点，提出一个基于扩展 DO 的电子病历大数据组织模型框架。该模型框架可以分为三步实施：首先，对 DO 疾病本体上的疾病节点进行知识属性上的模型扩展；进而，利用其他源的疾病知识补充 DO 疾病节点的知识描述，实现了多源知识聚合并构建出一个较为完善的疾病知识体系；最后，建立疾病知识与电子病历大数据的映射关系，实现了疾病知识体系与电子病历大数据的集成组织，以支持基于疾病知识体系的精准查询和电子病历大数据的有效利用。在此基础上利用维基百科、中文电子病历以及 MIMIC 电子病历数据集为例说明了模型框架的可行性。本节主体内容选自项目研究成果“基于扩展疾病本体的电子病历大数据组织研究”①。

4.1.1 概述

(1) 电子病历大数据知识发现

电子病历大数据中有丰富的潜在知识，为了实现电子病历大数据到知识的有效转化，国外部分学者针对特定电子病历大数据进行了知识发现研究。如 Soulakis N D 等人利用心脏病患者的电子健康记录构建了医疗保健服务提供商与患者之间的交互信息网络，以进行高再入院率人群的医疗保健互动预测与推荐②；Séverac F 等人挖掘斯特拉斯堡大学医院心脏病科住院患者的药物列表与出院小结数

① 陆泉，江超，陈静．基于扩展疾病本体的电子病历大数据组织研究［J］．图书情报知识，2019（1）：109-118.

② Soulakis N D, Carson M B, Lee Y J, et al. Visualizing collaborative electronic health record usage for hospitalized patients with heart failure [J]. Journal of the American Medical Informatics Association, 2015, 22 (2): 299-311.

据，发现了疾病与药物之间的非冗余关联规则知识①。

国内相关研究主要关注电子病历大数据知识库模型和构建方法等。如陈敏、余涛等人提出了一种基于儿童感染性疾病临床应用大数据构建知识库平台的思路，使知识库平台对临床业务提供辅助诊疗、预测与预先判断支持②；黄丹俞、钱智勇等人提出了基于本体论的电子健康档案知识库构建的构想，将数据挖掘技术应用于健康档案，实现健康档案中医学知识的多维度关联与智能检索功能③。

然而，现有研究过于侧重大数据之上的知识，对电子病历大数据自身的知识描述与知识组织重视不足，使上述模型方法难以推广到各种多源异构数据环境，也阻碍了电子病历大数据的管理与利用发展。

（2）基于医学本体的多源知识聚合

知识资源在未经过有效组织时，呈现出离散、多源、异构等特征，知识聚合可建立各个知识间的不同联系，形成相互关联的知识体系④。本体可以规范有效地对知识进行组织与关联，是知识聚合的重要手段。Tian B 等人通过连接多个生物医学本体以及非结构化生物医学知识源的概念，构建混合生物医学知识网络，开发了一种多本体关联模型内部知识网络⑤。同时，本体也可用于支持异构环

---

① Séverac F, Sauleau E A, Meyer N, et al. Non-redundant association rules between diseases and medications: an automated method for knowledge base construction [J]. BMC Medical Informatics and Decision Making, 2015, 15 (1): 29-40.

② 陈敏，余涛，王淑，等．基于儿童感染性疾病临床应用的大数据知识库平台设计［J］. 中国医疗器械杂志，2016，40（1）：38-40.

③ 黄丹俞，钱智勇，董建成．基于本体论的电子健康档案知识库构建初探［J］. 中国数字医学，2011，6（4）：14-17.

④ 李亚婷．知识聚合研究述评［J］. 图书情报工作，2016，60（21）：128-136.

⑤ Bai T, Gong L, Wang Y, et al. A method for exploring implicit concept relatedness in biomedical knowledge network [J]. BMC Bioinformatics, 2016, 17 (9): 265.

境下的知识利用，Farion K 等人基于本体构建了临床决策支持系统，支持多个平台上运行以解决异构临床决策问题①。

疾病本体（Disease Ontology，DO）是由 Schriml L M 等人通过整合 MeSH、ICD、NCI's thesaurus、SNOMED CT 和 OMIM 等医学知识库的疾病术语构建的疾病知识库②，已发展为人类疾病的标准化本体，旨在为生物医学领域的人类疾病术语、疾病表型特征和相关医学词汇概念提供一致性、可复用及可持续的描述。DO 的重要作用体现在其整合医疗知识资源的能力上，Malhotra A 等人在 DO 的基础上聚合其他疾病相关概念及生物医学知识体系，构建了包含临床前信息、临床信息、病因和分子/细胞机制 4 个部分内容的阿尔茨海默病本体，并基于本体进行了实体命名和检索测试且取得了较好的效果③；Cheng L 等人在疾病本体 DO 的基础上，集成多个高质量疾病知识库，构建了基于 DO 的疾病全景解释系统④。

基于本体的多源知识聚合表现出良好的知识组织与知识检索性能，而疾病知识体系与电子病历大数据存在着天然的密切联系，同时，按知识体系查找知识点，进而检索相关数据，也符合人们的思维习惯。因此，本研究利用知识聚合的方法，将 DO 及相关知识资源进行有效的组织关联，形成扩展的疾病知识体系，并利用命名实体抽取方法抽取，在此基础上，建立疾病知识体系与电子病历大数据的映射关系，从而能够系统地描述与组织电子病历大数据，这是符合医疗知识研究领域的重要发展趋势与应用需求的。

---

① Farion K, Michalowski W, Wilk S, et al. Clinical decision support system for point of care use [J]. Methods of Information in Medicine, 2009, 48 (04): 381-390.

② Schriml L M, Arze C, Nadendla S, et al. Disease Ontology: a backbone for disease semantic integration [J]. Nucleic Acids Research, 2011, 40 (D1): D940-D946.

③ Malhotra A, Younesi E, Gündel M, et al. ADO: A disease ontology representing the domain knowledge specific to Alzheimer's disease [J]. Alzheimer's & Dementia, 2014, 10 (2): 238-246.

④ Cheng L, Wang G, Li J, et al. SIDD: a semantically integrated database towards a global view of human disease [J]. PloS One, 2013, 8 (10): e75504.

4.1.2　电子病历大数据组织模型

目前 DO 对疾病的元数据描述主要包括 DOID（DO 编码）、Name（名称）、Definition（定义）、Xrefs（外部参照）、Subsets（子集）、Synonyms（同义词）以及 Relationships（关系）。对于有参考源的元数据描述，DO 提供元数据描述的参考源链接。其模型框架如图 4-1 所示。

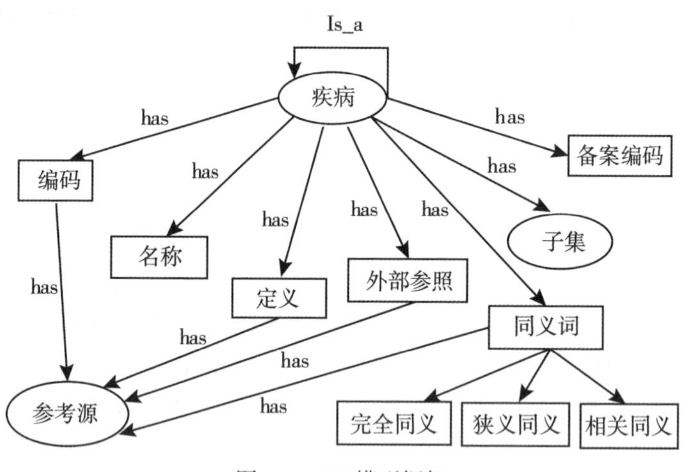

图 4-1　DO 模型框架

为了使电子病历大数据得到有效组织，使之能够支持用户对医疗知识体系中各知识点相关大数据的精准访问需求，本研究提出一个基于扩展 DO 的电子病历大数据组织模型框架，如图 4-2 所示。该框架综合考虑了知识体系扩充与数据精准访问需求，在 DO 框架中新增了病因、症状、诊断规则、治疗手段等疾病属性，以整合外部的重要疾病知识资源，并新增一个患者实例实体，以描述电子病历大数据中与特定知识相关的医疗记录。

其中，疾病与病因、症状、诊断规则、治疗手段等知识描述通过“has”关系实现多源知识聚合。同时，疾病实体与患者实例之

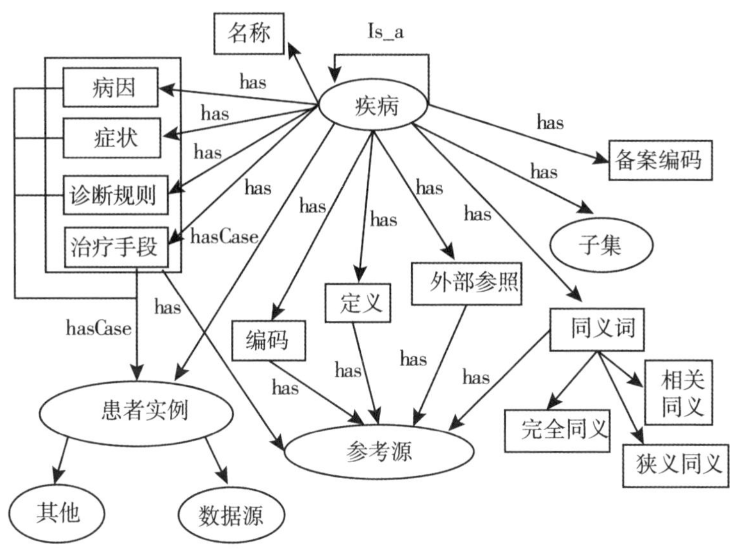

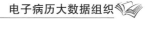

图 4-2　基于扩展 DO 的电子病历大数据组织模型框架

间通过“hasCase”关系联系起来；而在电子病历大数据的形式和内容分析基础上，本研究认为电子病历大数据可以与疾病的病因、症状、诊断规则、治疗手段等知识描述产生映射关系，因此利用“hasCase”将疾病的病因、症状、诊断规则、治疗手段等属性分别与对应的患者实例关联起来。需要强调，这里的“hasCase”与前面的“hasCase”不同，根据 OWL 语言规则，前面的“hasCase”指的是实体间的关系，是一种对象属性；而这里是一个实体属性与另一个实体的关系，这里的“hasCase”可以以注释属性的形式存在于疾病知识属性描述中。通过两种“hasCase”方式，本模型实现了疾病节点与医疗大数据、疾病知识描述与医疗大数据之间的分别映射，可有效地支持基于知识的精准数据访问，即通过疾病实体节点或疾病属性节点的“hasCase”对象属性访问对应的患者实例节点，通过实例节点的数据描述精准访问与多样化特定知识有关的电子病历大数据。

4.1.3　电子病历大数据组织方法实现

基于扩展 DO 的电子病历大数据组织的实施方法包括两个主要的自动化处理步骤：第一步是扩充 DO 疾病节点的知识描述，并进行多源疾病知识聚合；第二步是基于元数据进行电子病历大数据结构化信息处理，并与疾病节点和疾病知识描述进行映射。

（1）DO 知识体系扩展

由于疾病是医疗健康知识库中的常见重要知识主题，因此，本研究以其他知识资源库与 DO 之间的共有知识主题——疾病名称为桥梁，将相关知识聚合到 DO 知识体系，基于 DO 的多源疾病知识聚合具体流程如图 4-3 所示。

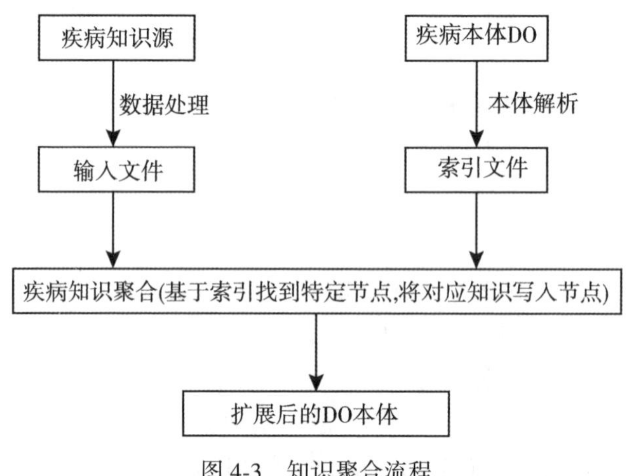

图 4-3　知识聚合流程

疾病知识聚合具体过程可以分为 4 个步骤：

①选定知识源。选定恰当的知识源与 DO 进行知识聚合，主要从三个方面选择疾病知识源：

第一，权威性。扩展后的 DO 知识库作为疾病知识本体，对于用户获取疾病知识有重要意义，必须保证疾病知识来源真实可靠，

因此疾病知识源的权威性很重要。

第二，全面性。扩展疾病本体的目的在于满足用户的疾病知识需求，因此要求疾病知识源的疾病知识描述全面，需要包含疾病的症状、病因、治疗手段、诊断规则以及这些知识的参考源等。

第三，适宜性。知识源提供的知识需要适合本体扩充，首先要求知识源与 DO 的命名或编码标准具有共性，才能对 DO 模型进行扩充；其次要求知识源在知识表达形式方面适宜本体扩充，DO 知识库中的知识表达形式适宜文本或超文本形式，图片、音频、视频等多媒体形式可以超文本形式表示；还要求知识源具有一定的知识组织规范性，使新知识更加易于聚合到 DO 本体中。

②数据处理。选定知识源后，需要对原始知识进行处理。具体处理步骤在于：首先对非文本、超文本数据进行文本、超文本化，然后对数据进行结构化处理，处理结果如表 4-1。

表 4-1　　知识源数据处理结果

字段名	含　义
Disease name	疾病名称
URL	参考源地址
Sign and symptoms	症状
Cause	病因
Diagnose	诊断规则
Treatment	治疗手段
……	……

③本体解析。在外部数据处理同时，还需要对 DO 本体进行解析，生成疾病节点索引表，以节省知识写入时反复遍历 DO 系统的开销，快速定位知识节点。具体而言，由于 DO 本体的节点以树结构进行组织，所以首先使用深度遍历方法遍历 DO 本体树，提取叶子节点的节点名和 URI（节点唯一标识），建立二元组<Name, URI>构成索引文件。需要注意，在 DO 本体中疾病名称除了有一

个节点名外，还有完全同义、相关同义和狭义同义等三类病名同义词，因此，我们在建立索引文档时利用节点名的 URI 覆盖完全同义词的 URI，以保持知识的一致性。DO 的遍历算法如算法 4-1。

算法 4-1 DO 遍历算法

输入：DO 根节点 a。
输出：DO 所有叶子节点的索引表 index。
方法：

```
Create_index (a)
    //用 node 获取传进的节点 a
    node = a;
    //如果 node 有子节点，扫描子节点
    if (node. childNode ! = null) {
     for each b ∈ node. childNode {
       Create_index (b);     //递归调用方法直到找到叶子节点为止
     }
    }
    //如果 node 没有子节点，则 node 为叶子节点
    else {
       Name = node. diseaseName; //获取叶子节点的名称
       URI = node. URI;        //获取叶子节点的 URI
       //将二元组<Name, URI>写入索引文档 index
       add <Name, URI> to index;
       //如果 node 有完全同义词
       if (node. synonym ! = null) {
          //遍历 node 的完全同义词集合
          for eachsynonym ∈ node. synonym {
          //获取完全同义词的疾病名称
          Name = synonym. diseaseName;
          //用原节点的 URI 作为完全同义词的 URI
          URI = node. URI;
          //将二元组<Name, URI >写入 index
          add <Name, URI > to index;
          }
       }
    }
```

④知识写入。疾病知识聚合，基本方法是将疾病知识描述写入DO本体文件，实现疾病知识与DO的有效组织关联。由于DO本身仅仅包含疾病的基本信息，所以从新的知识源提取疾病知识来扩充DO疾病知识体系。我们将新知识以< diseaseName，propertyName，propertyDesription，sourceURL>四元组的形式存储，diseaseName代表疾病名称，propertyName代表某一个知识属性的名称（如病因、治疗手段等），propertyDesription指该疾病知识的详细描述，sourcceURL是指该疾病知识的参考源URL地址。在知识聚合过程中，有时会遇到同一疾病同一种知识属性不同源的属性描述，为了提供多样化的电子病历数据知识访问路径支持，我们不过多地采取干涉措施，而是在添加知识属性描述前判断该属性是否已存在，若存在，则添加属性描述及参考源URL，否则为疾病节点添加新的知识属性并写入对应的知识属性描述及参考源URL。基于前两步处理，根据DO疾病知识与新知识的共同疾病名称，可以实现疾病知识聚合，具体聚合算法如算法4-2。

算法4-2 扩展DO的疾病知识写入算法

输入：新知识处理文档Diseases，DO索引表index，疾病本体文件DO

输出：扩充后的DO文件

方法：

```
Knowledge_fusion (Diseases, index, DO)
  //读入DO本体文件并创建Model;
  new Model = DO. getModel;
  //遍历新疾病知识文档
  for eachdisease ∈ Diseases {
    //如果索引表中存在新疾病知识对应的疾病名称，则写入
    if index. getName (disease. diseaseName) ! = null {
      //获取疾病名对应的URI
      new URI = index. getURIByName (disease. diseaseName);
      //获取Model中URI对应的叶子节点
      new node = Model. getNodeByURI (URI);
```

```
  //检查属性是否已经存在
  if node. getProperty (disease. propertyName) ! = null {
    //若存在，则检查疾病知识来源
    if node. getPropertySourceURL = = disease. SourceURL {
    //若知识来源一致，不写入，迭代读取下一条疾病知识描述
    continue ;
    }
    else {
      //若知识来源不一致，添加疾病知识描述与知识源地址
       node. addPropertyDescription (PropertyName, PropertyDescription, sourceURL);
    }
  }
    else {
      //若属性不存在，则直接添加属性
          node. addProperty (PropertyName, PropertyDescription, sourceURL);
    }
    //保存 Model 文件
    Model. saveModel ( );
  }
}
//将 Model 保存至 DO 文件中
DO. save (Model);
```


通过以上几个步骤，DO 就扩展成一个较为完备的疾病知识体系，为满足电子病历大数据的知识访问需求提供了知识体系基础。

(2) 电子病历大数据映射

电子病历大数据是医院围绕“疾病-患者”展开的一系列医疗活动记录，本研究在 DO 中扩展一个“Cases”类存储患者实例的医疗记录，利用疾病与患者实例之间的“hasCase”关系、疾病知

识与患者实例之间的“hasCase”注释实现疾病、疾病知识与电子病历大数据的映射关系。采用添加“Cases”类，而不采用为疾病实体添加“Cases”属性的优点在于此方法增加了知识库的可扩展性，避免了疾病节点过大的问题，还可以通过扩展“Cases”类实现多源异构数据源的数据接入。基于此策略建立疾病知识与电子病历大数据之间的映射关系，实现基于扩展DO疾病知识体系的电子病历大数据组织。其步骤如下：

① 确定数据源。选择电子病历大数据的数据源，要求数据源真实可靠、便于访问，另外，电子病历大数据涉及患者的个人信息，因此在选择数据源的时候应该符合相关法律法规，注意保护患者的个人隐私和信息安全。

② 数据处理。对于多源异构电子病历大数据中的数据格式多样问题，本研究的解决方法是利用元数据提供的电子病历大数据结构化信息，在DO新增的“Cases”类中提供访问数据必要的结构化信息。为了和疾病、疾病知识之间形成映射关系，本研究在调研了医院患者医疗记录的具体形式之后，认为“Cases”类应当包含SUBJECT_ID（患者ID）、HADM_ID（患者入院号）、DISEASE（患者所患疾病名称）、ICD9_CODE（疾病的ICD9编号）、SOURCE_URL（数据源地址URL）五种必要数据，除此之外，还应包括SYMPTOMS（医生对患者的症状描述）、CAUSE（门诊医生对患者的病因描述）、LABEVENTS（患者的门诊检查记录）、SERVICES（病人接受的医疗服务）、PRESCRIPTIONS（处方医生为患者开的处方用药）等补充数据。结构化处理后的患者实例信息如表4-2。

表4-2　**结构化的患者实例信息**

字段名	含　义	是否可空
SUBJECT_ID	患者ID	否
HADM_ID	患者入院号，每次入院的唯一编号	否
DISEASE	患者所患疾病名称	否

续表

字段名	含　义	是否可空
ICD9_CODE	患者所患疾病对应的 ICD9 编码	否
SYMPTOMS	门诊医生对患者的症状描述	是
CAUSE	门诊医生对患者的病因描述	是
LABEVENTS	病人的门诊检查记录	是
SERVICES	病人需要接受的医疗服务	是
PRESCRIPTIONS	处方医生为病人开的处方用药	是
Source_URL	数据源地址 URL	否
……	……	……

③ 写入本体。结构化处理后的医疗记录添加到 DO 的“Cases”类下，并按疾病名称为 Cases 添加疾病子类，医疗记录添加到对应的疾病类下并依次命名为“case1”“case2”，等等。

④ 建立映射关系。根据前面的阐述，疾病知识与“Cases”类患者实例建立映射关系有两种方式。第一种是 DO 原疾病节点与“Cases”类下的疾病名称类建立“hasCase”联系，只要将原疾病的编号（如 ICD9）与疾病名称类编号（如 ICD9_CODE）进行匹配即可；第二种是通过为扩充后的 DO 疾病知识添加“hasCase”注释，可以实现知识到患者实例的映射，映射的依据如表 4-3。

表 4-3　**DO 疾病知识与患者实例的映射依据**

DO 疾病知识	映射依据
疾病	ICD9_CODE
病因	CAUSE
症状	SYMPTOMS
诊断规则	LABEVENTS
治疗手段	PRESCRIPTIONS

电子病历大数据中的映射依据记录了患者患病的具体描述，而扩展 DO 中的疾病知识记录了已有疾病各种可能病因、症状、治疗手段等的知识描述，因此，本研究通过大数据技术（如 spark）支持，并行检索电子病历大数据各记录的映射依据部分文本，找出与扩展 DO 中特定疾病节点的特定疾病知识描述相匹配的记录，进而在扩展 DO 中添加“hasCase”注释，记录为该知识对应的电子病历记录。

以治疗手段知识映射为例，PRESCRIPTIONS（见表 4-4）记录的是处方医生为患者开的处方用药，主要包括 DRUG_TYPE（药物类型）、DRUG_NAME（药物名称）、PROD_STRENGTH（剂量），药物类型分为 MAIN（主要药物）、BASE（基本药物）、ADDITIVE（添加剂）。疾病的治疗手段与患者实例通过 PRESCRIPTIONS 进行映射，以 MAIN 类为例，首先读取 MAIN 类的一种药物，药物名匹配成功即可将映射关系添加到治疗手段的“hasCase”注释中，若匹配不成功则匹配下一种药物，通过对各种药物的并行匹配处理即可完成映射。

表 4-4 **PRESCRIPTIONS**

DRUG_TYPE	DRUG_NAME	PROD_STRENGTH
药物类型 1（如 MAIN）	药物名称 1	剂量
药物类型 2（如 BASE）	药物名称 2	剂量
……	……	……

⑤ 存储。将完成映射的 DO 本体存储为 OWL 文件。

到此，基于扩展 DO 疾病知识体系的电子病历大数据映射已经完成。扩展后的 DO 聚合了疾病知识与电子病历大数据，可以有效支持基于知识的医疗记录检索与精准访问。下一节通过实验来具体说明。

（3）实验验证

为了验证模型与实施方法的可行性，本节以维基百科与 MIMIC 数据集为例进行实验验证。

① 以维基百科为例的 DO 扩展。本节选择维基百科作为实验知识源有以下原因。首先，Giles J 研究发现维基百科的正确率接近大英百科全书①，而且其中的疾病词条往往参照了众多权威医学领域资料，因此可认为维基百科知识源具有权威性。其次，维基百科涵盖了疾病的体征和症状、病因、诊断、预防、治疗、预测、流行病（类型）、历史等多条知识，并提供了众多参考资源，满足全面性要求。最后，维基百科词条多为文本，且组织结构清晰明了，方便数据处理，满足适宜性要求。

对维基百科与 DO 进行知识聚合，形成一个具有较完备知识体系的疾病知识库。图 4-4 显示的是在该知识库中，查询疾病分类树中“Ritter's disease”（里特病）疾病节点的病因、症状、诊断规则、治疗手段等疾病知识属性的界面，URL 标注了该知识的参考源地址。

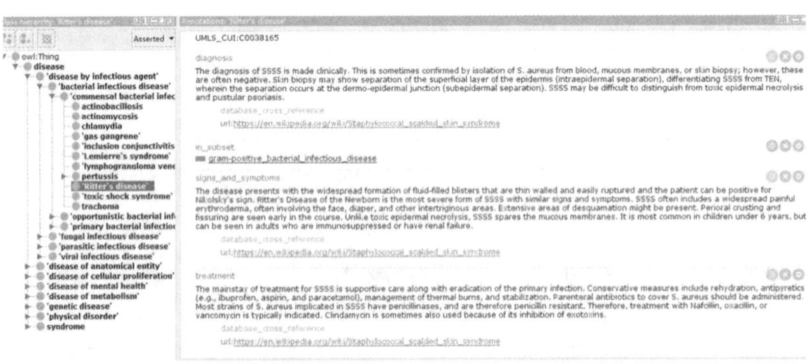

图 4-4　DO 扩展后“Ritter's disease”的知识属性

②以 MIMIC 数据集为例的电子病历大数据知识组织。实验集选取了具有较大影响的开放临床医疗数据集 MIMIC②（the Medical

---

① Giles J. Internet Encyclopaedias Go Head to Head [J]. Nature, 2005, 438 (7070): 900-901.

② Johnson A E W, Pollard T J, Shen L, et al. MIMIC-Ⅲ, a Freely Accessible Critical Care Database [J]. Nature Scientific Data, 2016, 3: 160035.

Information Mart for Intensive Care，监护室医学信息数据集）。该数据集含有来源于多个不同时期多个异构系统的逾 4 万位病人的所有住院医疗信息，这些信息存放于 26 个数据库表中，且对病人基本信息做了保密处理。经过本研究电子病历大数据组织方法处理，建立起疾病知识库中知识点与 MIMIC 数据集中记录之间的精准映射关系。图 4-5 给出了 Ritter's disease 疾病节点映射患者实例的知识库界面，图中展示了两种“hasCase”的映射形式，通过这两种映射关系，可以快速访问与疾病知识有关的患者实例医疗记录。而在患者实例“Cases”大类下，“Ritter's disease”疾病对应的案例类是“Ritter's disease case”，其下的“case 1”是 MIMIC 中一个患者实例的医疗记录元数据描述，其描述内容如图 4-6 所示，HADM_ID 项中记录了该数据源中患者的唯一病案编码，据此可以实现医疗记录的精准访问。

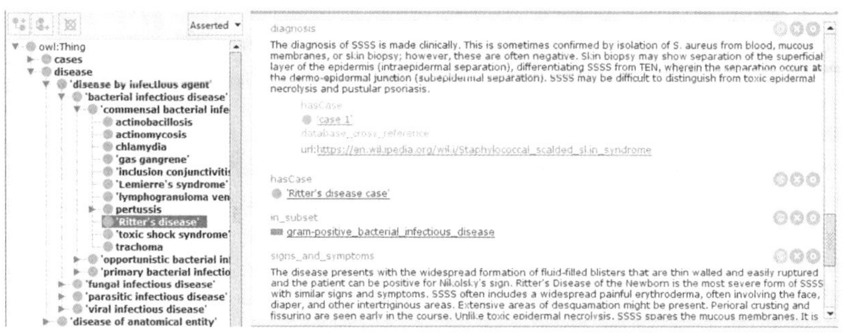

图 4-5 “Ritter's disease”与患者实例的两种映射形式

本研究有助于解决电子病历大数据利用率低问题，促进医院医疗大数据的管理与利用发展，也可供基于知识的医疗健康大数据组织、检索与服务参考。尽管如此，本研究仍存在不足之处：对于知识聚合过程中疾病已存在知识的属性描述，我们的算法仅仅对同源知识描述进行了去冗余处理，而对于不同源知识属性描述冲突、冗余等复杂问题没有直接解决，未来研究可以根据知识来源可信度对冲突、冗余知识属性进行筛选与排序；而在数据映射过程中，对于

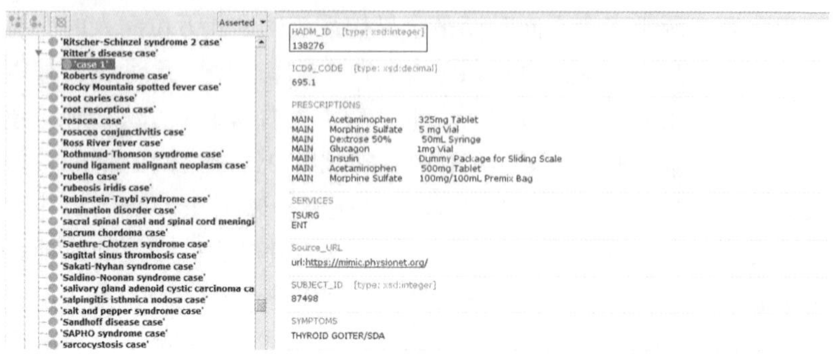

图 4-6　“Ritter’s disease”的患者实例“case 1”

知识属性与大数据的映射依据缺少映射依据的显性显示，未来研究再对知识映射的可视化进行更加深入的研究。

4.2　医学文献内图像多标签分类

随着医疗研究工作者对专业化医学图像资源的需求量越来越大，要求越来越高。相比于 Web 资源，生物医学文献中的医学图像资源具有更加严谨、科学、专业的特点。医学研究工作者的实际需求是面向图像的高层语义展开，图像视觉特征往往只刻画医学图像的低层语义，与图像高层语义之间普遍存在语义鸿沟。面对这一问题，由于文本信息与高层语义相关，再结合视觉信息，可以有效解决“语义鸿沟”。医学图像的模态是指医学图像的成像设备或依赖的技术原理，多模态的医学图像能够提供不同的医学信息，医学图像模态对其合理分类有助于更好地满足医学研究者的高层语义需求。生物医学文献包含大量的医学复合图像，不同的子图往往属于多种生物医学模态。因此对一幅文献内医学复合图像的分类更多是多标签分类问题。

如今，医学图像多标签的分类模型，具有数据集标签分布不均衡、标注数据集规模过小、标签依赖 3 个方面的问题。本节首先对

医学文献内图像多标签分类进行概述，之后利用迁移学习和深度学习解决上述3个问题。首先，交代医学文献内图像多标签分类的背景、意义以及相关的理论与技术基础；然后构建基于迁移学习的医学文献内图像多标签分类的模型；最后利用真实数据对模型进行验证。本节主体内容选自项目研究成果“基于迁移学习的医学文献内图像多标签分类”①。

4.2.1 概述

（1）图像分类

图像分类（标注）研究从本质上看是一个关于图像的模式识别问题，即“通过一个学习算法对某标准图像数据集进行学习，从而构建一个概率评估模型，当输入一个新的图像数据时，模型能够判断给出新图像的具体含义，为数据匹配训练集中出现的最为合适的相关语义标签”。然而，相比于传统的分类算法仅将图像数据分配到唯一类别标签中，图像分类任务则一般表现为待标注图像数据分配多个可能的标签。

效果较好的相关图像分类研究一般利用了图像的视觉信息及语义信息这两种互补信息。其中，视觉信息包括图像的形状、纹理和颜色等图像视觉特征，而语义信息则包括图像的描述文本等。而目前大部分医学图像的分类工作主要是利用图像中的各种视觉信息。

（2）迁移学习

迁移学习是指利用已有的成熟的领域（源领域）知识对不同的但是相关领域（目标领域）的问题进行求解的机器学习方法②。

① 田敏，基于迁移学习的医学文献内图像多标签分类［D］. 武汉大学，2019.

② 庄福振，罗平，何清，等．迁移学习研究进展［J］. 软件学报，2015，26（1）：26-39.

深度神经网络的参数量一般十分庞大，而如果目标领域的标注样本较为稀少，重新标注百万级以上的数据费时费力，因此为了降低标注成本以及缓解过拟合问题，合适地进行迁移学习是一种不错的选择①②③。

基于网络的深度迁移学习是指通过复用在具有大规模数据的源域（比如 ImageNet 数据集）上预训练好的部分网络，保存期网络结构和各层参数，通过重新训练顶层而将源域知识有效迁移到目标域的迁移学习方法。该方法认为神经网络“类似于人类大脑的处理机制，是一个迭代连续的抽象过程”，浅层次抽取的特征是所有领域通用的，高层次抽取的特征适用于目标域的特定任务。在源域中训练好的神经网络最后成了在目标域中通过微调（fine-tuning）策略更新的子网络。

在医学图像领域，领域研究者在近年热衷于通过卷积神经网络 CNN 来解决相关的图像多标签分类问题，例如 Gao 等利用 CNN 来进行间质性肺病类型识别④等。同时，由于医学图像可能因为成像设备或者具体格式的差异，加上当前领域多标签标注样本数量稀少容易过拟合，迁移学习近来被用在基于 CNN 的医学图像多分类任务中。在文本分类领域，迁移学习被广泛应用在情感分类、文档分类等方面。

---

① Wang J, Yang Y, Mao J, et al. Cnn-rnn: A unified framework for multi-label image classification [C] //Proceedings of the IEEE conference on computer vision and pattern recognition. 2016: 2285-2294.

② Yang H, Tianyi Zhou J, Zhang Y, et al. Exploit bounding box annotations for multi-label object recognition [C] //Proceedings of the IEEE Conference on Computer Vision and Pattern Recognition. 2016: 280-288.

③ Yu Q, Wang J, Zhang S, et al. Combining local and global hypotheses in deep neural network for multi-label image classification [J]. Neurocomputing, 2017, 235 (C): 38-45.

④ Gao M, Xu Z, Lu L, et al. Holistic interstitial lung disease detection using deep convolutional neural networks: Multi-label learning and unordered pooling [J]. arXiv Preprint arXiv: 1701.05616, 2017.

(3) 卷积神经网络

卷积神经网络(CNN)的典型结构通常包括:输入层、卷积层、池化层、全连接层和输出层,具有局部感知、权值共享、空间或时间亚采样等特征。

神经网络具有数量巨大的参数,CNN 有两种方法降低参数数目。受启发于生物学中的视觉系统结构,CNN 的神经元只关注局部信息,即为卷积操作,而在更高层将局部信息综合起来得到全局信息;在提取不同位置的特征时保持参数不变,即权值共享,可以更进一步地降低参数量;同时可以通过设置多种卷积核提取多种特征。

通过卷积层获得特征后,如果直接训练分类器将会面临高维特征输入的问题,容易造成过拟合。鉴于卷积层的思想——某区域有用的特征可能在另一区域同样适用,因此可以考虑对不同位置的特征进行特定的计算统计,即可以获取某一区域上某个特征的最小值、平均值或者最大值。这样通过最小池化(min pooling)、平均池化(average pooling)或者最大池化(max pooling)即可达到降维的目的。

卷积层和池化层的目的在于对特征进行抽取和降维,将原始数据映射到隐层的特征空间,全连接层则是将学到的“分布式特征表示”映射到特定的类别空间。而由于全连接层的参数众多,占到整个网络参数的 80%,近期的 ResNet① 和 GoogleNet② 等网络则通过运用全局平均池化的方式来取代全连接层,以融合学到的深度特征,最后使用 softmax 等损失函数来指导整个网络进行学习。

① He K, Zhang X, Ren S, et al. Deep residual learning for image recognition [C] //Proceedings of the IEEE conference on computer vision and pattern recognition. 2016: 770-778.

② Szegedy C, Liu W, Jia Y, et al. Going deeper with convolutions [C] // Proceedings of the IEEE conference on computer vision and pattern recognition. 2015: 1-9.

(4) 多标签学习

在以往传统通用的分类学习方法中，一个样本往往只对应一个类别标签。然而，特定领域中实际的应用数据可能具有多重含义，即一个样本数据可能同时对应多个类别标签，这种情况下多标签学习（Multi-Label Learning，MLL）①② 应运而生。多标签学习的目标是将所有适配的标签分配给待分类样本，而单纯利用单一标签样本的传统有监督学习很难达到理想的效果。目前多标签学习算法主要有两种方法。

① 问题转化。最简单直接的方法是将多标签学习问题转化为传统有监督学习中的多个分类问题进行求解③，即转化为多个单标签学习问题。具体的实现方案是将多个标签进行组合，再将标签组合的整体看作是一个单类别标签，利用单标签分类器进行分类。然而，该方法虽然简单，但是相互依赖的单类别标签通过组合会导致巨大的预测空间，将随着标签数量呈指数级递增；同时还面临着标签组合分布不均的现象，这将降低单分类标签分类器的性能。另一种方法是无需将多标签分解成多个子标签，通过改进算法使之能直接处理多标签学习问题。

② 算法适应。该方法的重点在于将一些单标签学习算法进行修改以达到能处理多标签问题的目的。在修改之中，普遍发现标签之间的相关性包含很多有价值的信息④，通过对其相关性进行挖掘

① Zhang M L, Zhou Z H. A review on multi-label learning algorithms [J]. IEEE Transactions on Knowledge and Data Engineering, 2013, 26 (8): 1819-1837.

② Tsoumakas Grigorios, Ioannis Katakis. Multi-label classification: An overview [J]. International Journal of Data Warehousing and Mining (IJDWM) 3.3, 2007: 1-13.

③ Boutell M R, Luo J, Shen X, et al. Learning multi-label scene classification [J]. Pattern Recognition, 2004, 37 (9): 1757-1771.

④ Zhang M L, Zhang K. Multi-label learning by exploiting label dependency [C] //Proceedings of the 16th ACM SIGKDD international conference on Knowledge discovery and data mining. ACM, 2010: 999-1008.

可以捕获标签之间内在的联系，从而提升算法效果。

4.2.2 基于迁移学习的医学文献内图像多标签分类模型构建

本节对本研究提出的基于迁移学习的医学文献内图像多标签分类模型进行构建。首先描述了整个模型的框架，包括数据均衡化处理以及图像迁移学习模型、文本迁移学习模型以及融合模型的关键步骤。

（1）整体框架

本次实验采用迁移学习方法来解决医学文献图像资源数据集标签分布不均衡、标注数据集规模过小和标签依赖 3 个方面的问题。具体地，自然数据到医学单标签数据的迁移可以解决医学图像标注数据过少的问题，采用基于生成对抗式网络 GAN 的图像上采样方法和基于替代文本思想的文本上采样方法可以缓解单标签数据类别不均衡问题，医学单标签数据到医学多标签数据的迁移学习可以解决多标签数据类别分布不均衡的问题，而基于数据与每一个标签都相关的假设，通过预测数据与所有标签的关联概率，再利用标签分步标定的方法可以减少标签预测空间，降低标签依赖问题。

本研究提出的模型主要包括图像迁移学习模型、文本迁移学习模型以及融合模型 3 个部分，如图 4-7 所示。微调模型用到的文本数据和图像数据都来自 ImageCLEFmed 提供的医学文献内图像（figure）及其对应的说明文本（caption）。

对于文本迁移学习模型，首先下载已在大规模数据集上预训练好的 BERT 模型权重，它学习了通用文本数据集上的语言模型表达能力；然后针对 ImageCLEFmed 单标签文本数据的类别不均衡问题，对小类数据进行基于替代文本的上采样方法，利用已均衡化后的数据微调预训练好的 BERT 模型；之后利用 ImageCLEFmed 多标签文本数据继续微调上一步的 BERT 模型，使之能更好地处理多标签分类，输出每个样本分别属于 30 个类别标签上的概率。

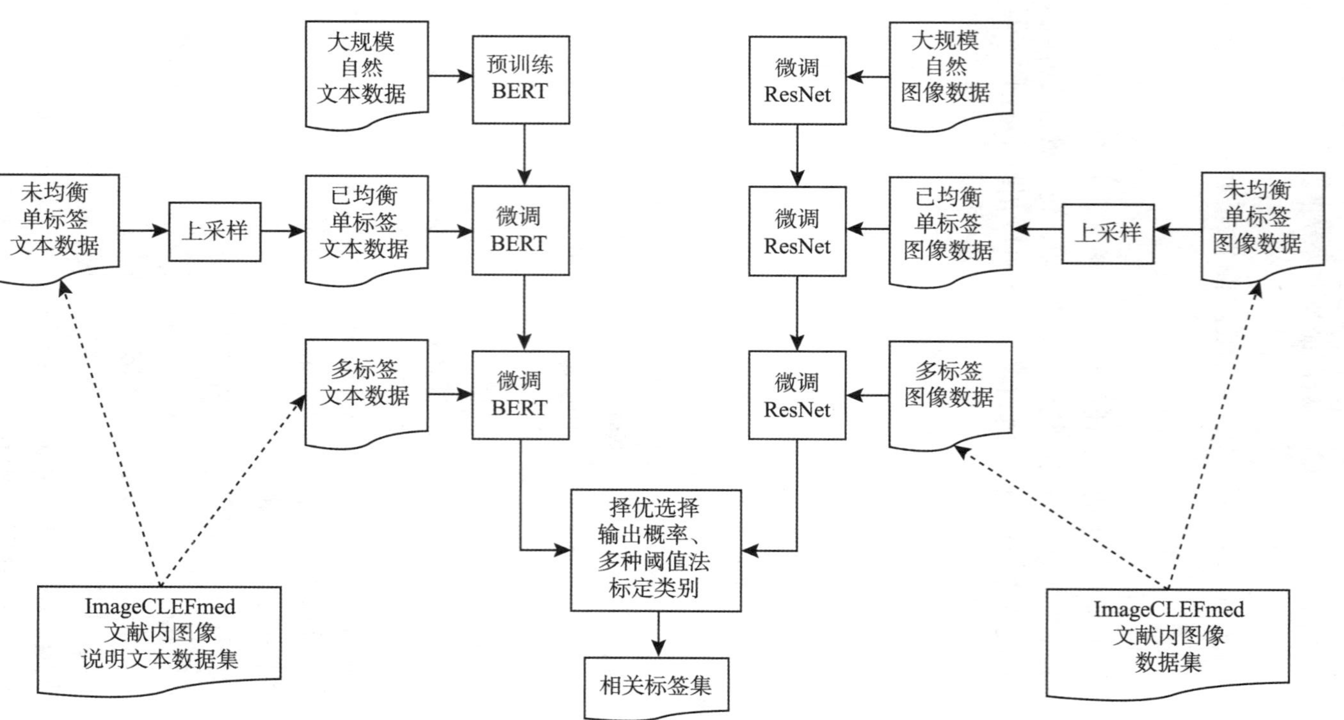

图4-7　基于迁移学习的医学文献内图像多标签分类模型框架示意图

对于图像迁移学习模型，首先下载已在大规模数据集上预训练好的 ResNet 模型权重，它学习了通用图像数据集上的底层视觉信息表达能力；然后针对 ImageCLEFmed 单标签图像数据的类别不均衡问题，对小类数据进行基于 GAN 的上采样方法，利用已均衡化后的数据微调预训练好的 ResNet 模型；之后利用 ImageCLEFmed 多标签图像数据继续微调上一步的 ResNet 模型，使之能更好地处理多标签分类，输出同样为每个样本分别属于 30 个类别标签上的概率。

最后，采取择优类别概率选择方法，融合两个迁移学习模型的输出，采用多种阈值法做出最后的样本标签判定。

（2）数据均衡化处理

本研究采用基于生成对抗式网络 GAN 的图像上采样方法和基于替代文本思想的文本上采样方法分别对“小样”单标签图像数据和文本数据进行数据扩充，均衡化方法的示意图如图 4-8 所示。

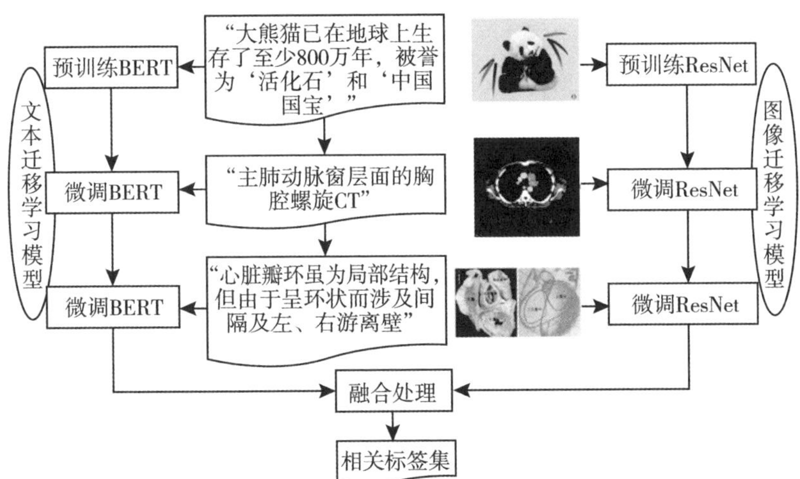

图 4-8 迁移学习模型框架示意图

① 图像数据均衡化处理。

单标签图像数据存在分布不均衡的情况，简单地复制图像容易造成模型的过拟合。因此本实验采用两种方法对少量类别的数据进行图像数据上采样——GAN 图像生成以及 Keras 图像增强。

GAN 是一种无监督学习①的模型。在训练时，通过固定住生成模型或者判别模型的其中一方、更新另一方，不断迭代的方法来优化网络。GAN 能够扩展数据集，弥补数据缺乏。它包含一个生成模型 G 和一个判别模型 D，它们本质上都是函数，通常用深层神经网络②实现。通过不断训练两个模型，最终会达到纳什均衡③的状态——此时不管是向判别模型输入真实样本还是由生成模型生成的新样本，其输出值都是 0.5，即判别模型都已经无法判断真假。

② 文本数据均衡化处理。

针对单标签文本数据的类别不均衡现象，采用上采样的方法进行“小类”数据的数据扩充。上采样方法目的在于扩充“小类”数据，使数据分布均衡。最简单的上采样方法为直接复制“小类”原数据，但是如此可能会造成数据过拟合的情况，因此可以考虑生成新数据的方法。

本研究的文本数据上采样需要补充“小样”类别的文本数据，例如 DSEM 类别的数据。本研究中采用的文本上采样算法步骤为：

首先对于某小类（如 DSEM）的所有文本数据，找到 tfidf 最高的 4 个词作为该类别的“特征词”，作为本类与其他类别文本数据的区分度标志，如 GCHE 中的“EMG”等词，tfidf 最高的第 5～10 个词为后续替换词。

---

① Längkvist M，Karlsson L，Loutfi A. A review of unsupervised feature learning and deep learning for time-series modeling [J]. Pattern Recognition Letters，2014，42（1）：11-24.

② Lecun Y，Bengio Y，Hinton G. Deep learning [J]. Nature，2015，521（7553）：436.

③ Ratliff L J，Burden S A，Sastry S S. Characterization and computation of local nash equilibria in continuous games [C] //2013 51st Annual Allerton Conference on Communication，Control，and Computing（Allerton）. IEEE，2013：917-924.

其次对于该小类的所有其他文本，查找其分词后与特征词之间的重复度，由高到低排列。

最后对于上一步中重复度较高的文本，用后续替换词替换掉词性（如名词）与后续替换词相同的那些词，生成新的文本。

(3) 迁移学习模型构建

迁移学习模型主要包含图像迁移学习模型和文本迁移学习模型两部分，最后通过融合两个模型的输出产生最终的多标签分类结果，迁移学习模型框架如图 4-8 所示。

① ResNet 模型。

ResNet 基于 Hghway Network 的思想，采用 shortcut（抄近道）的方式保留之前网络的一部分输出。由于深度网络的训练误差高于浅层网络，因此设计 ResNet 使其对数据波动更加敏感，所以其核心思想是将 CNN 之中的乘法关系转换为加法关系，从而使得每一层参数都可以更加接近目标函数。

② 图像迁移学习模型。

图像迁移学习模型分为两个阶段：

首先是大规模通用图像数据集 ImageNet 到 ImageCLEFmed 单标签医学图像的迁移学习。

下载并载入在 ImageNet 上预训练好的 CNN 模型（此处选择 ResNet）权重，预训练模型可以学习通用领域上海量的图像信息，这样既可以有效缓解专业领域上由于数据量少造成的过拟合问题，又可以使得 ResNet 模型具有在通用领域图像上的特征敏感性，包括对低层视觉特征——颜色、纹理、形状等的敏感性。之后采用 ImageCLEFmed 提供的单标签图像数据进行微调——首先冻结除输出层外的所有层，调整输出层以适应 ImageCLEFmed 单标签图像分类，之后尝试从顶向上依次解冻神经网络，以达到更佳的最终的实验效果。

然后是 ImageCLEFmed 单标签医学图像到 ImageCLEFmed 多标签医学图像的迁移学习。

保存上一步取得最佳结果的微调好的 ResNet 权重，采用

ImageCLEFmed 提供的多标签图像数据进行微调——冻结除最后一层输出层外的所有层，调整输出层使之适应多标签图像分类，不断调参使得最终的实验效果更佳。

③ BERT 模型。

首先 BERT 采用 Transfomer 这一 NLP 里最强的特征提取器，利用“自注意力机制”对每个词向量进行更具全局意义的表征。其次采用双向预训练方式，兼顾了词的上下文信息。作为第一个基于微调的表征模型，在 NLP 领域展示了强劲的语言表征能力，能够更加有效地利用专业领域的小数据集。

④ 文本迁移学习模型。

文本迁移学习模型分为两个阶段：

首先是大规模通用文本数据集到 ImageCLEFmed 单标签医学图像说明文本的迁移学习；然后是 ImageCLEFmed 单标签医学图像到 ImageCLEFmed 多标签医学图像的迁移学习，这两步的方法与图像迁移学习模型相似。

为了突出 BERT 模型的性能，同时进行 CNN 文本模型的对比实验，过程与 BERT 相同，只是将模型改成了 CNN。

⑤ 融合模型构建。

如何融合两个模型的输出是本实验的关键问题，包括确定输出概率以及标定样本标签两步。

Tahir 等人①提出一种择优融合方法——根据文本模型和图像模型结果在各项指标上的表现，择优选取二者之一。

对于多标签分类最终的类别判断，通常可采用固定阈值法（比如 0.5，高于该阈值则表示样本属于该标签，否则不属于）、最大概率法（选择输出中概率最大的那一维所属标签作为样本所属

① Tahir M A, Kittler J, Bouridane A. Multilabel classification using heterogeneous ensemble of multi-label classifiers [J]. Pattern Recognition Letters, 2012, 33 (5): 514-523.

类别)、动态阈值法（如 Read 等人①提出的通过最小化预测标签集和训练集标签集差异，动态确定阈值）三种方法。通过在实验结果中比较三种方法在各项指标上的表现，选择最适合的方法进行标签界定。

首先采用传统多标签分类的思维，即一个样本属于多个（两个或以上）标签，采用固定阈值法（0.5）进行标签判定——对输出概率的每一维进行判断，如果大于或者等于 0.5，则认为样本属于该维度所属的标签类别，反之则不属于。

虽然本研究的分类任务属于多标签分类，但是结合其实际情况，其实是对医学文献中的图像进行关于其所属模态的分类任务。由于很多作者习惯将同一模态的子图拼在一个大图中，因此会有输出结果只有一个标签的情况，对于该类情况，其输出概率的每一维度可能都未到 0.5，因此对于没有任何维度大于或者等于 0.5 的情况，认为它是只有一个标签的样本，采用最大概率法进行标签的判定。

4.2.3 模型验证

本节结合具体的实验数据，根据模型框架，对基于迁移学习的医学文献内图像多标签分类模型进行验证。

(1) 实验设计

本研究的实验本质是针对医学文献内的图像进行有关其模态的多标签分类。深度学习实验特别是与图像相关的深度学习实验需要具有足够计算能力的条件支持，包括 GPU、CUDA 等技术的应用。本研究实验在学校的超算中心上进行。

本研究的实验属于多标签分类（Multi-label Classification），最终输出为测试样本在 30 个类别上的预测概率，不是简单的 0 或者

① Read J, Pfahringer B, Holmes G, et al. Classifier chains for multi-label classification [J]. Machine Learning, 2011, 85 (3): 333.

1。结合本研究的情况，采用汉明损失、宏平均 F1 值、宏平均 AUC 值以及微平均 AUC 值四大指标对分类器的分类性能进行评估。

（2）模型训练与验证

① 数据收集与处理。

本次实验需要收集两种类型的数据——文本数据和图像数据，数据来源主要包括两大数据集——ImageCLEFmed 数据集和 ImageNet 数据集。

ImageCLEF 的目的在于为跨语言图像标注和图像检索（cross-language annotation and retrieval of images）提供数据和评估支持，而 ImageCLEFmed 是由 ImageCLEF 提供的医学文献内数据，其数据全部来源于医学数据库 PubMed 中的医学文献，通过抽取文献中的图像和文本构成图像类型与文本类型的数据，以帮助学者和工作者从事医学图像的标注和检索工作。

ImageNet① 是一个为深度学习研究者提供自然图像数据的开源数据集，它包含上千万幅标注图像，是世界上图像识别最大的数据库。利用该数据集，可以训练出性能出色的深度学习网络。

所有数据的类别标签采用 ImageCLEF2016 多标签分类任务中除去 COMP 类别的其他 30 个类别，作为医学图像的“模态”表示，反映图像的成像设备类型。多标签分类的标签类别如表 4-5 所示。

表 4-5　　**多标签分类的 30 个类代码**

类序号	类代码	类名称
1	D3DR	三维重构图
2	DMEL	电子显微镜成像

① Russakovsky O, Deng J, Su H, et al. Imagenet large scale visual recognition challenge [J]. International Journal of Computer Vision, 2015, 115 (3): 211-252.

续表

类序号	类代码	类名称
3	DMFL	荧光显微镜成像
4	DMLI	光学显微镜成像
5	DMTR	透射显微镜成像
6	DRAN	血管造影术
7	DRCO	联合多种模式影像叠加图
8	DRCT	计算机化断层显像
9	DRMR	核磁共振影像
10	DRPE	正电子发射计算机断层显像
11	DRUS	超声波影像
12	DRXR	X 光照相术
13	DSEC	心电图
14	DSEE	脑电图
15	DSEM	肌电图
16	DVDM	皮肤病影像
17	DVEN	内窥镜显像
18	DVOR	其他器官的影像
19	GCHE	化学结构图
20	GFIG	统计图表
21	GFLO	流程图
22	GGEL	凝胶色谱
23	GGEN	基因序列图
24	GHDR	手绘草图
25	GMAT	数学公式
26	GNCP	非临床照片
27	GPLI	程序列表
28	GSCR	屏幕截图

续表

类序号	类代码	类名称
29	GSYS	系统概图
30	GTAB	表格

图像数据处理流程如下：

通过对 xml 源数据进行<figure>标签的提取可以获得图像的 iri（一种身份标识）。

在获取单标签图像数据时，选取 ImageCLEFmed2013、ImageCLEFmed2016 提供的单标签图像数据，共计获得 14307 幅图像。

单标签图像数据采用如上文所述的 GAN 方法进行均衡化处理后，每个类别 200 幅图像，多于 200 幅的图像进行随机删除。

在获取多标签图像数据时，选取 ImageCLEFmed2016 多标签图像分类任务提供的共计 2651 幅图像，去除 233 副无文本描述的图像，剩余共计 2418 副图像数据。所有图像数据均利用 Keras 设置为 224 * 224 的规格，同时所有图像会进行图像增强——采用 Keras 的 ImageDataGenerator（）方法。包括随机水平翻转、随机竖直翻转、按照一定角度转动、按照一定幅度缩放、按照一定幅度水平偏移和按照一定幅度竖直偏移等常见方法。

文本数据处理的流程如下：

模型的训练集输入是由文本对应的 id、文本内容、文本所属的类别标签（one-hot 形式）组成，而测试集是由文本对应的 id 和文本内容组成，都以逗号分隔，以 csv 格式进行存储。每个样本被 BERT 模型预处理成类别标签（one-hot 形式）加文本内容的形式，格式为 tsv，即以分隔符 tab 进行分隔。

单标签文本数据采用基于替代文本的方法均衡化后，限制每个类别为 300 条左右，数据极度缺乏的部分类别可能未达 300 条。

而多标签文本则来源于 ImageCLEFmed2016 提供的医学图像描述数据，共计 2418 条。

② 图像迁移学习模型训练与验证。

首先，使用CNN在自然图像数据集ImageNet的1000个类别上分类，学习通用领域上海量的图像信息，这样既可以有效缓解专业领域上由于数据量少造成的过拟合问题，又可以使得CNN模型具有在通用领域图像上的特征敏感性，包括对低层视觉特征——颜色、纹理、形状等的敏感性。保存模型权重记为model_resnet_ImageNet_weight。

其次，采用ImageCLEFmed2013、ImageCLEFmed2016提供的单标签图像数据作为图像迁移学习模型第一步的目标数据。载入ImageNet的图像分类CNN模型的权重model_ resnet_ImageNet_weight，冻结除最后一层分类层的其他所有层，加入Dropout层防止过拟合，Dropout率设为0.5。添加三层全连接层，第一层全连接层设置512个隐单元，第二层全连接层设置256个隐单元，前两层全连接层都采用ReLU激活函数，最后一层全连接层为softmax分类器，设置30个（类别的数量）隐单元用来进行最后的多分类。训练过程中，采用SGD小批量随机梯度下降法进行优化，每次训练的样本数为32个，损失函数为交叉熵损失函数categorical_crossentropy，同时设置Early Stopping使得训练在验证集的损失函数不再降低的情况下终止训练，节省训练成本，保存模型权重为model_ resnet_sub_image_weight。

最后，使用ImageCLEFmed2016的多标签图像分类任务提供的共计2651张图像对上述的单标签分类模型进行微调。载入单标签图像分类模型的最优权重model_ resnet_sub_image_weight，冻结除最后一层分类层的所有层，将分类层改为多标签sigmoid分类器。仍然使用SGD小批量随机梯度下降法进行优化，每次训练的样本数为32个，损失函数为交叉熵损失函数binary_crossentropy，同样设置Early Stopping使得训练在验证集的损失函数不再降低的情况下终止训练，节省训练成本。

③ 文本迁移学习模型训练与验证。

方法和步骤与图像迁移学习模型类似，只是将基础模型换成

BERT 模型。

④ 融合模型训练与验证

文本多标签分类模型和图像多标签分类模型的数据都是 2418 条，其中训练数据 1921 条，测试数据 497 条。两个模型的输出都是样本在 30 个标签上的概率分布，表示样本分别属于每个类别的概率大小。通过择优融合两个模型的结果，采用合适的阈值得到样本最后的输出概率分布。

（3）模型对比分析

① 实验结果。

按照上述候选的样本输出确定和样本标签确定方法，结合本研究的实验结果，得到以下具体的结果判定方法。

结合择优思想，在本研究的实验结果里，根据文本模型和图像模型的输出在各指标上的表现效果，择优选择合适的输出。

通过比较三种方法在各项指标上的表现，最终确定标签确定方法如下：

首先采用传统多标签分类的思维，即一个样本属于多个（两个或以上）标签，采用固定阈值法（0.5）进行标签判定——对输出概率的每一维进行判断，如果大于或者等于 0.5，则认为样本属于该维度所属的标签类别，反之则不属于。

虽然本研究的分类任务属于多标签分类，但是结合其实际情况，其实是对医学文献中的图像进行关于其所属模态的分类任务。由于很多作者习惯将同一模态的子图拼在一个大图中，因此会有输出结果只有一个标签的情况，并且通过统计，在所有的多标签图像数据中（2418 个），类别只含有一个标签的样本为 1668 个，占到了总量的 68.98%。对于该类情况，其输出概率的每一维度可能都未到 0.5，因此对于没有任何维度大于或者等于 0.5 的情况，认为它是只有一个标签的样本，采用最大概率法进行标签的判定。

表 4-6　　　　各多标签分类模型性能比较

分类方法		$HLoss$	F_{1marco}	AUC_{mirco}	AUC_{marco}
AlexNet+PCA+SVM①		0. 0135	0. 3200	-	-
未迁移	文本 CNN	0. 0364	0. 0241	0. 8315	0. 8185
部分迁移	文本 BERT 部分迁移	0. 0251	0. 2917	0. 9441	0. 8411
	图像 ResNet 部分迁移	0. 0242	0. 2370	0. 7516	0. 7220
文本迁移	文本 CNN 未均衡	0. 0239	0. 1850	0. 8552	0. 8307
	文本 CNN 已均衡	0. 0230	0. 1920	0. 8734	0. 8601
	文本 BERT 未均衡	0. 0185	0. 4501	0. 9609	0. 8733
	文本 BERT 已均衡	0. 0179	0. 4623	0. 9757	0. 8997
图像迁移	图像 ResNet 未均衡	0. 0160	0. 4820	0. 7644	0. 7516
	图像 ResNet 已均衡	0. 0158	0. 4891	0. 7753	0. 7820
混合迁移	文本 CNN+图像 ResNet	0. 0156	0. 4890	0. 8802	0. 8657
	文本 BERT+图像 ResNet	0. 0143	0. 4932	0. 9501	0. 9024

表 4-6 中所列模型可分为如下六类：

AlexNet+PCA+SVM 模型：是在 ImageCLEF 举办的医学图像模态多标签分类比赛中取得的最好 F_{1marco} 成绩的模型，值为 0. 320，本研究的实验结果在此基础上提升了 54. 13%。

未迁移模型：没有使用任何迁移手段，直接利用多标签数据进行分类。

部分迁移模型：载入在大数据集如 ImageNet 上预训练得到的模型权重，忽略对单标签数据的训练，直接对多标签数据进行分类。

文本迁移模型：载入 BERT 预训练模型权重、训练单标签文本

---

① Kumar A, Lyndon D, Kim J, et al. Subfigure and multi-label classification using a fine-tuned convolutional neural network [C] //CLEF (Working Notes) . 2016: 318-321.

数据、训练多标签文本数据，根据单标签文本数据是否均衡化处理分为未均衡化模型及已均衡化模型。

图像迁移模型：载入 ResNet 预训练模型权重、训练单标签图像数据、训练多标签图像数据，根据单标签图像数据是否均衡化处理分为未均衡化模型及已均衡化模型。

混合模型：利用均衡化处理后的单标签数据，根据文本模型的不同，分为文本 CNN 迁移模型+图像 ResNet 迁移模型和文本 BERT 迁移模型+图像 ResNet 迁移模型两种混合模型。

②结果分析。

将每个类别的分类结果以及本研究的创新点按照实验流程梳理，可总结成以下 4 点。结合具体的实验结果，具体分析如下。

a. 每个类别的分类效果。

如表 4-7 所示，以文本 BERT 迁移模型+图像 ResNet 迁移模型的 AUC_{marco} 结果为例，在统计每个类别的 AUC 值时，DRCO（联合多种模式影像叠加图）、DSEC（心电图）、DSEM（肌电图）三种类别图像的 AUC 值为空。

表 4-7　**30 个类别的 AUC 值**

类序号	类代码	AUC
1	D3DR	0. 9260
2	DMEL	0. 9340
3	DMFL	0. 9282
4	DMLI	0. 9678
5	DMTR	0. 9254
6	DRAN	0. 9606
7	DRCO	NAN
8	DRCT	0. 9796
9	DRMR	0. 9411
10	DRPE	0. 9657

续表

类序号	类代码	AUC
11	DRUS	0.9988
12	DRXR	0.9071
13	DSEC	NAN
14	DSEE	0.9431
15	DSEM	NAN
16	DVDM	0.9390
17	DVEN	0.9946
18	DVOR	0.9503
19	GCHE	0.8903
20	GFIG	0.9164
21	GFLO	0.8912
22	GGEL	0.9818
23	CCEN	0.9426
24	GHDR	0.8855
25	GMAT	0.2782
26	GNCP	0.8638
27	GPLI	0.5948
28	GSCR	0.8939
29	GSYS	0.9537
30	GTAB	0.6673

其中DSEC（心电图）、DSEM（肌电图）与DSEE（脑电图）的纹路较为相似，导致分类器识别障碍，因此它们的AUC值都低于平均值甚至为空。而DRCO（联合多种模式影像叠加图）由于有多重影像叠加，无法清晰表现其类别特征，导致分类器在测试时直接将该类图像分类到其他类别中。而GMAT（数学公式，如图4-9所示）、GPLI（程序列表，如图4-10所示）和GTAB（表格，如图

4-11 所示）的低 AUC 值则是因为它们大多由文本构成，颜色表现单一，缺乏图像特征。

$$\ln \frac{pi}{1-pi} = -0.46 - 0.04x_{1i} - 0.07x_{2i} - 0.29x_{3i} - 0.41x_{4i} - 0.17x_{5i} + 0.40x_{6i} + 0.47x_{7i} + 0.03x_{8i} + 0.25x_{9i} + 0.87x_{10i} - 0.04x_{11i} + 0.19x_{12i} + 0.58x_{13i} + 1.48x_{14i} - 2.30x_{15i} + 0.02x_{16i} + 0.13x_{17i} - 0.09x_{18i} + 0.18x_{19i} + 0.12x_{20i} + 1.55x_{21i} + 3.01x_{22i}$$

For each individual i, x1 to x22 are indicator variables taking on the value of 1 for the respective groups in Table 2, and 0 otherwise. (x1-x5 refers to age group, x6-x8 to race, x9- x10 to days from scheduling to appointment, x11-x14 to the percentage of previous failed appointments, x15 to provision of cell phone number, and x16-x17 to distance from hospital, and x18- x22 to department).

图 4-9　GMAT（数学公式）示例图，主体为文本，缺乏图像特征

Algorithm 2 – FastPValue

Input: a matrix M of length m, a score value α
Output: P such that P-value$(M, \alpha) = P$

```
Q(M[1..0], 0) = 1
for all positions i from 1 to m do
  for all scores s such that Q(M[1..i − 1], s) exists do
    for all letters x in Σ do
      t = s + M(i, x)
      if α − WS(M[i + 1..m]) ≤ t then
        P = P + Q(M[1..i − 1], s) × p(x)
      else if α − BS(M[i + 1..m]) ≤ t then
        Q(M[1..i], t) = Q(M[1..i − 1], s) × p(x)
      end if
    end for
  end for
end for
```


图 4-10　GPLI（程序列表）示例图，主体为文本，缺乏图像特征

b. 单标签样本均衡化效果。

在本研究的实验中，由于单标签文本数据和图像数据都存在数据类别分布不均衡情况，分别采用基于替代文本的文本上采样方法

Sequence	Primers for Bisulfite Analysis	Annealing	Length	# CpGs
IGF2 (CTCF3)	5'-GGTTGTGGGTGTGGAGGTAGA-3' 5'-CACACTAAACACCCAACCTTTAACAC-3'	60 °C	207 bp	11
IGF2R (DMR1)	5'-TAGTGATTTTAAGTTGGAAAGTATT-3' 5'-ATAACTCCCTTATTCAAATAATCCC-3'	57 °C	224 bp	29
IGF2R (DMR2)	5'-GGGTAGAGGAAGAAGGTAAGATGGATAG-3' 5'-CCCAAAACTCCTAAAAACTCCTCATAAC-3'	64 °C	188 bp	16
SINE (SSPRE)	5'-TTTGGTTTTGTTTAGTGGGTTAAG-3' 5'-TATAAAAATTCCCAAACTAAAAATC-3'	59 °C	~148 bp	~ 8
	Primers for Gender Determination			
AMELX/Y	5'-CRCMTTCATTGAYAATTCAC-3' 5'-CCAGAGGTTGTAACCTTACAG-3'	60 °C	520 bp ♀/♂ 350 ♀	

图 4-11　GTAB（表格）示例图，主体为文本，缺乏图像特征

和基于生成式对抗网络 GAN 的图像上采样方法对单标签数据进行上采样从而削弱模型对不均衡数据的敏感性，保证模型训练后权重的鲁棒性。

通过比较未均衡模型和已均衡模型在指标上的性能表现，可知均衡化处理对于文本模型以及图像模型都有性能提升。由均衡化后的数据训练出来的模型取得了更低的汉明损失，比如文本 CNN 已均衡迁移模型的汉明损失为 0.0230，而文本 CNN 未均衡迁移模型的汉明损失为 0.0239；同时均衡后模型具有更高的 F_{1marco}（文本 CNN 已均衡迁移模型为 0.1920，而文本 CNN 未均衡迁移模型为 0.1850）、AUC_{mirco}（文本 CNN 已均衡迁移模型为 0.8734，而文本 CNN 未均衡迁移模型为 0.8552）和 AUC_{marco}（文本 CNN 已均衡迁移模型为 0.8601，而文本 CNN 未均衡迁移模型为 0.8307）。由于宏观指标 F_{1marco}、AUC_{marco} 对于“小类”的敏感性特点，因此这两个指标性能的提升更能反映数据均衡化处理的有效性。以文本 CNN 迁移模型为例，由于已均衡模型比未均衡模型的 AUC_{marco} 提升（3.54%）高于 AUC_{mirco} 提升幅度（2.13%），可以证明数据均衡化处理对稀有类别（“小类”）的影响高于常见类别（“大类”）。

c. BERT 模型与普通 CNN 文本迁移模型的效果对比。

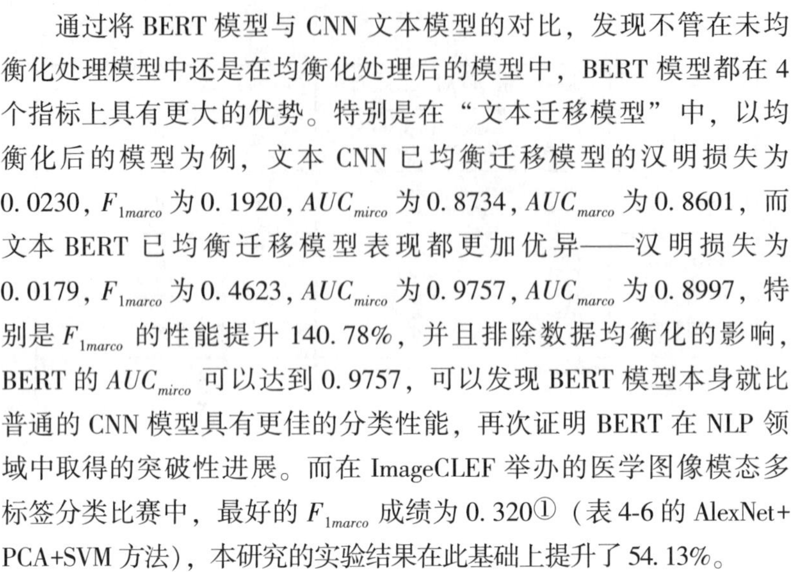

通过将 BERT 模型与 CNN 文本模型的对比，发现不管在未均衡化处理模型中还是在均衡化处理后的模型中，BERT 模型都在 4 个指标上具有更大的优势。特别是在“文本迁移模型”中，以均衡化后的模型为例，文本 CNN 已均衡迁移模型的汉明损失为 0.0230，F_{1marco} 为 0.1920，AUC_{mirco} 为 0.8734，AUC_{marco} 为 0.8601，而文本 BERT 已均衡迁移模型表现都更加优异——汉明损失为 0.0179，F_{1marco} 为 0.4623，AUC_{mirco} 为 0.9757，AUC_{marco} 为 0.8997，特别是 F_{1marco} 的性能提升 140.78%，并且排除数据均衡化的影响，BERT 的 AUC_{mirco} 可以达到 0.9757，可以发现 BERT 模型本身就比普通的 CNN 模型具有更佳的分类性能，再次证明 BERT 在 NLP 领域中取得的突破性进展。而在 ImageCLEF 举办的医学图像模态多标签分类比赛中，最好的 F_{1marco} 成绩为 0.320①（表 4-6 的 AlexNet+PCA+SVM 方法），本研究的实验结果在此基础上提升了 54.13%。

d. 文本模型与图像模型性能对比与融合效果。

在单标签数据已均衡化处理的情况下，不管是文本 CNN 迁移模型还是文本 BERT 迁移模型，它们与图像 ResNet 迁移模型相比，图像模型在汉明损失和 F_{1marco} 上都更胜一筹，特别是在 F_{1marco} 指标上，图像 ResNet 迁移模型达到了 0.4891，而文本 CNN 迁移模型只有 0.1920，表明图像模型本身在准确率和召回率上的综合表现更佳；但是图像 ResNet 迁移模型的 AUC 表现不如两个文本迁移模型，说明图像模型的排序能力不如文本模型。

不管是文本 CNN 迁移模型还是文本 BERT 迁移模型，它们与图像 ResNet 迁移模型融合后都比单独的模型取得了更佳的分类效果，但是文本 BERT 迁移模型与图像 ResNet 迁移模型融合后的模型更胜一筹。以汉明损失为例，融合后的文本 CNN 迁移模型与图像 ResNet 迁移模型 10 比单独的文本 CNN 迁移模型 5 或者图像 ResNet 迁移模型 9 都具有更低的汉明损失，融合文本 BERT 迁移模

① Kumar A，Lyndon D，Kim J，et al. Subfigure and Multi-Label Classification using a Fine-Tuned Convolutional Neural Network [C] //CLEF (Working Notes). 2016：318-321.

型的模型 11 同样如此，并且其在所有模型中取得了最低的汉明损失——0.0143。

4.3 医学课程体系知识挖掘与图谱构建

本节从专业课程体系及知识主题的角度切入，以医学课程为研究对象，基于医学主题词表、电子教材、电子教案等医学教育数据，构建出医学课程——知识主题图谱，解决现有课程体系设计和教学中的课程间知识点重复及“知识孤岛”问题，从而有效开展专业知识服务。首先，根据国内外课程体系建设及知识主题相关研究，对医学课程体系知识图谱进行概述；其次，阐述如何构建医学课程——知识主题图谱模型；最后，通过绘制图谱及开发查询系统对医学课程——知识主题图谱模型进行实证。本节主体内容选自项目研究成果“临床医学课程知识主题图谱构建研究”①。

4.3.1 概述

在医学类课程的学习过程中，往往涉及许多知识互通的现象，课程与知识点之间的学习存在一定的层次顺序，在学习新知识时需要结合以往学过的知识作为补充。但医学类学科现有的课程体系设计存在课程和知识点重复②、课程学习中存在有关知识主题的“知识孤岛”等问题，教师难以有效组织专业知识体系教学活动，学生无法快速定位与现学知识点相关的内容。因此，如何避免知识点的重复、聚焦关键核心知识点，建立起整个学科专业的体系知识结构，是医学专业相关人员的一大需求，也是科学设置课

① 陆泉，谢祎玉，陈静，等，临床医学课程知识主题图谱构建研究［J］. 图书情报工作，2019，63（09）：101-108.

② 杨洋，樊玉霞，王丹，等．临床医学五年制本科课程改革中有关系统化教学的探讨［J］. 试题与研究：教学论坛，2016（22）：19.

程、优化课程体系、深化知识组织与服务亟须解决的重要基础教育技术问题。

课程体系建设是促进教育改革与发展的重要抓手①，因此，对课程体系的研究一直是教学改革的热门所在。对于课程体系中的知识点重复及“知识孤岛”问题，许多学者探讨了其解决方法。胡文韬②基于知识图谱，对学生从学习目标开始到学习路径构建过程中的课程选择和课程排序进行研究，试图建立课程间的联系，发现课程的知识结构，从而解决学生在学习过程中的信息过载和知识迷航问题。叶春森等③依据知识管理理论，提出基于知识地图的知识集成模式，为降低知识内耗、控制知识集成过程、消除“知识孤岛”提供了新方法。郑宁④基于自然语言处理技术获取算法知识名称并构建本体来识别网络程序资源中的算法知识点，从而将海量网络程序资源按知识结构组织起来，解决其中存在的“知识孤岛”现象。在课程体系架构及建设方面，商玮等⑤借鉴基于工作过程的课程开发思路与 CDIO 工程教育模式，在融入教学工厂理念的基础上构建了 TF-CDIO 电子商务专业课程体系，周明等⑥研究了大数据视角下信息管理专业课程体系的创新建设，提出从大数据发展的角度着手寻找专业特色，构建新的课程体系。就医学课程体系而言，

---

① 秦磊．课程建设是内涵发展的重要抓手［N］．中国教育报，2015-06-02（010）．

② 胡文韬．基于知识图谱的学习路径图生成技术研究［D］．北京：北京邮电大学，2017．

③ 叶春森，汪传雷，储节旺．基于知识地图的知识集成模式与机理研究［J］．情报理论与实践，2009，32（10）：52-54．

④ 郑宁．基于自然语言处理的程序设计资源解题知识发现研究［D］．上海：东华大学，2014．

⑤ 商玮，盘红华，郭飞鹏．TF-CDIO 电子商务专业课程体系的构建［J］．高等工程教育研究，2012（2）：146-151．

⑥ 周明，谢俊．大数据视角下信管专业的培养模式创新研究［J］．图书馆学研究，2016（6）：41-46．

李莉等①分析了医疗大数据的价值与教学之间的关系，认为临床大数据的应用将改变传统的眼科临床教学体系。

然而，课程是知识主题的组织形式，知识主题是课程的核心内容，课程体系的建设与利用必须建立在对专业知识体系的深度挖掘与全盘掌握基础之上。Todd R J② 研究了学生如何利用现有的课程知识主题将发现的信息转为个人知识，并绘制和衡量学生对课程主题知识的变化。朱珂等③使用主题图技术对单个网络课程知识组织方式进行重组，对知识点进行多粒度、多层次的组织，实现网络课程知识点语义关联和智能分类，为个性化学习等学习模式提供支持。Melis E 等④开发了一种基于网络的通用学习系统 ActiveMath 来为每个知识主题构建学习资料，即由学习者选择目标知识主题，系统为知识主题选择相关资料，从而为学习者生成整个课程。

综上所述，虽然有部分学者在研究课程体系时研究了知识主题的获取与表达，但尚未见从知识主题切入，将课程体系与知识主题形成映射图谱，并对课程与知识主题之间的定量关系进行研究，因此本研究对医学教育数据进行深度挖掘，利用 LDA 模型挖掘课程中的知识主题，关联分析法揭示课程间、知识主题间及课程与知识主题间的细粒度关联，从专业课程体系与知识主题视角来研究与构建医学课程——知识主题图谱，有助于教学管理人员及师生掌握专业知识体系，开展知识导向型教学活动。本研究选取临床医学专业为具体的研究对象，临床医学专业课程包括解剖学、生理学、内科

---

① 李莉，白大勇，张诚玥，等．基于大数据技术的眼科教学体系建设探讨［J］．中国医院管理，2015，35（8）：51-53.

② Todd R J. From information to knowledge：charting and measuring changes in students' knowledge of a curriculum topic［J］. Information Research an International Electronic Journal，2006，11（4）：264-264.

③ 朱珂，刘清堂，叶阳梅．基于主题图的网络课程知识组织研究［J］．电化教育研究，2014（1）：91-96.

④ Melis E，Andres E，Frischauf A，et al. ActiveMath ：A generic and adaptive web-based learning environment［J］. International Journal of Artificial Intelligence in Education，2001，12（4）：385-407.

学、外科学等多门课程，知识点多，体系庞大，因此需要建立全面的课程知识体系，从而有效开展专业知识服务。

4.3.2　医学课程——知识主题图谱模型构建

医学课程——知识主题图谱模型主要包括 3 个部分。首先，对医学教育数据预处理，主要对研究所需数据进行收集、分词及去停用词等操作，从而得到模型的输入文件；其次，进行 LDA 主题挖掘，利用 LDA 算法挖掘出文本中的知识主题；最后，实现关联计算，结合挖掘到的知识主题，计算主题词间关联及章节与知识主题间的关联度权重。

（1）医学教育数据预处理

预处理过程是针对医学课程原始文本进行加工，如医学主题词表、电子教材、电子教案等医学教育数据，最终生成 LDA 主题挖掘所需要的数据格式。医学教育数据预处理模块的具体流程如图 4-12 所示。

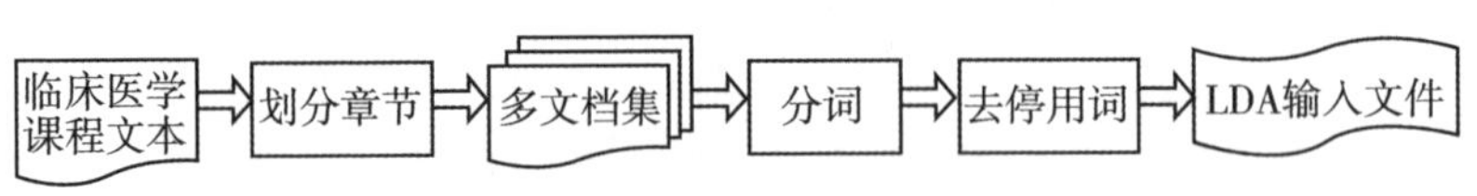

图 4-12　医学教育数据预处理流程

①数据来源与采集。本研究通过调研武汉大学临床医学（五年制）本科人才培养方案及其课程体系①，选取该专业 14 门主干课程作为研究对象，课程包括解剖学、组织胚胎学、生理学、生物化学与分子生物学、药理学、病理学、病理生理学、医学微生物学、医学免疫学、临床技能学、内科学、外科学、妇产科学和儿科学，收集其课程简介、电子教材、电子教案、课程大纲等课程资

① 武汉大学医学部．临床医学（五年制）本科人才培养方案（2013 版）[EB/OL]．[2018-07-25]．http：//wsm70. whu. edu. cn/content1. jsp? urltype = news. NewsContentUrl&wbtreeid = 1055&wbnewsid = 7811.

料，依据人民卫生出版社第八版教材的目录对课程章节进行划分，并将对应的课程资料转换为文本格式，共获得385个课程章节文本。

②分词及去停用词。知识主题词是本研究的基本单元，因此需要对文本分词得到LDA算法的输入文件。使用Python爬取中国生物医学文献数据库①中主题检索的主题词作为分词字典，整合“哈工大停用词词库”“百度停用词表”等停用词表，去重后得到一份较为全面的停用词表，采用开源中文分词工具jieba进行分词，并将分词后文本按照之前同样的方式进行划分，得到385个分词后的课程章节文本，每个章节文本即为LDA主题挖掘模块的输入文档。

（2）LDA主题挖掘

LDA（Latent Dirichlet Allocation）是Blei D. M等②提出的一种文档主题生成模型，包含词、主题和文档三层结构，可以用来识别文档集中的潜在主题信息。LDA采用词袋（bag of words）方法，将每篇文档看作一个词频向量，文档是由若干个主题混合组成，每个主题是一个关于词的概率分布。对于给定的文档集 $D = \{d_1, d_2, \cdots, d_n\}$，由给定的先验Dirichlet分布，得到文档生成的似然函数，其过程如下：首先，对 D 中的每个文档 d，由 $\theta_d \sim Dirichlet(\alpha)$，得到文档 d 上主题的多项式向量 θ_d；其次，对每个主题 z，由 $\varphi_z \sim Dirichlet(\beta)$，得到主题 z 上的词汇的多项式向量 φ_z；最后，对文档 d 中的词汇 $w_{d,i}$，生成一个主题 z_j 服从参数为 θ_d 的多项式分布，根据特定的主题比例 β，生成词汇 $w_{d,i}$ 的概率分布 $P(w_{d,i} \mid z_j, \beta)$。

对文档集 D，LDA主题抽取过程可以总结为根据 θ 和 z，求出使 $P(D \mid \alpha, \beta)$ 最大的参数 α 和 β，其中：

$$P(D \mid \alpha, \beta) = P(\theta, z \mid \alpha, \beta) = P(\theta \mid \alpha) \prod_{i=1}^{N} P(z_i \mid \theta) P(w_i \mid z_i, \beta) \tag{4-1}$$

① 中国医学科学院．中国生物医学文献数据库［EB/OL］.［2018-11-23］. http：//www. sinomed. ac. cn/zh/.

② Blei D M, Ng A Y, Jordan M I. Latent dirichlet allocation［J］. Journal of Machine Learning Research, 2003, 3（Jan）：993-1022.

采用 Gibbs 抽样①对公式（4-1）中的隐含变量进行参数推断，从而计算后验概率。Gibbs 抽样过程中得到主题-主题词和文档-主题两个矩阵，将其与 $P(z_i \mid z_i, w_i)$ 循环迭代计算，当数值收敛时的分布即主题的对应分布。根据 θ 和 z 则可得到文档中每个主题的概率分布及主题中每个主题词的概率分布。通过概率计算则可得到每个文档中的知识主题词。

LDA 主题挖掘模块基于 LDA 算法对预处理得到的文本进行主题挖掘，能够利用文档的潜在语义信息得到知识主题词。朱泽德等②的研究也表明基于 LDA 的关键词抽取方法能够较好地避免将常用词作为关键词，并解决词未能全面准确覆盖文档主题信息的问题，提高关键词抽取的准确率。LDA 主题挖掘模块的具体过程如图 4-13 所示：

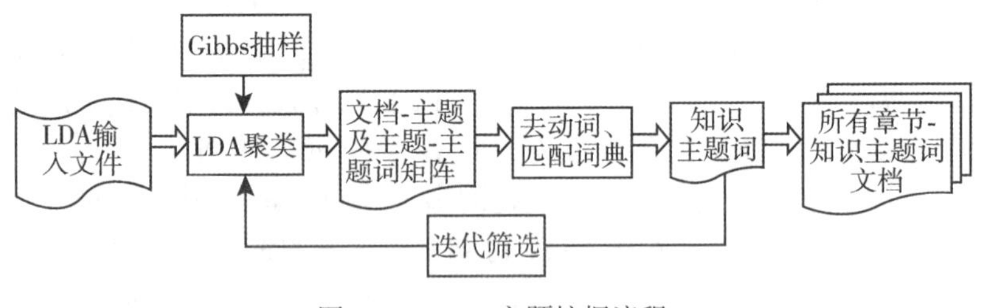

图 4-13　LDA 主题挖掘流程

本研究的主要目的是得到文档中的知识主题词，不需要进行主题分类，因此参考唐晓波等③对微博热点挖掘的参数设置，每篇文

① Griffiths T L, Steyvers M. Finding scientific topics [J]. Proceedings of the National Academy of Sciences of the United States of America, 2004, 101 (S1): 5228-5235.

② 朱泽德，李淼，张健，等. 一种基于 LDA 模型的关键词抽取方法 [J]. 中南大学学报（自然科学版），2015（6）：2142-2148.

③ 唐晓波，向坤. 基于 LDA 模型和微博热度的热点挖掘 [J]. 图书情报工作，2014，58（5）：58-63.

档提取出的主题数为 $k=10$。根据文献调研①及经验值确定 α 和 β 的取值，设定 $\alpha=50/k$，$\beta=0.01$。Gibbs 循环迭代抽样的最大次数设为 1000 次。实验结果表明以上参数设置在文档集中有较好的表现。然后，根据得到的主题-主题词和文档-主题两个矩阵，对主题词进行筛选，筛选规则为：对于文档集 $D=\{d_1, d_2, \cdots, d_{385}\}$ 中的每个文档 d，其中的主题 z_j 权重为 v_j，z_j 中主题词 w_i 权重为 v_i，则主题词 w_i 在文档 d 中的最终权重为 $v_i \times v_j$，对每个词的权重进行排序，将权重大于等于设置阈值的词作为文档的主题词，在本实验中设置权重阈值为 0.008 能够达到较理想的效果。

按照上述参数设置及规则进行一次计算后，得到每个文档中符合条件的知识主题词，共有 385 个章节-知识主题词文档，每个文档记录了对应章节的知识主题词。但由于 LDA 算法生成主题词是一个随机过程，每次计算得到的知识主题词有细微差异，因此需要进行多次迭代实验，观察得到的主题词效果。迭代方法分为两步：第一，对 D 中的文档 d，首次计算得到的知识主题词集合为 w_1，按照规则再次计算得到的知识主题词集合为 w_2，更新 d 的知识主题词为两者的并集，即 $w_1=w_1 \cup w_2$；第二，重复第一步的计算 n 次，直到每个文档的 w_1 中不加入新词，达到稳定状态。

本研究经过 7 次迭代实验，每个文档的知识主题词集合达到稳定状态。然后，随机抽取 50 个文本，对照该章节的教学大纲观察得到的知识主题词，发现挖掘得到的结果能够作为该章节主题的概括。

在得到每个文档的知识主题词后，考虑到 LDA 算法会挖掘出一些非知识主题词，且大部分知识主题词应为名词，因此为确保主题词的可用性及可靠性，本研究结合《现代汉语动词表》对提取出的知识主题词进行去动词处理，改进 LDA 主题挖掘的效果。最终得到每个章节的知识主题词，形成医学课程-知识主题的章节-知识主题词多对多映射矩阵，揭示出章节中包含的知识主题及知识主

① 胡吉明，陈果. 基于动态 LDA 主题模型的内容主题挖掘与演化 [J]. 图书情报工作，2014，58 (2)：138-142.

题覆盖的章节，最终得到 1696 个不重复的知识主题词。表 4-8 显示了部分章节的知识主题词信息。

表 4-8　　部分章节知识主题词

章节编号	章节名称	所属课程	知识主题词
1	疾病概论	病理生理学	亚健康、发病学、神经机制、体液机制、病因学、先天性、免疫性、转归
50	循环系统疾病	儿科学	儿科、血液、循环系统、心脏、先天性心脏病、动脉、血管、心房、静脉
100	盆部与会阴	解剖学	盆部、会阴、骨盆、盆壁肌、盆腔脏器、盆筋膜、筋膜间隙、肛管
150	能量代谢与体温	生理学	能量、代谢、体温、血糖、缺氧、肌肉、蛋白质、脂肪、产热
200	颅内和椎管内肿瘤	外科学	外科、颅内肿瘤、椎管内肿瘤、胶质瘤、脑膜瘤、听神经瘤、垂体瘤、淋巴瘤

（2）关联计算

在得到课程-知识主题的多对多映射矩阵的基础上，对 N 个知识主题词统计共现的文本频数，形成知识主题词的 $N \times N$ 共现矩阵，根据共现矩阵进行关联分析，从而揭示课程间细粒度知识主题关联。关联计算模块主要对主题-主题关联、主题-章节关联和章节-章节关联 3 个方面进行计算。

①主题-主题关联计算。关联分析是知识发现的一种手段，可以量化地描述物品 A 的出现对物品 B 的出现有多大的影响①，通

① 史忠植．知识发现［M］．北京：清华大学出版社，2002.

常用于事务数据库如销售数据中。将关联分析应用于医学领域，可以从繁杂的医学资料中挖掘出有价值的信息。张晗等①应用关联规则算法分析抗肿瘤药物主题词和副主题词组配模式，抽取出主题词的依存关系及五类药物相关的语义关系组合。如某篇关于药物治疗的文献标引中，包含“病 A/药物治疗”主题词的同时也存在“药 B/治疗应用”主题词，则表明药 B 可能具有治疗病 A 的功效。因此对于本研究的课程——知识主题数据，一个课程章节可以看作是一个事务 T，由多个知识主题词的项集组成。为得到知识主题词之间的语义关联，可以对其共现矩阵进行关联分析，挖掘出满足一定支持度和可信度条件下的频繁出现在一起的知识主题词②。

主题-主题关联计算基于 Apriori③ 算法。对 LDA 主题挖掘模块得到的 385 个知识主题词文本及 1696 个知识主题词：首先统计每个知识主题词出现的文本数，如得到词 A 和词 B 出现的文本数分别为 C_A 和 C_B，再根据共现矩阵得到每个词对 $\{A, B\}$ 在所有文本中共现的文本总数 $C_{A\cap B}$。对每个有向词对 $\{A \rightarrow B\}$，得到支持度大于等于最小支持度，可信度大于等于最小可信度，同时作用度大于 1 的关联规则④。

支持度描述词 A 和词 B 在所有文本中同时出现的概率，计算公式为：

$$\text{Support}(A \rightarrow B) = P(A \cap B) = C_{A\cap B}/385 \qquad (4\text{-}2)$$

可信度描述出现词 A 的文本，同时也出现词 B 的概率，计算

① 张晗，路振宇，崔雷．利用关联规则对医学文本数据库进行知识抽取的尝试——以四种抗肿瘤药为例［J］. 现代图书情报技术，2006，1（9）：49-52.

② Han J. Data Mining: Concepts and Techniques［M］. San Francisco: Morgan kaufmann publishers inc. 2005.

③ Inkuchi A, WashioT, Motoda H. An apriori-based algorithm for mining frequent substructures from graph data［C］//European conference on principles of data mining and knowledge discovery. Berlin: Springer-Verlag, 2000: 13-23.

④ 高继平，丁堃，潘云涛，等．多词共现分析方法的实现及其在研究热点识别中的应用［J］. 图书情报工作，2014，58（24）：80-85.

公式为：

$$\text{Confidence}(A \rightarrow B) = P(B \mid A) = C_{A \cap B} / C_A \tag{4-3}$$

作用度描述词 A 对词 B 的影响程度，作用度大于 1 则是正相关，计算公式为：

$$\text{Lift}(A \rightarrow B) = \frac{P(B \mid A)}{P(B)} = \frac{C_{A \cap B} \cdot 385}{C_A \cdot C_B} \tag{4-4}$$

在本研究中，最小支持度取 0.002，最小可信度取 0.5。根据上述算法计算，共得到 12055 条强关联规则，描述了一个知识主题词对另一个知识主题词的单向关联度。在本研究中定义主题-主题之间的关联类型有三种，即基础关系、进阶关系和同级关系，根据关联计算的结果，在得出的所有关联规则中，有以下三种情况：

第一，若词对 $\{A, B\}$ 只存在一条关联规则，即 $A \rightarrow B$，可信度为 x，说明主题词 A 影响主题词 B 的出现，因此定义 A 为 B 的基础主题，B 为 A 的进阶主题，即在学习主题词 B 之前需要先具备主题词 A 的知识，学习主题词 A 之后可以去继续学习主题词 B 的知识。

第二，若词对 $\{A, B\}$ 存在两条关联规则，即存在 $A \rightarrow B$，可信度为 x，又存在 $B \rightarrow A$，可信度为 y，且 $x>y$，则说明主题词 A 对主题词 B 出现的影响大于主题词 B 对主题词 A 出现的影响，因此舍弃 $B \rightarrow A$ 这条规则，定义 A 为 B 的基础主题，B 为 A 的进阶主题；反之若 $x<y$，则 B 为 A 的基础主题。

第三，若词对 $\{A, B\}$ 存在两条关联规则，即存在 $A \rightarrow B$，可信度为 x，又存在 $B \rightarrow A$，可信度为 y，且 $x=y$，则说明主题词 A 与主题词 B 具有同等影响，因此合并两条规则，定义 A 和 B 为同级主题，即主题词 A 和主题词 B 可以并行学习。

根据上述规则和主题间的三种关系，对 12055 条关联规则进行删除及合并后，得到 8933 条有效关联，其中同级关系 6632 条，基础关系和进阶关系 2301 条。如表 4-9 显示了“病因学”与其他知识主题词的关系。

表 4-9 “病因学”与其他知识主题词的关系

关系	知识主题词
进阶关系	发病学、免疫
基础关系	分子机制、死亡、体液机制、神经机制、组织细胞机制先天性、脑死亡、亚健康
同级关系	转归、症状

②主题-章节关联计算。主题-章节关联揭示章节中各个主题所占权重大小，即知识主题词的重要程度，计算基于 TF-IDF 算法①。对 385 个包含知识主题词文本，首先计算每个主题词相对于 385 个章节的 *IDF*（逆文本频率指数）值，对于主题词 i，包含 i 的文本总数为 df_i df_i， 则：$IDF(i) = \log(385/ df_i)$； 然后，计算主题词 i 在经过预处理模块后的对应章节文本 j 中的 *TF*（词频）值，并根据本研究的特点进行归一化处理，即 $TF(i, j) = N_{i,j}/ N_j$， 其中 $N_{i,j}$ $N_{i,j}$ 为主题词 i 在文本 j 中出现的次数，N_j 为文本 j 中的总词数；则主题词 i 在文本 j 中的 TF-IDF 值为：

$$TF - IDF(i, j) = TF(i, j) \cdot IDF(i) \tag{4-5}$$

此外，本研究还计算了主题-课程关联，主题-课程关联揭示课程中知识主题词的重要程度。将 385 个经过预处理模块后章节文本按照课程合并，划分为 14 个文本，将 385 个经过 LDA 主题挖掘模块后的章节主题词文本按照课程合并，并去除重复主题词，得到 14 门课程中的知识主题词文本。主题-课程关联与主题-章节关联计算方法类似，计算每个主题词相对于 14 门课程的 IDF 值和 TF 值，并进行 TF-IDF 的计算与归一化。

③章节-课程关联计算。章节-课程关联揭示课程中各章节的重要程度。从逻辑层面上将，章节的知识主题词可以看作对章节内容的高度凝练，因此章节-课程关联计算建立在主题-课程关联计算的

① Wu H C, Luk R W P, Wong K F, et al. Interpreting tf-idf term weights as making relevance decisions [J]. ACM Transactions on Information Systems (TOIS), 2008, 26 (3): 13-25.

基础上。对于每一章节，计算其包含的所有主题词在所属课程中的 TF-IDF 值之和，将求和结果除以章节包含的主题词数进行平均化处理。对于课程 c 的章节 j，章节 j 中包含主题词个数为 n，则章节 j 在课程 c 中的权重为：

$$w(j,\ c)=\frac{\sum_{i=0}^{n} TF\text{-}IDF(i,\ c)}{n} \tag{4-6}$$

在得到课程 c 的所有章节权重后，对章节 j 的权重进行归一化处理，归一化方式为章节的 j 权重值除以该课程全部章节的权重值之和，课程 c 中包含 k 个章节，则章节 j 在课程 c 中的最终权重为：

$$\text{weight}(j,\ c)=\frac{w(j,\ c)}{\sum_{i=0}^{k} w(k,\ c)} \tag{4-7}$$

④章节-章节关联计算。

由于知识主题词是对应章节的高度凝练，因此章节-章节关联计算建立在主题-主题关联计算的基础上。通过计算两个章节间所有主题词的关联度之和，并根据两个章节间可能存在的关联规则数将其平均化，即可用来表示对应的章节-章节关联。假设章节 A 有 x 个知识主题词，章节 B 有 y 个知识主题词，两个章节的知识主题词中共出现 z 条关联规则，每条规则的可信度为 c，提出章节 A 与章节 B 的关联权重计算公式为：

$$w(A,\ B)=\frac{\sum_{i=0}^{z} c_i}{x\cdot y} \tag{4-8}$$

由上述公式计算得到所有章节-章节关联度，并按照关联度由高到低的顺序格式化数据，总结归纳出每个章节的关联章节。

4.3.3　模型实证

通过对武汉大学临床医学五年制的培养方案和课程体系的调研，本研究选取的 14 门专业主干课程可以分为基础医学课程、过

渡课程和临床医学课程三类，其具体包含的课程如表 4-10 所示。三种类型课程存在偏序有向性，课程之间的学习具有一定的逻辑和时间顺序，临床医学课程必须建立在基础医学课程和过渡课程已学习过的基础上。

表 4-10　　三种类型课程

类型	课　程
基础医学课程	解剖学、组织胚胎学、生理学、生物化学与分子生物学、药理学、病理学、病理生理学、医学微生物学、医学免疫学
基础医学、临床医学过渡课程	临床技能学
临床医学课程	内科学、外科学、妇产科学、儿科学

本研究旨在通过对课程资料中知识主题的挖掘和分析，来构建医学课程-知识主题图谱，从而辅助师生直观了解重要知识点，建立全面的课程知识体系，提高教学质量和学习效果。在挖掘得到临床医学中的知识主题词及课程-章节-主题三者间关联后，得到主题词 1696 个，主题-主题关联 8933 条，章节-主题关联 4194 条，主题-课程关联 3308 条，章节-课程关联 385 条，章节-章节关联 16120 条，以数据库文件形式构建临床医学课程-知识主题知识库，用于存储研究中涉及的所有数据。

在得到临床医学课程-知识主题知识库的基础上，本研究采用力导向图来实现医学课程-知识主题图谱结构的可视化呈现①，并利用百度开源工具 Echarts 完成力导向图的创建。下面从图谱总览、章节-章节关联、主题-主题关联、图谱价值与意义 4 个方面来对医学课程-知识主题图谱模型进行实证，读者可以通过访问网址 http：//218. 197. 150. 149/rainbow 对本研究得到的模型进行交互式

① 宋美娜，崔丹阳，鄂海红，等．一种通用的数据可视化模型设计与实现［J］. 计算机应用与软件，2017，34（9）：38-42.

的体验和评价。

(1) 医学课程-知识主题图谱总览

医学课程-知识主题图谱总体以“临床医学五年制”节点为中心向外辐射为三层，如图 4-14 所示，从内到外第一层较大的节点表示课程，第二层节点表示章节，第三层叶子节点表示知识主题，其中连线代表课程-章节-主题三者之间的关联。

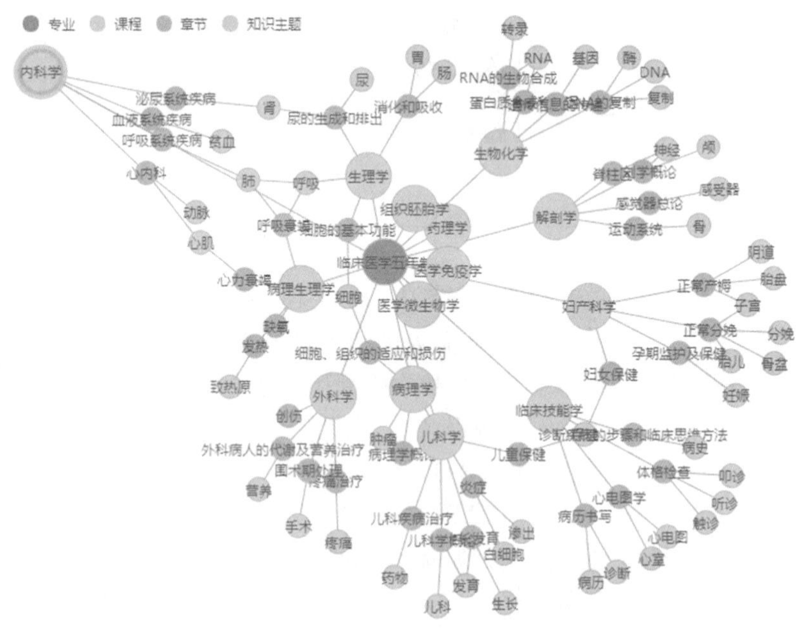

图 4-14　医学课程-知识主题图谱总览

在图 4-14 中仅显示权重较大、关联较为密切的节点，能够清晰直观地聚焦核心知识点。如在《内科学》课程中，“泌尿系统疾病”“呼吸系统疾病”“血液系统疾病”“心内科”4 个章节为该课程的重点章节，在“心内科”章节中的重要知识主题词有“动脉”“心肌”“心脏”“心室”，同时可以看到该章节与《病理生理学》的“心力衰竭”章节及《临床技能学》中的“心电图学”章节有

较为密切的关联。根据课程之间的偏序有向性，在学习“心内科”之前需要具备“心力衰竭”和“心电图学”章节的相关知识点，其中主题词“心肌”是章节“心内科”和“心力衰竭”共有的主题词，“心电图”是章节“心内科”和“心电图学”共有的主题词。

（2）章节-章节关联

对于课程中的一个章节节点，图谱呈现与该章节相关的章节名称。如图 4-15 所示，在《内科学》课程中的“呼吸系统疾病”图谱中与其关联较大的章节有“内脏学”“胸部”“呼吸衰竭”“呼吸系统”“应激”等，图中章节与中心点的距离表明章节间的关联程度，距离越近则表示与“呼吸系统疾病”章节关联程度越大。具体信息中呈现该章节的章节简介、相关章节、重点主题等。

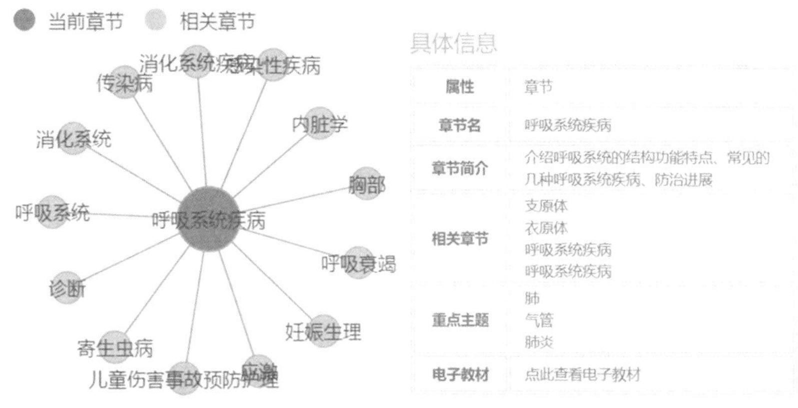

图 4-15 “呼吸系统疾病”相关章节及章节信息

（3）主题-主题关联

对于一个主题节点，图谱呈现与该主题相关的主题名称。如图 4-16 所示，对于“哮喘”主题，其基础主题有“胸廓”“急性上呼吸道感染”“鼻炎”“支气管炎”等，表明学习该主题之前需要具备基础主题词的知识；进阶主题为“肺炎”，肺炎可能会引发哮喘，两者之间既有区别又有联系，在学习“哮喘”后应继续了解“肺炎”相关知识；同级主题为“胆碱”“衣原体”“支原体”，则“哮喘”与其不存在偏序关系，可以同步学习。具体信息中呈现该主题的主题简介和所属章节等，儿科学第 12 章、内科学第 2 章和药理学第 5 章都包含了该主题。

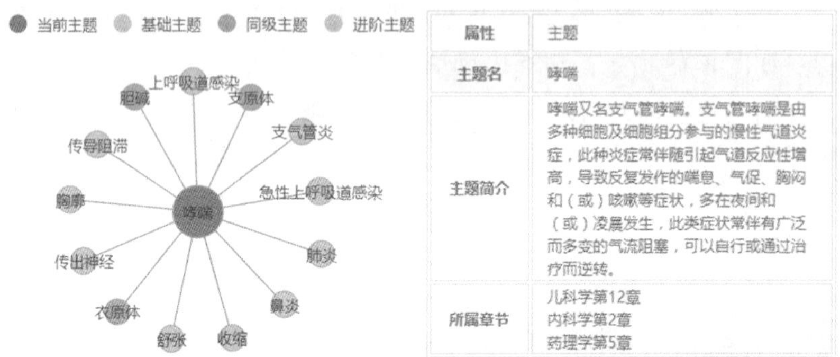

属性	主题
主题名	哮喘
主题简介	哮喘又名支气管哮喘。支气管哮喘是由多种细胞及细胞组分参与的慢性气道炎症，此种炎症常伴随引起气道反应性增高，导致反复发作的喘息、气促、胸闷和（或）咳嗽等症状，多在夜间和（或）凌晨发生，此类症状常伴有广泛而多变的气流阻塞，可以自行或通过治疗而逆转。
所属章节	儿科学第12章 内科学第2章 药理学第5章

图 4-16　“哮喘”相关主题及主题信息

（4）医学课程-知识主题图谱价值与意义

在理论层面，本研究将文本挖掘技术与情报学相关理论结合到专业课程知识体系研究中，从专业课程体系与知识主题的角度来构建特定领域的知识体系，是现有知识图谱理论的有益补充。在应用层面，深入挖掘医学课程-知识主题图谱，可以打通专业内多课程间的知识壁垒，有助于教学管理人员及师生掌握专业知识体系，开展知识导向型教学活动。一方面，医学课程-知识主题图谱可以为教学管理人员科学管理专业知识体系、系统优化课程体系、辅助教学排课与教学团队建设等提供关键的理论与技术基础；另一方面，可以将其应用于实际教学中，对于辅助教师合理组织专业知识点、优化教学计划、提高教学质量，学生深入理解课程之间细粒度知识主题关联、合理规划和系统学习，促进广大师生对学科知识的理解、利用与升华，对于我国专业人才培养、医学领域知识组织与服

务及智慧医学教育等方面具有普遍意义与应用价值。

4.4　本章小结

为了提高医疗健康大数据的管理与利用效率，本章对电子病历大数据、医学文献内图像、医学课程知识这三种医疗健康大数据的组织和知识挖掘方法进行了探索。第一节提出了基于扩展疾病本体的电子病历大数据组织模型框架，通过对疾病本体模型进行知识属性上的扩展，并利用他源的疾病知识补充疾病节点的知识描述，最后建立疾病知识与电子病历大数据的映射关系，实现了疾病知识体系与电子病历大数据的集成组织。第二节为了解决医学图像多标签分类模型的数据集标签分布不均衡、标注数据集规模过小、标签依赖 3 个方面问题，构建了基于迁移学习的医学文献内图像多标签分类的模型，并利用真实数据对模型进行了验证。第三节对医学教育数据进行深度挖掘，利用 LDA 模型挖掘课程中的知识主题，关联分析法揭示课程间、知识主题间及课程与知识主题间的细粒度关联，从专业课程体系与知识主题视角来研究与构建医学课程-知识主题图谱，有助于教学管理人员及师生掌握专业知识体系，开展知识导向型教学活动。

第 5 章　电子病历数据分析与挖掘

电子病历保存了专业和海量的第一手医疗健康数据，其分析挖掘已经成为医疗健康大数据研究的重点领域。目前，国内外电子病历数据分析与挖掘方面的研究非常庞杂，主要涉及患者表型分析、病人群落划分、不良事件检测及预测、疾病风险预测、疾病相关关系挖掘、治疗方案挖掘、治疗结果预测、疾病致病及危险因素发现、用药规律挖掘、临床诊断辅助与用药推荐、临床路径构建与优化等方面任务，挖掘方法主要包括分类、聚类、关联规则、可视化、主题建模、过程挖掘、图和网络与深度学习等。本章重点探讨基于 MIMIC-Ⅲ数据集，介绍疾病演化分析、疾病指标预测、疾病危重度预测以及手术预后时间预测等基础电子病历数据分析挖掘任务。

5.1　疾病演化分析

疾病演化是医学界备受关注的话题，不仅医疗人员和患者希望通过演化分析了解到具体疾病的可能发展动态，疾病预防监测部门和医药企业也希望得到疾病可能的演化方向，从而有针对性地开展有关的预防和药品研制活动。因此，利用大数据挖掘技术提供一个操作便捷的疾病演化分析系统具有重要的实用价值。

本小节将简单概述疾病演化分析的具体内容以及进行疾病演化

分析的实际意义，并以一个疾病演化分析原型系统的实现为例说明疾病演化分析的过程，最后再对系统进行评价，提出将来疾病演化系统的改进方向。

5.1.1 概述

(1) 疾病演化分析内容

每一种疾病不论发生、发展及转归，都有各自的演变规律，如果能很好地了解和掌握这些规律，就对各种疾病的预防起到干预和调控作用。疾病演化分析主要是通过对已有的病人历史指标数据及其他相关数据，采用数理统计预测分析方法进行分析，对其将来的发展趋势进行预测。无论是对传染性还是非传染性疾病的未来发展情况进行预测，均是对这些疾病的预防有着不可估量的作用的①。

比较常用的预测方法，一类是回归分析法，从经济现象之间的因果关系出发，应用回归方程来分析经济变化规律并进行预测；另一类是时间序列分析法，从历史时间数列中找出其发展趋势的变动规律，由过去推测未来，凭借过去状态延续到未来的可能性，从而达到预测的目的。常用的时间序列方法有：移动平均法、加权移动平均法、指数平滑法、趋势预测法等。其中指数平滑法所求得的预测值中，消除了实际数中的某些偶然因素，能比较明确地反映长期发展趋势②。

具体而言，疾病演化分析有以下一些具体内容：

疾病演化统计。以某区域过去一段时间的电子病历为基础数据集，统计该地区病患曾出现的不同疾病，通过聚类算法合并类似疾病，将合并后的疾病大类作为散点，以同一病患不同时间的疾病变

① 李珊珊，田考聪．人群疾病预测模型及其应用［J］．现代预防医学，2007，(22)：4277-4278.

② 方应国，王芬．时间序列预测方法综述［J］．浙江树人大学学报（自然科学版），2006，6（2）：61-65.

化为依据，将散点疾病进行串联，并依据疾病之间转化的时间跨度为每条连线标注时间轴，形成疾病演化统计系统。

疾病共病知识图谱。依据电子病历，统计该地区病患曾出现的所有疾病，将同一病患不同时期所患疾病及并发症进行连接，构建疾病关联体系，形成以该地区所有记录在电子病历中的疾病为散点的疾病共病知识图谱。

疾病阶段用药统计。构建疾病知识库，构建用药知识库，依据电子病历，将不同疾病和治疗药品进行连接。根据疾病演化统计及疾病共病知识图谱，计算新增病患未来的病情走向概率，提前计算其可能需要的医疗药品及所需药量和用药时间。

除了以上的疾病演化分析内容外，从宏观上来看，疾病演化分析还包括对地区某种疾病的爆发、得病率、传播趋势的预测等。

（2）疾病演化分析意义

①辅助医生临床决策，对病人的进一步发展情况进行一个预测和判断，并提供药物参考。当前国内一些知名大医院的秘籍，正是其几十年来积累下来的手写病历，其中记录着罕见病例和病症，只有本医院的医生和医学院学生能够查阅和参考。数据分析的结果只能是给医生一个参考的工具，替代不了医生的专业经验①。在针对具体患者的诊疗中还是要听从医生的专业权威，尤其像癌症治疗这样难度较大的领域，相对于长期大量的实验室研究、临床试验和理论积累，通过大数据分析获得的结果更是“仅供参考”。但是，从整个医院的管理方面来看，这种通过大数据分析来优化医疗资源配置，实现对现有的医疗数据的深入挖掘和合理利用，帮助各级医疗机构完善医疗服务功能，提高医疗服务水平，提高患者住院体验的各种好处还是不言而喻的。

②满足个体保健需求，针对性提出预防性保健方案、提供个性化医疗保险建议等。在病人档案方面应用高级分析可以确定哪些人

① 搜狐网．医疗大数据的数据挖掘［EB/OL］．［2017-03-27］．www.sohu.com/a/111385952_470062.

是某类疾病的易感人群。举例说，应用高级分析可以帮助识别哪些病人有患糖尿病的高风险，使他们尽早接受预防性保健方案。这些方法也可以帮患者从已经存在的疾病管理方案中找到最好的治疗方案。

对消费者来说，健康保险计划是复杂的。控制医疗费用的动力已经形成了具有复杂功能的保险计划，例如高免赔额，窄网络和多层次公式，所有这些对消费者来说都不是特别直观的。消费者了解自己的需求并不容易。聪明的健康保险消费者试图预测未来的医疗保健需求，以避免支付太多；然而，大多数消费者做得不好。健康保险领域缺乏基于客户情况的有效建议，导致消费者经常做出花大价钱做出不满意的决策。罗兆群提出可以由医院为消费者提供健康保险计划，因为医院掌握独有的资源与便捷①。通过使用疾病演化和预测分析，可以提供给消费者个性化的保险计划，根据他们的需求和偏好做出相应的建议。

③优化公共卫生管理，为公共管理者提供疾病预测和药物储备参考。在公共卫生领域，大数据的应用可以改善公众健康监控。公共卫生部门可以通过覆盖全国的患者病历数据库更快地检测出传染病疫情，进行全面的疫情监测并且及时采取响应措施尽早控制疫情②。

大数据的使用可以改善公众健康监控。公共卫生部门可以通过覆盖全国的患者电子病历数据库，快速检测传染病，进行全面的疫情监测，并通过集成疾病监测和响应程序，快速进行响应。这将带来很多好处，包括医疗索赔支出减少、传染病感染率降低，卫生部门可以更快地检测出新的传染病和疫情。通过提供准确和及时的公众健康咨询，将会大幅提高公众健康风险意识，同时也将降低传染病感染风险。所有的这些都将帮助人们创造更好的生活。

---

① 罗兆群．医院提供健康保险计划的可行性探讨［J］．上海保险，2018（9）：63-64.

② 张岚．大数据分析对于中国医疗保险管理的价值［R］．IMS 中国医疗健康信息学院，2014.

(3) 现有疾病预测系统

①百度疾病预测。百度疾病预测目前可以就流感、肝炎、肺结核、性病这四种疾病，对全国每一个省份以及大多数地级市和区县的活跃度、趋势图等情况，进行全面的监控。同时还能智能化地列出某一疾病的整体指数、城市指数 Top 10 和搜索医院 Top 10 等。按照百度的规划，未来，百度疾病预测监控的疾病种类将从目前的 4 种扩展到 30 多种，覆盖更多的常见病和流行病。

大数据是百度疾病预测的基础，但如何保证大数据的准确应用直至准确地预测相关疾病的活跃度呢？百度预测相关负责人介绍，在具体的数据分析与挖掘方面，百度疾病预测将地区差异作为重要变量，针对每个城市分别建模，光是基于数据输出模型就达到 300 余个。加之后台数据的精心准备，让百度的疾病预测在最终的产品端可以提供全国 331 个地级市，2870 个区县的疾病态势。此外，在构建流感预测模型的过程中，中国疾病预防控制中心（CDC）的流感监测结果提供了一定的参考。未来，百度还预备将社交媒体数据、问答社区数据，甚至是各地区天气变化、各地疾病人群迁徙等特征数据融合到预测里，进一步提高预测的准确性。

②谷歌疾病预测。谷歌借助大数据技术从用户的相关搜索中预测到流感爆发①。借助大数据预测流感爆发分为主动收集和被动收集，被动收集利用用户周期提交的数据分析流感的当前状况和趋势，而主动收集则是利用用户在微博的推文、搜索引擎的记录进行分析预测。

③中国疾病预防控制中心信息中心。2004 年 1 月，中国 CDC 建设的国家传染病与突发公共卫生事件网络直报系统试运行，成为全球最大的网络直报系统，并建设了一个大数据中心，现在每年有 600 多万的个案信息会由全国各地上报并存储。资料显示，截至 2011 年 12 月 31 日，网络直报系统覆盖了全国所有县级及以上疾控机构，县级及以上医疗机构报告率达 98%，乡镇卫生院报告率

① 邹晓辉，朱闻斐，杨磊，等．谷歌流感预测——大数据在公共卫生领域的尝试［J］. 中华预防医学杂志，2015，49（6）：581-584.

达 87%，平均报告时间为 0.8 天①。目前，该系统共覆盖 39 种法定传染病，建立了霍乱、血吸虫、鼠疫、艾滋病、结核病、不明原因肺炎等单病种监测系统，并开发、实施了国家传染病自动预警系统。

5.1.2 疾病演化分析过程与方法

疾病演化分析主要是通过对已有的病人历史指标数据及其他相关数据，采用数理统计预测分析方法进行分析，对其将来的发展趋势进行预测。这里以一个疾病演化分析原型系统的视线过程为例来说明疾病演化分析的过程与方法。

针对不同的用户需求，本系统设计有两个版本——针对医生与个体消费者的和针对管理者与制药企业的。根据系统设计阶段的描述，由于后一个版本提供的内容涵盖前一个版本，在具体开发中，本系统暂时仅提供后一个版本。通过挖掘 MIMIC 数据集的疾病信息，此版本的系统在功能上实现了全疾病的演化展示，具体某种疾病的演化阶段、演化概率和每个阶段的用药情况的查询展示，以及具体某种药品的使用情况、对演化的影响和相关药效的查询展示。本系统通过对疾病演化的可视化展示，通过简单便捷的交互操作，在一定程度上帮助用户快速了解相关疾病或药品的情况，从而辅助用户进行相关的决策。

(1) 系统设计

根据前期调研，本系统要设计成一个层析清晰、功能明确的 C/S 结构的系统，经过认真的调研和思考，决定将系统抽象为如下几个层次：用户层、业务逻辑层和数据访问层，系统的层次架构图如图 5-1 所示。

通过图 5-1 可以看出，整个系统的层次比较清晰。用户层作为

① 相海泉．公共卫生的大数据应用——专访中国疾病预防控制中心信息中心主任马家奇［J］．中国信息界，2013（5）：43-44.

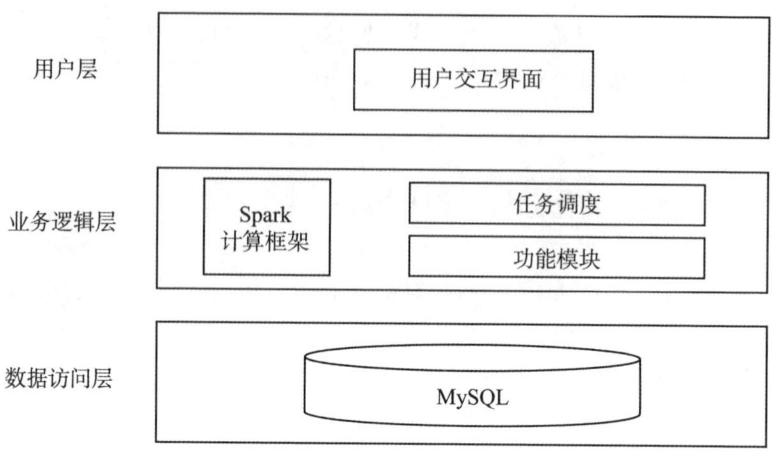

图 5-1　系统层次架构图

和用户交互的窗口，基本不涉及逻辑运算，在用户层，系统接收用户输入的数据，并把请求发送给业务逻辑层，然后业务逻辑层将数据处理后的结果以可视化的形式展现在用户交互界面。

系统的整体功能模块如图 5-2 所示。疾病演化分析系统从结构上可以划分为前台功能模块和后台数据处理模块两大部分。

在前台设计中，主要提供用户查询的界面和数据、图形、表格现实的界面，以及系统主界面全疾病显示模块。用户可以在页面上检索疾病或药品，并查看疾病或药品的具体信息。前台部分与后台的大部分功能模块都有联系，涉及系统的大部分数据，需要用可视化的方式把后台数据挖掘分析的结果和规律显示给用户。在系统前台的设计上最关键的是结构的划分和框架的设计，既要能突出显示疾病演化和药品疗效演化的各种重要信息，又要保持界面风格的简洁易用。

系统后台数据处理模块的设计主要是围绕系统的数据获取处理和后台数据预挖掘，因为本系统暂时不考虑更新数据，所以所有的挖掘分析都是针对现有数据进行的。本系统挖掘的主要有所有的疾病名称、疾病的发病率、疾病间演化关系及演化概率，药品所针对

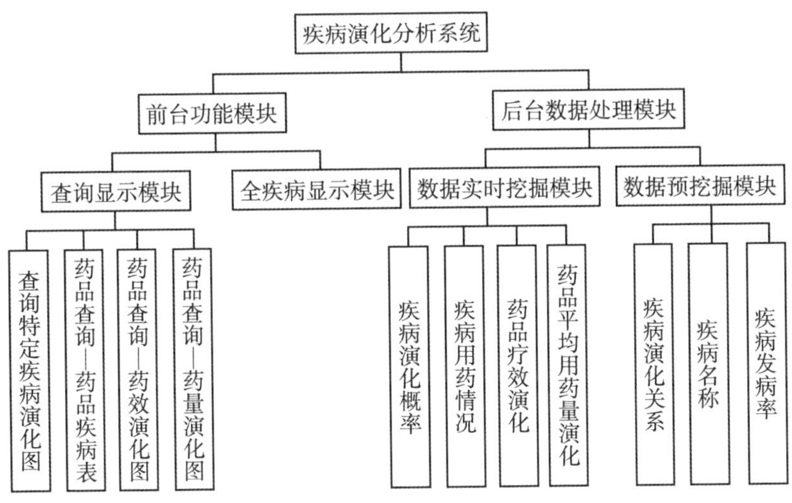

图 5-2　系统的整体功能模块图

的疾病、药品疗效及平均用药量随时间的演化。需要说明的是，本系统的大部分数据处理是根据用户的查询需求实时获取挖掘的，但是考虑到全疾病显示界面是管理者和制药企业进入系统检索之前的主界面（把所有疾病显示在一个界面上，以点代表疾病，点大小代表发病率，连线代表存在演化关系），疾病的名称、发病率和演化关系会预先进行挖掘并存储在数据库中。

数据挖掘模块是本系统的核心模块，其包含的内容有：

疾病名称：疾病名称数据挖掘，从 MIMIC 数据集中获取所有的疾病名称。

疾病发病率：疾病发病率指某个人患某种疾病的概率，在本系统的发病率分析挖掘模块中，通过分析 MIMIC 数据库患某种疾病的总人数来判定疾病的发病率，即：

疾病发病率 = 数据库中患某种疾病的人数/该数据库所包含的总人数。

疾病演化关系：疾病之间的演化关系分为演化方向、演化概率以及演化过程中所使用的药品信息。系统通过 MIMIC 数据集进行数据挖掘分析应该得到疾病与疾病之间的演化方向及疾病与疾病演化过程中所使用的药品信息。

演化方向：若 A 疾病向 B 疾病转化，则认为演化方向为 A 疾病向 B 疾病演化。数据表现为病人患 A 疾病变成为患 B 疾病。

演化过程中所使用的药品名称：若患者在患 A 疾病后使用 a 药品演化为 B 疾病，则认为 a 药品在 A 疾病演化为 B 疾病的过程中起作用。

数据实时挖掘模块包含有：

疾病演化概率：前台发送疾病演化概率获取的请求，后台进行疾病演化信息的获取。若疾病演化关系没有中间疾病节点，则首先在数据库中获取演化关系起点疾病 A 的患病人数，其次获取从 A 直接演化为疾病 B、C、D 等的患病人数，则 A→C 的演化概率为：由 A 到 C 的患病人数/A 的患病人数；若疾病演化关系存在中间疾病节点，则先计算演化关系起点疾病到中间节点疾病的演化概率、中间节点疾病到演化关系终点的疾病的演化概率，然后疾病演化概率定义为前者的演化概率乘以后者的演化概率。

疾病用药情况：若前台请求查询疾病信息，则需要获取药品的信息、药品所适用的疾病并且在使用该药品之后疾病的演化方向，并将信息返回到前台。首先，在数据库中查询适用该药品的疾病信息，然后获取使用该药物疾病的演化方向。

药品疗效演化：若前台请求某药品信息，则需要获取该药品针对每一种适用疾病的药效演化关系，并将信息返回到前台。首先获取该药物适用的疾病信息，然后分别计算针对每一种适用疾病每一年使用此药品的总人数，再计算每一年治愈人数，则每一年的药效为：这一年治愈人数占使用人数的百分比。分别统计 12 年的药效，绘制折线图，观察变化

药品年均用药量演化：若前台请求查询某药品信息，则需获取该药品针对每一种适用疾病的年平均用药量的变化。对于药品适用的每一种疾病，按年份获取每一年使用该药的人数和每个人的用药量信息，从而计算该药品针对每一种疾病的年平均用药量。分别统计 12 年的用药量，绘制折线图，观察变化。

(2) 数据库设计

本系统的数据集来自多参数智能监测数据库（the Medical Information Mart for Intensive Care，MIMIC-Ⅲ）。MIMIC-Ⅲ是一个基于重症监护室病人监测情况的医学开源数据集，该数据库于2006年正式发布，吸引了越来越多的学术界和工业界的研究人员采用该数据库从事医疗研究。关于MIMIC-Ⅲ数据集在之前的章节中已经有过详细的介绍，这里不再赘述。本系统的数据库表根据MIMIC-Ⅲ数据集进行设计，包括有ADMISSION（入院信息表）、CALLOUT（出院信息表）、DIAGNOSES_ICD（ICD确诊信息表）、DRGCODES（诊断相关类别码）、ICUSTAYS（ICU记录表）、PATIENTS（病人信息表）和PRESCRIPTIONS（处方信息表）。

本系统的数据库选择MySQL数据库。MySQL是一个关系型数据库管理系统，是最流行的关系型数据库管理系统之一。MySQL所使用的SQL语言是用于访问数据库的最常用标准化语言。MySQL由于体积小、速度快、总体拥有成本低，尤其是开放源码这一特点，一般中小型网站的开发都选择MySQL作为网站数据库。

(3) 系统开发

本系统实现的编程语言为java，本次系统开发是在jdk1.7环境下进行的。硬件平台为LENOVO Z410，CPU为CURE i5-4200，内存8G。操作系统为UBUNTU-1604，采用了关系型数据库MySQL，开发软件为IntelliJ IDEA和eclipse。

系统界面及操作方式如下：

开始界面：如图5-3所示，用户打开系统，进入开始页面，点击“开始”按钮，进入主页面。

主界面：如图5-4所示，主界面为全疾显示界面，用户进入系统后即可看到。全疾病演化图以点表示疾病，节点旁边显示疾病名称，用点之间的连线表示疾病之间的演化关系。在主界面的左上方有检索框，用户可以选择按疾病名称检索或者药品名称检索，右上方有退出系统按钮，点击之后直接退出系统。

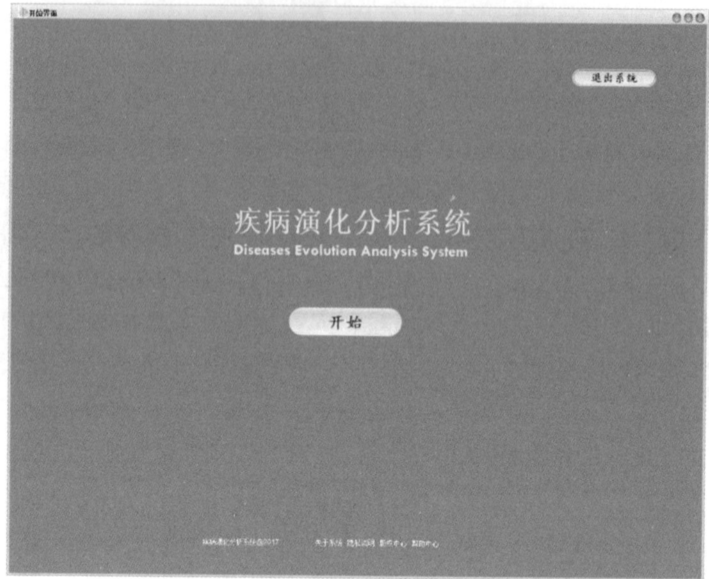

图 5-3　开始界面

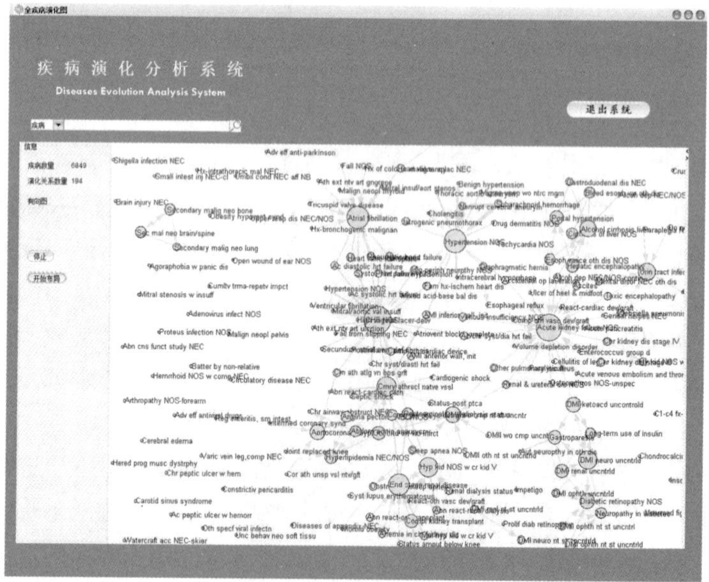

图 5-4　主界面

疾病检索：如图 5-5 所示，在主界面左上角的检索框中选择疾病，在输入框中输入疾病名称（本次演示操作以查询“CHF NOS”疾病为例），然后点击“放大镜”图标按钮，进行疾病演化查询，进入特定疾病演化显示界面。点击“全疾病演化图”返回主界面，点击“退出系统”直接退出系统。在特定疾病演化显示界面中，演化关系的结束节点疾病的信息（包括疾病 ICD9_CODE 编码、疾病演化概率、疾病名称）显示在表中。

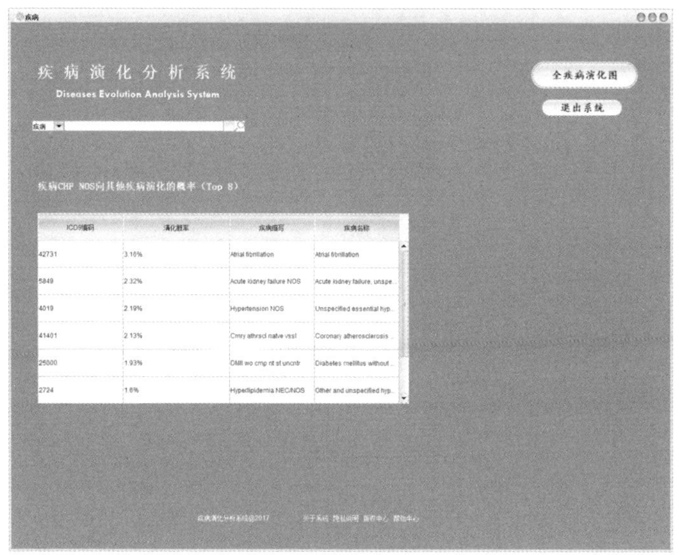
疾病
疾 病 演 化 分 析 系 统
Diseases Evolution Analysis System
全疾病演化图
退出系统
疾病CHF NOS向其他疾病演化的概率（Top 8）
ICD9编码
演化概率
疾病缩写
疾病名称
42731
3.16%
Atrial fibrillation
Atrial fibrillation
5849
2.32%
Acute kidney failure NOS
Acute kidney failure, unspe...
4019
2.19%
Hypertension NOS
Unspecified essential hyp...
41401
2.13%
Crnry athrscl natve vssl
Coronary atherosclerosis ...
25000
1.93%
DMII wo cmp nt st uncntr
Diabetes mellitus without ...
2724
1.6%
Hyperlipidemia NEC/NOS
Other and unspecified hyp...

图 5-5　疾病检索

药品检索：在主界面中左上角的检索框中选择药品，在输入框中输入药品信息（本次演示操作以“Propofol”药品为例），然后点击“放大镜”图标按钮，进入药品检索界面。在界面的左侧，为查询药品所针对的疾病的列表，列表的第一列为药品所针对的疾病的发病率，第二列为疾病名称以及用了该药之后疾病的演化方向。在界面右侧，为药品-疾病药效药量演化表，表的列属性为药品，即查询药品的名称，药品所针对的疾病名称，药品所针对的疾病的发病率，该药品当年平均药量，该药品当年平均药效（见图

5-6)。点击药品-疾病药效药量演化表右下角的向右图标按钮，得到“用药量演化趋势折线图”（见图 5-7)。点击用药量演化趋势折线图右下方向左图标按钮，返回药品检索显示界面，点击“全疾病演化图”按钮返回主界面，点击“退出系统”直接退出系统。

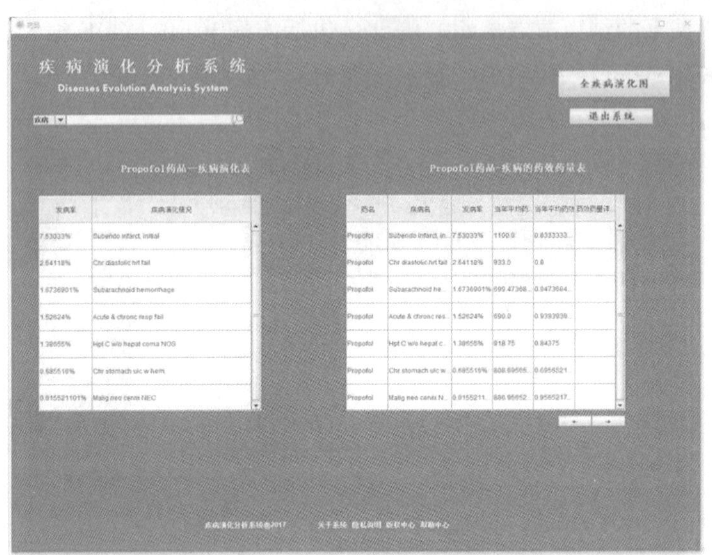

图 5-6 疾病演化显示界面

5.1.3 疾病演化分析评价

系统评价的目的是检查系统是否达到预期的目标，技术性能是否达到设计要求，系统的各种资源是否得到充分的利用，经济效益是否理想，并指出系统的长处与不足，为系统的改进与扩展提出意见。对系统进行评价，一方面能对系统的当前状态有明确的认识，另一方面也能为今后系统的发展和提高做准备。

(1) 用户评价

用户评价是通过让用户对比使用不同的系统后填写问卷来进行

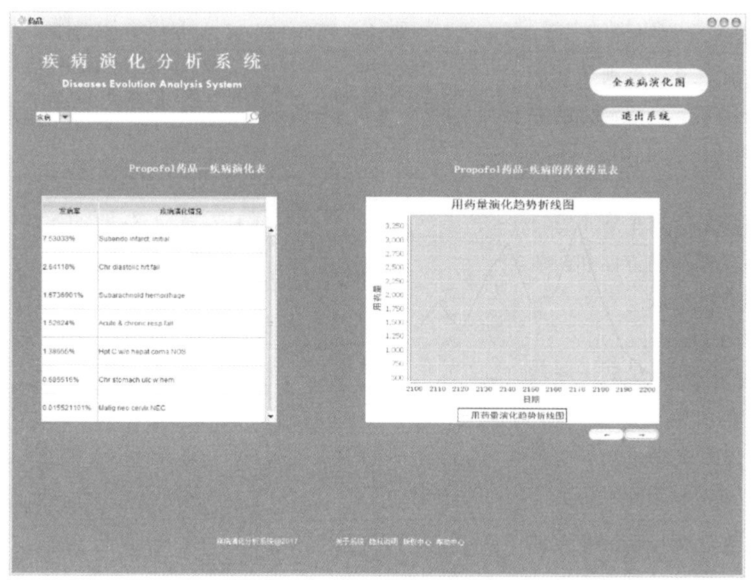

图 5-7　用药量演化趋势折线图

的，因为现在还没有类似疾病演化的系统，而且很多系统都是国外无法使用的，因此我们选择了与疾病演化系统较为类似的百度疾病预测来进行用户评价对比。在实验之前，我们简单地向实验者介绍了两个系统的区别，然后让实验者进行实际的操作，并且填写问卷打分，问卷详细内容见表 5-1，用户评分统计见表 5-2。

表 5-1　**用户评价问卷**

评价项	疾病演化系统	百度疾病预测
A 您在使用该系统时，操作方式符合您的习惯	1（完全不同意）~5（完全同意）	1（完全不同意）~5（完全同意）
B 该系统的界面让您感到满意	1（完全不同意）~5（完全同意）	1（完全不同意）~5（完全同意）

续表

评价项	疾病演化系统	百度疾病预测
C 该系统是否满足您从全局了解疾病演化的需求	1（完全不同意）~5（完全同意）	1（完全不同意）~5（完全同意）
D 该系统满足您了解特定疾病演化方向和演化概率的需求	1（完全不同意）~5（完全同意） 若有，请写下相关内容：	1（完全不同意）~5（完全同意） 若有，请写下相关内容：
E 该系统满足您了解药品用于何种疾病的需求	1（完全不同意）~5（完全同意）	1（完全不同意）~5（完全同意）
F 该系统满足您了解药品对疾病演化的影响	1（完全不同意）~5（完全同意）	1（完全不同意）~5（完全同意）
G 您认为疾病演化系统对专家的诊断有帮助	1（完全不同意）~5（完全同意）	1（完全不同意）~5（完全同意）

表 5-2　**用户评分统计（均分）**

题目编号	A	B	C	D	E	F	G
疾病演化系统	3.5	3.2	4.1	3.4	2.8	3.7	3.9
百度疾病预测	3	3.4	2.4	2.2	2	1.2	2.4

本系统的第二题得分略低于百度疾病预测，这说明系统的界面没有百度疾病预测的界面美观，但是在疾病预测和药品方面得分都高于百度疾病预测，这很好地体现了疾病演化系统的优势，而百度疾病预测只能够预测流行疾病的发展趋势，也没有关于药品的介绍，对病人的帮助不是很大，多用于政府部门进行疾病控制和预防。而我们的系统不仅仅可以很好地看出药品对疾病演化的影响，还可以根据药量药效为药品产商提供数据依据。第六题和第七题得分较高，这也说明疾病演化系统具有实用性。

(2) 系统对比评价

①以梅斯医学系统为对比对象。梅斯医学“临床大数据下的疾病精准预测模型研究”的疾病预测模型研究：影响疾病的因素除治疗因素之外，还包括疾病本身，患者的既往情况、并发症、遗传背景、生活方式以及环境因素多重影响的结果。通过建立模型，对医疗数据的挖掘与结构化、聚类、分类、建模，帮助临床医生进行辅助决策，尤其是对疾病预后的预测方面。具体对比评价内容见表 5-3。

表 5-3　　疾病演化系统与梅斯医学系统对比评价

对比 \ 系统	疾病演化系统	梅斯医学系统
疾病预测模型	以数据统计为基础，基于某区域患者的电子病历，以大数据统计、聚类、分类算法为基础，以某区域过去一段时间的电子病历为基础数据集，统计该地区消费者曾出现的不同疾病，通过聚类算法合并类似疾病，将合并后的疾病大类作为散点，以同一消费者不同时间的疾病变化为依据，将散点疾病进行串联，并依据疾病之间转化的时间跨度为每条连线标注时间轴，形成疾病演化统计系统	梅斯医学医疗预测模型的建模并不难，但是，建立合适的模型非常困难。只有与临床实际应用匹配，能辅助临床正确决策的模型才有价值。因此，不仅需要有 IT 行业和数据分析行业的经验，还需要紧密结合临床，才有可能建立临床上可靠的疾病预测引擎
数据库建设	以疾病数据库为基础，基于某区域患者的电子病历，用大数据统计、聚类、分类算法，统计该地区消费者曾出现的所有疾病，将同一消费者不同时期所患疾病及并发症连接，构建疾病关联体系，形成以该地区所有记录在电子病历中的疾病为散点的疾病及共病知识库	通过大数据方法和人工编辑，从海量的学术文献中提取有关疾病风险因素及生物标志物的信息并对数据进行结构化管理，形成专业数据库系统

续表

对比＼系统	疾病演化系统	梅斯医学系统
服务对象	用于信息共享与管理决策支持，方便医院的行政管理与事务处理业务，减轻事务处理人员劳动强度，辅助医院管理，辅助高层领导决策，提高医院工作效率，从而使医院能够以少的投入获得更好的社会效益与经济效益；已有疾病系统多集中于针对某类疾病的知识整合，方便没有足够工作经验的年轻医生进行疾病判断，或是为缺乏相关知识的病人或相关人提供疾病知识。针对区域疾病的演化，引入各项疾病的若干指标，并根据阶段可预测性提供指标预测功能	帮助指导医学科研的进一步方向、改善某些疾病临床诊疗模式，对基础医学研究者发现相关信号通路、病理学研究者了解疾病病因、临床检验医师开发新的检验项目、临床医师预测疾病的治疗和转归情况提供了便捷，满足了科研工作者提高相关文献检索效率的需求
系统功能	（1）面向管理者：疾病统计分析。用可视化的方式显示某疾病消费者人群的趋势变化图，统计该地区某一时间段内新增消费者的患病情况分布。通过过往数据集预测该地区新增消费者的未来的病情走向。 （2）面向医生：疾病演化概率。根据该地区已有疾病演化记录，为新确诊消费者提供病情演化可能概率。 （3）面向消费者：疾病共病预知及趋势预测。根据该地区已有的疾病演化记录，消费者提供病情演化可能概率计算，提示消费者未来不同阶段的可能面临的病情走向及并发症。 （4）面向制药企业：疾病演化中不同时间段的用药需求及发生概率。根据以往消费者在不同时段的病情发展记录及用药需求，推测新增消费者未来不同时期内的药品需求概率	（1）临床研究培训：MedSci 通过自主研发，结合引进国际领先的继续医学教育课程，面向临床研究型医生提供创新的、前沿的临床研究培训系列课程以及传播各类临床研究规范与临床研究成果解读。 （2）临床科研支持：含临床研究云平台、疾病风险数据库、临床研究咨询、研究方案（课题）设计、SCI 论文发表支持等服务。 （3）医学统计：含统计计划、数据挖掘、数据统计分析（如：生存分析，缺失值处理，线性回归，logistic 回归，COX 回归，偏最小二乘回归，ROC 曲线分析，曲线拟合，聚类分析，降维分析，倾向得分，以及倒数概率加权，工具变量等）

②以百度疾病预测为对比对象。百度的疾病预测于2014年6月上线，目前可以对全国34个省区、331个地市、2870个区县、19个城市的2558个商圈的11种疾病进行未来趋势的预测，包括提供流感、肝炎、肺结核和性病等疾病的活跃度、流行指数，以及各种疾病相关的城市和医院排行榜，用户可以查看过去30天以内的数据和未来7天的预测趋势。而且百度还在疾病预测的页面上，整合了百度旗下其他优势产品资源，比如在页面右下角提供了百度百科和百度健康的链接，用户点击过去就可以了解到有关当前页面疾病的各种相关知识。具体对比评价内容见表5-4。

表5-4　疾病演化系统与百度疾病预测对比评价

系统 对比	疾病演化系统	百度疾病预测
使用情境	用户需要查看疾病的演化和药品的使用情况	用户需要了解疾病未来的趋势
输入输出	用户搜索需要输入疾病的名称或者药品，系统根据用户的查询式输出疾病的演化概率、药品药量和药效	用户输入需要了解的疾病以及地区名称，系统输出疾病未来的趋势图
优势	专业性强，可以帮助医生查看疾病的演化方向及概率，管理者也可以根据疾病演化的情况采取相应的措施，病人可以自行查找自己病情的走向以及用药用量对自己疾病的影响；系统的操作简单，便于用户操作	疾病预测的准确性高，操作简单，用户可以很方便的查看疾病的未来趋势，并且结合了时间地区等要素，更贴切用户的需求，同时也方便了医疗部门对疾病进行控制，可以在公共突发事件、流行性疾病暴发、健康服务业发展、人口流动等领域提供分析和预警

续表

对比 \ 系统	疾病演化系统	百度疾病预测
缺陷	系统功能较少，而且在分析药品对疾病演化的影响时，并没有考虑到别的因素，用户在使用系统时，不能结合个人的实际情况判断自身疾病的演化情况	只能从整体上研究疾病未来的趋势，而且可以查询疾病的种类也是类似手足口病这样发病率高的疾病，也没有给出应对疾病的药物，对病人的帮助不大

(3) 优化与改进建议

根据评价结果，并参照需求分析和系统设计部分提出系统需求，现提出目前系统的优化和改进意见如下：

功能改进：进入系统，点击开始布局后，全疾病烟花界面的布局速度较慢；全疾病界面的可视化交互不够完善，鼠标放在疾病名上还不能显示详细信息，只能显示关联；在全疾病演化界面上应该实现点击疾病名就跳转到对应疾病的详细界面；查询某一个疾病的特定疾病演化图没有实现，所以只能以表的形式显示，此功能需要后边继续探索和改善；交互功能不够完善，用户不能自主选择两种不相邻疾病进行概率计算；药品部分的药效演化图未做出来。

逻辑改进：当用户返回全疾病界面后，系统需要重新计算；各个子功能之间的联系不够紧密，不能相互跳转，只能分开查询。

界面改进：界面不统一，全疾病界面左侧信息和上边的颜色不统一；药品界面，药量演化图查询按钮不够明显；查询药品的界面最好以图的形式直观显示。

5.2　疾病指标预测

21 世纪将是信息化时代，现已成共识。信息技术是当前全世

界发展的重点技术，是衡量经济发展和社会进步的重要标志。医院信息化建设程度代表医院现代化管理水平高低和服务能力的多少，随着医院规模的扩大，信息化程度的逐渐提高，医院的信息化技术提供了一个以互联网为基础，跨护理流程管理、临床和行政信息管理，从而帮助医院建设起高效、全面的质量管理服务平台，达到患者满意、管理者心中有数的目的。随着科学技术的发展和医院改革的逐步深入，信息化、管理科学化的概念已渗透到医院管理之中，现有医疗系统大多是简单地整理信息，提供一个管理信息的平台，并未有效利用已有的信息。医院的管理模式必须实现由经验管理向信息管理、知识管理的转变，才能适应现代化医院科学管理的需要。针对海量病患指标数据，我们提出了一个全新的整合已有指标数据的系统来预测病人未来指标，为医疗人员提供参考价值。

5.2.1 概述

基于已有医疗信息系统和疾病系统的应用研究以及对 MIMIC-Ⅲ Critical Care Database 数据信息的理论分析，提出了一个全新的尚未被开发的系统，该系统已知患者所患某疾病的已有指标，根据数据库里大量患者指标变化曲线绘制的总指标趋势图，预测其接下来一段时间的疾病指标，这是之前疾病系统尚未开发并实现的。

已有医疗信息系统多集中于面对大量病患的简单的信息整合，其目的是用于信息共享，方便医院的行政管理与事务处理业务，减轻事务处理人员劳动强度，辅助医院管理，辅助高层领导决策，提高医院工作效率，从而使医院能够以少的投入获得更好的社会效益与经济效益；已有疾病系统多集中于针对某类疾病的知识整合，方便没有足够工作经验的年轻医生进行疾病判断，或是为缺乏相关知识的病人或相关人提供疾病知识。本系统在以往的医疗信息系统的研究基础上，引入各项疾病的若干指标，并根据阶段可预测性提供指标预测功能。由于疾病指标作为检验病人患病水平的因素之一，成功预测指标值对医生来说有一定的参考价值。

（1）疾病指标预测系统框架初步描述

基于关于医疗信息系统和疾病系统的应用研究以及关于 MIMIC-Ⅲ Critical Care Database 的理论分析，提出一个全新的尚未被开发的系统。该系统可基于患者所患某疾病的已有指标，根据数据库里大量患者指标变化曲线绘制的总指标趋势图，实现对患者接下来一段时间的疾病指标预测。

具体而言，所实现的系统功能如下：

①疾病指标查看：可视化显示疾病的指标趋势变化图。用户通过疾病类别和指标类别的选择，来获取该疾病下的该指标趋势图。

②病患指标查看：显示病患自身的指标趋势图和该疾病的指标趋势图，其中自身的指标趋势图通过病人本人的指标录入，而疾病指标趋势图则是根据数据库已有数据整合而显示的整体趋势的变化。通过病患指标查看能够获取病患的所在疾病阶段并对下一阶段进行预测。

③病患信息管理：包括病患增删、病患指标管理两大部分。病患增减用于病患管理的更新，病患增添时应录入病患的基本信息（例如 ID 号姓名、性别）、疾病选择。删减病患则是在病患离开该实习医生监护的情况下进行。

④指标管理：用于病患疾病指标的更新、修改、删减的过程对病患的指标进行管理。

（2）疾病指标预测指导理论与方法

①总体疾病指标趋势图的绘制原理。

系统开发人员从“前 1000 万行”数据中找出趋势可观的几个指标，将这些指标全部汇总出来，在 SPSS 软件中一个个的绘图，然后人工选取一个趋势较完整的曲线，人工将其他曲线的峰值与低值向前或者向后进行调整（也就是为了重合峰值或者低值，将这个病人的整个指标的时间序号向前或者向后调整），最后在 SPSS 软件中对这些人工调整后的曲线进行回归，汇总得出最后的总的指标趋势图。

②疾病指标预测指标的理论方法。

通过已有的数理统计预测分析方法对病人输入的历史指标数据进行分析并对其将来的趋势进行预测，为医护人员对病人的下一步治疗提供参考依据。

比较常用的预测方法，一类是回归分析法，从经济现象之间的因果关系出发，应用回归方程来分析经济变化规律并进行预测；另一类是时间序列分析法，从历史时间数列中找出其发展趋势的变动规律，由过去推测未来，凭借过去状态延续到未来的可能性，从而达到预测的目的。常用的时间序列方法有：移动平均法；加权移动平均法；指数平滑法；z 趋势预测法。其中指数平滑法所求得的预测值中，消除了实际数中的某些偶然因素，能比较明确地反映长期发展趋势，这是符合客观经济变化规律的。

这里用到时霍尔特-温特（Holt-winter）预测模型。它是一种由指数加权平均数组成的，专门用于对具有线性特征的时间序列进行趋势预测的分解模型。它的误差小，准确程度高，且计算工作量小①。

5.2.2 疾病指标预测系统分析与设计

（1）用户需求分析

根据系统的模块分析，该系统分为两大模块：基础模块和功能模块。系统如图 5-8 所示。

①基础模块：该系统用于实习医生对病人病情的辅助工具，所以需要对用户的权限有一定的限制。用户可通过注册获得权限，通过登录进入系统。

②功能模块：疾病指标查看；病患疾病指标查看；病患信息管理。

① 张晓庆，孙鹤香．霍尔特-温特预测模型的探讨［J］．中央财经大学学报，1998（10）：60-63.

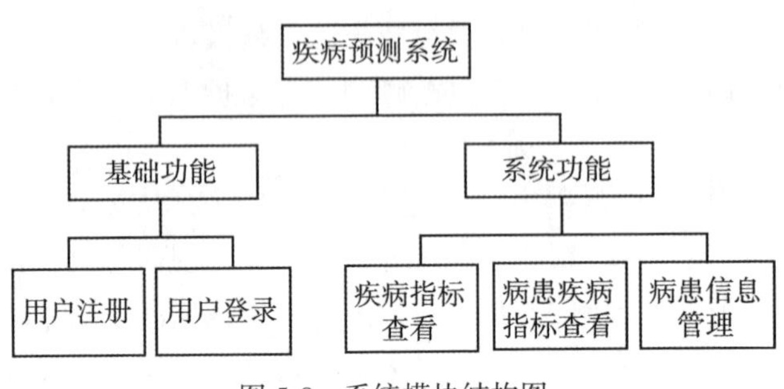

图 5-8　系统模块结构图

（2）系统功能模块划分及描述

基于用户需求分析，总结出如图 5-9 所示的前台功能模块，以及如图 5-10 所示的后台功能模块。

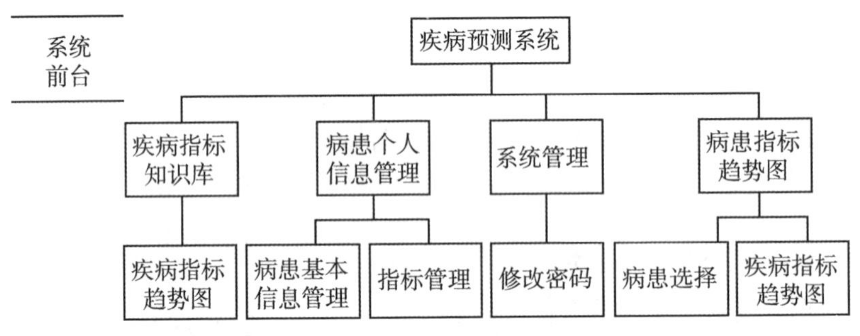

图 5-9　系统功能模块结构图（系统前台）

系统功能分为前台后台两大块。

前台有四大主要模块：①疾病指标知识库；②病患个人信息管理；③病患指标趋势图；④系统设置。

后台则用于信息的匹配：①疾病指标知识库管理：用于疾病的直接选择或输入后，并选择相应的指标，对指标趋势图进行显示和该疾病注意事项的显示。②病患管理模块：用于病患的管理，分为在此基础上分为三大模块：病患个人信息管理，用于病患的基本信

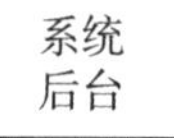

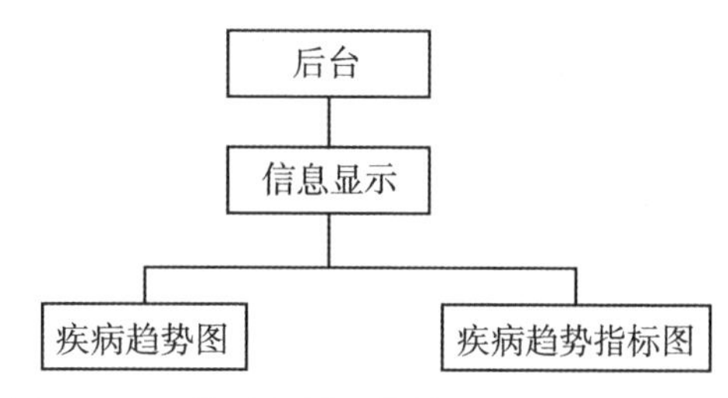

图 5-10 系统功能模块结构图

息录入（例如年龄、性别以及疾病名称）；指标管理，用于对病人的疾病指标进行动态的录入、修改和删除；③病患指标趋势图模块：在此模块，在用户管理的病患中选择，然后根据后台匹配已有的指标数据和数据库中已有的疾病数据对病患的疾病指标趋势图进行显示。④系统设置模块：用于用户密码的修改。

（3）数据库设计

①概念结构设计。数据库概念结构设计的核心内容是概念模型的表示方法。概念模型的表示方法有很多，其中最常用的是由 PeterChen 于 1976 年在题为“实体联系模型：将来的数据视图”论文中提出的实体-联系方法，简称 E-R 模型。该方法用 E-R 图来表示概念模型，提供了表示实体类型、属性和联系的方法，在数据库设计中被广泛用作数据建模的工具。由于 E-R 模型经过多次扩展和修改，出现了许多变种，其表达的方法没有统一的标准。但是，绝大多数 E-R 模型的基本构件相同，只是表示的具体方法有所差别。这里不对构建过程进行叙述，仅对讨论结果进行描述（如图 5-11 所示）。

②逻辑设计。设计数据库的逻辑结构，与具体的 DBMS 无关，主要反映业务逻辑。数据库逻辑设计决定了数据库及其应用的整体性能，调优位置。如果数据库逻辑设计不好，则所有调优方法对于提高数据库性能的效果都是有限的。为了使数据库设计的方法走向

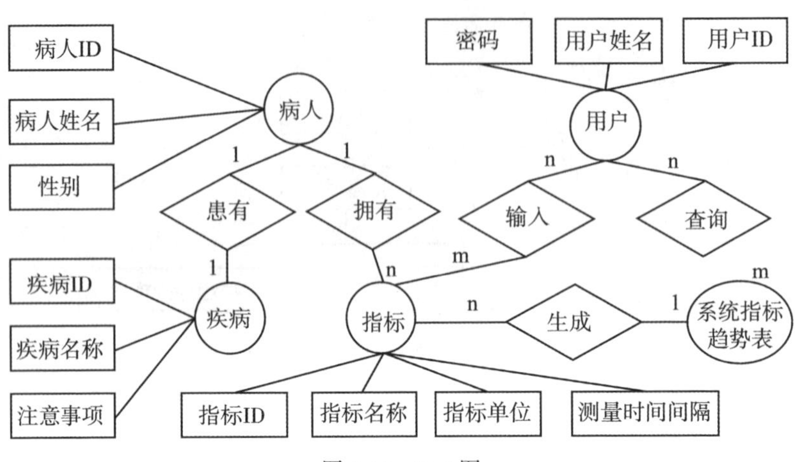

图 5-11　E-R 图

完备，数据库的规范化理论必须遵守。规范化理论为数据库逻辑设计提供了理论指导和工具，在减少了数据冗余的同时节约了存储空间，同时加快了增、删、改的速度。总之，在进行数据库逻辑设计时，一定要结合应用环境和现实世界的具体情况合理地选择数据库模式。

由概念结构模型中的 E-R 图可转换为下列的逻辑结构模型。

主要实体：用户、病人、疾病、指标、系统指标趋势图

主要联系：患病、拥有、输入、查询、生成

用户（用户 ID，用户姓名，密码）

病人（病人 ID，病人姓名，性别）

疾病（疾病 ID，疾病名称，注意事项）

指标（指标 ID，指标名称，指标单位，测量时间间隔）

系统指标趋势图（疾病 ID，指标 ID，测量时间次序，指标测量值，指标单位）

病人患有疾病（病人 ID，疾病 ID）

病人拥有指标（病人 ID，指标 ID）

用户输入指标（用户 ID，指标 ID）

用户查询趋势表（用户 ID，疾病 ID，指标 ID）

指标生成趋势图（指标 ID，疾病 ID）

5.2.3 疾病指标预测系统实现与评价

(1) 数据集的筛选

本系统用到的数据集主要有两部分，一部分用于绘制系统指标趋势图，另一部分用于检验系统指标预测的准确性和误差率。

第一部分的实验数据从 MIMIC-Ⅲ数据集人工采集得到：①通过 spss 读取 CHARTEVENTS_DATA_TABLE. csv 数据集前一千万行数据，并将数据复制到 excel 中；②用 vlookup 函数将所需的疾病和指标信息全部匹配到上述文件中；③将病患的同一项指标按其测量时间的先后顺序对其进行编号，此项作为时间序号，获取测量的时间间隔；④在 excel 中通过筛选，选出患同一种病的病患及测量指标的信息，将病患的指标按照时间序号进行升序排列并放置在一起，将不同的病患的指标信息依次放置在不同的列上；⑤在 spss 中将这些选出的数据进行绘图，得到每一个病患的指标图，如若不同病人的指标图其形状相似程度较高，则说明该指标图的趋势是可绘制的，进行下一步，否则返回上一步。

第二部分的测试数据根据上一阶段中筛选出来的指标来确定：①根据前一阶段筛选出来的数据确定疾病和指标；②通过疾病和指标在数据库中筛选出测试的病人数据集。

(2) 数据集的处理

第一部分实验数据的处理：①由于病患的所处环境、治疗方案、病情严重程度以及病人个人身体条件等差异性，指标图的峰值和低谷会有不同程度的提前或延后，一个个的比照这些图，剔除偏差过大的病人，选出一个峰值、低谷完整且测量值近与平均水平的图作为参照，将其他病人的指标数据的时间序号整体减小或增大(即平移图形)，使得其峰值或低谷出现的时间点近似相同；②对人工调整后的数据通过 SPSS 进行回归分析，得到绘制系统指标趋势图的数据。

第二部分测试数据的处理：①对病患的同一项指标按其测量时间的先后顺序对其进行编号，作为时间序号；②去掉最后三个指标数据，留作指标预测的检验。

(3) 指标预测准确性评价

通过对病人输入的历史指标数据进行分析并对其将来的趋势指标值进行预测，为医护人员对病人的下一步治疗提供参考依据。保证其预测准确性和可靠性是评估任务的核心。

①评价原理。这里采用霍尔特-温特（Holt-Winter）预测模型。它是一种由指数加权平均数组成的，专门用于对具有线性特征的时间序列进行趋势预测的分解模型。它的误差小，准确程度高，且计算工作量小。图 5-12 是霍尔特-温特模型模拟预测过程。

在预测指标值时，首先绘出指标曲线的前一段（隐藏后面三个点的值），然后根据模型拟合曲线得出该三点的指标值。根据此种绘制原理，针对预测准确性提出一种新的评价方法：已知一条曲线上后三点的实际指标值和预测指标值，根据预测值与实际值的差异性来评价系统的预测准确性。

②评价过程。图 5-13 和图 5-14 是疾病号为 496，指标号为 220210 的两个病患的指标值预测曲线图。图中后三点为预测点。

图 5-15、图 5-16、图 5-17 是关于疾病号为 496 的同一病患，指标号为 220210、220045 和 220227 的指标值预测曲线图。图中后三点为预测点。

图 5-18、图 5-19 是疾病号为 496 和 88，指标号同为 220045 的指标值预测曲线图。图中后三点为预测点。

③评价结论。计算实际值与预测值的偏差是预测准确性评价里的关键。作为定量检验评价准确性的指标有：差值，误差率，三点误差率以及各病总误差率。预测结果如表 5-5。根据表 5-5，可得出本疾病指标预测系统的评价结论：各病总误差率最大为 11.034%，平均误差率 7.628%，从误差率上看总体结果较好；三

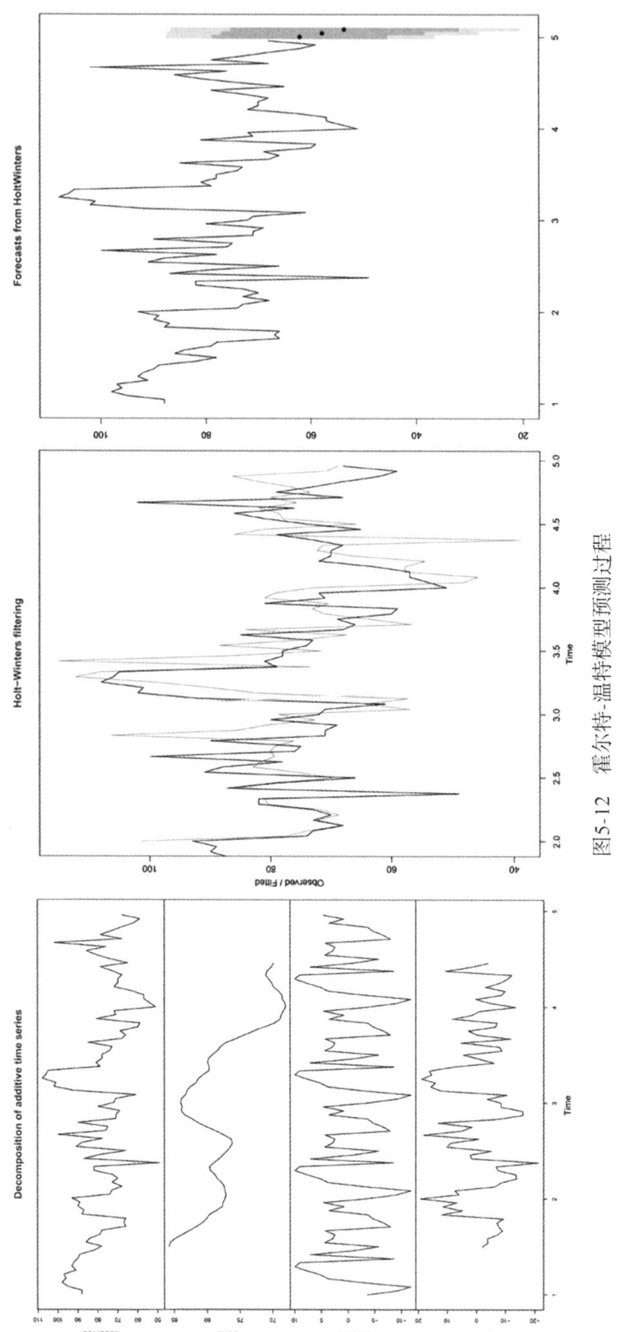

图5-12 霍尔特-温特模型预测过程

点误差率最大达到 18. 179%，各点误差率最大达到 26. 443%，这很有可能是个体差异性、疾病差异性或者其他客观原因导致的；鉴于各项误差率以及平均误差率基本稳定于 20%以内，可以得出系统对于指标值的预测效果总体偏好。

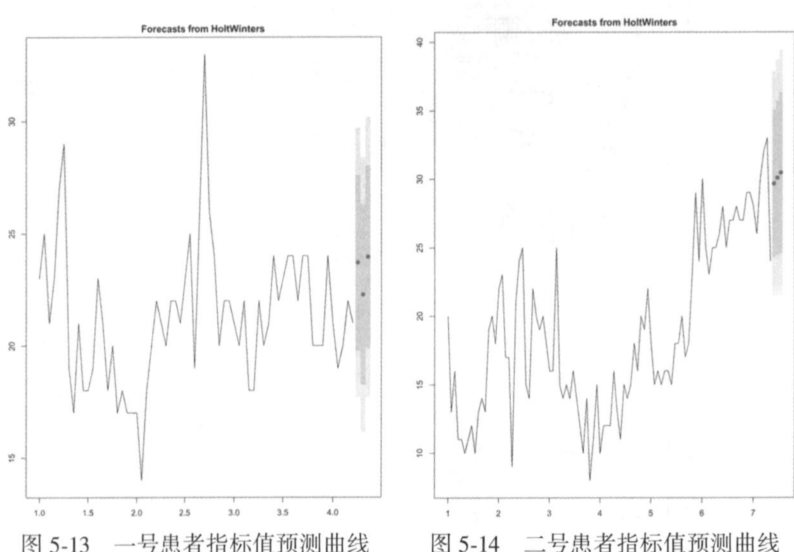

图 5-13　一号患者指标值预测曲线　　图 5-14　二号患者指标值预测曲线

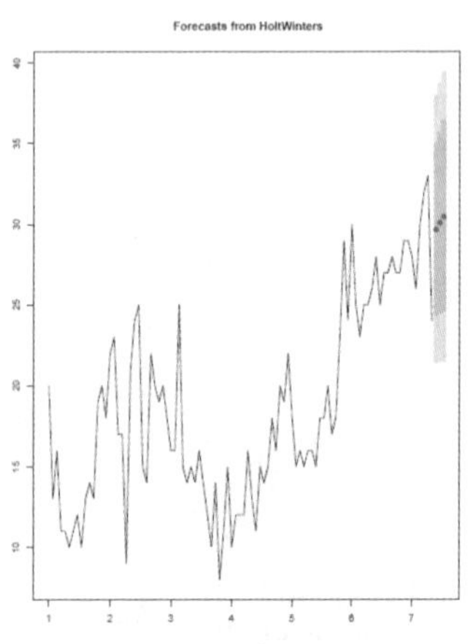

图 5-15　指标220210 预测曲线

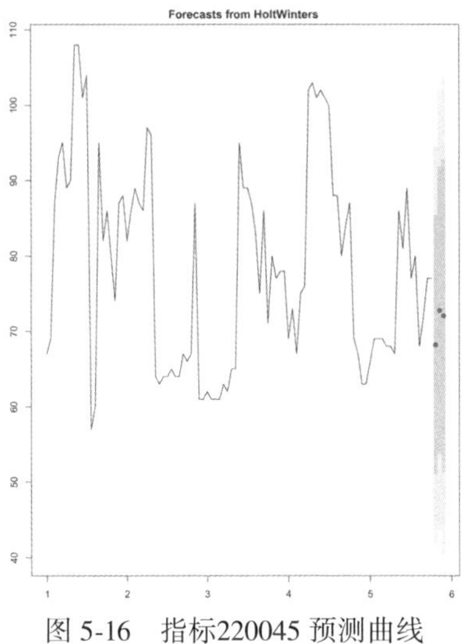

图 5-16　指标220045 预测曲线

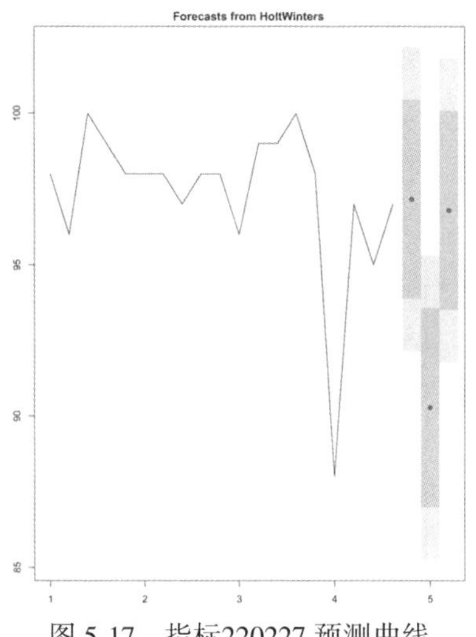

图 5-17　指标220227 预测曲线

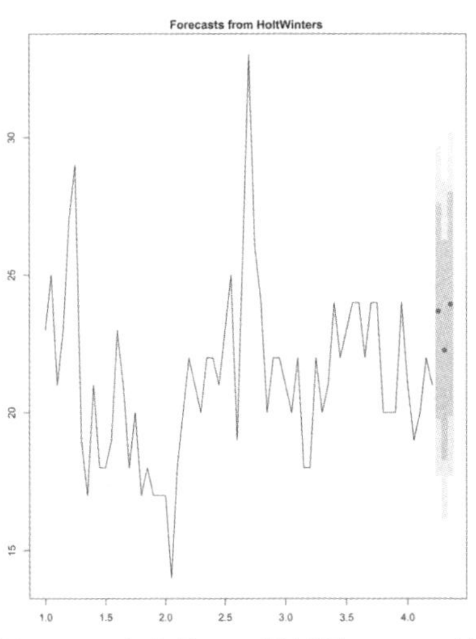

图 5-18　疾病号 496 指标号 220045 的指标值预测曲线

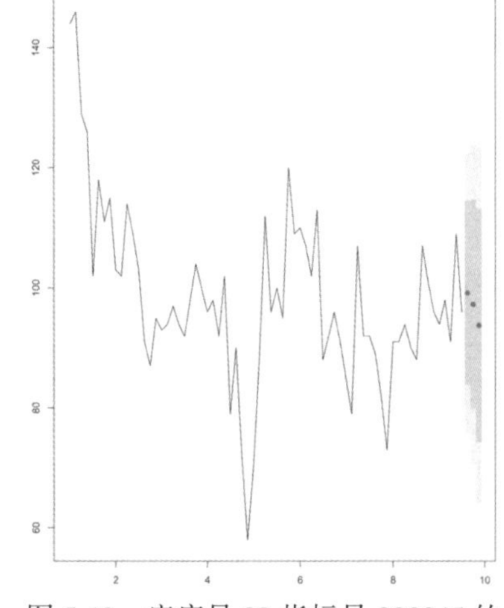

图 5-19　疾病号 88 指标号 220045 的指标值预测曲线

表 5-5　　疾病指标预测结果表

patient ID	disease ID	iterm ID	实际值	单位	预测值	差值	误差率	三点误差率	指标误差率
A1	496	220210	28	insp/min	27. 6	0. 4	1. 429%	5. 350%	11. 034%
	496	220210	27	insp/min	27. 6	0. 6	2. 222%		
	496	220210	25	insp/min	28. 1	3. 1	12. 400%		
A2	496	220210	20	insp/min	23. 69211	3. 69211	18. 461%	11. 248%	
	496	220210	22	insp/min	22. 27473	0. 27473	1. 249%		
	496	220210	21	insp/min	23. 94706	2. 94706	14. 034%		
A3	496	220210	20	insp/min	20. 2755	0. 2755	1. 378%	7. 737%	
	496	220210	21	insp/min	22. 82739	1. 82739	8. 702%		
	496	220210	21	insp/min	23. 75736	2. 75736	13. 130%		
A4	496	220210	17	insp/min	19. 63106	2. 63106	15. 477%	15. 696%	
	496	220210	23	insp/min	19. 46009	3. 53991	15. 391%		
	496	220210	21	insp/min	17. 59394	3. 40606	16. 219%		
A5	496	220210	29	insp/min	25. 46932	3. 53068	12. 175%	18. 179%	
	496	220210	33	insp/min	24. 27373	8. 72627	26. 443%		
	496	220210	30	insp/min	25. 2239	4. 7761	15. 920%		

续表

patient ID	disease ID	iterm ID	实际值	单位	预测值	差值	误差率	三点误差率	指标误差率
A6	496	220210	16	insp/min	18.41115	2.41115	15.070%	11.082%	11.034%
	496	220210	17	insp/min	18.98575	1.98575	11.681%		
	496	220210	20	insp/min	18.70117	1.29883	6.494%		
A7	496	220210	19	insp/min	18.64354	0.35646	1.876%	15.706%	
	496	220210	16	insp/min	19.43453	3.43453	21.466%		
	496	220210	24	insp/min	18.29364	5.70636	23.777%		
A8	496	220210	21	insp/min	21.16662	0.16662	0.793%	3.798%	
	496	220210	21	insp/min	21.65461	0.65461	3.117%		
	496	220210	20	insp/min	21.4965	1.4965	7.483%		
A9	496	220210	24	insp/min	23.66266	0.33734	1.406%	10.819%	
	496	220210	20	insp/min	17.75622	2.24378	11.219%		
	496	220210	14	insp/min	16.77675	2.77675	19.834%		
A10	496	220210	18	insp/min	16.71829	1.28171	7.121%	10.724%	
	496	220210	14	insp/min	15.62671	1.62671	11.619%		
	496	220210	15	insp/min	12.98513	2.01487	13.432%		

续表

patient ID	disease ID	iterm ID	实际值	单位	预测值	差值	误差率	三点误差率	指标误差率
B1	496	220045	80	bpm	68. 2	11. 8	14. 750%	7. 174%	6. 315%
	496	220045	69	bpm	72. 7	3. 7	5. 362%		
	496	220045	71	bpm	72	1	1. 408%		
B2	496	220045	83	bpm	83. 0947	0. 0947	0. 114%	3. 197%	
	496	220045	86	bpm	83. 2907	2. 7093	3. 150%		
	496	220045	87	bpm	81. 49522	5. 50478	6. 327%		
B3	496	220045	62	bpm	60. 41326	1. 58674	2. 559%	8. 283%	
	496	220045	63	bpm	60. 23613	2. 76387	4. 387%		
	496	220045	56	bpm	66. 02504	10. 02504	17. 902%		
B4	496	220045	80	bpm	85. 74898	5. 74898	7. 186%	6. 338%	
	496	220045	81	bpm	85. 0354	4. 0354	4. 982%		
	496	220045	80	bpm	85. 47632	5. 47632	6. 845%		
B5	496	220045	88	bpm	90. 46383	2. 46383	2. 800%	2. 167%	
	496	220045	92	bpm	91. 47687	0. 52313	0. 569%		
	496	220045	95	bpm	92. 02324	2. 97676	3. 133%		

续表

patient ID	disease ID	iterm ID	实际值	单位	预测值	差值	误差率	三点误差率	指标误差率
B6	496	220045	89	bpm	82.27198	6.72802	7.560%	3.702%	6.315%
	496	220045	80	bpm	81.04521	1.04521	1.307%		
	496	220045	81	bpm	82.81436	1.81436	2.240%		
B7	496	220045	88	bpm	90.42859	2.42859	2.760%	8.205%	
	496	220045	83	bpm	93.09301	10.09301	12.160%		
	496	220045	80	bpm	87.7569	7.7569	9.696%		
B8	496	220045	77	bpm	80.64307	3.64307	4.731%	12.220%	
	496	220045	73	bpm	84.25928	11.25928	15.424%		
	496	220045	94	bpm	78.48662	15.51338	16.504%		
B9	496	220045	85	bpm	90.69463	5.69463	6.700%	5.551%	
	496	220045	88	bpm	87.45616	0.54384	0.618%		
	496	220045	80	bpm	87.46768	7.46768	9.335%		
C1	88	220045	91	bpm	99.16608	8.16608	8.974%	6.400%	5.536%
	88	220045	95	bpm	97.28892	2.28892	2.409%		
	88	220045	87	bpm	93.80173	6.80173	7.818%		

续表

patient ID	disease ID	iterm ID	实际值	单位	预测值	差值	误差率	三点误差率	指标误差率
C2	88	220045	77	bpm	94. 01827	17. 01827	22. 102%	14. 484%	5. 536%
	88	220045	98	bpm	77. 8143	20. 1857	20. 598%		
	88	220045	81	bpm	81. 6109	0. 6109	0. 754%		
C3	88	220045	111	bpm	111. 1582	0. 1582	0. 143%	1. 559%	
	88	220045	119	bpm	120. 5853	1. 5853	1. 332%		
	88	220045	110	bpm	113. 5237	3. 5237	3. 203%		
C4	88	220045	64	bpm	62. 0933	1. 9067	2. 979%	4. 583%	
	88	220045	56	bpm	57. 79141	1. 79141	3. 199%		
	88	220045	58	bpm	53. 60944	4. 39056	7. 570%		
C5	88	220045	112	bpm	109. 8	2. 2	1. 964%	0. 655%	
	88	220045	113	bpm	113	0	0. 000%		
	88	220045	113	bpm	113	0	0. 000%		
12	88	220227	98	%	97. 16007	0. 83923	0. 856%	1. 175%	
	88	220227	89	%	90. 27738	1. 27738	1. 435%		
	88	220227	98	%	96. 79158	1. 20842	1. 233%		

5.3 疾病危重度动态预测

本节基于覆盖多病种的电子病历大数据，构建了适用于各种常见严重疾病的危重度动态预测模型。具体依据朴素贝叶斯理论、相关性分析和信息增益法等数据挖掘方法，建立模型框架。并通过真实电子病历大数据集 MIMIC-Ⅲ上的挖掘实验，筛选疾病危重度预测的主要区分特征，验证模型的动态预测效果。针对本模型的大数据实验证明了其进行多病种危重度动态预测的有效性，并筛选出了对疾病危重度具有高分辨性的 38 项区分特征，揭示了模型短期预测准确度高的特性。本节主体内容选自项目研究成果“基于电子病历数据挖掘的疾病危重度动态预测研究”①。

5.3.1 概述

疾病危重度预测是根据患者病情的危重程度对其进行分类，以帮助医院高效合理地分配其医疗资源②。随着电子病历数据量的剧增以及数据挖掘技术在医疗领域应用的不断深入③④，基于电子病历的数据挖掘方法逐渐成为处理疾病危重度预测问题的发展趋势。

目前，国外学者提出的一些比较成熟的病情评价系统，如急性

---

① 李季，丁凤一，李翔宇．基于电子病历数据挖掘的疾病危重度动态预测研究［J］．信息资源管理学报，2017，7（4）：38-43.

② Savard N, Bedard L, Allard R, et al. Using age, triage score, and disposition data from emergency department electronic records to improve Influenza-like illness surveillance [J]. Journal of the American Medical Informatics Association, 2015, 22 (3): 688-696.

③ Ross M K, Wei W, Ohno-Machado L. "Big data" and the electronic health record [J]. Yearbook of Medical Informatics, 2014, 9 (1): 97-105.

④ Vinod D K, Hannah J T. Biomedical Literature Mining [M]. New Jersey: Humana Press, 2014: 269-286.

生理与慢性健康评分表（the Acute Physiology and Chronic Health Evaluation，APACHE）、简化急性生理评分表（the Simplified Acute Physiology Score，SAPS）等，其疾病危重度预测功能都是基于电子病历数据挖掘而构建的①。但这些病情预测研究所采用的模型均是逻辑回归模型，此方法虽简单易行，却容易欠拟合，可能会导致分类精度有所欠缺②。国内目前已有少量基于电子病历数据挖掘的疾病危重度预测研究③④⑤，但已有研究往往多适用于单一疾病类型；或者对多种疾病类型预测模型进行简单集成致使模型体系过于庞杂，识别出的特征指标相应地也往往以偏概全，难以有效评估患者的病情危重程度；同时，现有研究多集中于对最终结果的分类，分类准确率低⑥，且缺乏实际应用所需要的短期预后等动态预测研究。

针对已有的疾病危重度预测研究的不足，本节以覆盖多病种的电子病历大数据为处理对象，依据朴素贝叶斯理论、相关性分析和信息增益法等数据挖掘方法，构建针对各种常见严重疾病的危重度动态预测模型。并通过实际电子病历大数据上的挖掘实验筛选出疾病危重度预测的主要区分特征，检验模型的动态预测效果。实验表明，本模型不仅适用面广，而且能对住院患者不同时间段的病情进行动态评价，判定结果可以及时有效支持多种疾病的临床诊疗。

---

① Salluh J I F, Soares M. ICU severity of illness scores：APACHE，SAPS and MPM［J］. Current Opinion in Critical Care，2014，20（5）：557-565.

② 牟冬梅，任珂．三种数据挖掘算法在电子病历知识发现中的比较［J］. 现代图书情报技术，2016，32（6）：102-109.

③ 刘丹红，徐勇勇．住院患者病情危重度的分类决策树研究［J］. 数理统计与管理，2005，24（1）：121-126.

④ 潘昌霖，何史林，应俊，等．基于贝叶斯方法的 ICU 患者死亡概率预测研究［J］. 中国数字医学，2012，7（10）：17-20.

⑤ 文玉娜，陈立章，薛静，等．乙肝后肝硬化患者死亡概率预测模型建立与评价［J］. 中国公共卫生，2015，31（2）：211-214.

⑥ 李开士，樊建平，周丰丰，等．重症监护病房紧急状况预警算法［J］. 集成技术，2012，1（2）：13-19.

5.3.2 疾病危重度动态预测模型构建

(1) 电子病历数据挖掘方法选取

通过挖掘电子病历信息来进行疾病危重度的预测，实际上就是利用所给数据集特点，学习构建出一个分类函数或分类模型，利用分类模型将数据库中对应的数据项映射到一个给定的类，从而得到未知样本的预测类别。按照技术特点，分类模型可以大致分为决策树类、贝叶斯类、基于关联规则类以及利用数据库技术类等几类①②。

在这些分类算法中，贝叶斯算法是不确定性知识表达、推理的有效方法之一。其中，由于朴素贝叶斯模型分类准确率高、学习速度快且更适合于训练集较大的情形③，被广泛地应用于医疗诊断、文本分类、信息检索和邮件过滤等领域。因此，本节选取朴素贝叶斯模型作为基本分类模型。

但是，朴素贝叶斯模型假定属性间具有相互独立性。在此假设条件下，可以避免考虑属性之间组合产生的关联概率分布，只需独立计算各变量的概率分布函数，可大大简化计算复杂程度。然而，这样的假设也会带来一定问题：由于电子病历数据通常难以满足该假设条件④，从而根据实际数据训练得出的分类器的分类效果往往会受到一定影响。因此，本节结合电子病历数据项繁多、格式不一的特点，提出基于信息增益算法和相关性分析的属性选择方法。利用此方法可筛选出对疾病危重度具有高分辨性的特征，同时也可保

① 刘红岩，陈剑，陈国青，等．数据挖掘中的数据分类算法综述［J］．清华大学学报（自然科学版），2002，42（6）：727-730.

② 钱晓东．数据挖掘中分类方法综述［J］．图书情报工作，2007，51（3）：68-71.

③ 柳秋云．改进的朴素贝叶斯分类器在医疗诊断中的应用［J］．科技创新导报，2008（31）：192-194.

④ 纪征．医学数据挖掘应用［J］．情报探索，2010（6）：105-106.

证朴素贝叶斯算法的独立性假设条件尽可能满足，这将会从根本上提高模型的预测效果。

（2）基于朴素贝叶斯算法的疾病危重度动态预测模型框架

本节采用朴素贝叶斯算法，构建适用于各种常见严重疾病的危重度动态预测模型。

首先，将患者的生理状况以 n 维特征向量 $X_p=(x_{p1}, x_{p2}, \cdots, x_{pn})$ 表示，向量每个维度对应所选出的一项特征变量（连续变量均离散化处理），并将患者的最终结果分为两类：Y_1（存活）、Y_2（死亡）。接着，根据实际预测需要，设定 ω 个时间点 h_t（$t=1, 2, \cdots, \omega$），将总样本集按照住院时长不大于 h_t 进行划分，由此形成 ω 个不同的分样本集。然后针对每个分样本集分别随机抽取一定比例的样本形成 ω 个训练集，根据训练集数据分别求得相应时间下的动态预测参数：先验概率 $p_t(Y_\varepsilon)$ 和条件概率 $p_t(x_{ik}|Y_\varepsilon)$，（$\varepsilon=1, 2$；$k=1, 2, \cdots, n$）。

先验概率 $p_t(Y_1)$ 与 $p_t(Y_2)$ 的计算公式为：

$$P_t(Y_1)=s_{t1}/s_t \tag{5-1}$$

$$P_t(Y_2)=s_{t2}/s_t \tag{5-2}$$

其中，s_t 表示从住院时长不大于 h_t 的分样本集中抽取的训练集样本数量，s_{t1}、s_{t2} 分别为该训练集中存活患者、死亡患者的数量。

条件概率 $p_t(x_{ik}|Y_\varepsilon)$ 的计算原本比较复杂，因为特征属性之间可能存在联系。但由于属性独立性假设条件的存在，于是 $p_t(x_{ik}|Y_1)$、$p_t(x_{ik}|Y_2)$ 可由该属性值在训练集中出现的概率直接得到：

$$P_t(x_{ik} \mid Y_1)=s_{t1x_{ik}}/s_{t1} \tag{5-3}$$

$$P_t(x_{ik} \mid Y_2)=s_{t2x_{ik}}/s_{t2} \tag{5-4}$$

其中，s_{t1}、s_{t2} 分别为训练集 s_t 中存活患者、死亡患者数量；$s_{t1x_{ik}}$、$s_{t2x_{ik}}$ 分别为训练集 s_{t1}、s_{t2} 中第 k 维特征取值为 x_{ik} 的样本数量。对于 $x_{ik}=0$，由于表示其原始值为空值，不具备区分效用，因此计算概率时对该样本的该维度加以忽略。

那么对于未知样本 $X_i=(x_{i1}, x_{i2}, x_{i3}, \cdots, x_{in})$，依照贝叶斯

公式和属性独立性假设条件，即可得到其在未来 h_t（$t=1, 2, \cdots, \omega$）时刻的疾病危重度预测公式：

$$P_t(Y_2 \mid X_i)=\frac{P_t(Y_2)P_t(X_i \mid Y_2)}{P_t(Y_2)P_t(X_i \mid Y_2)+P_t(Y_1)P_t(X_i \mid Y_1)}$$

$$=\frac{P_t(Y_2)\prod_{k=1}^{n}P_t(x_{ik} \mid Y_2)}{P_t(Y_2)\prod_{k=1}^{n}P_t(x_{ik} \mid Y_2)+P_t(Y_1)\prod_{k=1}^{n}P_t(x_{ik} \mid Y_1)},\ x_{ik}\neq 0 \tag{5-5}$$

公式（5-5）能以概率高低的形式动态评价患者在不同时间段的病情危重度，依据概率值是否大于 0.5，可以将患者判别到“死亡”或者“存活”两个类别中。

（3）基于信息增益算法和相关性分析的特征筛选方法

为筛选出对各种常见严重疾病危重度具有高分辨性且满足独立性假设条件的特征，本节针对电子病历数据特点，设计如下特征筛选方法。

首先根据信息增益算法得到各个初选变量的最佳统计度量形式，形成候选特征集，具体步骤为：①构建初选变量的统计度量形式（最大值、最小值、平均值、方差、标准差）；②分别计算每项变量的不同统计度量形式对于分类变量的信息增益值，设目标变量为 D，特征变量为 A，则 A 的信息增益值计算公式为：

$$G(D, A)=H(D)-H(D \mid A)=-\sum_{i=1}^{n}P(D=d_i)\log_2 P(D=d_i)+\sum_{j=1}^{m}\Big(P(A=a_j)\sum_{i=1}^{n}P(D=d_i \mid A=a_j)\log_2 P(D=d_i \mid A=a_j)\Big) \tag{5-6}$$

③依据计算结果选择信息增益值最大的统计度量形式作为该初选变量的代表形式，形成候选特征集。

然后针对候选特征进行相关性分析，得到最终的特征集合，具体操作为：对各个变量的最佳统计度量形式进行相关性分析，选取相关程度高（皮尔逊相关系数绝对值大于 0.7）的特征类团中信息增益值最高的特征作为类团代表，和与其他特征相关程度低（皮尔逊相关系数绝对值小于或等于 0.7）的特征一起作为最终的特征变量。

5.3.3　区分特征筛选

（1）基于电子病历大数据集的特征筛选过程

本节选取 MIMIC-Ⅲ数据集①作为试验数据源，通过其上的挖掘实验筛选出疾病危重度预测的主要区分特征。

MIMIC-Ⅲ是一个基于重症监护室病人监测情况的医学开源集，其中包含了多种类型 ICU（外科监护室、内科监护室、创伤外科监护室、新生儿监护室、心脏病监护室、心外恢复监护室）的真实电子病历数据，数据记录了超过 40000 位病人的入院表、出院表、监测情况表、排泄记录表、化验记录表等医疗信息。

首先利用 PostgreSQL 数据库软件，将 MIMIC-Ⅲ数据集导入形成 MIMIC 数据库，并从中筛选出 12895 个具有研究意义的样本（ICU 入住时间均不大于 72 小时），样本几乎涵盖 ICU 中全部常见疾病类别。进一步选取记录了患者生理状况指标的“监测情况表”作为具体研究对象，并在其中截取病人入住 ICU 病房 24 小时内的综合信息项、动脉监测项、机械通气监测项、血液学监测项、心血管监测项和化验监测项这 6 组项目所包含的 59 项变量，作为特征筛选对象。

接着，提取除年龄、性别、入院类型三项变量外的其他 56 项变量的常用统计度量形式：最大值、最小值、平均值、极差、标准差，作为候选特征数据形式。再采用等宽分箱法，对各连续型变量进行离散化操作。之后，利用 Python 语言编程计算每个变量不同统计度量形式对于病人存活结果分类的信息增益值，并选择其中增益值最大的统计度量形式作为该变量的最终代表形式。由此，形成

① Physionet. MIMIC-Ⅲ Critical Care Database [EB/OL]. [2016-05-31]. http://mimic.physionet.org/about/mimic/.

模型的候选特征集。

最后，利用 SPSS 软件的“双变量相关性”分析功能，对综合信息、动脉监测、机械通气监测、血液学监测、心血管监测以及化验监测这六组候选特征分别进行相关性检验。并根据阈值 0.7，筛选出综合信息组 4 项、动脉监测组 1 项、机械通气组 6 项、血液学监测组 7 项、心血管监测组 7 项、化验监测组 13 项，共 38 项对存活结果区分作用显著且较为独立的特征。具体筛选结果如表 5-6 所示。至此，完成本模型的特征筛选过程。

表 5-6　　特征筛选结果

特征名	中文	特征名	中文
Admission type	入院类型	CVP_min	中心静脉压（最小值）
Age	年龄	DBP_min	无创舒张压（最小值）
Gender	性别	SpO2_std	血氧饱和度（标准差）
Art pH_avg	动脉酸碱度（平均值）	HR_max	心率（最大值）
Resp Rate Set_max	呼吸率-设定（最大值）	RR_max	呼吸率（最大值）
ADBP_min	有创舒张压（最小值）	Alb_min	白蛋白（最小值）
SaO2_std	动脉血氧饱和度（标准差）	BUN_max	尿素氮（最大值）
Tidal Vol Spon_max	潮气量-自发（最大值）	CO2_avg	二氧化碳（平均值）
Lact_avg	乳酸（平均值）	ICa_max	钙离子（最大值）
Temp_avg	体温（平均值）	Cr_max	血肌酐（最大值）
INR_avg	国际标准化比率（平均值）	TBili_avg	总胆红素（平均值）
WBC_avg	白细胞（平均值）	Na_max	血钠（最大值）
Platelets_avg	血小板（平均值）	Ca_min	钙（最小值）

续表

特征名	中文	特征名	中文
PTT_min	凝血激活酶时间（最小值）	Glu_avg	血糖（平均值）
Hgb_min	血红蛋白（最小值）	K_min	血钾（最小值）
HCT_max	血细胞比容（最大值）	AST_avg	谷草转氨酶（平均值）
C. O. (td)_std	心输出量-热稀释法(标准差)	Mg_min	镁（最小值）
GCS_max	格拉斯哥昏迷指数(最大值)	Peak Insp Pres_range	气道峰压（极差）
FiO2 Set_min	氧浓度分数-设定（最小值）	Resp Rate Spon_max	呼吸率-自发（最大值）

（2）特征对疾病危重程度的分辨性分析

为进一步分析所筛选的特征对患者疾病危重程度的分辨性，特选取信息增益值最大的三项特征：GCS（格拉斯哥昏迷指数）、乳酸以及呼吸率-设定，用表 5-7 展示总样本集中三项特征的值与相应取值下死亡患者占比的对应关系。

表 5-7　**GCS 得分、乳酸值、呼吸率设定值与死亡患者占比的对应关系**

GCS 得分	死亡患者占比(%)	乳酸	死亡患者占比(%)	呼吸率-设定	死亡患者占比(%)
0	56. 3	0	12. 6	0	17. 9(该类样本较少)
1	58. 5	1	17. 8	1	33. 3(该类样本较少)
2	78. 1	2	31. 4	2	5. 1
3	55. 7	3	46. 7	3	4. 5
4	无样本	4	63. 5	4	11. 0

续表

GCS得分	死亡患者占比(%)	乳酸	死亡患者占比(%)	呼吸率-设定	死亡患者占比(%)
5	39.7	5	73.9	5	17.3
6	32.5	6	80.0	6	21.5
7	29.8	7	83.3	7	30.2
8	20.4	8	87.5	8	37.5
9	无样本	9	1(该类样本较少)	9	44.9
10	15.4	10	1(该类样本较少)	10	55.9
11	24.3	11	1(该类样本较少)	11	49.1
12	21.4	12	1(该类样本较少)	12	68.6
13	17.9	13	1(该类样本较少)	13	87.5
14	无样本	…	…	…	…
15	5.7	…	…	…	…

由表5-7可见，对于GCS、乳酸以及呼吸率-设定这三项特征，不同取值下的死亡患者占比显示出了明显差异，且死亡患者占比与特征取值呈现出明显的相关关系。由此可以证明，信息增益值越大的特征对疾病危重程度的分辨性越高。同时，这三项特征对于疾病危重度的高分辨性也是符合病理常识的：GCS是对于病人临床意识状态和脑损伤程度的判定标准，是对病人现状最为直接的反应①，GCS得分越低，表明病人意识越模糊，危险度越高；乳酸反映了细胞能量代谢水平，血液中乳酸浓度越高，表明病人的生理状况越危险②；呼吸率-设定是机械通气设备的设定值，机械通气作为辅助

① 郑建保，李素芝，王宇亮，等．格拉斯哥昏迷记分与高原脑水肿患者预后的关系［J］. 高原医学杂志，2006，16（1）：13-15.

② 赵湛元，肖倩霞，张志刚，等．血乳酸与APACHEⅢ评分预测危重病人预后的临床分析［J］. 河北医学，2010，16（4）：429-431.

病人自主呼吸的形式，其设定高低间接反映了病人的自主呼吸能力，呼吸率设定值越高，往往表明病人自主呼吸越困难，其疾病危重度越高。

5.3.4　预测效果分析

(1) 疾病危重度动态预测实证分析

本部分目的是检验模型对住院患者在不同时间段上的病情危重度预测效果。得到以上 38 项区分特征后，则患者的生理状况可用 38 维特征向量 $X_p = (x_{p1}, x_{p2}, \cdots, x_{p38})$ 表示。进一步令 $\omega = 3$，h_1、h_2、h_3 分别取值 24、48、72（小时）。接下来，利用 MIMIC-Ⅲ数据集训练模型参数并验证模型对患者在住院 24 小时、48 小时和 72 小时的病情危重度的预测效果。

首先，按照 ICU 入住时长不大于 24 小时、不大于 48 小时、不大于 72 小时对总样本进行划分，由此形成 3 个不同的分样本集。然后，对分样本集分别进行训练，得到相应的动态预测参数如表 5-8 所示（为尽可能准确的评估模型预测效果，对每个分样本集各训练 10 次，每次都随机划分样本的 70%作为训练集合）。

表 5-8　　动态预测参数表

次数	S_1	$P(Y_1)$	$P(Y_2)$	S_2	$P(Y_1)$	$P(Y_2)$	S_3	$P(Y_1)$	$P(Y_2)$
1	1833	0.8854	0.1146	6244	0.9206	0.0794	9027	0.9215	0.0785
2	1833	0.8854	0.1146	6244	0.9180	0.0820	9027	0.9160	0.0840
3	1833	0.8723	0.1277	6244	0.9207	0.0793	9027	0.9210	0.0790
4	1833	0.8783	0.1217	6244	0.9196	0.0804	9027	0.9212	0.0788
5	1833	0.8865	0.1135	6244	0.9186	0.0814	9027	0.9191	0.0809
6	1833	0.8751	0.1249	6244	0.9201	0.0799	9027	0.9219	0.0781
7	1833	0.8789	0.1211	6244	0.9230	0.0770	9027	0.9202	0.0798

续表

次数	S_1	$P(Y_1)$	$P(Y_2)$	S_2	$P(Y_1)$	$P(Y_2)$	S_3	$P(Y_1)$	$P(Y_2)$
8	1833	0.8865	0.1135	6244	0.9196	0.0804	9027	0.9212	0.0788
9	1833	0.8789	0.1211	6244	0.9202	0.0798	9027	0.9226	0.0774
10	1833	0.8767	0.1233	6244	0.9201	0.0799	9027	0.9195	0.0805

（注：其中 S_1、S_2、S_3 分别为 ICU 入住时间不大于 24 小时、不大于 48 小时、不大于 72 小时的分样本集个体总数）

接着，利用每次训练剩余的 30%样本作为验证集合，选择准确率和召回率两项指标，对模型的分类效果进行验证。由于总样本中死亡个体占比较低，仅为 8%左右，因此将死亡个体作为正类。最后得到模型对住院患者不同时间段（24 小时，48 小时，72 小时）的病情危重度预测效果如表 5-9 所示。

表 5-9　　不同时间段的预测效果

次数	24 小时-准确率(%)	24 小时-召回率(%)	48 小时-准确率(%)	48 小时-召回率(%)	72 小时-准确率(%)	72 小时-召回率(%)
1	86.5	75.5	67.2	72.3	63.7	62.6
2	85.0	79.1	67.4	72.2	59.9	68.0
3	88.1	85.1	67.6	70.2	59.2	62.2
4	82.4	79.6	65.8	68.8	58.0	58.6
5	87.8	86.9	64.3	71.4	59.5	63.4
6	87.1	80.4	67.7	69.3	58.3	62.8
7	85.2	77.3	68.9	67.9	57.4	60.4
8	85.5	73.9	74	70.1	59.0	62.0
9	90.5	79.2	63.0	72.1	61.6	66.4
10	86.4	83.3	64.7	70.1	60.5	62.7

基于表 5-9 中的数据，进一步对不同时间段的预测效果指标分

别进行统计特征度量，结果如表 5-10 所示。

表 5-10　　模型动态预测效果的统计度量

项目	24 小时-准确率	24 小时-召回率	48 小时-准确率	48 小时-召回率	72 小时-准确率	72 小时-召回率
平均值（%）	86. 45	80. 03	67. 06	70. 44	59. 71	62. 91
方差	4. 2345	15. 1021	8. 3644	2. 0964	3. 1209	6. 4689

根据表 5-10 的数据，从整体来看：在平均效果方面，模型对患者未来 24 小时的病情预测结果最为准确；在稳定性方面，模型对患者未来 48 小时的病情预测结果最为稳定，对未来 24 小时的预测结果稳定性介于其余两种情况之间。总的来说，此模型的短期（24 小时）预测效果最好，平均准确率达 86. 45%，且预测结果比较稳定。

（2）疾病危重度动态预测小结

本节构建了基于电子病历数据挖掘的疾病危重度动态预测模型，可量化评价各种常见严重疾病患者在不同时间段的综合病况以及生理危险程度。同时，通过真实电子病历大数据集上的挖掘实验，筛选出 38 项对各类严重疾病的危重程度有高分辨性的特征，并揭示了本模型能及时对疾病危重度进行准确预测的特性。

本研究可供相关电子病历数据挖掘及疾病预测研究参考借鉴，并可为医院等相关部门动态评估病患状态、及时调整治疗方案、降低患者病死率提供科学分析手段。

5. 4　手术预后时间预测

在“大数据”背景下，针对“医疗大数据”开展的临床数据挖掘逐渐成为热点研究领域，而相比一般的临床数据，重症监护（Intensive Care Unit，ICU）数据库更能体现出临床数据分析的价

值。但是以 EurSCORE 为代表的简单模型重心在于预测手术的风险，对术后康复时间涉及的较少。在此背景下，本节内容基于 ICU 数据挖掘开发一个术后时间预测系统，该系统使用手术预测模型来计算出病人可能的预后 ICU 住院时间，帮助医生和病人进行决策。

本系统的数据来自 MIMIC-Ⅲ 急救护理数据库，从中获取了病人信息、手术时间和手术前的各项检测数据。数据提取之后，运用针对医疗数据参数的多元回归分析法，发现变量或属性间的依赖关系①。通过数据处理提取出多元线性回归分析的 X 和 Y，X 包含的是病人手术前的各项指标，包括测量值和年龄等（虽然后期可能要排除一些测量值），Y 就是需要分析的预后时间。最终得到 34 个术前实验室测量项目指标，1 个年龄变量，鉴于多重线性回归对于自变量独立性的要求，对自变量进行相关分析之后去除了其中 5 个，在此基础上，进行因素筛选并成功构建出了预测模型。

5.4.1 概述

数据挖掘是未来信息处理的骨干技术之一，它以一种全新的概念改变着人类利用数据的方式②。数据挖掘技术在医疗领域的应用有其自身的优势，因为医疗过程中收集到的数据一般是真实可靠、不受其他因素影响的，而且数据集的稳定性较强。这些对挖掘结果的维护、不断提高挖掘模式的质量都是非常有利的条件。

临床数据挖掘是指针对临床数据开展的数据挖掘技术，其目的是从回顾性的、海量的、多维度临床数据中获取新知识、发现新模式、新趋势，获取有用信息。在“大数据”背景下，针对“医疗大数据”开展数据挖掘研究正逐渐成为热点研究领域。电子病例和医院信息系统的发展使医疗数据的提取、组织和再利用成为可

① 王鑫，徐路平，杨云龙．3 种心脏手术风险评估系统的应用研究［J］．北华大学学报（自然科学版），2013（3）：305-308.

② 刘申菊，田丹．浅谈数据挖掘的应用［J］．价值工程，2010，29（36）：95.

能，医生和研究人员在一定程度上可以通过信息检索获得诊疗过程中的基本数据，用于科研和临床决策支持。虽然随着信息化进程的加快，医院信息系统收集到越来越多的数据，但是目前的医院信息系统在最初设计时没有考虑到医疗数据的再利用问题，更多的是满足医院收费和运营管理，因此基于医院现有临床数据库开展数据挖掘研究仍存在很多困难。由于缺乏有效的方法从来自医疗实践中的海量数据系统性地获取、分析和整合信息，医疗活动在一定程度上缺少循证支持，这实际上阻碍了医疗质量的持续提高。相对而言，一些科室基于自身业务建立起来的专科数据库，能够更好地支持临床数据挖掘工作，从回顾性数据分析中获取新知识，从而有望形成临床数据收集—挖掘—临床决策支持的闭环，支持回顾性临床研究，达到医疗质量持续改进和提高的目的。

相比普通的临床数据库，重症监护（Intensive Care Unit，ICU）数据库更能体现出临床数据分析的价值①。ICU 病人通常会接受很多治疗和干预，这些治疗和干预的效果需要客观数据的进一步验证，而实际过程中，支持或者反对某项治疗方法的高质量的临床数据却非常缺乏②。目前已经有一些商用和非商用的 ICU 数据库，这些数据库的功能主要是对人口统计学特征以及分布信息的归档，如疾病情况，严重程度以及就诊医院和科室信息等。这些数据库的目的主要是评估和比较 ICU 病人疾病严重程度与治疗结果，以及治疗成本等，如由澳大利亚和新西兰重症监护协会建立的非商用数据库目前含有 900000 多个 ICU 住院记录。有些商用的 ICU 数据库虽然数据量比较大，但是生理和检验结果不完整，并缺少有效标识和生理波形数据库。本节数据来源于美国麻省理工学院计算生理学实验室以及贝斯以色列迪康医学中心（BIDMC）和飞利浦医疗共同构建的多参数智能重症监护数据库（Multiparameter Intelligent

① 王剑，张政波，王卫东，等．基于重症监护数据库 MIMIC-Ⅱ的临床数据挖掘研究［J］．中国医疗器械杂志，2014，38（6）：402-406.

② Vincent J L，Singer M. Critical care：advances and future perspectives［J］．Lancet，2010，376（9749）：1354-1361.

Monitoring in Intensive Care II：MIMIC-Ⅱ)，该数据库经过多个学科10多年的建设，目前已经被成功应用于ICU临床数据挖掘的多个研究领域。

术后时间预测就是ICU临床数据挖掘的应用领域之一。住院时间通常是衡量医疗保健质量的一个标准。ICU住院时间延长将会消耗很多资源，并且有很高的并发症风险需要在ICU中持续监控，在ICU病房住院时间意味着患者家属紧张的心情和高昂的ICU住院费用，还有医生持久监护和医院ICU监护室的持续占用。一个良好的住院时间预测模型有利于规划住院时间并提高临床决策及质量评估。同时在我国医疗资源高速消耗，尤其是床位资源极其紧张。为最大限度地救治伤、病员，需通过多种手段以提高一线医院ICU监护室患者流通率，缓解床位占用情况，空出医护人员资源以挽救更多重症患者的生命。此时通过对ICU预后时间的预测有助于促进一线医院ICU病床的时间合理分配，以助于有效缓解床位资源使用情况和医护人员。

5.4.2 手术预后时间预测系统设计

(1) 系统功能设计

本系统主要功能是实现以术前实验室测量指标为输入数据，进行手术预后ICU住院时间的预测。当病人在进行ICU手术之前，病人或病人家属在本系统中选择手术并输入其相关的实验室测量项目结果，系统调用该手术预测模型并计算出病人可能的预后ICU住院时间，具有一定的参考价值，能够辅助病人及其家属进行决策。

该系统功能模块如图5-20所示，主要分为两大部分，预测功能模块与后台模型管理模块，本节重点介绍预测功能模块。

①前台预测模块：该模块是前台模块，是直接与用户进行交互的部分。该模块主要分为指标输入、模型计算、结果输出3个子模块。

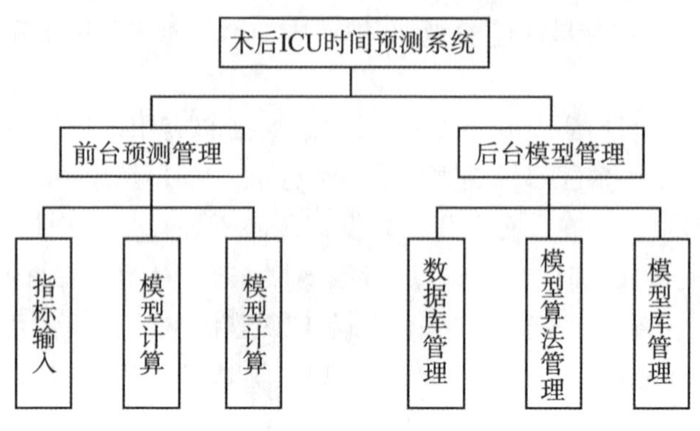

图 5-20　系统功能模块

指标输入：实现数据的输入功能。在用户选择手术类型后，界面显示该手术所需要输入的术前实验室测量项目，用户在每一项指标的输入框中键入自己的测量结果数据。在输入数据的过程中，允许用户对每一项已输入指标数值进行修改操作。

模型计算：实现数据的计算处理功能。在用户输入完毕全部指标项目并成功提交后，系统内调取出该手术的模型，根据模型对所输入的原始数据进行计算处理并得出计算结果。

结果输出：实现数据的输出功能。在系统依据模型计算出预测结果时，在界面上向用户显示出本次系统对于预后 ICU 住院时间的预测值。

②后台模型管理模块：该模块是后台模块，是系统维护者进行管理的部分。该模块主要分为数据库管理、模型算法管理、模型库管理 3 个子模块。

数据库管理：实现对数据库管理的功能。数据库包含了 ICU 手术病例的相关记录，根据现实 ICU 情况进行实时的手术与病人信息的录入与更新，同时支持系统管理者进行关于数据库的基本管理操作。

模型算法管理：实现模型生成的功能。系统包含关于模型如何生成的算法程序，每达到一定条件（如周期性时间），系统维护者

调用该算法程序，调取数据库中的某一类型手术记录对重新生成模型，更新替换原有的旧模型。

模型库管理：实现对模型库管理的功能。模型库包含了各种类型手术的模型，当模型重新生成时，将其录入模型库并更新替换原有的旧模型，同时支持系统管理者进行关于模型库的基本管理操作。

（2）原始数据获取

本系统的数据来自 MIMIC-Ⅲ 急救护理数据库。MIMIC-Ⅲ是一个大型、公开可获取的数据库，一共包含 26 个表，其拥有超过 4 万病人在 ICU 的医疗记录与健康数据，数据跨度从 2001 年到 2012 年。

本系统为手术预后 ICU 住院时间预测系统，其主要需要获取的数据大概为手术相关记录、术前实验室测量项目记录、病人 ICU 住院时间记录、病人自身个人信息等几个部分。在对 26 个表进行全面了解后，整理出与本系统有关的 7 个数据表，具体如表 5-11 所示。

表 5-11　　**与本系统有关的 7 个数据表及其信息**

表格	描述	字段	说明
Procedures_ICD_Data	包含 ICU 全部已完成手术的粗略信息	HADM_ID	每一位病人进入一次 ICU 拥有一个该 ID
		ICD9_CODE	ICD9 手术编号
Procedureevents_MV_Data	包含 ICU 内具体些操作记录的相关信息，如成像、手术、通气等	SUBJECT_ID	每一位病人拥有一个该 ID
		HADM_ID	
		STATTIME	开始时间
		ENDTIME	结束时间
		ORDERCATEGORYNAME	类型（成像/手术/通气等）

续表

表格	描述	字段	说明
D_ICD_Procedures_Data	数据词典，提供手术 ICD9 编号及其手术全称	ICD9_CODE	ICD9 手术编号
		LONG_TITLE	手术全称
Labevents_Data	包含实验室的测量项目记录，如血液测量等	SUBJECT_ID	
		HADM_ID	
		ITEMID	测量项目编号
		CHARTTIME	测量时间
		VALUE	测量值
		VALUEUOM	测量值单位
D_Labitems_Data	数据词典，提供实验室测量项目的全程及类型等	ITEMID	测量项目编号
		LABEL	项目全称
		CATEGORY	项目类型
Patients_Data	提供病人个人信息	SUBJECT_CD	
		DOB	出生日期
Callout_Data	提供病人进出 ICU 相关的转移信息	SUBJECT_CD	
		HADM_ID	
		ACKNOWLEDGE TIME	进 ICU 时间
		OUTCOMETIME	出 ICU 时间

在明晰系统所需要信息所在的表格后，需要对表格之间的数据连接关系进行充分的了解，并通过数据提取、筛选整理以及必要的计算形成本系统有用的原始数据集。由于每个表格的数据量过大，Excel 软件难以进行有效的数据处理，因此可以通过 C++语言的数据库相关命令编程对这 7 个表格数据进行变换整理。以下是进行数据整合的几个关键步骤及处理流程图。

①筛选出信息完备的手术记录（见图 5-21）。

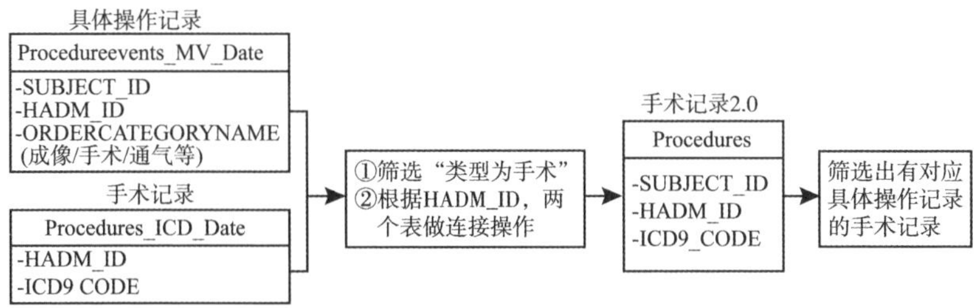

图 5-21　筛选出信息完备的手术记录

在后期的实际数据提取过程中发现，与【手术记录】相比，【具体操作记录】存在记录缺失的情况。即在理论上，【手术记录】中的每一例手术，在【具体操作记录】都应该存在该例手术的具体操作记录，但是在实际中，却存在缺失状况，【手术记录】中的部分手术案例，找不到其具体操作相关记录。因此，根据数据量不充分的【具体操作记录】，对【手术记录】进行初次筛选，筛选出有对应具体操作记录的【手术记录 2.0】。

②手术数目统计，确定研究的手术 A（见图 5-22）。

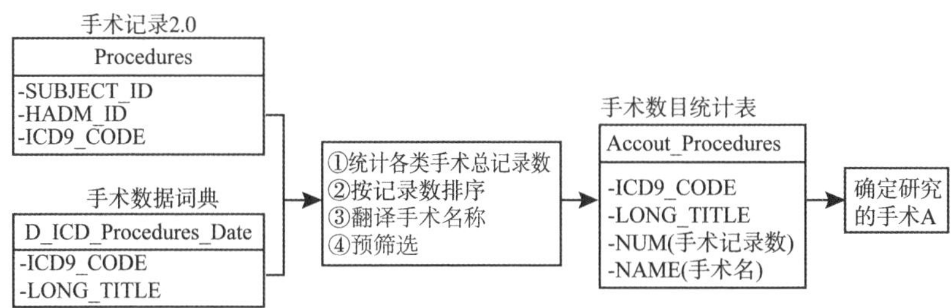

图 5-22　确定研究的手术 A

为保证数据分析与生成模型的准确性，尽可能使基础数据量更大。因此，需要对【手术记录 2.0】中所有的手术进行案例数目统计，并以数目大小对各手术进行排序，这样便能获取到拥有记录数较多的手术。同时，为保证研究的意义性，所选取的手术不能太过于简单与低风险，因此在记录数较多的标准之后，仍然需要对手术的意义程度为标准进行人工筛选。

③获取手术 A 的案例记录集合 HADM_ID（A）（见图 5-23）。

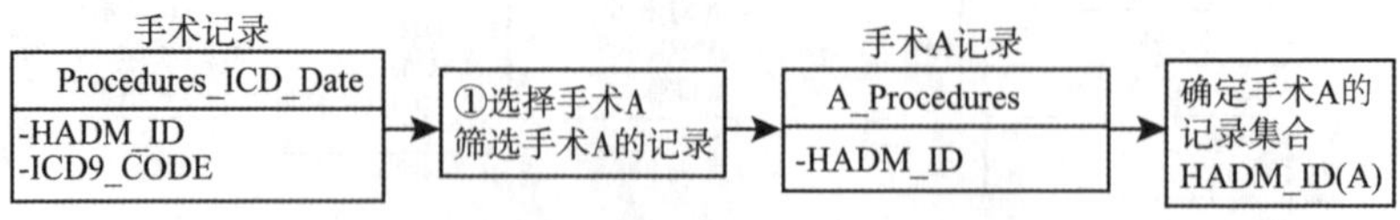

图 5-23　获取手术 A 的案例记录集合

HADM_ID 是 MIMIC-Ⅲ中最为重要的字段，每一位病人进入一次 ICU 即拥有一个该 ID，它是连接大部分表格之间的外码字段。在本次数据整理中，HADM_ID 也是最终所形成的手术 A 案例记录表格的主码。因此，需要获取手术 A 的案例记录集合 HADM_ID（A）。

④粗略确定手术 A 每例手术的开始时间（见图 5-24）。

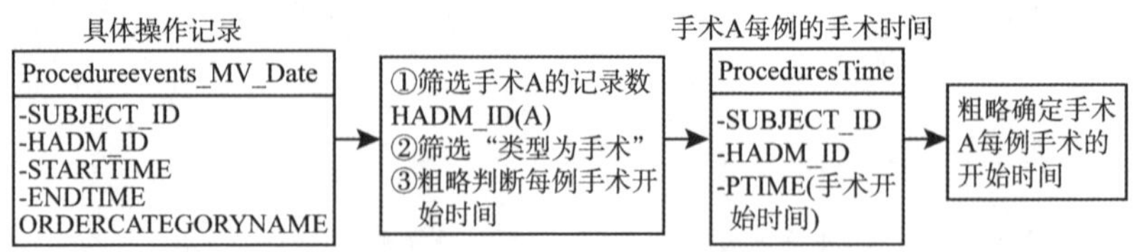

图 5-24　确定手术 A 每例手术的开始时间

实验室测量项目横跨手术前后，而本系统模型的因变量是术前实验室测量指标，因此需要获取手术案例的手术时间，并以此作为标准筛选出哪些实验室测量指标是术前的。

⑤整理出 A 每例手术的术前实验室测量项目（见图 5-25）。

在本系统中，术前实验室测量指标是输入指标，同时在本次模型构建中，术前实验室测量项目是主要的自变量。因此，必须要对 A 每例手术的术前实验室测量项目进行整理。

⑥整理出手术 A 每例手术的病人年龄（见图 5-26）。

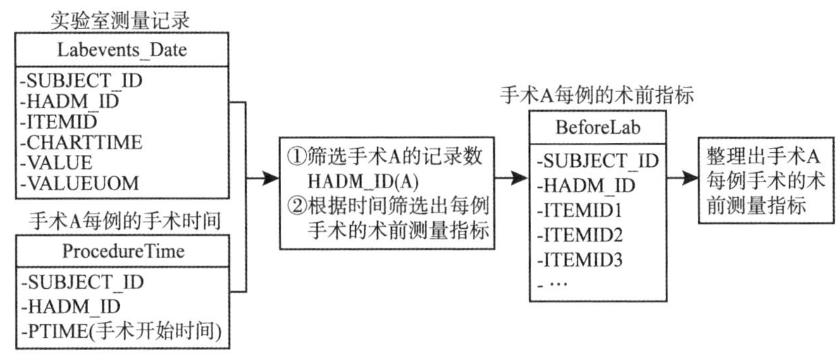

图 5-25　整理 A 每例手术的术前实验室测量项目

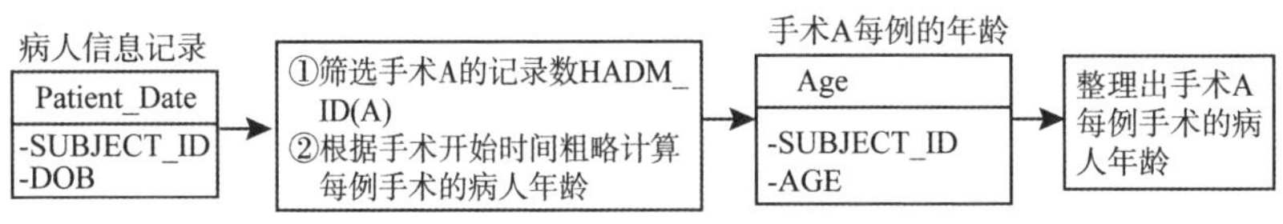

图 5-26　整理出手术 A 每例手术的病人年龄

对于绝大部分手术来说，病人的年龄是影响手术质量与风险的因素。本次模型构建中，除却术前实验室测量项目，病人年龄也是其中的一个自变量。因此，必须要对 A 每例手术的病人年龄进行整理。

⑦确定手术 A 每例手术案例的 ICU 住院时间（见图 5-27）。

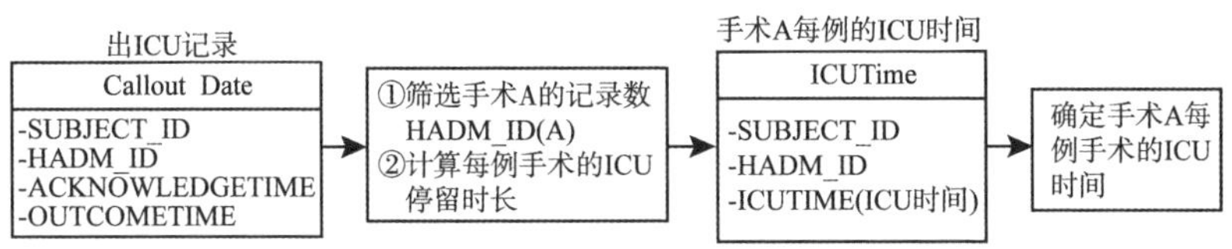

图 5-27　确定手术 A 每例手术案例的 ICU 住院时间

在本系统中，ICU 住院时间是输出指标，同时在本次模型构建中，ICU 住院时间唯一的因变量。因此，必须要对 A 每例手术的病人 IVU 住院时间进行整理。

⑧整理出原始数据表，含自变量与因变量。

原始数据表是数据分析与模型构建的基础。以 HADM_ID 作为主码，将上述步骤所得到的术前实验室测量指标、病人年龄、预后 ICU 住院汇总整理形成一个表。

（3）算法模型设计

本系统模型算法的基础思路是：将原始数据分为训练集与测试集，采用多重线性回归的数据分析方法对训练集数据进行分析，探索自变量（术前实验室测量指标、病人年龄）对因变量（ICU 住院时间）的影响关系，从中筛选出具有显著性意义的自变量，构建出预测模型，并利用测试集数据对模型进行准确性测试与检验。算法模型的流程步骤如图 5-28 所示。

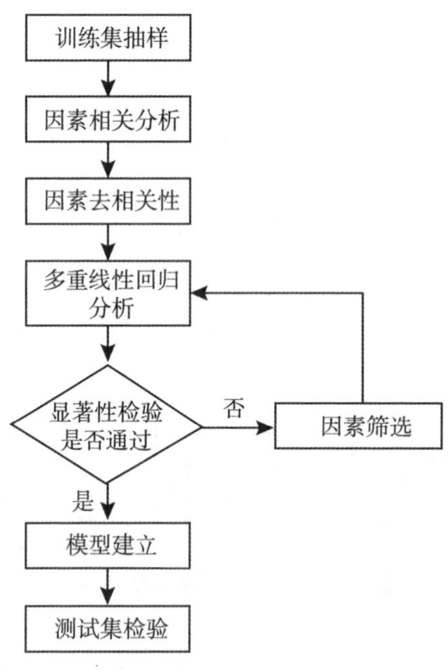

图 5-28　模型算法流程步骤

训练集抽样：利用分层抽样法，将全部原始数据分为训练集与测试集，其中训练集占数据总量 80%，测试集占数据总量 20%。所谓分层抽样法，即从一个可以分成不同子总体（或称为层）的总体中，按规定的比例从不同层中随机抽取样品（个体）的方法。

因素相关分析：利用相关分析，发现自变量（术前实验室测量指标、病人年龄）之间的相关强度是如何分布的。所谓相关分析，即研究现象之间是否存在某种依存关系，并对具体有依存关系的现象探讨其相关方向以及相关程度，是研究随机变量之间的相关关系的一种统计方法。

因素去相关：自变量相关性过高会影响多重线性回归的可信度与效果，因此需要根据因素相关分析结果，对相关性过高（一般以相关性大于 0.8 作为标准）两个或多个自变量进行筛选，只留下一个变量。

多重线性回归：利用多重线性回归，探索自变量（术前实验室测量指标、病人年龄）对因变量（ICU 住院时间）的影响关系。若回归结果显著性检验不通过，则去除掉不合适变量（p 大于 0.05），再次进行多重线性回归，直到检验通过（一般是各自变量 p 小于 0.05，模型 p 小于 0.05）。所谓多重线性回归，即用回回归方程描述一个因变量与多个自变量的依存关系，基本形式为：$Y=a+bX1+CX2+\cdots+NXn$。

模型建立：当通过回归结果显著性检验后，根据结果中各自变量的系数 B，构建预测模型，一般形式为 $Y= a+bX1+CX2+\cdots+NXn$。

测试集检验：根据构建的模型，对测试集的数据进行预后 ICU 住院时间的预测，并将预测值与实际值进行比较分析，得出该模型的准确性情况。

5.4.3 手术预后时间预测系统实现与评价

(1) 基础数据集处理

本系统的数据源文件来自 MIMIC-Ⅲ 急救护理数据库，该数据库由 26 个 csv 文件组成，csv 是一种以逗号为分隔值的文件格式，本系统使用 Sqlite 3 数据库对其进行处理，首先将 csv 文件导入为 db 数据库文件，再结合 Sqlite 3 原生封装及其提供的接口用 C++代码，将数据导出来完成数据的提取。

①数据统计。为了提取足够的数据，首先要将 MIMIC-Ⅲ已有的数据进行统计，筛选出危险系数较大，同时重复次数（即手术被实施的次数）较多的手术研究对象。从 PROCEDURES_ICD_DATA_TABLE. csv 文件中提取出 HADM_ID（病人单次入院的 ID）及 ICD9_CODE（ICD9 手术编号）。首先把 ICD9 手术编号进行去重，得到了数据库中所有的 ICD9 手术编号，再以 ICD9 手术编号为统计项进行排序，得到手术的重复次数表，结合不同手术的危险程度，从中选出研究对象，即单乳内冠状动脉搭桥术，其编号为 3615，频次 4401。但是在后续的统计中发现有近 3000 人次的数据没有存储在含有手术时间的 PROCEDUREEVENTS_MV_DATA_TABLE. csv 文件中，除去本部分数据后，还剩余 1446 条。

②数据提取。完成数据统计之后，需要继续提取接受了该手术的病人的手术相关数据，由于 MIMIC-Ⅲ数据库并没有直接提供每次手术开始的对应时间，我们拟采用 PROCEDUREEVENTS_MV_DATA_TABLE. csv 文件中，每个病人所接受的第一个手术的开始时间，作为本次研究手术的对应开始时间，之后再从 LABEVENTS_DATA_TABLE. csv 中提取出时间在手术发生之前的测量数据。

③数据处理。数据处理主要分为两个部分，第一部分是将数据提取到多元线性回归分析的 X，第二部分是将数据提取到多元线性回归分析的 Y。其中 X 包含的是病人手术前的各项指标，包括测量值和年龄等，Y 就是系统需要分析的预后时间。

将病人 ID、手术时间和检测数据整理之后使用 Excel 进行分析。首先针对同一个病人多次检测同一项目的情况，取其平均值作为检测结果；之后进一步统计每一项检测出现的次数，将空值较多的检测项移除；对已经获得的数据再次筛选，希望检测项目和病人的数量达到最多，通过统计发现，每个人都参与的检测有 22 个，但是存在某些测量项目只有少数人没有参与，去除掉 4 个病人之

后，可以得到 34 个测量项目。最终共有 1442 个病人的 24 个检测项目的数据。之后进行数据结构化，就处理完多元回归分析的 X。

在处理 *Y* 的过程中，发现有 9 个病人没有年龄，因此需要去除掉这 9 个人的数据，样本量变为 1433。

（2）处理模块开发

经过数据处理，最终得到 34 个术前实验室测量项目指标，1 个年龄变量，总计 35 个自变量。按照测量项目，将自变量因素分为四组：血气分析项目、血生化分析项目、血细胞分析项目、其他项目。

鉴于多重线性回归对于自变量独立性的要求，以及生理指标之间的复杂相关性，利用 SPSS 的双变量相关性分析功能，在每组内两两选取特征变量进行相关分析，并以 0.7 为阈值进行取舍。根据相关分析结果，去除 5 个自变量，最终选出 30 个对较为独立的自变量，如表 5-12 所示。由此，进行多重线性回归分析并构建模型。

表 5-12　　**最终 30 个自变量**

类型	描　述	ITEM
BLOOD GAS 血气分析	对血液中的酸碱度（pH）、二氧化碳分压（PCO_2）和氧分压（PO_2）等相关指标进行测定，医学上常用于判断机体是否存在酸碱平衡失调以及缺氧和缺氧程度等的检验手段	50804
		50806
		50808
		50809
		50811
		50813
		50818
		50820
		50821
		50822
		50824

续表

类型	描　　述	ITEM
CHEMISTRY 血生化分析	检测存在于血液中的各种离子、糖类、脂类、蛋白质以及各种酶、激素和机体的多种代谢产物的含量	50868
		50882
		50902
		50912
		50931
		50960
		50971
		50983
		51006
HEMATOLOGY 血细胞分析	通过一些仪器的检测对红细胞、白细胞等进行分析	51248
		51249
		51250
		51265
		51274
		51275
		51277
		51279
		51301
其他	年龄	Age

在利用 SPSS 的多重线性回归功能时，选择后退法，先将全部自变量放入方程，然后逐步剔除。主要有两个步骤：

①偏回归平方和最小的变量，作 F 检验及相应的 P 值，决定它是否剔除（P 大）；

②建立新的回归方程，重复上述过程。

以 80%的训练集数据，即 1149 条记录，利用 SPSS 进行多重线性回归分析。将 30 个自变量全部导入，并以预后 ICU 时间作为因

变量，最终一共进行了13次多重线性回归，每一次迭代都剔除一个显著性最大的自变量，这个过程中生成并迭代了13个模型，R平方一直在4.3到4.4之间，模型显著性均为0.00，因此该模型总体较好。

但是在模型13即后退最终模型中，项目51265的显著性为0.056，项目年龄的显著性为0.058，均大于选用标准0.05（一般认为P小于0.05具有统计学意义），因此，去除这两个自变量再一次进行多重线性回归，发现自变量50912的显著性大于0.05，因此除去该变量再次进行多重线性回归，得到最终的符合条件的模型，其特征如表5-13、表5-14和表5-15所示。

表5-13　**最终模型的模型摘要**

模型摘要				
模型	R	R平方	调整后R平方	标准偏斜度错误
1	.653*a*	.427	.419	3.250891792364

表5-14　**最终模型的变异数分析**

变异数分析 a						
模型		平方和	*df*	平均值平方	F	显著性
1	回归	8913.820	15	594.255	56.230	.000*b*
	残差	11973.881	1133	10.568		
	总计	20887.701	1148			

表5-15　**最终模型的各变量信息**

模型		非标准化系数		标准化系数	T	显著性
		B	标准错误	Beta		
1	（常数）	-213.871	46.522		-4.597	.000
	50806	.110	.040	.082	2.778	.006

续表

模型		非标准化系数		标准化系数	T	显著性
		B	标准错误	Beta		
1	50820	17. 233	3. 392	. 128	5. 080	. 000
	50821	-. 018	. 002	-. 234	-9. 379	. 000
	50822	-. 981	. 318	-. 086	-3. 087	. 002
	50824	-. 167	. 059	-. 084	-2. 843	. 005
	50902	-. 266	. 059	-. 167	-4. 474	. 000
	50971	-1. 492	. 469	-. 092	-3. 181	. 002
	50983	. 322	. 073	. 161	4. 401	. 000
	51006	. 099	. 010	. 262	9. 572	. 000
	51248	-2. 912	1. 293	-1. 259	-2. 253	. 024
	51249	2. 432	1. 137	. 635	2. 139	. 033
	51250	1. 061	. 438	1. 158	2. 422	. 016
	51265	. 010	. 002	. 130	5. 469	. 000
	51274	. 295	. 040	. 178	7. 353	. 000
	51277	. 347	. 092	. 101	3. 770	. 000

通过表 5-13、表 5-14 和表 5-15 可知，该模型的 R 平方为 0. 427，即表明该模型能够至少很好地解释全部原始数据中的 42. 7%的数据。该模型的显著性为 0. 00，小于 0. 05，即表明该模型具有统计学意义。改模型的全部自变量的显著性都小于 0. 05，即表明该模型 15 个自变量都具有统计学意义，对因变量具有影响关系。

根据上述多重线性回归结果，一共有 15 个自变量对因变量影响显著，即有 15 个术前测量指标对预后 ICU 时间长短的影响显著。这 15 个影响因素如表 5-16 所示。

表 5-16　　**模型最终的 15 个自变量**

个数	ITEMID	LABEL	全称
$x1$	50806	CHLORIDE, WHOLE BLOOD	氯化物，全血
$x2$	50820	PH	酸碱度
$x3$	50821	PO_2	氧分压
$x4$	50822	POTASSIUM, WHOLE BLOOD	钾，全血
$x5$	50824	SODIUM, WHOLE BLOOD	钠，全血
$x6$	50902	CHLORIDE	氯化物
$x7$	50971	POTASSIUM	钾
$x8$	50983	SODIUM	钠
$x9$	51006	UREA NITROGEN	尿素氮
$x10$	51248	MCH	平均红细胞血红蛋白含量
$x11$	51249	MCHC	平均红细胞血红蛋白浓度
$x12$	51250	MCV	红细胞平均压积体积
$x13$	51265	PLATELET COUNT	血小板计数
$x14$	51274	PT	凝血酶原时间
$x15$	51277	RDW	红细胞分布宽度

根据上述多重线性回归结果中每个自变量的系数 B，可以获得预测模型：

$$y=(-213.871)+0.11x1+17.233x2+(-0.018x3)+(-0.981x4)+(-0.167x5)+(-0.266x6)+(-1.492x7)+0.322x8+0.099x9+(-2.912x10)+2.432x11+1.061x12+0.01x13+0.295x14+0.347x15$$

数据集测试为设计系统时采用“八二法”预留出来的 20%的数据集对系统进行系统测试，用于测试本系统的准确性。在测试阶段，判断准确性的核心计算方法为下列两个公式：

$$\text{预计差值}=\text{实际手术康复时间}-\text{预测时间} \tag{5-7}$$

$$预计偏差比=\frac{预计差值}{实际手术康复时间} \tag{5-8}$$

预计差值为实际手术康复时间（即实际情况的预后时间）与系统预测预后时间的差值，预计差值可以统计出该系统的预估倾向，差值为正，则说明系统高估了这个患者 ICU 住院延长时间，而差值为负，则说明系统低估了这个患者 ICU 住院延长时间。

预计偏差比（即预计比值）为预计差值与实际手术康复时间的比较，可以用于统计系统预测时间和实际时间的偏差情况，比值越小，则说明系统的预测时间更为准确，而比值越大，则说明系统预测时间偏差较大。

从数据集测试的结果来看，数据偏差比在 0.5 之内的正确率在 85.3%左右，而数据偏差比在 0.6 之内的正确率在 90.2%左右，并且预测结果本身更加偏向于高估预后时间。总体上，在目标用户不对结果要求高度精确的情况下，系统的区间正确率非常高，不会有太大的偏差。

（3）相似医学系统对比

本实验以“单乳内冠状动脉搭桥术”手术作为测试对象，而和冠状动脉有关的手术风险评估系统非常之多，比较知名且在世界范围内广泛运用的系统如：MODS（多器官衰竭评分系统）、APACHE（急性生理及慢性健康评分系统）、SOFA（序贯器官衰竭评分系统）和 EuroSCORE（欧洲心脏风险评估系统）等。从当前医学系统来看，国外已广泛开展关于“冠状动脉旁路移植术”（CABG）危险因素的分层分析，建立了一系列的危险因素预测评估系统，而国内在相关领域现只停留在探讨阶段。但是 MODS 和 SOFA 评估系统注重对循环、呼吸、肝脏、肾脏、神经、血液等六大系统的功能状态评价，进而预测手术后风险①。而 EuroSCORE 系统（欧洲评分系统）的预测对象是和心脏有关的各类手术，并

① 王鑫，徐路平，杨云龙 .3 种心脏手术风险评估系统的应用研究［J］. 北华大学学报（自然科学版），2013（3）：305-308.

且该系统在 CABG（冠状动脉旁路移植术）手术预测方面非常具有权威度，而本手术住院时长预测系统也正是以“单乳内冠状动脉搭桥术”为对象。较之其他医学评估系统更具有研究对象的相通性和针对性，故采用 EuroSCORE 系统与实验系统进行对比（见表 5-17）。

表 5-17　　实验系统与 EuroSCORE 系统对比

项目	实验系统	EuroSCORE 系统
数据来源	病人术前指标	病人术前指标
实验方法	SPSS 的回归分析	SPSS 的回归分析
系统返回结果	ICU 预后时间	病人死亡率
评估结果	倾向于高估 ICU 预后时间	明显高估病人死亡率
适用范围	不大可能有适用范围的限制	适用于欧洲人群
系统使用过程	不进行指标变化的第二次计算	需要不断改变权重进行在计算
目标对象	病人家属、医生	医生
预测结果	整体准确，个体差异不大	整体准确，个体差异很大
发展方向	已经较为精确实现时间预测	未来有可能实现预后时间预测

术前对患者进行准确的风险评估具有重要作用，而能否准确评估手术风险，对手术治疗方案的选择及患者预后的评估也有重要指导意义①。EuroSCORE 系统于 1999 年发表，是目前欧洲心脏外科手术术前风险评估的“金标准”，其数据来源于欧洲 8 个国家，128 个中心在 1995 年 9 月至 11 月间接受心脏手术的 14781 名患者。该模型采用 SPSS 软件的 logistic 回归进行筛选，从 97 个危险因素中筛选出 17 个与手术死亡密切相关的因素，通过术前指标预测心脏手术死亡率。

① 王常田，李德闽，申翼，黄海嵘，苏畅，景华．2 种欧洲心脏手术风险评估系统评分对冠状动脉旁路移植术风险的预测价值［J］．医学研究生学报，2010（7）：721-724.

①从模型实验方法来看，两个系统都采用 SPSS 进行影响因素回归分析通过函数计算事件发生概率。本实验系统是从 35 个化验结果中通过 SPSS 软件进行影响因素回归，筛选出与 ICU 预后时间高度相关的 15 个化验结果作为实验结果的回归方程。

②从数据来源看，两个系统都是一种心脏外科手术术前风险评估的系统。EuroSCORE 系统基于术前指标而对手术死亡风险进行的评估，而本系统也同样基于“单乳内冠状动脉搭桥术”手术的术前指标而对 ICU 预后时间进行的评估。

③从对风险的评估结果来看，EuroSCORE 系统有着医学风险评估偏向于高估手术风险的通病，而本实验系统同样也有高估手术 ICU 预后时间的倾向。近年来报道认为 EuroSCORE 高估了手术风险，约 30%的主动脉瓣病变患者由于预测死亡率过高而没有接受手术治疗，作为手术风险预测模型，EuroSCORE 高估手术死亡率，其影响不容忽视①。通过之前测试集进行再分析发现，本实验系统也具有明显高估手术 ICU 预后时间的倾向，因此系统也可能会给目标使用群体（病人家属或手术医生）带来负面影响。

④从系统适用范围来看，EuroSCORE 是根据欧洲患者的临床数据建立的，系统中的 17 个因素偏向于人体机能和人体各项生理系统，给次系统带来了明显的使用地域差异，因为各地区人口生理系统的差异导致其适用于欧洲人群，而并不适合澳大利亚人。因此，EuroSCORE 系统能否在中国大规模使用依旧需要大量数据检验。而本系统筛选的 15 个化验指标都为人体正常指标（如：人体钾含量、人体钠含量、平均红细胞血红蛋白含量和浓度等），人的基本生理指标一般都在正常范围之内，不太可能因地域差异而有适用性差异。

⑤从系统使用过程来看，EuroSCORE 系统一方面会利用病人术前各项评分指标对手术风险进行评估，另一方面在手术之后的病

① 李梁钢，姜胜利，任崇雷，高长青．第二版欧洲心脏手术风险评估系统模型对主动脉瓣置换手术患者在院死亡风险预测的评价［J］．中国体外循环杂志，2014（2）：110-112，128.

人住院区间内还需要不断对住院病人进行医学观察，在临床检查的过程中由医生对系统中的17项影响因素进行视病人此时状态的有关数据调整，再通过SPSS软件进行重新赋权，最终得出最新的手术风险结果。当然，在“迭代”前后的权重比较不会有非常巨大的差异。而本系统不同于EuroSCORE系统只从病人术前的15项生理指标进行一次回归计算，最后输出ICU预后时间，其中在病人住院时间内，并不会因为病人各项生理指标的改变进行再计算。

⑥从预测结果来看，EuroSCORE系统主要实现心脏手术的院内死亡预测，训练集超过10000案例，在1047个实际实验运用中，实际死亡率为2.29%，EuroSCORE系统的95%置信区间1.17%～2.87%，可信度非常高。而EuroSCORE系统虽然对总体死亡率的预测非常准确，但是对患者个体的预计偏差比较大，其原因可能是这个模型没有考虑疾病本身的高危因素①。相比之下，本系统是针对每一个使用用户的，可以较为准确地预测每个个体的ICU预后时间，预计比值的正确率恰恰说明了本系统在预测个体预后时间时的准确性。

⑦在未来发展趋势方面，本系统已经非常精确地实现了预测ICU住院时间延长的功能。而对于EuroSCORE系统研究中，提出过将预测术后ICU延长时间、并发症的发生等作为辅助功能②，但是并未真正投入应用。通过该权威医学系统的未来设想和未来发展趋势有效证明了通过SPSS分析数据并回归的系统来实现精确预测ICU预后时间的方法的合理性和有效性。本系统恰好解决了对于“单乳内冠状动脉搭桥术”这一手术的ICU预后时间的预测。

⑧从当前中国的医学系统形式来看，由于一个良好的预测手术预后的评分系统对风险评估、费用控制和治疗策略制定具有举足轻

---

① 张蔚然．三种心脏手术风险评估系统在江苏CABG患者术后死亡率预测中的比较［D］．南京医科大学，2014.

② 常雪南，董冉，孙家晓，叶红，李恩有．心脏手术风险评估欧洲系统在OPCAB术后ICU中的应用［J］．现代生物医学进展，2015（4）：774-776.

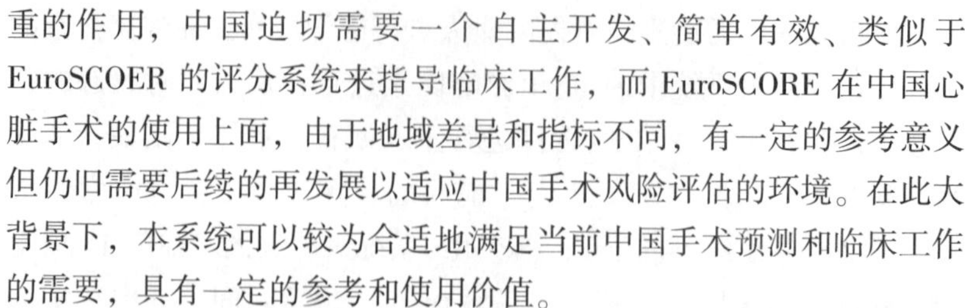
重的作用，中国迫切需要一个自主开发、简单有效、类似于 EuroSCOER 的评分系统来指导临床工作，而 EuroSCORE 在中国心脏手术的使用上面，由于地域差异和指标不同，有一定的参考意义但仍旧需要后续的再发展以适应中国手术风险评估的环境。在此大背景下，本系统可以较为合适地满足当前中国手术预测和临床工作的需要，具有一定的参考和使用价值。

5.5　本章小结

本章基于 MIMIC-Ⅲ 数据集，分别从疾病演化分析、疾病指标预测、疾病危重度预测以及手术预后时间预测等不同角度探索了电子病历数据的分析与挖掘方法。第一节通过数理统计预测分析方法对病人历史指标数据及其他相关数据进行分析，从而预测病人的疾病演化概率、疾病用药情况、药品疗效演化以及药品年均用药量演化。第二节基于温特（Holt-winter）预测模型对病人的历史指标数据进行分析，从而预测各指标的将来趋势值，研究成果可为医护人员对病人的下一步治疗提供参考依据。第三节通过挖掘涵盖多种疾病类别的 ICU 电子病历数据，构建了适用于 ICU 中各种常见疾病的危重度预测模型。第四节基于 ICU 电子病历数据挖掘开发出一个术后时间预测系统，该系统可基于手术预测模型来计算出病人可能的预后 ICU 住院时间，以辅助医生进行医疗决策。

第 6 章　医疗健康公共服务知识发现

医疗健康大数据的分析挖掘可满足用户的浅层资源获取与应用指导需求，但是，医疗健康公共服务还存在许多深层次的专门性的知识发现需求。这就有赖于将多源医疗健康大数据中的深层次知识挖掘与更基础的服务需求相结合，提出一系列医疗健康公共服务知识发现的新理论与新方法，满足以知识发现来指导科技研究与社会发展等方面的需要。因此，本章重点从药物相互作用、药物满意度、疾病诊断规则和临床路径融合等多个维度，研究对医疗健康大数据进行深层次知识发现的理论方法。

6.1　基于模糊本体融合与推理的药物相互作用知识发现

随着各种慢性疾病和基础疾病的共存，临床多药物相容已经变得具有普遍性和常规性，而药物相互作用问题也就成为临床关注的突出问题①。在临床试验中，研究人员经常使用一些数学框架和模

① Matsuki E, Tsukada Y, Nakaya A, et al. Successful treatment of adult onset Langerhans cell histiocytosis with multi-drug combination therapy [J]. Internal Medicine, 2011, 50 (8): 909-914.

型如 PBPK 模型①进行一系列实验来研究药物之间的相互作用。随着信息技术的发展，计算机相关方法在药物相互作用的识别、解释和预测中发挥关键作用②。药物相互作用研究的方法取决于数据的完整性，但在线数据库中的药物数据可能不完整，例如，某些药物数据可能无法实时更新，某些药物作用机制可能尚未找到等，这使得发现所有相关药物相互作用知识变得更加困难。目前，通过临床试验研究所有药物之间的相互作用将消耗大量资源和时间，而人们希望提前预测药物相互作用以减少资源消耗，因此，本书将提出一种新的方法，基于模糊本体融合与推理方法，根据药物相似度计算以及药代学相关机制，进行药物相互作用知识发现，对药物相互作用进行推理、预测以及解释。本节主体内容选自项目研究成果“基于模糊本体融合与推理的知识发现研究”③。

6.1.1　模糊本体

模糊本体即描述了模糊知识的本体，目前，相关的本体描述语言以及本体编辑工具都无法直接实现用于描述和定义模糊本体，因此研究者通常利用计算机处理人类自然语言的模糊性和人类思维逻辑模糊推理来实现模糊本体的表示。

（1）模糊知识

传统的知识表示模型，对于事物是否具有某种属性是明确的，清晰确定地描述了某种知识，然而在现实中，人们常常面对的是在领域内未知的、不确定的、不完整的信息，希望从这些信息中完成

① Nestorov I. Whole Body pharmacokinetic models [J]. Clin Pharmacokin, 2003, 42 (10): 883.

② Percha B, Altman R B. Informatics confronts drug-drug interactions [J]. Trends in Pharmacological Sciences, 2013, 34 (3): 178-184.

③ 张良韬，基于模糊本体融合与推理的知识发现研究 [D]. 武汉大学，2019.

对事物的认识、分析、推断以及预测，进而为决策提供支撑①，因此人们提出了 D-S 证据理论②、粗糙集理论③、模糊集理论④等方法，来研究不确定知识的表示处理。本书主要从模糊角度来研究探讨知识的不确定性。

知识的模糊性表现为不精确性⑤，例如明亮、寒冷、坚硬这些概念，它们不能简单地用“是”或“否”来进行描述，这些概念本身不是界限分明的，因而它们之间的隶属关系也不是明确清晰、非此即彼的，这就是知识模糊性的一种体现。针对知识的模糊性，Zadeh L A 提出了模糊集理论，将特征函数的取值范围从｛0，1｝推广到［0，1］上，通过定义一个隶属函数来表达对象对于集合的隶属度。因此本书从模糊理论出发，对知识的模糊性进行研究。

①模糊理论概述。

设 A 是论域 U 上的一个集合，对于任意 $u \in U$，令

$$C_A(u)=\begin{cases}1, & u \in A\\ 0, & u \notin A\end{cases} \tag{6-1}$$

则称 $C_A(u)$ 为集合 A 的特征函数。特征函数 $C_A(u)$ 在 $u=u_0$ 处的取值 $C_A(u_0)$ 称为 u_0 对 A 的隶属度，这个值越接近 1，表示隶属度越高。而在模糊理论中，将特征函数的取值范围从{0，1}推广到 [0，1] 上，设 U 是论域，u_A 是把任意 $u \in U$ 映射为 [0，1] 上某个值的函数，即

① 胡涛，吕炳朝．基于粗糙集的不确定知识表示方法［J］．计算机科学，2000，27（3）：90-92.

② Yager R R. Entropy and specificity in a mathematical theory of evidence［M］// Classic Works of the Dempster-Shafer Theory of Belief Functions. Springer Berlin Heidelberg，2008.

③ 韩祯祥，张琦，文福拴．粗糙集理论及其应用［J］．信息与控制，1998，27（1）：37-45.

④ Deschrijver G，Kerre E E. On the relationship between some extensions of fuzzy set theory［J］. Fuzzy Sets & Systems，2003，133（2）：227-235.

⑤ 王国胤，张清华，马希骜，等．知识不确定性问题的粒计算模型［J］．软件学报，2011，22（4）：676-694.

$$u_A: U \to [0, 1] \text{ 或者 } u \to u_A(u) \tag{6-2}$$

则称 u_A 为定义在 U 上的一个隶属函数，由 $u_A(u)$（$u \in U$）所构成的集合 A 称为 U 上的一个模糊集，$u_A(u)$ 称为 u 对 A 的隶属度①。

举例而言，设论域 $U=\{$蓝天，白云，大地$\}$，用模糊集 A 来表示“年龄大”这个概念，先给出 3 个人的年龄：蓝天：35 岁，白云：56 岁，大地：97 岁，上述年龄除以 100 以后，就分别得到了各自对“年龄大”的隶属度：

u_A(蓝天) = 0.35，u_A(白云) = 0.56，u_A(大地) = 0.97

则模糊集 A 为：$A=\{0.35, 0.56, 0.97\}$

可以得知，模糊集是由隶属函数 u_A 刻画的，即模糊集 A 是由隶属函数 u_A 唯一确定。当 $u_A \in \{0, 1\}$ 时，模糊集 A 退化为清晰集，因为此时 A 为 0 或 1 是可以确定的，此时隶属函数 u_A 就变成了清晰集的特征函数 C_A。

②模糊集运算。

模糊集上的运算主要有：包含、交、并、补等。

包含运算：

设 A，$B \in F(U)$，若对任意 $u \in U$，都有

$$\mu_B(u) \leqslant \mu_A(u)$$

成立，则称 A 包含 B，记为 $B \subseteq A$。

交、并、补运算：

设 A，$B \in F(U)$，以下为扎德算子

$$A \cup B: \mu_{A\cup B}(u) = \max_{u\in U}\{\mu_A(u), \mu_B(u)\} = \mu_A(u) \vee \mu_B(u) \tag{6-3}$$

$$A \cap B: \mu_{A\cap B}(u) = \min_{u\in U}\{\mu_A(u), \mu_B(u)\} = \mu_A(u) \wedge \mu_B(u) \tag{6-4}$$

$$\neg A: \mu_{\neg A}(u) = 1-\mu_A(u) \tag{6-5}$$

① Etienne E Kerre. 模糊集理论与近似推理［M］. 武汉大学出版社，2004.

其他运算：

有界和算子 $\oplus$ 和有界积算子 $\otimes$

$$A \oplus B\text{：} \min\{1,\ \mu_A(u)+\mu_B(u)\} \tag{6-6}$$

$$A \otimes B\text{：} \min\{0,\ \mu_A(u)+\mu_B(u)-1\} \tag{6-7}$$

概率和算子 $\hat{+}$ 实数积算子 ·

$$A \hat{+} B\text{：} \mu_A(u)+\mu_B(u)-\mu_A(u)\cdot\mu_B(u) \tag{6-8}$$

$$A \cdot B\text{：} \mu_A(u)\cdot\mu_B(u) \tag{6-9}$$

基于模糊集理论来表示知识的模糊性，使用隶属度来刻画知识，其通用表达形式为：（<实体>，<属性>，（<属性值>，<隶属度>））。举例而言，失眠患者肯定会有“睡眠障碍”，并且可能有“认知障碍”，那么此知识可表示为：（患者，临床表现，（睡眠障碍，1））AND（患者，临床表现，（认知障碍，0.5））。

（2）资源描述框架 RDF

资源描述框架（RDF）是由 W3C 提出的标准，既可以是用于描述 Web 上资源，也可以用来描述具体的对象实例等。RDF 将任意的网络资源通过统一资源标识符 URI 来进行唯一的表示，RDF 本质上是一个数据模型，用来描述实体或资源，其描述行为通过 3 个方面来进行：

资源：以 RDF 来进行描述的一切事物都可以称为资源，这些资源可能是一个网站或者网页，也可能是一个对象如动物或者植物等，每一个资源都有一个通用的 URI，由于 URI 具有可扩展性，因此它可以用来描述任何一个实体。

属性：RDF 的属性用来表示资源的特定特征或者资源之间的关系等，可以定义它所描述的资源类型、属性值以及和其他属性的关系，简单来说，属性是拥有名称的资源，属性值是某个属性的值。

陈述：RDF 的陈述即通过属性以及相应的属性值来描述的特定资源，就是资源、属性和属性值的组合形成一个陈述，每个陈述是一个三元组，资源就是主体，属性即谓语，属性值即是客体，陈述又可以表示成一个“节点-边-节点”的链接，其中节点代表主体和客体，边代表谓语，其图 6-1 模型如下所示。

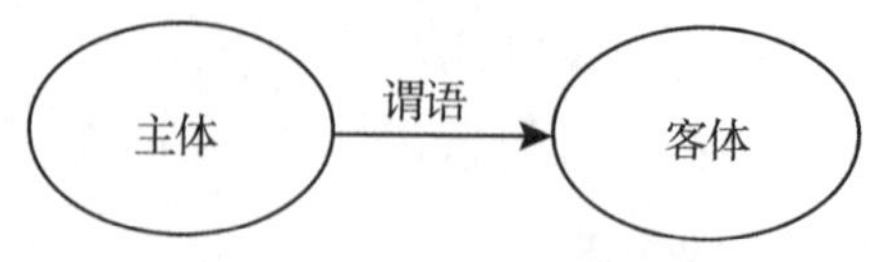

图 6-1　RDF 描述结构模型

（3）OWL 本体描述语言

本体描述语言是用事先规定的语言对本体概念及其相互关系进行描述或表示的方法，使得计算机能够理解本体知识，方便领域概念之间的交流与共享。OWL 本体描述语言继承了 RDF 的基本事实陈述方式以及 RDFS 的类和属性分层结构，并进一步的添加了语言构成要素，因此具备了相对更强的描述能力，使得计算机能够更加容易理解知识，OWL 是目前使用最为广泛的本体描述语言，包含 OWL Lite，OWL DL 以及 OWL Full 3 个子语言，表达能力由弱到强。本书考虑推理因素，使用 OWL DL 来实现本体的构建。

OWL 本体描述语言包含了 3 个基本要素：类，属性，实例。

类：又可以称为概念，具备相同特征的实例的集合，类中成员必须具备某种条件或要素。

属性：属性可以描述对象之间的二元关系或者对象与其本身类型含义等关系，它分为：

① 函数属性：通过这个属性只能连接一个实例；

② 反函数属性：即这个属性的反属性是函数属性，也就是对于一个给定的实例，只有最多一个实例能通过该属性连接那个实例；

③ 传递属性：即实例间关系具有传递性，如 X 包含 Y，Y 包含 Z，那么 X 包含 Y；

④ 对称属性：即实例间关系是对称的，对于任意的 x 和 y：P（x，y）当且仅当 P（y，x）。

此外，还可以将属性分为：

① 对象属性：连接两个实例，表现实例间的关系；

② 数据属性：连接实例和 XML Schema 数据类型值或 rdf literal，该属性不能为传递的、对称的、反函数的；

③ 标注属性：用来对类、属性、实例和本体添加信息（元数据）。

实例：又可以称为个体，是类中具备相同特征的实际个体，如人类别下的小明，即为一个实例。

构建一个本体其实就是对领域内的知识进行分析，明确其概念与关系，从而定义类、属性和实例的过程，通过对知识的结构体系进行研究，分析类与类之间的关系，限定约束条件，然后定义相应的属性及其赋值类型，最后通过对类添加实例以及设定实例之间的关系，这样就可以构建一个本体知识库。

（4）模糊本体表示

模糊本体的构建需要对事物的不确定性程度进行描述，在本体的形式化构建中增加对模糊概念、模糊关系的语义描述，通过对本体的模糊化扩展同时遵循本体建模基本原则来建立模糊本体①。Bobillo F 等通过识别模糊本体语言必须面对的语法差异，提出一种利用 OWL2 注释属性来表示模糊本体的方法②。

知识的模糊性可以用模糊理论中的隶属度来进行表示，因此在构建模糊本体之前，首先将知识的模糊性转化为隶属度形式，例如一位身高为 1.7 米的男生，在现实中可能被形容为“矮个”“一般”“高个”等不同的模糊集合，利用隶属度来表示，可以说该男生“属于矮个的程度为 0.2”“属于一般的程度为 0.6”“属于高个的程度为 0.2”。模糊理论确定隶属函数方法有直觉方法、模糊统

① Gruber T R. Toward principles for the design of ontologies used for knowledge sharing [J]. International Journal of Human-Computer Studies, 1995, 43 (6-6): 907-928.

② Bobillo F, Straccia U. Fuzzy ontology representation using OWL 2 [J]. International Journal of Approximate Reasoning, 2011, 52 (7): 1073-1094.

计和模糊分布等。

直觉方法就是人们考虑到模糊概念的背景、语义等相关知识，根据自己的理解对其建立隶属函数，因此，不同的人可能对同一个模糊概念建立不同的隶属函数。

举例而言，考虑描述空气温度的模糊变量，我们取之为“很冷”“冷”“正好“ “热”“很热”，则凭借我们对这几个模糊概念的认知和理解，规定这些模糊集的隶属函数曲线如图 6-2 所示：

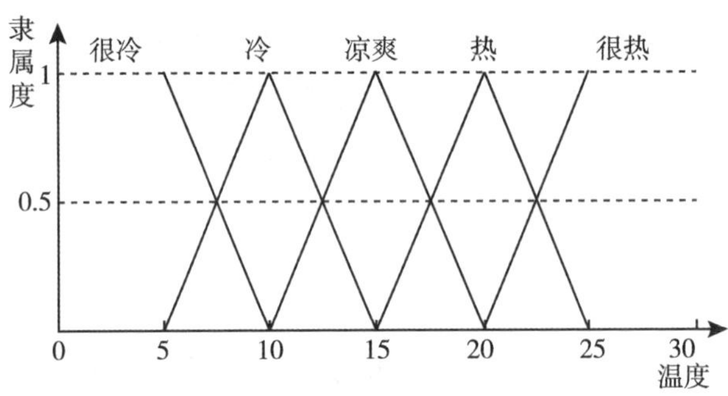

图 6-2　空气温度模糊变量隶属函数曲线

模糊统计主要是通过专家经验和统计分布来客观反映论域 U 中元素相对模糊概念的隶属程度，对元素 u_0 是否属于可变动的分明集合 A_*（作为模糊集 A 的弹性疆域）进行判断，其中元素 u_0 是固定的，而 A_* 在随机变动，在 n 次实验之后，元素 u_0 属于 A_* 的次数为 m，则元素 u_0 对 A_* 的隶属频率定义为：

$$u_0 \text{ 对 } A \text{ 的隶属频率} = \frac{\text{“}u_0 \in A_*\text{” 的次数 } m}{\text{实验的总次数 } n} \qquad (6\text{-}10)$$

当 n 足够大时，根据大数定律，获得较为稳定的隶属频率，即为元素 u_0 对 A_* 的隶属度。

在客观事物中，最常见的是以实数 R 作论域的情形，通常把实数集 R 上模糊集的隶属函数称为模糊分布，之后根据先验知识或数据实验确定隶属函数中的参数，得到具体的模糊分布。常见模糊分布隶属函数定义和图形如图 6-3、图 6-4、图 6-5 所示：

矩阵分布或半矩阵分布：

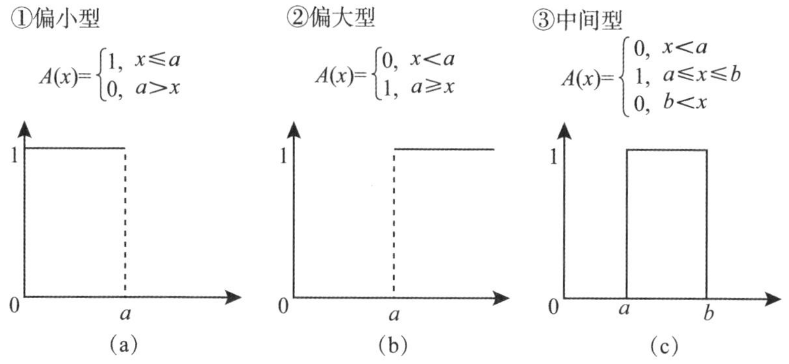

图 6-3　矩阵分布或半矩阵分布隶属函数

梯形分布或半梯形分布：

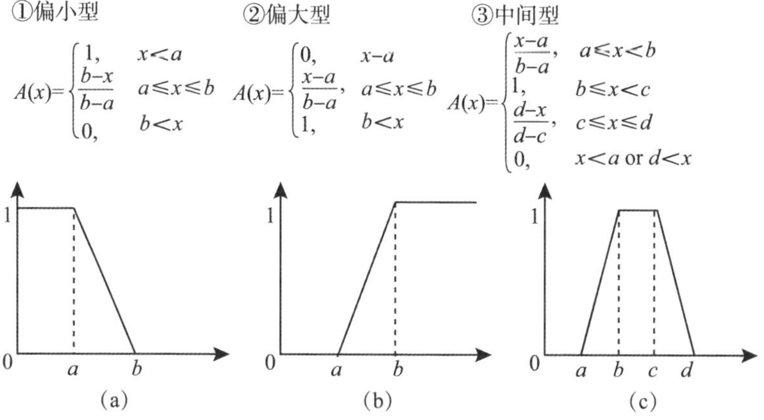

①偏小型
$A(x)=\begin{cases}1, & x<a\\\frac{b-x}{b-a} & a\leqslant x\leqslant b\\0, & b<x\end{cases}$
②偏大型
$A(x)=\begin{cases}0, & x-a\\\frac{x-a}{b-a}, & a\leqslant x\leqslant b\\1, & b<x\end{cases}$
③中间型
$A(x)=\begin{cases}\frac{x-a}{b-a}, & a\leqslant x<b\\1, & b\leqslant x<c\\\frac{d-x}{d-c}, & c\leqslant x\leqslant d\\0, & x<a \text{ or } d<x\end{cases}$
1
0
a
b
c
d
(a)
(b)
(c)

图 6-4　梯形分布或半梯形分布隶属函数

柯西分布或半柯西分布：

举例而言，年龄 age 在论域 U_{age} = [20，100] 上对于“青年”“中年”“老年”三个模糊集的隶属度，可以分别用偏小型梯形分布隶属函数、中间型梯形分布隶属函数和偏大型梯形分布隶属函数

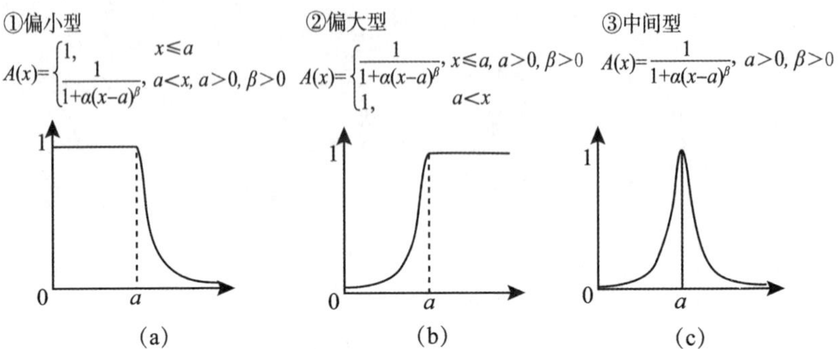

①偏小型
$A(x)=\begin{cases}1, & x\leqslant a\\ \dfrac{1}{1+\alpha(x-a)^{\beta}}, & a<x,\ a>0,\ \beta>0\end{cases}$
②偏大型
$A(x)=\begin{cases}\dfrac{1}{1+\alpha(x-a)^{\beta}}, & x\leqslant a,\ a>0,\ \beta>0\\ 1, & a<x\end{cases}$
③中间型
$A(x)=\dfrac{1}{1+\alpha(x-a)^{\beta}},\ a>0,\ \beta>0$
1
0
a
(a)
(b)
(c)

图 6-5　柯西分布或半柯西分布隶属函数

描述，各参数人工经验定义：

$$A_{\text{青年}}(x)=\begin{cases}1 & x\leqslant 35\\ \dfrac{50-x}{15} & 35<x\leqslant 50\\ 0 & 50<x\leqslant 100\end{cases} \tag{6-11}$$

$$A_{\text{中年}}(x)=\begin{cases}0 & x\leqslant 40\\ \dfrac{x-40}{5} & 40<x\leqslant 45\\ 1 & 45<x\leqslant 55\\ \dfrac{60-x}{5} & 55<u\leqslant 60\end{cases} \tag{6-12}$$

$$A_{\text{老年}}(x)=\begin{cases}0 & x\leqslant 55\\ \dfrac{x-55}{15} & 55<x\leqslant 70\\ 1 & x>70\end{cases} \tag{6-13}$$

根据上述隶属函数的定义，“青年”“中年”“老年”三个模糊集的隶属函数曲线如图 6-6 所示：

以 $x=42$ 为例，其属于这 3 个模糊集的程度分别是：$A_{\text{青年}}(42)=0.53$，$A_{\text{中年}}(42)=0.4$，$A_{\text{老年}}(x=42)=0$，即年龄为 42 岁的人，他属于青年的程度为 0.53，属于中年的程度为 0.4，属于

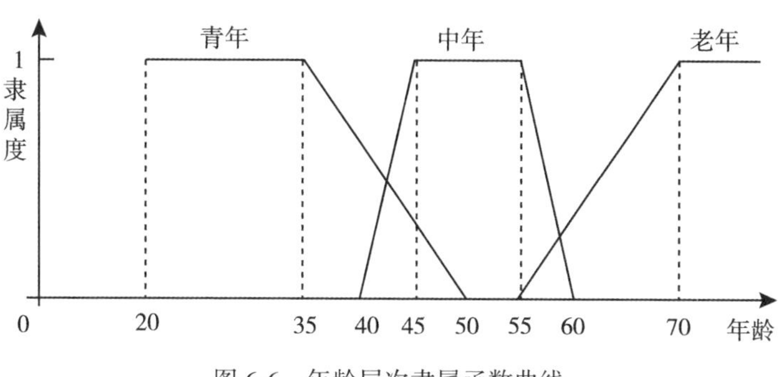

图 6-6 年龄层次隶属函数曲线

老年的程度为 0。

由此，本书对通用领域本体进行扩展，将具有模糊性的概念、属性和关系都通过隶属度来表现，将模糊本体定义为四元组 $O = < C, A, R, X >$，C 是概念集，包含了精确概念和模糊概念；A 是属性集；R 是概念与概念间以及概念与属性间的关系集，其包括了正常关系和模糊关系；X 是公理集，是模糊本体中概念、属性以及关系的约束等。

概念集的 owl 语义描述：

概念主要通过三元组 $g = < S, P, O >$ 表示，其中 S 是主体，P 是谓语，O 是客体，在 owl 语言中实际上相当于对类和实例的定义。举例而言，我们定义一个“Human”类，而“Tom”是属于“Human”类下的一个实例，表现为三元组 g = < Human，NamedIndividual，Tom>。

本体中的模糊概念本质上依旧通过三元组 $g = < S, P, O >$ 来表示，以年龄的模糊集来表示有：age=<young，middle，old>，那么它们的三元组即为：

g1=<age，NamedIndividual，young>

g2=<age，NamedIndividual，middle>

g3=<age，NamedIndividual，old>

属性集的 owl 语义描述：

本章对模糊概念间关系展开描述，因此主要对对象属性进行说明，对象属性用来描述两个类的实例间的关系，通过指定定义域（domain）和值域（range）来对二元关系施加限定。举例而言，“human”概念包含“age”概念，而这其中的“包含”即为一个对象属性，它由“human”指向“age”，其中“human”是它的定义域，“age”是它的值域。

关系集的 owl 语义描述：

关系主要由概念与概念之间、实例与概念之间、实例与实例之间等关系组成，精确关系主要体现在精确性上，就是{0，1}性，要么为0，要么为1。举例而言，“Tom”的年龄为24岁，这就是一个关于“human”和“age”的精确关系。模糊关系主要体现在隶属度中，通常使用的模糊本体将隶属度与实体直接结合来表示知识的模糊程度，如<小明，症状，（咳嗽，0.6）>这样的一个三元组形式来表示患者与咳嗽之间的相关程度，但是在实际应用中，这样的表示方法针对性太强，相当于是把“咳嗽”和“0.6”看作一个整体，在 OWL 语言中相当于创建一个症状与隶属度相结合的类，表现为一个字符串，只能针对具体的研究环境，导致知识的复用性会降低，比如想要了解咳嗽的患者有哪些，就必须新建一个只包含症状的类别，导致数据存储容量增大，同时对于本体知识融合也有较大的局限性。由此本书通过构建一个概念对的类，可以将组成概念对的类与概念对类相联系起来，同时构建一个专门描述隶属度的类别，这样模糊关系就可以通过概念对和隶属度来进行描述，其三元组形式即为 $g = < (s1,\ s2),\ P,\ A_{s1}(s2) >$，表示概念 $s1$ 和概念 $s2$ 间的模糊关系，隶属度 $A_{s1}(s2) \in [0,\ 1]$ 刻画了两个概念之间关于模糊关系的相关程度，如上三元组例子就表示为<（小明，咳嗽），症状，0.6）>，同时<小明，组成，（小明，咳嗽）>以及<咳嗽，组成，（小明，咳嗽）>，这样在实际应用中既可以了解“小明”或者“咳嗽”的其他属性，也可以清晰表示出“小明”与“咳嗽”之间的相关性程度，增加了知识的复用性和可扩展性，将精确知识和模糊知识表示在同一本体中。

综上所述，本书在本体定义和形式化描述的基础上，在领域本体中将具有模糊性的概念或概念间关系扩展为概念对，引入隶属度

来表现知识的模糊程度，使得领域本体同时具有对模糊知识和精确知识的描述能力，从而实现模糊本体构建。

6.1.2 模糊本体构建与融合

本书根据上一节提出的模糊本体表现方法构建模糊本体，从多源异构知识源中获取数据，采用数据清洗、数据转换等预处理手段后，构建各个知识源的模糊本体，之后将模糊本体进行融合得到一个完善的模糊本体知识库。基于本体的知识融合主要流程是实现本体对齐，希望能够链接多个现有的本体知识库，整合领域内不同主体之间的概念和数据，实现概念层属性层的对齐以及实体的匹配，并从顶层创建一个大规模的统一的本体知识库，从而帮助计算机理解底层数据。在本书中，需要首先构建模糊本体，然后对模糊本体进行融合，需要对概念对、隶属度等方面进行处理，其余流程和普通本体知识融合相当，需要以下流程，如图 6-7 所示：

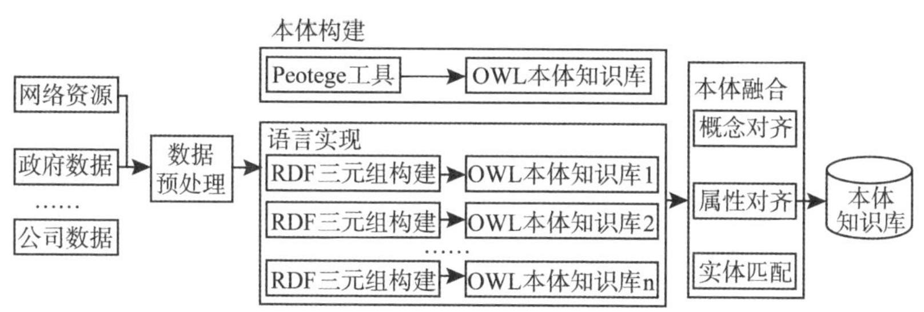

图 6-7 模糊本体构建与融合流程框架

（1）数据预处理

数据预处理阶段，原始数据的质量会直接影响到最终对齐的结果，不同的数据集对统一实体的描述方式往往是不相同的，对这些数据进行归一化处理是实现本体对齐的重要步骤。

数据的质量问题来源于多个方面，如多源异构性会导致数据准确性和完整性的问题，定义的不一致性会导致数据一致性的问题，表达的多样性会导致数据有效性和可获取性的问题等，数据的预处理需要综合考虑这些方面，设计出完善的解决方案。在特征工程中，对数据进行预处理主要是指进行数据清洗，即处理缺失值、处理重复值、数据标准化、正则化等，根据应用环境和目标选择的不同，有时还会对数据进行属性编码、特征选择、主成分分析等处理。

在进行数据预处理之后，来自知识库的数据其质量有一定的保证，但是通常不同的知识源并没有统一的标准来指定相同属性的表现形式，例如对于人物类别的属性出生日期，有的知识源使用“1996-01-20”来表示，而有的知识源使用“1995 年 1 月 20 日”来表示；联系电话的表示方法也有“+86 123xxxx1234”或者“123xxxxx1234”等表示方式。因此基于知识融合的数据预处理还需要对数据进行标准化设计，实现语法正规化和数据正规化。

（2）本体构建

在从不同知识源获取数据并经过数据预处理阶段后，将得到统一的结构化数据形式，根据具体需求从而完成本体构建，需要考虑领域分析、本体合并以及概念添加等多个方面，由 Stanford 大学开发的本体构建七步法可以比较完善的实现以上需求，因此本书本体构建使用七步法来进行：

①确定本体的专业领域：根据知识发现的需求确认应该使用哪些领域的知识，知识需要如何获取，以什么样的方式进行原始知识数据的存储以及利用等。

②考查已有本体的重用：了解当前需求知识领域中是否已经存在现有本体，是否可以直接进行扩展复用。

③列出本体中的重要术语：根据需求定义一个比较全面的综合的概念清单。

④定义类与类的层次关系：确认类与类之间的层次关系，哪些属于子类，哪些属于父类等，可以采用自顶向下或自底向上的形式。

⑤定义类的属性：确认类包含哪些属性，包括数据属性、对象属性等。

⑥定义属性的约束：定义属性值的数据类型、属性值的个数、属性所对应的值域和定义域等。

⑦创建实例：为每个类创建实例并填充属性值。

本书基于 OWL 语言构建模糊本体，然而 OWL 语言无法直接对模糊知识进行描述，因此本书通过构建概念对以及引入隶属度，将模糊知识转换为可以用概念对以及隶属度表示的精确知识，从而实现知识的模糊性表达，如< （小明，年轻），年纪，0.8）表示小明年纪属于年轻人的隶属度为 0.8，这本质上也是一个 RDF 三元组，因此可以直接使用 OWL 语言进行描述，这样完成模糊本体的构建，模糊本体表现模型如图 6-8 所示。

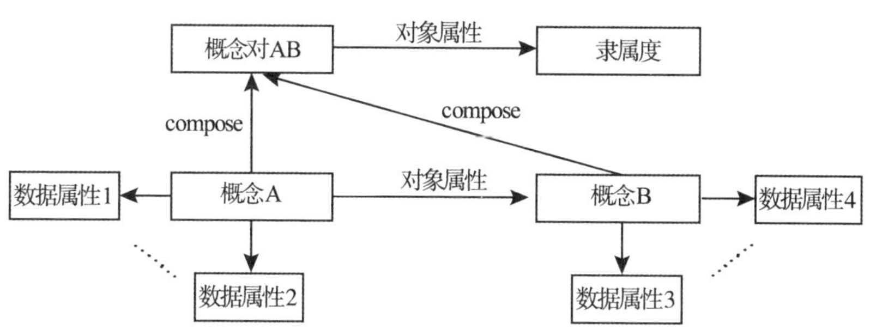

图 6-8　模糊本体表现模型

（3）本体融合

在获取多个本体知识库之后，对它们进行本体融合形成全局本体知识库，为发现新知识做准备。在本书中，实现本体融合主要采用概念对齐、属性对齐以及实体匹配操作，之后制定融合规则对融合结果进行处理，从而形成全局本体，融合框架如图 6-9 所示。

概念对齐和属性对齐采用自动识别或人工识别方法，了解不同本体知识库中对同一概念、属性的不同描述，挖掘等价概念和等价

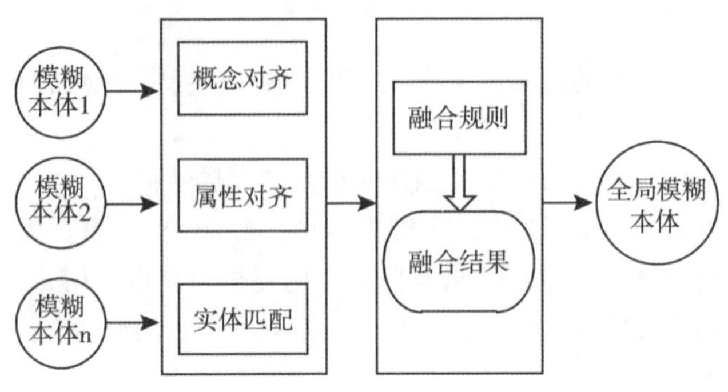

图 6-9 模糊本体融合框架

属性，生成相应的匹配规则，从而实现概念层和属性层的对齐。在完成概念层和属性层的对齐之后，接下来对实体进行匹配，实体匹配算法众多，有基于传统概率模型的实体匹配算法，基于机器学习的实体匹配算法以及它们的扩展算法等，本书面向属性定义较准确的知识库内容，因此采用基于属性相似度的实体匹配算法，其算法定义流程如下所示：

①相关定义。

经过 OWL 语言规范化后，设实体 A 属性名集合为 $Property_a = \{p_{a1}, p_{a2}, \cdots, p_{am}\}$，对应的属性值集合为 $Value_a = \{v_{a1}, v_{a2}, \cdots, v_{am}\}$；实体 B 属性名集合为 $Property_b = \{p_{b1}, p_{b2}, \cdots, p_{bn}\}$，对应的属性值集合为 $Value_a = \{v_{b1}, v_{b2}, \cdots, v_{bm}\}$，其中 m，n 分别是 A，B 实体的属性个数。

②计算流程。

a. 实体 A 和 B 的共有属性计算式：

$$\text{InterProperty}(A, B) = Property_a \cap Property_b \tag{6-10}$$

对于共有属性 $p_i \in Interproperty(A, B)$，其中 $P_{ax} = p_i$ 并且 $P_{by} = p_i$，其中，实体 A 的属性 P_{ax} 对应的属性值为 v_{ax}，实体 B 的属性 P_{by} 对应的属性值为 v_{by}。

b. 属性 p_i 的相似度计算式为：

$$\text{sim}(p_i) = \frac{lcs(v_{ax}, v_{by})}{\max(len(v_{ax}), len(v_{by}))} \tag{6-11}$$

其中 $lcs(v_{ax}, v_{by})$ 为实体属性值的最长公共子序列。

c. 实体 A 和实体 B 的相似度计算式为：

$$\text{property}_{\text{sim}(A, B)} = \frac{\sum_{i=1}^{T} sim(p_i)}{T} \tag{6-12}$$

其中，$T = | Property_a \cap Property_b |$。

在加入所有匹配属性的相似度评分后，我们获得实体 A 和实体 B 的相似度 $\text{property}_{\text{sim}(A, B)}$，然后通过设置两个相似度阈值，判断计算结果位于哪个相似度区间，可以形式化表示为：

$$\begin{cases} \text{property}_{\text{sim}(A, B)} \geqslant t_2 => A, B \text{ 匹配;} \\ t_1 \leqslant \text{property}_{\text{sim}(A, B)} \leqslant t_2 => A, B \text{ 可能匹配;} \\ \text{property}_{\text{sim}(A, B)} \leqslant t_1 => A, B \text{ 不匹配;} \end{cases} \tag{6-13}$$

其中，A、B 是待匹配的实体对，t_1、t_2 是相似度阈值的下界和上界，由此对实体的匹配程度进行判断。此外，本书模糊本体中引入了概念对和隶属度的形式，通常概念对只会有名称以及隶属度这两个属性，一个概念对相当于一个字符串，包含了两个实体，在本书中不考虑复杂因素，仅考虑概念对类中概念名称这一属性，对概念对进行分割排序组合之后，计算概念对的相似度

$$\text{property}_{\text{sim}(A, B)} = \frac{lcs(A, B)}{\max(len(A), len(B))} \tag{6-14}$$

之后再根据相似度阈值对概念对的匹配程度进行判断。在完成实体匹配之后，有时会存在属性值不一致的情况，即不同本体中对同一个实体的属性值描述不一，那么就会给用户反馈不一致的结果，因此通常需要对所有结果采取融合规则，将它们化为一个结果，目前对于融合规则的研究较多，通常采用以下几条融合规则：

a）多数优先规则：选择结果集中出现次数最多的那项结果作为最终结果。

b）可信度优先规则：结果集中各项结果由不同知识源提供，选择可信度最高的知识源的结果为最终结果。

c）随机规则：从结果集中随机选择一项结果作为最终结果。

d）数学运算规则：若融合结果集为数值型数据，还可以采用取最大值、最小值、平均值等数学运算结果作为最终结果。

本书涉及模糊信息，采用隶属度来进行表示，因此进行融合结果处理时，可以对概念对和隶属度进行扎德算子中的“并”运算，也就是取最大值原则，即：

$$A \cup B:\ \mu_{A\cup B}(u) = \max_{u\in U}\{\mu_A(u),\ \mu_B(u)\} = \mu_A(u) \vee \mu_B(u) \tag{6-15}$$

举例而言，若不同模糊本体存在同一概念对，它们的三元组表现形式分别是：<("*Tom*","*Young*")，*age*，0.8>，<("*Tom*","*Young*")，*age*，0.6>，那么对它们进行融合时取“并”运算，最终在融合的本体中此概念对的三元组表现形式是<("*Tom*","*Young*")，*age*，0.8>。

最终，我们获得相对完整的全局模糊本体知识库，并在此基础上进行知识推理从而实现知识发现。

6.1.3　模糊本体知识推理

目前，人类对世界的认知和对知识的发现不可避免地会涉及知识推理的领域，本书基于模糊本体的知识推理即可以实现精确推理，也可以实现模糊推理，使得知识推理更为完善。本书将模糊本体运用到知识推理中，可以实现基于规则的面向模糊知识的知识推理，通过对 SWRL 规则进行扩展，使其能够表示相应的模糊规则，然后基于推理机完成规则匹配和冲突消解，实现模糊本体知识推理，其知识推理框架如图 6-10 所示。

（1）SWRL 规则扩展

SWRL（Semantic Web Rule Language）是由语义的方式呈现规则的一种语言，它的规则部分概念是由 RuleML 所演变而来，在结合 OWL 本体论中产生，是为了弥补 OWL DL 无法表示规则而产生的语言，通过 SWRL 可以对 OWL 本体中类间关系、属性间关系、实例间关

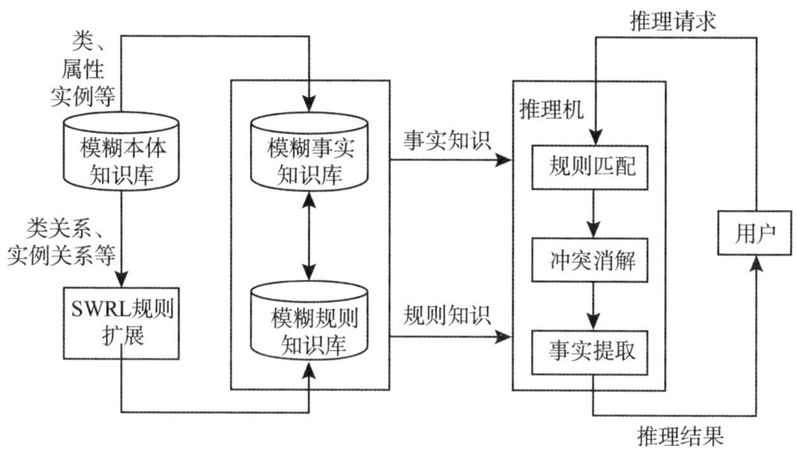

图 6-10　模糊本体知识推理框架

系以及公理等进行规则扩展，增强本体的逻辑表达能力，使得本体和推理规则能够更好地结合在一起，从而有效地实现基于规则的知识推理①。

SWRL 主要由 Variable 、Atom、Building 和 Imp 4 个部分组成：

①Atom：Atom 用于定义条件判断的限制式，包含 ClassAtom、IndividualPropertyAtom、SameAsAtom、DifferentFromAtom 等。

②Variable：Variable 的功能是定义 Atom 中的所有变量，如：C (x)是 Class 的形式化描述，表明 x 是属于 C 类的一个实例，如 Student（? x）表示 x 是 Student 类下的一个实例；P（x，y）是对 Property 的形式化描述，其中 x、y 可以是变量或实例等，P 是对象属性，如 hasStudent（? x,? y）表示 y 是 x 的学生；sameAs（x，y）是对 SameAsAtom 的形式化表示，表明 x 和 y 等价；differentFrom（x，y）表明 x 和 y 不等价。

③Building：Building 用于定义 SWRL 中的各种逻辑比较关系，用

① 张艳涛，陈俊杰，相洁．基于 SWRL 本体推理研究［J］．微计算机信息，2010，26（9）：182-183.

于进行数值比较、数学运算、字符串操作等，如：Equal 表示 $x = y$；notEqual 表示 $x \neq y$；lessThan 表示 $x < y$；greaterThan 表示 $x > y$；lessThanOrEqual 表示 $x <= y$；greaterThanOrEqual 表示 $x >= y$ 等。

④Imp：Imp 是 SWRL 的规则部分，它由 Head 和 Body 组成表明一条推理规则，如：hasFather(? x,? y) ∧ hasFather(? z,? y) → hasRelative(? x,? z)，其中 hasFather(? x,? y) ∧ hasFather(? z,? y) 是它的 Body 部分，而 hasRelative(? x,? z) 是它的 Head 部分。

SWRL 规则是"Body → Head"形式的，Body 表示它的推理前提，Head 表示它的推理结果，以 hasFather(? x,? y) ∧ hasFather(? z,? y) → hasRelative(? x,? z) 为例，y 是 x 的父亲且 y 是 z 的父亲，那么可以推出 x 和 y 是亲戚关系。

SWRL 不仅可以用来表示精确知识的规则，也可以通过扩展表示不确定知识的规则，Pan J Z 等对 SWRL 进行模糊扩展，提出了 f-SWRL 语言，可以用于表示模糊知识①，举例而言，以下模糊规则：

IF(人，表现，(眼神飘忽，0.5))
AND(人，表现，(举措不安，0.8))
THEN(人，行为，(说谎，0.9))

使用 f-SWRL 可以表示为：

Human(? x) ∧ hasEyesDrifting(? x) * 0.5 ∧ hasUneasy(? x) * 0.8 → lies(? x) * 0.9

而本书在此直接引入隶属度作为属性值，通过 SWRL 的内置函数，我们可以将 hasEysDrifting 这种作为类的数据属性，将隶属度作为数据属性的值，由此可以直接用 SWRL 语言进行表示为：

Human(? x) ∧ hasEyesDrifting(? x,? y) ∧ swrlb：Equal(? y, 0.5) ∧ hasUneasy

(? x,? z) ∧ swrlb：Equal(? z, 0.8) → lies(? x,? m) ∧ swrlb：Equal(? m, 0.9)

① Pan J Z, Stamou G, Tzouvaras V, et al. f-SWRL: A fuzzy extension of SWRL [J]. Lecture Notes in Computer Science, 2004, 4090: 28-46.

本书规则和 f-SWRL 规则的差别在于 f-SWRL 语言描述的规则是模糊规则，但是现在的推理机无法直接对它所描述的模糊规则进行推理，通常需要将 f-SWRL 规则转换为 Prolog 规则，OWL 本体转换为 Prolog 语言表示的知识库，才能实现模糊规则的推理，而本书引入概念对和隶属度的做法，将隶属度作为概念或概念对中的属性值，由此联立概念、概念对、隶属度，相当于把模糊知识转换为可以表示模糊性的精确知识，从而避免进行转换，直接通过 OWL 模糊本体和 SWRL 语言在推理机中实现知识推理。

（2）模糊知识推理

SWRL 语言只是规则描述语言，它本身并不具备知识推理的能力，因此在进行知识推理的过程中，通常需要将定义好的 SWRL 规则与推理机相连接，从而实现知识推理。目前对于推理机的研究已经较为成熟，通常它们都基于规则或者基于描述逻辑来完成推理，但是大部分推理机只能实现精确知识推理，只有部分推理机能够在一定程度上解决不确定知识推理问题。针对本体的推理，越来越多的集中在几种标准的本体描述语言如 RDF、RDFS 以及 OWL 等，因此研究者针对这些语言开发了具有针对性的推理机如 Racer、FaCT、Pellet 等，效率高，使用方便，但是将推理能力限定在这几种具体的本体语言上，很难进行扩展。除了这些针对性强烈的推理机外，Jess 和 Jena 也是比较常用的推理机，它们都能够一定程度上的支持不确定推理。推理机主要通过控制知识库以及规则库的运行，确定如何选用规则以及选用什么规则，流程一般为规则匹配、冲突解决以及事实提取。

本书采用正向推理方法执行规则匹配，当用户提出推理目标，推理机将该推理目标送入模糊事实知识库中，根据模糊事实知识库中的知识来匹配 SWRL 语言中的“Body”部分，如果匹配成功，判断 SWRL 语言中的“Head”部分是否已在模糊事实知识库中，若不在，就将其作为新的事实加入模糊事实知识库中；如果匹配失败或者结论已经在模糊事实知识库中，那么推理机就继续提取下一条规则，直到所有的规则都被匹配为止。在此过程中，理想的状态是事实只匹配成功一条规则，那么推理机就执行这条规则，但是实际中常常会遇到事实匹配成功多条规则，这种情况就称为规则冲突，这时候就需要进行冲突消解，应用某种策略来决定首先应用哪些规则，常用冲突消解策略①有以下几种：

①选择一条——只选择匹配事实的第一条规则。

②顺序选择原则——按匹配规则的顺序执行，前面建立的新事实可被后面的规则使用。

③详细规则优先——优先选择条件部分最详细的规则。

④重要度优先——预先给各规则赋予表示其重要程度的权值，在处理冲突规则时，选择权值最高的规则。

⑤最近优先法——优先选择与最近加入事实库中的事实相匹配的规则。

由此，总结推理流程如图 6-11 所示。

本书模糊本体中既包含了精确知识也包含了模糊知识，同时也支持精确规则和模糊规则，其基于规则的推理最终可以实现精确知识和模糊知识的发现。在模糊知识推理中，事实和规则都存在不确定的表述，而推理结果也是不确定的，在本书中使用隶属度来表示知识的模糊性，通过将隶属度引入模糊本体中，结合概念以及概念对的形式，可以构建出表示模糊信息的精确规则。

精确规则是根据模糊本体中表示精确概念的定义以及它们之间的语义关系构建的规则，它在推理过程中主要负责解决精确概念的匹配问题，例如我们定义如果两种药物都作用于同一个靶标，一种对靶标起到抑制作用，另一种对靶标起到促进作用，那么它们就具有相互作用，其精确规则可以表示如下：

drug(? x) ∧ drug(? y) ∧ target(? z) ∧ inducer(? x,? z) ∧ inhibitor(? y,? z)

∧ differentFrom(? x,? y) → interact(? x,? y)

这条规则表示存在药物 x、药物 y 和靶标 z，药物 x、y 不一样，

① 闫振丰. 语义 Web 粗糙模糊本体支持的知识推理研究［D］. 大连海事大学，2013.

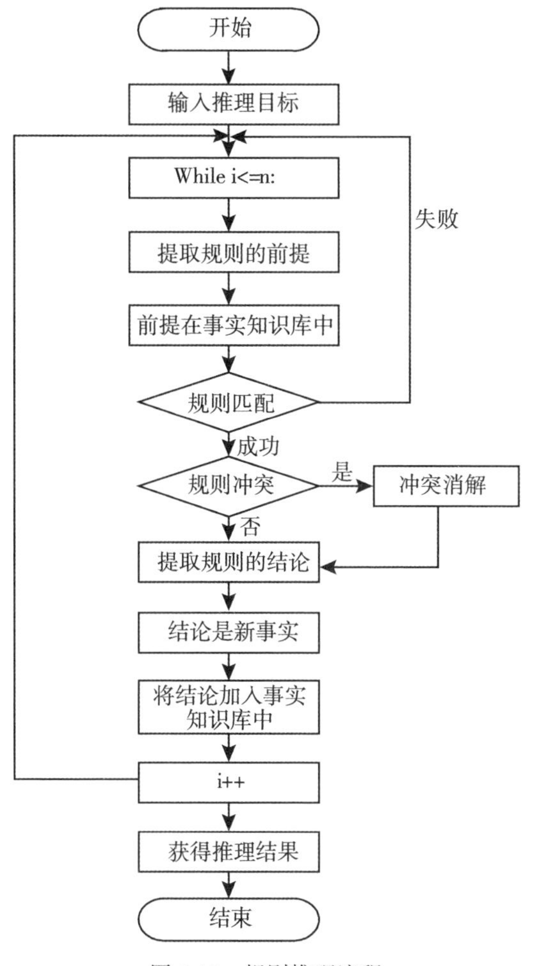

图 6-11　规则推理流程

药物 x 对靶标 z 起到促进作用，药物 y 对靶标 z 起到抑制作用，那么药物 x 和药物 y 具有相互作用。

模糊规则是根据模糊本体中表示模糊概念的定义以及它们之间不确定的语义关系构建的规则，通过隶属度来表示不确定语义关系，将不确定性转换为精确性，同时引入概念对的形式可以用来表示两个不同实体之间的模糊关系。例如我们定义两种药物组成药物对，根据计算后这组药物对发生相互作用的概率大于 0.8，那么我们就认为这两种药物具有相互作用，其模糊规则可以表示如下：

drug(? *x*) ∧ drug(? *y*) ∧ drugdrug(? *e*) ∧ compose(? *x*,? *e*) ∧ compose(? *y*,? *e*)

∧ *lsd*(? *e*,? *z*) ∧ swrlb: greaterThan(? *z*, 0.8) ∧ differentFrom (? *x*,? *y*)

→ interact(? *x*,? *y*)

这条规则表示存在药物 *x*，药物 *y* 和药物对 *e*，药物 *x*、*y* 不一样且它们组成了药物对 *e*，如果药物对 *e* 起到相互作用的隶属度大于 0.8，那么药物 *x* 和药物 *y* 具有相互作用。

根据目前基于模糊本体知识发现存在的问题，本节基于模糊本体融合与推理实现知识发现，引入隶属度来表现知识的模糊性，提出在模糊本体中引入了隶属度以及概念对的形式，方便的表示概念以及概念之间的不确定程度，通过模糊本体构建、模糊本体融合、模糊本体推理来实现知识发现，既可以发现精确知识，也可以发现模糊知识。

6.1.4　药物相互作用知识发现

随着医学的发展和技术的进步，药物相关的数据在不断更新，新药不断发行的时候过往的药物也被发现新的作用机制。但是当前互联网的相关数据并没有实时更新，因此药物相互作用知识的覆盖是不完善的。药代学观点认为相似的药物可能作用于相似的蛋白质，此外靶标也是发现药物相互作用知识的考虑因素之一，因此具有相似靶标的药物更有可能具有相同的药代学机制，如果两种药物作用于同一转运蛋白或者酶，那么它们就有可能发生相互作用。

因此，本书使用网络资源 drugs 数据库以及 drugbank 数据库中药物相关数据，基于靶标计算药物相似度表现药物之间的相关程度，引入相似药物对以及药物相似度，基于本书提出的模糊本体表示模型构建模糊本体，其中相似药物对即相当于本书提出模糊本体

表示模型的概念对，药物相似度即相当于隶属度，将来自两个知识源的模糊本体进行融合，对于相同相似药物对的不同相似度采取融合后处理，基于取最大值的原则得到一个全局模糊本体知识库，之后基于 SWRL 语言根据药物相似度机制构建模糊规则，根据药代学机制构建精确规则，通过推理机实现规则推理从而发现药物相互作用知识，最后与检验数据中的药物相互作用知识进行对比，证明本书知识发现模型的正确性与有用性。

(1) 药物相互作用数据

采用爬虫工具爬取 drugs 以及 drugbank 两个网络药物知识库中药物相关部分数据，包括靶标、转运蛋白、酶、作用行为以及相互作用药物对数据，将其转换为结构化药物数据，其中靶标、转运蛋白、酶、作用行为数据作为发现药物相互作用知识的基础数据，而相互作用药物对数据作为检验数据，与最终模型发现的药物相互作用进行对比检验，为设置模糊本体进行融合实验，将 drugbank 数据进行随机抽取分为两部分数据，最终爬取药物数据结果如表 6-1 所示：

表 6-1 **实验数据类型**

知识源	药物	靶标	转运蛋白	酶	相互作用药物对
Drugbank1	882	739	63	106	65156
Drugbank2	597	593	55	89	51092
Drugs	657				54329

此外，药物的作用行为数据主要是指药物对于转运蛋白以及酶的作用，主要包含三种作用行为："Inducer" 诱导行为、"Inhibitor" 抑制行为以及 "Substrate" 底物行为。

(2) 药物相似度计算

由于本书需要根据药物相似度以及药物代谢动力学机制发现药

物相互作用知识，因此对基础数据进行进一步处理，即基于靶标计算药物之间的相似度。本书使用余弦相似性来计算药物之间的相似度，首先构建药物-靶标的作用矩阵，其中横坐标代表药物，纵坐标代表靶标，这样药物 X 的作用靶标可以表示为向量 $V_X=(v_{1,1}, v_{1,2}, v_{1,3}, \cdots, v_{1,m})$，药物 Y 的作用靶标可以表示为向量 $V_Y=(v_{2,1}, v_{2,2}, v_{2,3}, \cdots, v_{2,m})$。如果靶标 T_i 是药物 X 的靶标，那么使得 $v_{1,i}=1$，否则 $v_{1,i}=0$。那么药物 X 与药物 Y 的相似度可以表示为：

$$\text{Similarity}(X, Y) = \cos< V_X, V_Y > = \frac{V_X \cdot V_Y}{\|V_X\| \cdot \|V_Y\|} = \frac{\sum_{i=1}^{m}(v_{1,i}) \cdot (v_{2,i})}{\sqrt{\sum_{i=1}^{m}(v_{1,i})^2} \cdot \sqrt{\sum_{i=1}^{m}(v_{2,i})^2}} \tag{6-16}$$

（3）药物相互作用模糊本体构建

药代学药物相互作用知识包含了药代学作用机制，如酶作用和转运蛋白作用，此外本章还考虑了药物相似关系的对象属性，由此本书基于以下步骤构建了药物相互作用的模糊本体：①确定药代学药物相互作用领域知识的基本概念；②分析和确定这些概念之间的关系；③实例化这些概念；④对各知识源创建的模糊本体进行知识融合；⑤建立药物相互作用的推理规则。本书基于本体构建工具 Protégé 构建基本本体框架，然后采用三元组算法为框架中添加实例。

Protégé 软件可用于本体编辑和开发，它隐藏了具体的本体描述语言，提供了对本体中类、属性、关系以及实例等的直接实现，但是必须手动对它们进行编辑设定，无法批量导入数据，因此本书只用它构建药物相互作用知识模糊本体的基本框架。为了实现药物相互作用知识发现的目的，基于药代学药物相互作用机制以及药物相似度机制，由此本书构建了 4 个概念类、1 个概念对类以及 6 个对象属性：概念类："drug" 药物类、"enzyme" 酶类、"transporter"

转运蛋白类、“lsd”隶属度类；概念对类：“drug_drug”药物-药物对类；对象属性：“inducer”诱导关系、“inhibitor”抑制关系、“substrate”底物关系、“similarity”相似关系、“interact”相互作用关系、“compose”组成关系。概念以及概念间关系如图 6-12 所示：

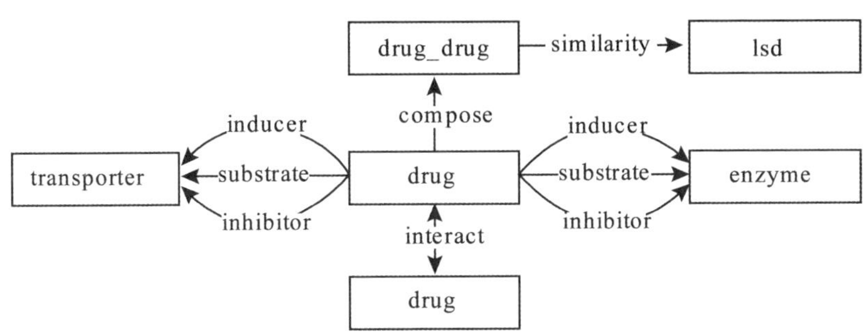

图 6-12　药代学药物相互作用模糊本体结构

RDF 三元组是一种适合结构化知识存储的方式，它的数据模型极其简单，而且具有非常强大的表达能力，是目前互联网用户概念描述的通用方法，如 DBpedia 就是用 RDF 格式来存储知识。RDF 三元组的表现形式是<主体，谓语，客体>，即主体拥有谓语所描述的这一类属性，而客体就是这个属性所对应的属性值，具备指向性关系。本书在构建好本体框架之后，将结构化数据转化为 RDF 三元组的形式，之后我们就获取对应于同一数据源的多个 RDF 三元组文件，然后将其扩展为 OWL 本体描述语言，对其进行 OWL 序列化扩展，实现模糊本体的构建，其算法流程如图 6-13 所示。

根据 OWL 描述语言的类、属性以及个体语法类型，完成从 RDF 三元组到 OWL 描述语言的转换，最终结果输出为一个 OWL 本体文件，也就是我们最终获得的模糊本体知识库，如图 6-14 所示。

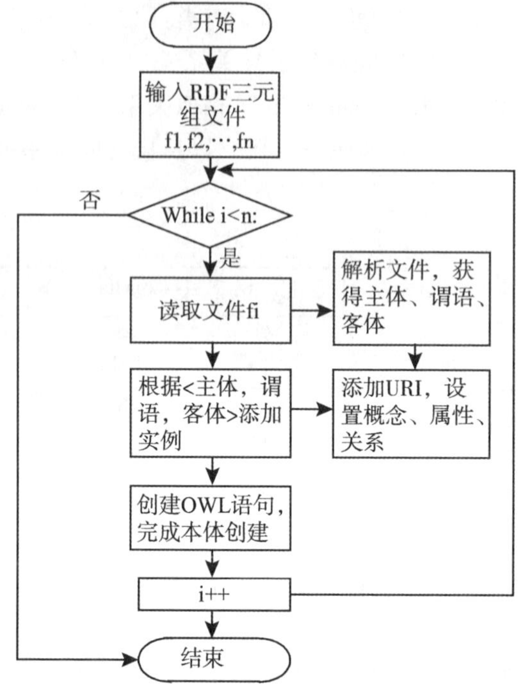

图 6-13　本体实例填充算法流程

```
<!-- http://www.owl-ontologies.com/drug_action.owl#Adrenodoxin,mitochondrial -->

<owl:NamedIndividual rdf:about="http://www.owl-ontologies.com/drug_action.owl#Adrenodoxin,mitochondrial">
   <rdf:type rdf:resource="http://www.owl-ontologies.com/drug_action.owl#Target"/>
</owl:NamedIndividual>


<!-- http://www.owl-ontologies.com/drug_action.owl#Agmatine -->

<owl:NamedIndividual rdf:about="http://www.owl-ontologies.com/drug_action.owl#Agmatine">
   <rdf:type rdf:resource="http://www.owl-ontologies.com/drug_action.owl#Drug"/>
   <Substrate rdf:resource="http://www.owl-ontologies.com/drug_action.owl#Solutecarrierfamily22member1"/>
   <Substrate rdf:resource="http://www.owl-ontologies.com/drug_action.owl#Solutecarrierfamily22member2"/>
   <Substrate rdf:resource="http://www.owl-ontologies.com/drug_action.owl#Solutecarrierfamily22member3"/>
   <Substrate rdf:resource="http://www.owl-ontologies.com/drug_action.owl#Y+Laminoacidtransporter1"/>
</owl:NamedIndividual>
```

图 6-14　OWL 语言本体知识库

(4) 药物相互作用模糊本体融合与推理

在构建好模糊本体之后，采用基于属性相似度的实体匹配算法，由于医药领域知识的严谨性，直接对药物名称进行相似度计算，设定相似度阈值为 1 表明完全一样才是同一实体，同时在融合后处理阶段对模糊属性即药物相似度采用扎德“并”运算，完成对来自两个知识源知识的集成与融合。为了基于药代学机制发现药物相互作用知识，Boyce R D 等使用一阶逻辑（FOL）来描述药代学药物-药物相互作用①，而 Herrerozazo M 等基于 SWRL 创建规则来表示药物相互作用机制并推断出新的可能的药物相互作用②，Moitra A 等创建了一套规则来表示一种药物如何根据药代动力学改变另一种药物的代谢③。由此，本书基于药物相似度以及药代学机制构建药物相互作用推理规则，药物相似度规则属于模糊规则，即判断当两种药物相似度大于某种阈值时认为这两种药物可能作用于同一个酶或者转运蛋白，如药物 X 对酶 Z 起到抑制作用，如果药物 Y 在现有知识中没有确认它与酶 Z 有作用且药物 Y 与药物 X 相似度达到阈值，那么认为药物 Y 也可能对酶 Z 起到抑制作用，举例而言：

drug（? x）∧drug（? y）∧enzyme（? z）∧drugdrug（? m）∧compose（? x,? m）

∧compose（? y,? m）∧similarity（? m,? l）∧swrlb: greaterThan（? l, 0.7）

∧differentFrom（? x,? y）∧inbihitor（? x,? z）→inhibitor（? y,? z）

此规则表明存在药物 x 和药物 y 以及酶 z，其中药物 x 和药物 y 不同且组成药物对 m，如果药物对 m 的相似度大于 0.7 而且药物 x

---

① Boyce R D, Collins C, Horn J, et al. Modeling drug mechanism knowledge using evidence and truth maintenance [J]. IEEE Transactions on Information Technology in Biomedicine, 2007, 11 (4): 386-397.

② Maria Herrero-Zazo, Segura-Bedmar I, Hastings J, et al. DINTO: Using OWL Ontologies and SWRL rules to InferDrug-Drug interactions and their mechanisms [J]. Journal of Chemical Information and Modeling, 2014.

③ Moitra A, Palla R, Tari L, etal. Semantic inference for pharmacokinetic Drug-Drug interactions [C] // 2014 IEEE International Conference on Semantic Computing. IEEE, 2014.

对酶 z 存在抑制作用，那么药物 y 对酶 z 也可能存在抑制作用，同理底物作用和促进作用也是类似规则。

药代学机制规则属于精确规则，即如果两种药物作用于同一酶或者转运蛋白，如药物 X 对酶 Z 起到抑制作用，而药物 Y 对酶 Z 起到底物作用，那么药物 X 可能会抑制药物 Y 产生作用，也就是药物 X 和药物 Y 发生了相互作用。基于药代学的药物相互作用机制①如下所示：

① Substrate-Substrate：如果药物 x 是酶 z 的底物，药物 y 是酶 z 的底物，那么由于药物的竞争，x 和 y 的代谢可能是抑制，导致药物相互作用的发生。

② Inhibitor-Substrate：如果药物 x 是酶 z 的抑制剂，药物 y 是酶 z 的底物，那么 y 的代谢将减少，导致其存在的时间更长。

③ Inducer-Substrate：如果药物 x 是酶 z 的诱导物，药物 y 是酶 z 的底物，则 y 的代谢将减少并且更早消失。

④ Inducer-Inducer：如果药物 x 是酶 z 的诱导剂，药物 y 是酶 z 的诱导剂，则两种药物的代谢将加速，导致它们更早被消除。

⑤ Inhibitor-Inhibitor：如果药物 x 是酶 z 的抑制剂，药物 y 是酶 z 的抑制剂，则两种药物的代谢减少，药物在体内保持更长时间。

根据如上所示的药代学药物相互作用机制，可以构建药代学机制推理规则，举例而言：

drug（? x）∧drug（? y）∧enzyme（? z）∧differentFrom（? x,? y）∧inhibitor（? x,? z）

∧substrate（? y,? z）→interact（? x,? y）

此规则表明存在药物 x 和药物 y 以及酶 z，其中药物 x 和药物 y 不同，如果药物 x 在酶 z 上起到抑制作用，药物 y 在酶 z 上起到底物作用，那么药物 x 和药物 y 就可能存在相互作用。

在构建好推理规则之后，通过推理机完成知识推理从而实现药

① Preissner S, Kroll K, Dunkel M, et al. SuperCYP: a comprehensive database on Cytochrome P450 enzymes including a tool for analysis of CYP-drug interactions [J]. Nucleic Acids Research, 2010, 38 (Database): D237-D243.

物相互作用知识发现，最后将发现的药物相互作用知识与检验数据中存在的药物相互作用进行对比评价，完成实验。

（5）药物相互作用知识发现结果分析

本书仅仅从药物代谢动力学机制出发试图发现药物相互作用，而在实际中药物相互作用以及它们的潜在机制涉及了复杂的药理学过程，除此之外，由于数据库没有保持最新的更新以及可能有更多的药物相互作用还未发现，无法证明推理得知的不在检验样本中的相互作用药物对是真的不存在药物相互作用，因此本书主要使用召回率作为模型的评价指标。

此外，本书由于考虑了药物相似度机制以及药物代谢动力学机制，因此将药物相似度作为阈值，发现在某个阈值条件下推理得出的药物相互作用知识，即在模糊规则即药物相似度规则中设定swrlb：greaterThan（？1，阈值），当药物相似度大于此阈值时认为后续推理结果成立，即药物对酶或转运蛋白的某种行为成立，之后再根据精确规则即药代学机制规则推理发现药物相互作用，其实验结果各指标曲线如图 6-15 所示。

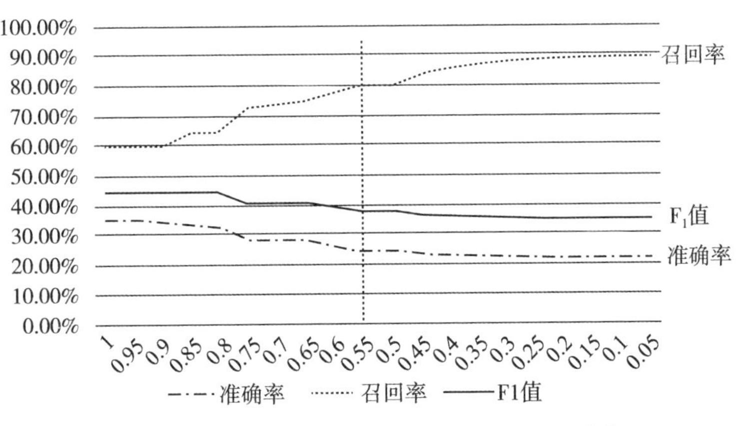

图 6-15 药物相互作用知识发现实验结果指标曲线

可以看出，随着相似度阈值的降低，召回率逐渐增高而准确率逐渐降低，在相似度阈值为0.55的时候，在取得较高召回率的同时准确率也趋于平滑，此时召回率为79.98%，准确率为37.84%，而最高可以获得89.94%的召回率，即根据目前实验现有药物相互作用数据中，模型通过结合模糊规则和精确规则可以最高发现89.94%的药物相互作用，由此可以看出，模型可以有效地发现药物相互作用知识。

此外，本书对药物相互作用知识进行发现仅考虑了药代学作用机制，从而导致准确率较为低下，但相比于以往基于本体推理的药代学药物相互作用发现研究，本书不仅引入了药代学精确规则，同时考虑了药物相似度作用模糊规则，结合两类规则进而发现药物相互作用，为发现药物相互作用提供了一个新的思路，同时比较结果准确率有所降低但召回率有了较大幅度的提升，根据实验结果研究者可以有针对性、目的性地进行临床实验发现两种药物是否具有药物相互作用，有助于节省资源避免盲目发现。

6.2 基于网络评论的药物满意度预测

随着互联网社交领域的日益发展，许多药物论坛中蕴藏了丰富的药物评价相关信息，利用深度学习模型对评论文本进行充分挖掘，可以预测人们对药物效果的满意程度，从而帮助制药厂了解用药者的诉求，且更有效的指导人们科学用药。满意度作为网络评论文本的一个重要衡量指标，旨在体现用户对于使用产品后的一种直观感受，针对评论文本的满意度预测实验主要采用情感分析技术，对用户评论文本进行情感倾向性分类，并作为用户满意程度等级标签。该部分通过对drugs.com网站爬虫，获取了大量用药者对药物的评论文本数据以及满意度打分情况，采用双向长短期记忆网络模型对评论文本的满意度进行预测，同时为了解决标注数据有限的问题，提出了一种改进的迁移学习模型从而使模型在不同领域数据间预测的泛化能力提高。本节主体内容选自项目研究成果“基于网

络药物评论的药物满意度预测研究”①。

6.2.1 概述

用户满意度即对所使用商品所付出的成本与所获得的收益对比后所产生的一种认知。收集用户对于某产品的满意度等信息能够更好地帮助商品厂家了解用户的喜好与需求，并且也能为其他广大消费者提供参考意见等。但是传统的收集用户满意度信息的方法存在时效性与真实性的问题，如采用调查问卷等方式会受限于时间与空间，使效率较为低下。而随着互联网浪潮的兴起，各个领域专有的论坛、贴吧等为用户使用产品后的认知提供了可评价与讨论的平台，用户可根据自己使用商品后的各方面感受进行文字评论，甚至为其他浏览该网页的用户提供指导性意见（即推荐或推荐该商品）。这为我们获取用户满意度提供了全新的渠道，并且数据更加具有准确性与真实性。

对于网络评论文本来说，主要分为定性评价（文本描述）和定量评价（如标星、打分）两种，对于定量评价内容来说，用户的打分或标星属于离散数据，其作为分类标签，能够帮助我们更好地了解用户满意的程度等级。而定性评价内容的结构相对来说较为复杂，为反映用户各方面认知与感受的非结构化自然语言，因此，把这些非结构化定性评论文本与定量打分等级建立联系，即通过定性评论从而推断出用户满意的程度等级是我们所需开展的重点工作。

药物作为一类特殊的商品，用于治疗人们的疾病和为人们的健康提供保障。当今治疗同一种病症的药物种类繁多，对于如何根据自己的病症需求选择合适的药物是一个亟待解决的问题。随着近年来各大医疗健康社交网站的建立，积累了众多用药者对药物的全面评论文本，这形成了用药者对药物满意度的一手评价信息，充分挖

① 李希昱，基于网络药物评论的药物满意度预测研究［D］．武汉大学，2019.

掘对于治疗各种病症的药物评论文本，能够更好地为其他用药者提供决策帮助，甚至为制药厂带来更多市场反应信息，推动社会医药市场的不断完善与发展。

针对网络评论的满意度预测研究，一般分为基于词典的模型和基于有监督学习的模型。基于词典的模型把情感分析技术应用到满意度预测当中，根据建立的情感词典辅助判断文本中所表达的满意程度。基于有监督学习的模型把定性评论文本当作特征向量，把定量评论的满意程度作为目标变量，通过学习算法使模型训练已有的样本信息，进而预测未知目标的样本满意度。

6.2.2　领域迁移学习

传统的机器学习只有在训练集数据和测试集数据都来自同一个特征空间和统一分布的时候才运行得比较好，这意味着每一次换了数据都要重新训练模型，否则模型准确率将会大幅下降。然而，实际情况中，往往我们所希望预测的目标域缺乏标注数据，或者获取到其领域的训练数据十分困难。甚至从时间维度上看，有些数据集很容易过期，前期所训练的数据预测后期往往也不够准确。因此，对于我们的工作来说，更希望能够对源目标域数据训练出的模型直接用于目标域数据中并达到理想的效果。

迁移学习（Transfer Learning，TL）的出现正式解决了这样的需求，其研究基于一个规律：人类在解决新问题时，会采用以前学到的东西作为经验，从而使新的问题得以解决，甚至具有更好的效果。因此迁移学习的目标就是从一个或多个源任务中抽取知识、经验，然后应用于一个目标领域当中去，这样就可以把曾经学到的东西在类似的领域中实验迁移与复用效果。这样的学习方法其实是一种积累学习，相比于传统机器学习方法来说，它不需要从零开始学起，降低了学习成本并且还能使训练效果得以提升。综上所述，迁移学习的出现可以使机器学习中遇到缺乏领域标注数据时还能更好的学习到其领域知识，这将广泛应用到各种不同的领域场景中。

参数/模型迁移法（Parameter or model-transfer）是一种常见的

领域迁移方法，因为可以使用一些特定函数来表示源领域数据或目标领域数据，所以其可能会共享某些参数，甚至是模型超参数的先验分布。该方法就是调整源领域数据和目标领域数据中能够共享的参数或超参数，把原来的模型或参数迁移到目标领域数据中也可以达到不错的效果。

6.2.3 药物满意度预测

(1) 基准实验模型

基准实验采用的深度学习算法是 BiLSTM，即双向长短期记忆网络，文本数据通过预处理后，被分为训练集、开发集、测试集。训练集数据用于模型的参数训练，开发集数据用于调整超参数，测试集数据用于进行模型效果验证。以下是在本实验中设置此双向长短期记忆网络体系结构的基本方法：

①构建前向 LSTM 层和后向 LSTM 层。

②随机平均 2 个 LSTM 层中的权重和偏差，使其连接起来。

③将这些权重和偏差视为参数，然后在训练整个模型时学习它们。

如图 6-16 所示为本实验的流程图，最下方为模型的输入层，当数据加载后，对每条评论句子进行分词处理，之后再把词映射成索引表示并构建词-索引映射表，模型里词的索引作为输入，在输入层通过查找表完成词向量矩阵转换。查找表可以随机初始化或者通过大规模无监督预训练得到。随后句子在前向的和反向的 LSTM 中完成编码，前向的 LSTM 捕捉正序的文本信息，后向的 LSTM 捕捉倒序的文本信息，然后把其生成的两个隐向量进行拼接，作为当前时刻的隐层表示。双向长短期记忆网络层最后的输出会进入到平均池化层进行降维处理，最后使用激活函数 tanh（双曲正弦）进行非线性转换，通过 softmax 分类器得到分类结果。这里采用生成器的形式向模型按批次输入文本数据集，批次内样本数量由 batch_size 控制，经过多轮梯度迭代更新模型参数致收敛。

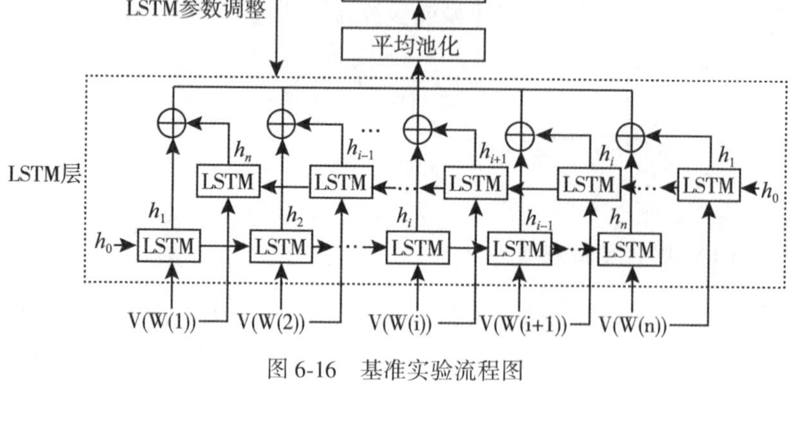

图 6-16　基准实验流程图

（2）实验数据选取

本研究的实验数据分为两个部分，从 Drugs. com 网站上爬虫获得。Drugs. com 是最大、访问最广的药物信息网站，为消费者和医疗专业人员提供信息。它提供用药者对特定领域中特定药物的评论、相关的情况，以及反映总体用户满意度的 0~10 星级用户评级。使用 Python 对这个网站的评论及评分数据爬取后，获得来自 Drugs. com 的评论为 172765 条，其中共有领域病症 721 种，药物 2085 种。由于原始数据中的评级是离散数据，因此对原始数据进行满意度划分，设置评分 rating<=4 时标签为-1，4<rating<=7 时标签为 0，rating>7 时标签为 1，从而将原始数据中的药物满意度转化为三分类问题，标签为-1 时表示不满意，标签为 0 时表示满意度一般，标签为 1 时表示很满意。

由于本研究第二个实验需根据药物领域对评论数据进行划分，因此选取其中数量最大的 5 个领域数据集，共 36320 条样本。即 Drugs. com 中紧急避孕、抑郁症、疼痛病、焦虑症和 2 型糖尿病这五个领域数据集。按照训练集 65%、开发集 10%、测试集 25%的比例进行划分，如表 6-2、表 6-3 所示。且经过数据预处理过程，

将数据按照第一列：药物名；第二列：领域名；第三列：评论文本；第四列：满意度评分，划分并保存。

表 6-2　　**数据源结构**

药物名称	领域名称	评论文本	满意度
Valsartan	LeftVentricular	It has no side effect, I take it in combination of Bystolic 5 Mg and Fish Oil…	9
Guanfacine	ADHD	My son is halfway through his fourth week of Intuniv. We became concerned …	8
Lybrel	Birth Control	The positive side is that I didn' t have any other side effects. The idea of being period free was so tempting…	5
…	…	…	…

表 6-3　　**基准实验数据**

训练集	测试集	领域数量	药物数量	评论长度	满意度	标签	数据占比
138215	34550	721	2805	<480	r<=4	-1	25%
					4<r<=7	0	12%
					r>7	1	63%

(3) 实验测评指标

混淆矩阵是评判模型结果的方法，属于模型评估的一部分。此外，混淆矩阵多用于判断分类器的优劣，适用于分类型的数据模型。对于文本分类，常见的评估指标有准确率（accuracy）、精确率（precision）、召回率（recall）和 F1 值等，计算这些指标前需要构建混淆矩阵，如表 6-4。

表 6-4　　混淆矩阵

	测试值	
预测值	TP	FP
	FN	TN

其中真阳性（TP）表示：预测为正，实际也为正；假阳性（FP）表示：预测为正，实际为负；假阴性（FN）表示：预测为负，实际为正；真阴性（TN）表示：预测为负，实际也为负。由此我们可计算出模型几种评价指标：

准确率（又称查准率），即测试样本中预测正确的数量占比，取值范围为［0，1］，数值越大意味着预测数据越准确。该方法对于三分类预测是较为合理的验证方法，也比较易于理解。其公示如下所示：

$$\text{Accuracy}=\frac{TP+TN}{TP+TN+FP+FN} \tag{6-17}$$

精确率（precision）表示模型预测出所有正例中真实值为正的占比，取值范围［0，1］，一般常用在二分类评估中，运用在多分类问题中，需求出对每个类别作为正例时的精确率。其公式如下：

$$\text{precision}=\frac{TP}{TP+FP} \tag{6-18}$$

召回率（recall）表示在所有正例样本中，被模型预测正确的占比，取值范围也为［0，1］，该值与精确率常常是此消彼长的关系，任何一个值过低都说明模型效果不好，一般在模型评价中需要这两个指标共同使用。其公式如下：

$$\text{recall}=\frac{TP}{TP+FN} \tag{6-19}$$

F1 为精确率与召回率的调和平均值，能够很好地体现模型的分类效果，在多分类问题中，需用 macro_F1 值来衡量，即对每个类别计算其精确率和召回率的调和平均值，然后求平均。其公式如下所示，其中 n 表示分类数：

$$\text{macro\_F1} = \frac{1}{n}\sum_{i=1}^{n}\frac{2P_iR_i}{P_i+R_i} \tag{6-20}$$

(4) 超参数对模型影响的实验结果分析

本部分实验结果为（1）节中的基准实验。因为该基准实验是采用全体评论文本数据进行训练及测试，目的为研究所有领域药物评论文本对整体药物满意度的预测表现，同时为了选出效果最好的超参数，该实验采用控制变量法对可能影响模型结果的几种影响因子进行对比实验，其中值的设置大多选取经验值，并使用准确率（Accuracy）和 Macro_F1 值评价这些影响因子所产生的结果。选取的超参数如表 6-5 所示。

表 6-5　　对比实验参数设置

词向量矩阵维度（embedding_dim）	100，200，300，400
词向量训练方式（embedding）	Word2vec，glove，随机初始化
每批次训练数量（batch_size）	16，32，64，128
神经网络隐藏层厚度（hidden_size）	100，200，300，400
Dropout 机制（dropout_keep_prob）	0.3，0.5，0.8，1.0

在最初的①②③④⑤实验中，使用所有领域的药物评论文本观测满意度预测的整体表现。因此，训练集采用整体文本数据的75%，测试数据集采用整体文本数据的 25%，并且在训练集中随机抽取 10%的数据作为开发集，以此验证神经网络中多次迭代后模型的效果，每次测试满意度结果都与实际用户满意度标签进行比较，实际满意度按照区间分为三类，即不满意（-1）、中等满意（0）、很满意（1）三个态度标签。

①词向量矩阵维度的影响。词向量矩阵的维度大小决定了输入神经网络特征的规模，该参数值越大，越能对词语之间进行细致的区分，但若过大的话可能会淡化词和词之间的关系，过度关注某个词本身。由于采用 word2vec 和 Glove 方法都是预训练模型，即训练

出的词向量维度无法改变，因此进行该实验前，采用随机初始化方法训练词向量，并控制词向量维度分别为 100，200，300，400 时进行实验，与此同时，其他参数设置与基准实验参数一致。

表 6-6　　不同词向量矩阵维度对比

词向量训练方式	每批次训练数量	神经网络隐藏层厚度	dropout 机制	维度	标签	Precision	Recall	Macro_F1	Accuracy
随机初始化	64	100	1.0	100	-1	0.83	0.77	0.65	0.858
					0	0.43	0.18		
					1	0.88	0.95		
随机初始化	64	100	1.0	200	-1	0.74	0.84	0.64	0.859
					0	0.47	0.12		
					1	0.91	0.93		
随机初始化	64	100	1.0	300	-1	0.82	0.77	0.67	0.861
					0	0.46	0.21		
					1	0.89	0.95		
随机初始化	64	100	1.0	400	-1	0.78	0.81	0.66	0.858
					0	0.40	0.12		
					1	0.90	0.94		

实验结果如表 6-6 所示，从三个类别的效果来看，本模型对于预测很满意和不满意两个类别时效果较为理想，精确率大多在 80%以上，而预测中等满意度时结果较差，都低于 50%。猜测一是由于中等满意度的训练样本为三个类别中数量最少的，二是由于很满意和不满意的评论中一般有态度较为鲜明的词语，训练时得到更多的关注，而中等评价里情感态度较为模糊，因此预测效果较差。从 4 个词向量矩阵维度对比实验中可以看到，词向量矩阵维度为 100、200 时都表现出了欠拟合的情况，而维度增加到 400 时，模型又出现过拟合，因此使用词向量作为参数输入神经网络时，词向量矩阵为 300 时使本模型效果达到最优，最优时模型的 Macro_F1

值为 0. 67，准确率约为 0. 861。

②词向量训练方式的影响。词向量模型是基于分布假说而设计出的，可以很好地表示上下文词的相似性和语义，因此无论哪种词向量模型都希望尽可能地使相似词之间的向量空间距离更近。深度学习中将原始数据特征通过多步特征转换得到一种特征表示，并进一步输入到预测函数得到最终结果，这就需要解决贡献度分配问题。把词向量作为参数进行初始化设置，可调节输入模型词向量矩阵的维度，它会根据模型的训练迭代不断更新从而达到局部最优解。但是词向量的好坏一定程度上决定了模型的效果，使用随机初始化的词向量结果可能不尽如人意。Word2vec 与 Glove 都是预训练好的词向量模型，使用这些网上公开的大规模预料训练的词向量，可以解决我们实验语料不足的问题。预训练的词向量作为特征输入模型时是固定的。以下对这三种词向量方法进行对比实验，以测试模型的效果。其实验中的其他参数与基准实验参数一致。

表 6-7　　　　　　　　**不同词向量训练方法对比**

词向量训练方式	每批次训练数量	神经网络隐藏层厚度	dropout 机制	标签	Precision	Recall	Macro_F1	Accuracy
随机初始化	64	100	1. 0	-1	0. 82	0. 77	0. 67	0. 861
				0	0. 46	0. 21		
				1	0. 89	0. 95		
Word2vec	64	100	1. 0	-1	0. 84	0. 75	0. 73	0. 865
				0	0. 46	0. 49		
				1	0. 91	0. 94		
glove	64	100	1. 0	-1	0. 81	0. 81	0. 74	0. 871
				0	0. 56	0. 38		
				1	0. 92	0. 94		

实验结果如表 6-7 所示，可以看出无论是采用 word2vec 还是 glove 预训练的词向量，其 Macro_F1 值与准确率值都比使词向量随机

初始化丢入模型时的效果好，从三个类别来看，使用预训练的词向量，三个种类的准确率与召回率都有轻微提升，但中等满意度的效果还是不尽如人意。依据实验结果，我们选取 glove 预训练的词向量进行下面的实验，此时模型的 Macro_F1 值约为 0.74，准确率约为 0.871。

③Dropout 参数的影响。Dropout 是神经网络里面为了防止或减轻过拟合而使用的参数，它一般用在全连接层。它可以改变神经网络的结构，而不是通过优化损失函数使模型减少过拟合。Dropout 会在不同的训练过程中随机扔掉一部分神经元，也就是让某个神经元的激活值有一定的概率 1-p 停止工作，这次训练过程中不更新权值，也不参加神经网络的计算。但是它的权重得保留下来（只是暂时不更新而已）。根据经验选取 Dropout 值为 0.3、0.5、0.8、1.0 时进行实验，当值为 1.0 时表示不使用 Dropout 机制，即训练过程中不丢掉任何神经元。

实验结果如表 6-8 所示，当 Dropout 值从 0.3 逐渐调大时，其 Macro_F1 值与准确率值并没有出现规律的变化，这与前人使用 Droupout 机制时的结果基本一致，根据前人经验，当 Droupout 设置在 0.3~0.7 时其机制发挥较好的作用，当该值小于 0.3 或者大于 0.7 时，模型通常会欠拟合，实验结果反而不如不使用 Droupout 机制。针对本实验来说，当 Dropout 值为 0.5 时模型效果最优，但尽管如此，从类别上看，中等满意度的分类结果依旧不理想，其精确率及召回率都在 50%左右，而此时很满意类别的精确率与召回率都已达到 90%以上，此时模型的 Macro_F1 值约为 0.75，准确率约为 0.874。

表 6-8　　**Dropout 机制参数对比**

词向量训练方式	每批次训练数量	神经网络隐藏层厚度	Dropout 机制	标签	Precision	Recall	Macro_F1	Accuracy
随机初始化	64	100	0.3	-1	0.83	0.79	0.74	0.867
				0	0.48	0.50		
				1	0.93	0.93		

续表

词向量训练方式	每批次训练数量	神经网络隐藏层厚度	Dropout机制	标签	Precision	Recall	Macro_F1	Accuracy
glove	64	100	0.5	-1	0.83	0.76	0.75	0.874
				0	0.49	0.53		
				1	0.92	0.93		
glove	64	100	0.8	-1	0.82	0.77	0.67	0.859
				0	0.46	0.22		
				1	0.89	0.95		
glove	64	100	1.0	-1	0.81	0.81	0.74	0.871
				0	0.56	0.38		
				1	0.92	0.94		

④hidden_size 参数的影响。这个参数控制的是 LSTM 网络隐藏层的厚度，即用于记忆和储存过去状态的节点里传出数据的维度。该值过大容易使训练时出现“过拟合”，因此对建立的神经网络模型的性能影响很大，但是目前的研究中还没有人给出更为科学或有效的调节方法，只能通过经验以及不断尝试来确定使精度最优的 hidden_size 参数。该实验将依照经验选取超参数值为 100、200、300、400 时进行对比实验。

表 6-9　　隐藏层单元规模对比

词向量训练方式	每批次训练数量	神经网络隐藏层厚度	Dropout机制	标签	Precision	Recall	Macro_F1	Accuracy
glove	64	100	0.5	-1	0.83	0.76	0.75	0.874
				0	0.49	0.53		
				1	0.92	0.93		

续表

词向量训练方式	每批次训练数量	神经网络隐藏层厚度	Dropout 机制	标签	Precision	Recall	Macro_F1	Accuracy
glove	64	200	0.5	-1	0.81	0.82	0.73	0.867
				0	0.45	0.45		
				1	0.93	0.92		
glove	64	300	0.5	-1	0.84	0.81	0.78	0.880
				0	0.54	0.61		
				1	0.93	0.93		
glove	64	400	0.5	-1	0.79	0.85	0.73	0.871
				0	0.51	0.44		
				1	0.93	0.92		

实验结果如表 6-9 所示，当 hidden_size 的值从 100 逐渐升高时，模型的 Macro_F1 值与准确率并没有呈现规律性变化。hidden_size 控制输入的词向量矩阵在经过隐藏层计算后神经单元的维度，该值越大，隐藏层神经单元越厚，根据前人的研究经验，该超参数没有普遍确定方法，因此通过 4 组对比实验后，当 hidden_size 为 300 时模型达到最优，因此选用该值作为后续实验的超参数设置值，此时模型的 Macro_F1 值为 0.78，准确率达到 0.88。

⑤batch_size 参数的影响。由于深度学习模型需通过多轮数据迭代进行内部参数调整，因此每批训练数据样本数量对模型的调整也起到重要作用。该参数首先决定的是训练时梯度下降的方向，若数据集过小可以采用全数据集，但在大数据集中，增大该参数可以使梯度下降方向更准确，且引起的训练震荡越小，但该值若过大，可能导致内存溢出，且训练时间过长、收敛较为缓慢，最终可以陷入局部最优中而缺乏泛化能力。

表 6-10　　　　　　每批次训练数量对比

词向量训练方式	每批次训练数量	神经网络隐藏层厚度	Dropout 机制	标签	Precision	Recall	Macro_F1	Accuracy
glove	16	300	0.5	-1	0.80	0.84	0.74	0.874
				0	0.55	0.40		
				1	0.92	0.93		
glove	32	300	0.5	-1	0.82	083	0.79	0.889
				0	0.73	0.51		
				1	0.92	0.94		
glove	64	300	0.5	-1	0.84	0.81	0.78	0.880
				0	0.54	0.61		
				1	0.93	0.93		
glove	128	300	0.5	-1	0.75	0.84	0.65	0.865
				0	0.55	0.14		
				1	0.91	0.94		

实验结果如表 6-10 所示，当 batch_size 设定值由 16 逐渐升高时，模型的 Macro_F1 值与准确率先升高后降低。当该值为 32 时模型效果达到最优。猜想当 batch_size 为 16 时，对模型修正的方向不够明确，模型欠拟合，而当该值为 64 和 128 时，随着其数值增大，达到相同精度所需要的迭代次数越来越多，损失函数每次修正参数的时间十分缓慢，并且其以各自样本的梯度方向修正，横冲直撞各自为政，难以达到全局最优。当 batch_size 为 32 时不仅 Macro_F1 值为 0.79，准确率为 0.889，皆达到当前实验效果的最高点，且模型对于中等满意度类别的分类精确率也有所上升。

（5）跨领域数据满意度预测实验结果分析

本实验仍然采用上述（1）中基准实验模型进行，在该部分实验中，研究了基于一个条件（即源领域）的数据所训练建立的模型性能，并且评估了与其他条件（即目标领域）相关的数据。也就是说，总体用药者的药物满意度模型仅使用一种选定病症相关的药物评价子集进行训练，然后在其他条件相关子集上评估这些域模型。选定的 5 种病症（领域）为：抑郁症、焦虑症、疼痛病、紧急避孕、2 型糖尿病，数据频率按照降序排列。

本实验同样采用控制变量法对上述五个超参数进行调参，寻找最优参数。具体操作方法为采用 glove 预训练的词向量作为模型的输入词向量矩阵，初始超参数设定与 3.4.3 中一致，选取 dropout_keep_prob、hidden_size、batch_size 的不同值在领域内训练集上建模，在开发集上测试，得到模型效果最优的超参数。以训练集为疼痛病领域数据为例，最终选取的最优参数如表 6-11 所示。

表 6-11　**选取的最优参数**

sg	dropout_keep_prob	hidden_size	batch_size
glove	1.0	200	32

最终使 5 个领域数据加入占比 10%的目标领域数据分别作为训练集并得到模型，然后在另外 4 个目标领域上进行验证，使用准确率（accuracy）/Macro_F1 值对实验结果进行测评，结果如表 6-12 所示。

从表 6-12 中结果可以看出，训练与测试数据都属于同一领域时的评价结果明显优于跨领域的测试评价结果，也就是说当使用的训练数据与测试数据来自不同领域时，对分类器性能产生较大影响，这也可以看出每个领域其实都有该领域特定的词汇。但也可以看出，在跨领域测试中，不同领域之间的评价程度也有所区别。抑郁症、疼痛病和焦虑症之间的领域测试实验展现出较好的结果，因为抑郁症与焦虑症在医学领域的处理方式密切相关，在本实验样本集中，有关抑郁症和焦虑症的药物中，有 21 种药物适用于两种情况，同时因为这两种病症可能造成不同程度的疼痛，因此这三个领域间的评论侧面表达或相关词汇存在潜在的连贯性。而这些病症与紧急避孕或 2 型糖尿病没有任何重叠，因此在跨领域实验中，这两

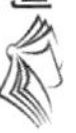

表 6-12 **跨领域文本预测实验结果**

测试集领域	训练集领域					测试集均值
	抑郁症	焦虑症	疼痛病	紧急避孕	2 型糖尿病	
抑郁症	0.90/0.78	0.72/0.50	0.69/0.45	0.60/0.25	0.65/0.43	0.71/0.48
焦虑症	0.78/0.50	0.89/0.73	0.71/0.47	0.69/0.28	0.67/0.29	0.75/0.45
疼痛病	0.72/0.47	0.76/0.44	0.88/0.70	0.66/0.27	0.59/0.29	0.72/0.43
紧急避孕	0.61/0.29	0.57/0.30	0.59/0.29	0.94/0.80	0.62/0.33	0.67/0.40
2 型糖尿病	0.62/0.43	0.68/0.40	0.63/0.38	0.66/0.26	0.92/0.79	0.70/0.45
训练集均值	0.73/0.49	0.72/0.46	0.71/0.45	0.71/0.37	0.69/0.43	

个领域的表现效果较差。

6.2.4　跨领域药物满意度预测

（1）领域迁移实验模型

本研究采用的是在深度学习的基础上，结合参数/模型的领域迁移方法，采用大量源领域数据与少量目标领域数据进行训练，设源领域为 A，目标领域为 B，则每次的训练的样本来自全部 A 领域与少量 B 领域，测试样本全部为 B 领域。即假设源领域与目标领域可以共享一些模型的参数，并且在训练过程中强化了目标领域参数的权重，从而达到跨领域迁移的效果。以下是在本实验中设置注意力机制（attention）的基本方法：

①为 BiLSTM 层的每个输出构建全连接层（tanh 函数）。

②计算 BiLSTM 层的输出与目标领域词向量的乘积。

③将全连接层和 softmax 层中的权重和偏差视为参数，然后在训练整个模型时学习它们。

具有注意力机制的双向 LSTM，其包含 LSTM 的双向结构和词向量矩阵，在全连接层加入注意力机制，Softmax 作为输出层输出分类结果。整个分类器结构如图 6-17 所示。

领域迁移实验起初与基准实验相同，把大量 A 领域与少量 B 领域的文本在分词处理后，进行词-索引映射，再在输入层通过查找表完成词向量矩阵转换。与基准模型不同的是，我们在平均池化层后加入了注意力（attention）机制，使用领域权重向量对双向长短期记忆网络输出的句子进行修正，也就是在该 Bilstm 层中用最后一个时序的输出向量，与领域词向量进行对点相乘，然后再进行 softmax 分类。设 t 时刻 BiLSTM 层输出的向量为 yt，目标领域词向量为 ct，则 mt 为通过注意力机制计算输出分配权重后的隐向量：

$$m_t = \tanh(W_t \cdot y_t \cdot c_t + b_t) \tag{6-27}$$

Attention 原理是先计算每个时序的权重，然后将所有时序的向量进行加权和作为特征向量，在这个过程中强化了对目标领域权重

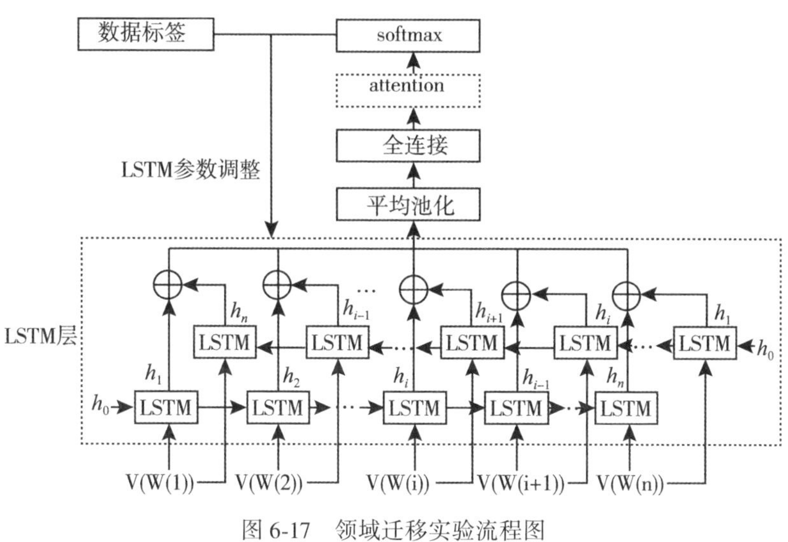

图 6-17 领域迁移实验流程图

向量的学习，因此在实验中确实对结果有所提升。

（2）领域迁移实验满意度预测结果分析

该部分实验采用 6.2.4（1）中领域迁移实验进行，通过与 6.2.3（5）中所用的基准模型实验结果进行对比，从而论证领域迁移模型在药物评论领域间跨领域预测的效果提升程度。在该实验开始前，采用相同的控制变量法对每个实验模型进行超参数调优，选取在开发集上最优效果进行测试实验。同样使 5 个领域分别作为训练集并得到模型，然后在另外 4 个领域上进行验证，使用准确率（accuracy）/Macro_F1 值对实验结果进行测评，结果如表 6-13 所示。

得到表 6-13 的结果与 6.2.3（5）中的结果作差对比模型提升效果，计算结果如表 6-14 所示。

以上表格所示为该领域迁移实验的提升效果，可以看到通过深度学习与基于参数的领域迁移方法相结合的模型，在药物评论情感分类预测中呈现较为理想的结果，经过该模型，预测准确率

表 6-13　**领域迁移模型预测实验**

		训练集领域					测试集均值
		抑郁症	焦虑症	疼痛病	紧急避孕	2 型糖尿病	
测试集领域	抑郁症	\	0.81/0.55	0.82/0.56	0.83/0.60	0.81/0.55	0.82/0.57
	焦虑症	0.87/0.56	\	0.86/0.55	0.86/0.55	0.87/0.56	0.87/0.56
	疼痛病	0.85/0.54	0.85/0.54	\	0.84/0.54	0.85/0.54	0.85/0.54
	紧急避孕	0.94/0.62	0.87/0.55	0.81/0.56	\	0.79/0.38	0.85/0.53
	2 型糖尿病	0.85/0.57	0.81/0.53	0.74/0.55	0.76/0.34	\	0.79/0.50
训练集均值		0.88/0.57	0.84/0.54	0.81/0.56	0.82/0.51	0.83/0.51	

表 6-14 领域迁移实验与基准实验结果差值

		训练集领域					测试集提升均值
		抑郁症	焦虑症	疼痛病	紧急避孕	2 型糖尿病	
测试集领域	抑郁症	\	+0. 09/+0. 05	+0. 13/+0. 11	+0. 23/+0. 35	+0. 16/+0. 12	0. 15/0. 16
	焦虑症	+0. 09/+0. 06	\	+0. 15/+0. 08	+0. 17/+0. 27	+0. 11/+0. 27	0. 13/0. 17
	疼痛病	+0. 13/+0. 07	+0. 09/+0. 10	\	+0. 18/+0. 27	+0. 26/+0. 25	0. 17/0. 17
	紧急避孕	+0. 33/+0. 33	+0. 30/+0. 20	+0. 22/+0. 27	\	+0. 17/+0. 05	0. 26/0. 21
	2 型糖尿病	+0. 23/+0. 14	+0. 13/+0. 13	+0. 11/+0. 17	+0. 10/+0. 08	\	0. 16/0. 13
训练集提升均值		0. 19/0. 15	0. 15/0. 12	0. 15/0. 16	0. 17/0. 24	0. 42/0. 17	

与 Macro_F1 值大多平均提升了 0.15 以上，提升率 20%左右。其中对于紧急避孕和 2 型糖尿病的提升效果尤为显著，主要是因为前期基准实验中这两个领域的样本与其他三个领域差别较大，因此在针对领域迁移的模型上展现出更好的效果。而抑郁症、焦虑症之间本身相似的评论较多，所以在领域迁移模型的学习过程中针对目标领域的注意力机制发挥的作用相对较弱。虽然跨领域数据的预测结果总体依旧不如领域内的测试效果好，但该模型也在一定程度上改善了原有的双向长短期记忆网络在跨领域数据预测中的适用性。

6.3　基于电子病历主题挖掘的疾病规则发现

信息化的时代也造成医院信息化的程度越来越高，使得电子病历在医疗行业的应用越来越多。如何通过对电子病历的挖掘，挖掘出有价值的知识，对医疗决策进行支持，促进医学领域的发展是最近研究的热点。另外，近几年国务院、国家卫健委等部门发布了多项跟医疗有关的政策法规或者规划，强调在医疗信息化改革的推动下，让医疗数据行业步入规范的快车道，这些文件都体现出国家对医疗信息化的重视，对医疗数据行业发展的大力推进。同时，由于传统的疾病诊断的误诊率太高，使得疾病诊断正在成为当前医学信息领域的研究重点之一。本节主体内容选自项目研究成果“基于电子病历数据挖掘的多疾病自动诊断研究”①。

6.3.1　概述

作为临床诊疗的工具与产物，电子病历既是病人生理数据的直接记录，同时也是进行医学分析验证的直接素材，因此成为数据挖掘技术处理的最佳对象。目前，国内外研究中基于电子病历的数据

① 李季，基于电子病历数据挖掘的多疾病自动诊断研究［D］. 武汉大学，2018.

挖掘任务，主要可以分为以下几个方面：

（1）致病要素方面

疾病一般不是由单一要素引发，往往是多种因素共同作用的结果。理清要素之间的关联，对于疾病的诊断和治疗非常关键。同样，单一疾病也经常会伴有并发症，这种与其他病症的关联同样值得医疗人员注意。

基于这种关联性，对于致病因素间关系和疾病间关系的研究十分普遍。甘枥元运用关联分析中的关联规则技术对肝癌病人的电子病历的分析，发现肝硬化和酒精肝、肝炎和肝癌家族史、肝硬化和肝炎这三种聚合方式会大幅度增加肝癌的患病率，从而挖掘出了重要的肝癌致病因素①；刘伟业等利用 Apriori 算法对美国 Health Facts 医疗数据库中 17018 份糖尿病患者的电子病历进行关联规则分析，找出了病人住院次数、糖化血红蛋白检测结果、就诊次数等属性之间的关联规则，辅助医生根据患者的一个或多个属性特征对糖尿病的病情或治疗方案做出临床判断②；刘振波等使用系统聚类分析对小儿脑性瘫痪的多种高危因素进行聚类，划分了关于小儿脑性瘫痪的高危因素的 4 个类别，对小儿脑性瘫痪的防治有很好的指导意义③；刘跃娟等为了探索常见慢性病之间的关系，以某医院电子病历中的信息为研究对象，应用 Apriori 算法构建关联规则模型进行挖掘，得出高血压、冠心病、糖尿病和脑梗死这四种慢性病之间存在很大的关联，从而可以指导患者和医生做好相关慢性病的预防工作④；杨美洁使用聚类算法对高血压患者电子病历进行分析，

① 甘枥元．基于关联规则分析法的肝癌致病因素危险性研究［D］．南宁：广西大学，2014.

② 刘伟业，何永红．Apriori 算法在糖尿病电子病历挖掘分析中的应用［J］．电子技术与软件工程，2016（11）：195-196.

③ 刘建波，平振会，袁会珍，等．聚类分析在小儿脑性瘫痪危险因素分类中的应用［J］．中华物理医学与康复杂志，2003（11）：28-30.

④ 刘跃娟，杨庆，白雪峰．基于关联分析的数据挖掘在电子病历中的应用［J］．智慧健康，2015，1（2）：33-36.

挖掘出肺炎、脑梗塞、糖尿病等预测高血压的重要因素信息，为高血压的诊断和治疗提供参考依据①；Imberman S P 等人使用关联规则技术对 CT 的扫描结果和从颅脑外伤患者数据中得到的病人外伤严重情况进行分析，提取出了需要进行 CT 扫描的颅脑外伤患者的情况规律②。

对于中医学而言，由于诊疗体系的独特性，因此在致病因素分析中区分更为细致，会从症状、证素、证型多个角度加以识别并与疾病建立联系。高铸烨使用 K-means 聚类对急性冠状动脉综合征疾病的证候要素实施了聚类分析，并通过对应的中医证型，挖掘出中医证型和急性冠状动脉综合征疾病的证候要素之间的关系③；时丽莎通过最小提升率法改进的关联规则来对中医环境下的冠心病诊断进行分析，提取出了重要的冠心病的诊断规则④。

（2）基于电子病历的疾病预测与诊断

根据疾病表征，对疾病进行预测、辨别、诊断，确定疾病类别及严重程度，这直接决定后续采取的医疗措施。疾病表征是疾病诊断的依据，中医通过望、闻、问、切，西医借助听诊器、血压计甚至超声波、X 光等检测设备，获取病人的生理表现，再结合自身经验作出疾病的诊断。由此，对于疾病表征的识别成为疾病预测及诊断中重要的研究内容。

疾病诊断方面，瞿海斌等使用决策树算法从 290 例血瘀证病历

---

① 杨美洁．基于两步聚类算法的高血压电子病历数据挖掘研究［J］．医学信息学杂志，2016，37（12）：14-17，41.

② Imberman S P，Domanski B，Thompson H W．Using dependency/association rules to find indications for computed tomography in a head trauma dataset［J］．Artificial Intelligence in Medicine，26（1-2）：55-68.

③ 高铸烨．基于数据挖掘对急性冠脉综合征辨证论治规律的探索性研究［D］．沈阳：中国中医科学院，2006.

④ 时丽莎．冠心病中医诊疗临床数据的仓储和挖掘［D］．大连：大连海事大学，2008.

中挖掘里面的诊断规则，挖掘出 5 条血瘀证的诊断规则①；林玲玲基于决策树的 C4.5 算法，利用低密度脂蛋白、高密度脂蛋白、总胆固醇、随机血糖等多个高血压有关的特征，构建高血压的病症信息及高血压水平的决策树模型，从高血压病人数据中提取到了高血压的分类规则②；Jennrich 使用互信息特征选择方法从 144 个急性肺栓塞特征中选择 14 个特征，然后构建非线性模型用于急性肺栓塞的诊断③；郭保腾基于支持向量机算法，构建一个眼肌麻痹诊断模型，利用眼肌麻痹患者的眼下斜肌、上斜肌、下直肌、上直肌、内直肌、外直肌等数据进行模型训练，成功实现了病人眼肌麻痹自动诊断④；Rajkumar 分别使用决策树、KNN、朴素贝叶斯三种机器学习算法对心脏病进行诊断，最终诊断的结果表明朴素贝叶斯的诊断效果最好⑤；Rajeswari 等构建了一个将人工神经网络和模糊理论相结合的模型来判断病人是否患Ⅱ型糖尿病⑥，成功完成了对于糖尿病患者的自动诊断；Zhu 等使用递归特性消除和单变量排名筛选跟癌症相关的基因，并用于癌症诊断中⑦；Adeli 等采用模糊理论，采集 303 个病人的数据构建了一个心脏病诊断专家系统，识别出血

① 瞿海斌，毛利锋，王阶．基于决策树的血瘀证诊断规则自动归纳方法［J］．中国生物医学工程学报，2006，24（6）：709-711.

② 林玲玲．基于 C4.5 算法的高血压分类规则提取的研究［D］．太原：太原理工大学，2012.

③ Jennrich R I, Sampson P. Stepwise discriminant analysis［J］. Statistical Methods for Digital Computers, 1977, 3: 77-95.

④ 郭保腾．眼肌麻痹复视检测设备及诊断决策支持研究［D］．哈尔滨：哈尔滨工程大学，2013.

⑤ Rajkumar A, Reena G S. Diagnosis of heart disease using datamining algorithm［J］. Global Journal of Computer Science and Technology, 2010, 10 (10): 38-43.

⑥ Rajeswari K, & Vaithiyanathan V. Fuzzy based modeling for diabetic diagnostic decision support using Artificial Neural Network［J］. International Journal of Computer Science and Network Security, 2011, 11 (4): 126-130.

⑦ Zhu J, Hastie T. Classification of gene microarrays by penalized logistic regression［J］. Biostatistics, 2004, 5 (3): 427-443.

压、胆固醇、最大心率、胸痛类型等 13 项参数，通过将 13 个项目的值输入系统，依据输出参数来判定心脏病表现型①；史爱松等运用了粗糙集理论对心脏病人的病症数据进行特征选择，从 7 个特征中抽取 3 个特征，并将这 3 个特征作为 BP 神经网络的输入，有效地提高了心脏病诊断的速度及精度②。

预测方面，Delen 等使用统计学方法 Logistic 以及三种机器学习算法-决策树、神经网络、支持向量机，分别预测前列腺癌的生存概率，从结果可以看出，支持向量机的预测效果最好③；利用 BP 人工神经网络法和 Cox 比例风险回归法，陈金宏分别构建了老年保健人群缺血性心脑血管病的预测模型，识别出基线时年龄、体重指数、收缩压、总胆固醇浓度等 11 项预测因素，并通过效果对比得出 BP 人工神经网络模型的预测能力优于 Cox 比例风险回归模型④；Ture 使用了人口统计信息（如年龄、性别等）、跟高血压有关的测量指标（甘油三酯、总胆固醇、脂蛋白等）、是否吸烟以及家庭病史等特征，通过神经网络模型、统计分析模型、决策树模型对原发性高血压进行预测，揭示了重要的预测特征⑤；Yeh 等使用了多项体检信息和多项常规血液化验结果来表示脑血管疾病的预测特征，并通过反向神经网络模型、决策树模型、朴素贝叶斯模型三种模型分别进行预测，从大量数据中得到了脑血管疾病的分类规则

---

① Adeli A, Neshat M. A fuzzy expert system for heart disease diagnosis [C] //Proceedings of International Multi Conference of Engineers and Computer Scientists, Hong Kong. 2010: 134-139.

② 史爱松，张秉森．基于粗糙集和 BP 神经网络的心脏病病症诊断方法［J］．青岛大学学报：自然科学版，2005，18（3）：59-62.

③ Delen D. Analysis of cancer data: a data mining approach [J]. Expert Systems, 2009, 26 (1): 100-112.

④ 陈金宏．老年保健人群缺血性心脑血管病预警模型研究［D］．重庆：第三军医大学，2010.

⑤ Ture M, Kurt I, & Kurum A T, et al. Comparing classification techniques for predicting essential hypertension [J]. Expert Systems with Applications, 2005, 29 (3): 583-588.

和重要的预测特征①。

(3) 临床用药推荐方面

临床用药要考虑包括药物成分、药物配伍、药物疗效、药物副作用等多项问题，这些往往是医疗人员根据先验知识进行组织，易产生个人局限。基于电子病历对用药情况进行挖掘，更全面、更高效地对用药效果进行分析，辅助医师组合出疗效更好的用药搭配。

季秀丽通过数据挖掘方法探讨慢性阻塞性肺疾病急性加重期的临床用药规律，揭示出中医药治疗慢阻肺急性加重期常用药物和药对，为中医药防治慢阻肺急性期提供临床组方用药参考②；杨美洁等运用 Apriori 算法研究检查检验结果与用药之间的关联规则，挖掘出 29 条强关联规则，对制定高血压临床诊疗方案提供参考依据③；张北华等对 116 项关于“肠易激综合征”的医案建立数据库，基于关联规则挖掘症状-征候-药物之间的关系，以及中医药治疗肠易激综合征的药物配伍规律④；郭燕周等收集空军总医院中医科住院的 2 型糖尿病肾病 60 例的病历资料，采用频数分布分析、关联规则分析等数据挖掘方法对其中的 60 首有效方剂进行分析，探讨 2 型糖尿病肾病用药规律，为临床治疗糖尿病肾病及科学研究提供理论依据⑤；以 Apriori 算法为基础，陶敏结合电子病历系统

---

① Yeh D Y, Cheng C H, & Chen Y W. A predictive model for cerebrovascular disease using data mining [J]. Expert Systems with Applications, 2011, 38 (7): 8970-8977.

② 季秀丽. 基于数据挖掘的慢性阻塞性肺疾病急性加重期中医临床用药规律探讨 [J]. 中国中医药现代远程教育, 2018, 16 (06): 64-67.

③ 杨美洁, 史云杰, 李准. 基于 Apriori 算法的高血压电子病历研究 [J]. 医学信息学杂志, 2016, 37 (3): 58-61+76.

④ 张北华, 高蕊, 李振华, 等. 中医药治疗肠易激综合征的专家经验挖掘分析 [J]. 中国中西医结合杂志, 2013 (6): 757-760.

⑤ 郭燕周, 张蕾, 王小雨, 马建伟. 基于数据挖掘 2 型糖尿病肾病用药规律分析 [J]. 解放军医药杂志, 2018, 30 (1): 9-12.

中设计了用药推荐模块，在医嘱数据中查找基于诊断结果的关联性处方，辅助医生填写处方①；梁平等采用数据挖掘关联规则 Apriori 算法，探究发生中药注射剂药品不良反应（ADR）与患者性别、年龄、过敏史、原患疾病、合并用药、用药时间、给药途径等相关因素之间的关联，为临床合理使用中药注射剂提供参考②。Wang 等人为了解决中药配伍问题，依据中药相似性构建了中药关联图，并依据新提出的随机行走和标签传递算法，实现中药群发现的功能③。陈聪等为了探究哮喘临床效方用药规律，采用 Aprior 关联规则、系统聚类分析、因子分析等多元统计方法探讨哮喘临床效方的组方规律，得出的用药配伍规律及核心药物，为临床用药开阔了思路④。

6.3.2　疾病规则发现与自动诊断模型

（1）模型准备

①模型输入特征。根据卡方检验筛选出 1000 维特征，这 1000 维数据特征作为基础模型的输入特征。如图 6-18 所示，基础模型输入特征为卡方值最高的前 1000 个特征，特征值为数据归一化处理后的结果。

②数据集划分。为了验证模型的效果，按照 7：3 的划分比例将数据集划分为训练数据及测试数据，其中，70%的数据用于模型

---

① 陶敏．电子病历系统中处方用药推荐模块的设计与实现［D］．杭州：浙江大学，2015.

② 梁平，陈艳芬．基于 Apriori 关联规则算法分析中药注射剂不良反应［J］．中国合理用药探索，2017，14（4）：55-58.

③ Wang L D, Zhang Y, Xu X D. A novel group detection method for finding related Chineseherbs ［J］. Journal of Information Science and Engineering, 2015, 31 (4): 1387-1411.

④ 陈聪，谌松霖，陈孝红，费莹，张曼曼，徐美翔，石强．基于 Aprior 关联规则联合多元统计的哮喘临床效方规律分析及新方发现［J］．时珍国医国药，2016，27（11）：2799-2802.

$$
\begin{bmatrix}
 & 59\_\max, & 576\_\text{var}, & 366\_avg, & \cdots, & 101\_avg \\
x_1 & 0.029 & 0.027 & 0.393 & \cdots & 0.326 \\
x_2 & 0.057 & 0.027 & 0.393 & \cdots & 0.243 \\
 & & & & \cdots & \\
x_n & 0.105 & 0.691 & 0.009 & \cdots & 0.376
\end{bmatrix}
$$

图 6-18　基础模型特征矩阵

训练，30%的数据用于验证模型效果。如表 6-15 所示，从 MIMIC 数据库中共提取出 57208 条数据，进行数据划分后共 38145 条数据用于模型训练，19063 条数据用于测试。

表 6-15　**数据集划分结果**

	训练样本	测试样本	总样本
样本数量	38145	19063	57208
占比	67%	33%	100%

由于总样本中共包含了共 18 个大类的疾病数据，为使得模型训练及测试样本的数据分布与总样本中各类别的分布保持一致，因此，在数据集划分的过程中，本书采用分层抽样的方法，分别从各类别中抽取训练数据及测试数据。经分层抽样后，各数据集中 18 个类别的疾病数据如图 6-19 所示。从图 6-19 中可看出数据划分后，训练数据、测试数据集中各类别的分布与原始样本数据保持一致，划分后的数据集可用于模型的训练与选择。

（2）基础模型构建

基础模型构建的过程中，尝试了常用的机器学习分类算法如逻辑回归、朴素贝叶斯、梯度提升树、决策树、随机森林等。我们要选择在总体分类效果较优，或在特定类别上分类效果较好的模型作为本书的基础模型，因此根据各模型的分类效果，本书最终选用朴素贝叶斯及梯度提升树构建基础模型，下面将详细阐述。

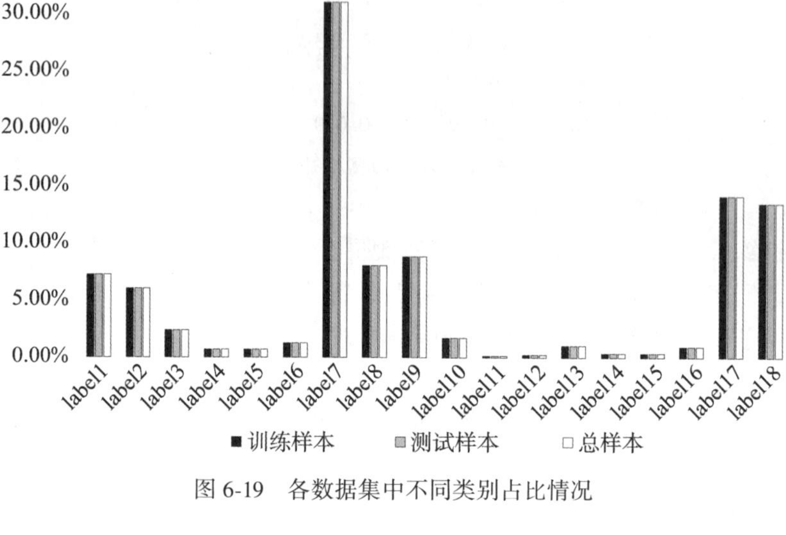

图 6-19　各数据集中不同类别占比情况

① 基于朴素贝叶斯及 OvO 策略的模型构建。

在构建基础模型的过程中，本书首先将朴素贝叶斯分类模型（NB，Naive Bayes）与多分类策略中的 OvO 策略相结合用于多种疾病的识别与分类。

1）朴素贝叶斯算法。

朴素贝叶斯是基于贝叶斯定理展开的分类算法，其在分类过程中认为特征之间是相互独立互不影响的，这也就是“朴素”的概念。对于类别 y 及特征向量 $[x_1, x_2, \cdots, x_m]$，贝叶斯算法中特征向量及类别的关系可表示为：

$$P(y \mid x_1, x_2, \cdots, x_m) = \frac{P(y)P(x_1, x_2, \cdots, x_m \mid y)}{P(x_1, x_2, \cdots, x_m)} \tag{6-22}$$

朴素贝叶斯算法假设变量之间相互独立，上式中：

$$P(x_1, x_2, \cdots, x_m \mid y) = \prod_{i=1}^{m} P(x_1 \mid y) \tag{6-23}$$

由于 $P(x_{il}, x_{i2}, \cdots, x_{im})$ 是一个常量，因此，朴素贝叶斯分类模

型又可描述为：

$$P(y \mid x_1, \cdots, x_m) \propto P(y)\prod_{i=1}^{m} P(x_i \mid y) \tag{6-24}$$

对于分类问题则是求解使得公式（6-25）最大的类别 y：

$$\hat{y} = \arg\max_{y} P(y)\prod_{i=1}^{m} P(x_i \mid y) \tag{6-25}$$

模型求解过程中，通常采用最大后验估计来估计 $P(y)$ 及 $P(x_i \mid y)$ 的值。朴素贝叶斯分类模型较为简单、快速，只需要少量的训练数据便可估计模型中需要的参数。在许多实际情况下，如分类、垃圾邮件过滤等方面应用广泛。

2）OvO 多分类策略。

经典的多分类策略常包括 OvO 分类策略、OvR 分类策略、MvM 分类策略。其中，OvO 分类策略即一对一策略（One vs. One），该策略主要是将一个多分类问题拆解为多个二分类问题，再通过组合的方式形成模型的多分类结果，这使得二分类的机器学习算法可以推广至多分类的问题中。在多分类问题的实际应用中，选择何种分类策略没有绝对的标准，分类策略的优劣与数据集本身有较大的关系，研究过程中，本书选用 OvO 分类策略主要是由于在探索过程中，对同一分类算法，OvO 策略的多分类效果相对要由于 OvR 策略。因此，本书在疾病多分类的问题中，选用一对一的分类策略构建多分类模型。图 6-20 中给出了 OvO 分类策略的分类过程。

如图 6-20 所示，f 表示分类函数，对于数据集 D，OvO 策略首先是对数据集中的各类别进行拆分，两两匹配成 $N(N-1)/2$ 个二分类的问题。其次，对每个匹配后的数据集训练相应的二分类模型。在模型测试与预测的过程中，未知类别的样本会提交给所有的分类模型，从而获得 $N(N-1)/2$ 个分类结果，最终，模型根据各类别的预测概率投票产生未知样本的分类结果。

3）基础模型构建

上文中，文章分别介绍了朴素贝叶斯分类模型及本书中选用的 OvO 分类策略，在本节中，本书将这两者相结合构建疾病多分类模

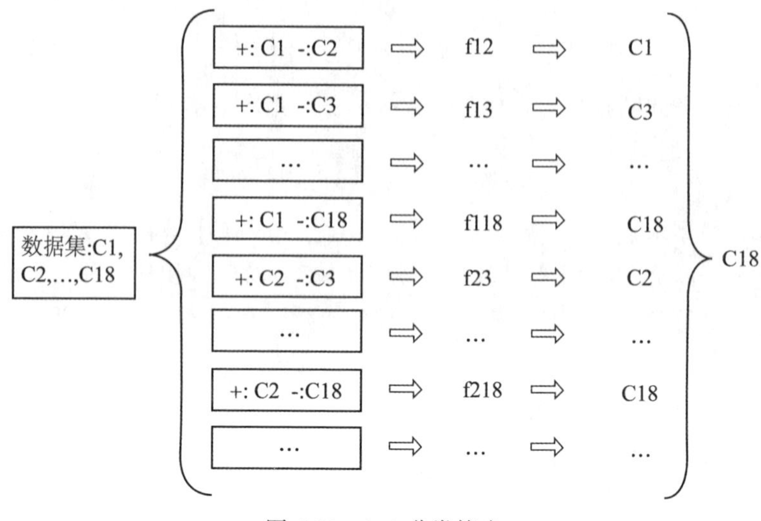

图 6-20　OvO 分类策略

型的基础模型 OvO（NB），如图 6-21 所示。

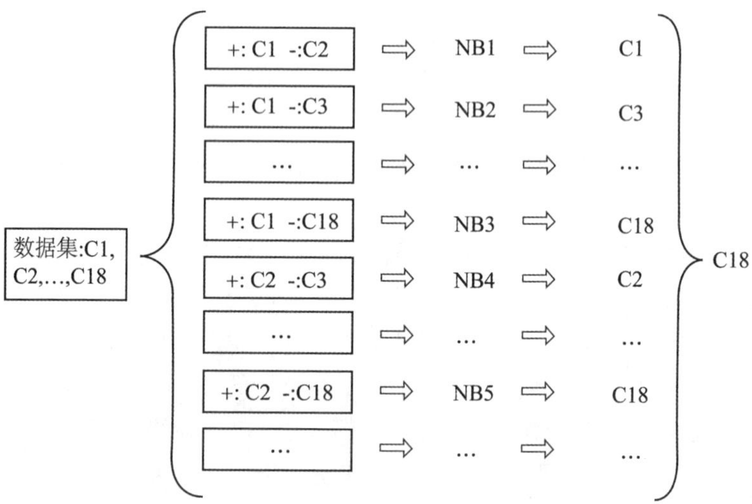

图 6-21　基于朴素贝叶斯及 OvO 策略的模型

在该基础模型中，本书将朴素贝叶斯分类模型用于 18 个疾病类型两两配对后的类别划分过程中，最终模型通过投票获得最终的分类标签值。

② 基于梯度提升树及 OvO 策略的模型构建

上文中分别介绍了朴素贝叶斯方法及 OvO 模型多分类策略，本节中，本书将构建基于梯度提升树的基础模型。

1）梯度提升树算法。

梯度提升树算法（GBDT，Gradient Boosting Decison Tree）是机器学习集成学习 boosting 家族的一个重要算法，常用于回归和分类问题。GBDT 能较好地发现多种特征、区分特征的重要性、进行有效的特征组合。Facebook 曾将梯度提升树及逻辑回归模型相结合，用于点击路径的预测。与 boosting 族的其他算法类似，梯度提升树算法也是通过组合多个弱分类学习器而提升为强分类算法。对于给定的迭代次数 M，该算法首先对初始训练集进行训练并得到一个基分类器（弱分类），其次根据这一分类器的残差调整下一个弱分类器，多轮迭代过程中，梯度提升树通过不断地降低偏差来提升最终模型的拟合效果。GBDT 在训练过程中，通常选用的弱分类器为分类回归树。分类模型可表示为：

$$F_M(x) = \sum_{m=1}^{M} T(x;\ \theta_m) \tag{6-26}$$

其中，M 为给定的迭代次数，$T(x;\ \theta_m)$ 为每一轮迭代中的弱分类学习器，θ_m 为弱分类学习器的损失函数，如下式所示：

$$\hat{\theta}_m = \arg\min_{\theta_m} \sum_{i=1}^{N} L(y_i,\ F_{m-1}(x_i) + T(x_i;\ \theta_m)) \tag{6-27}$$

公式（6-27）中，L 为模型选用的损失函数，包括平方损失函数、0~1 损失函数、对数损失函数等。

在求解该模型的过程中，通常采用梯度下降的方法，Freidman 提出用损失函数的负梯度去拟合每个弱分类器，算法具体的求解过程如下所示。

已知训练样本 D：$D = \{(x_1,\ y_1),\ (x_2,\ y_2),\ \cdots,\ (x_n,\ y_n)\}$，给定迭代迭代次数 M 及损失函数 L，梯度提升树算法：

①根据样本 D，训练初始弱分类器：

$$F_0(x) = \arg\min_{\gamma} \sum_{i=1}^{n} L(y_i \gamma)) \tag{6-28}$$

②在每一轮迭代中 $m = 1, \cdots, M$：

a. 计算负梯度：

$$r_{im} = -\left[\frac{\partial L(y_i, F(x_i))}{\partial F(x_i)}\right]_{F(x) = F_{m-1}(x)} \quad for \quad i = 1, \cdots, n \tag{6-29}$$

b. 依据计算得到的负梯度，利用训练集 $\{(x_i, r_{im})\}_{i=1}^{n}$，拟合此轮迭代中的分类树 $h_m(x)$。

c. 对叶节点区域，求解最优值：

$$\gamma_m = \arg\min_{\gamma} \sum_{i=1}^{n} L(y_i, F_{m-1}(x_i) + \gamma h_m(x_i)) \tag{6-30}$$

d. 更新现有模型：

$$F_m(x) = F_{m-1}(x) + \gamma_m h_m(x) \tag{6-31}$$

③输出模型 $F_M(x)$。

1）基础模型构建。

基于梯度提升树及 OvO 多分类策略的基本分类模型与上一小节中的模型类似，如图 6-22 所示，唯一的区别在于二分类过程中使用的分类模型替换为梯度提升树模型。

训练样本经过 OvO 策略划分后，训练 $N(N-1)/2$ 个梯度提升树模型，对于一个未知类别的样本数据，会依次输入这些模型中进行判别，最终通过投票的方式得到这个未知类别样本数据所属的类。

2）模型训练及验证。

基于 38145 条训练数据、19063 条测试数据，本书分别对这两个基础模型进行训练及验证。基础模型的验证效果如下所示：

a. 基于朴素贝叶斯及 OvO 策略的模型效果。

如表 6-16 所示，基于朴素贝叶斯及 OvO 策略的模型总体的精准率为 0.46，召回率为 0.45，F1 值为 0.45，模型在各类别上的分类效果欠佳，相对较好的类别（高于模型平均水平）为第 2 类

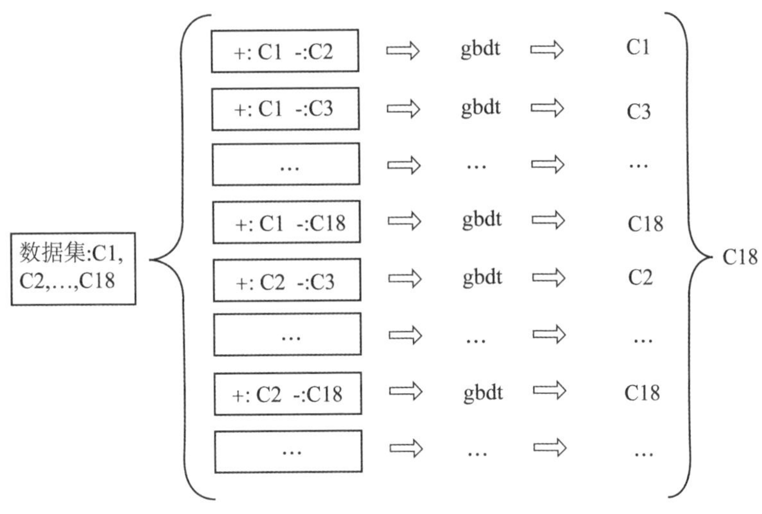

图 6-22 基于梯度提升树及 OvO 策略的模型

（F1 值 0.45）、第 7 类（F1 值 0.64）、第 15 类（F1 值 0.5）、第 18 类（F1 值 0.53），而在第 4 类、第 10 类、第 11 类、第 12 类、第 13 类、第 14 类上的分类效果较差，基本无分类正确的样本。

表 6-16 **基础模型 OvO（NB）验证效果**

class	precision	recall	f1-score	support
1	0.3	0.12	0.17	1397
2	0.49	0.42	0.45	1170
3	0.36	0.16	0.22	465
4	0	0	0	75
5	0.2	0.09	0.12	165
6	0.11	0.05	0.06	266
7	0.75	0.56	0.64	5944
8	0.41	0.32	0.36	1546
9	0.29	0.22	0.25	1693

续表

class	precision	recall	f1-score	support
10	0. 08	0. 07	0. 07	342
11	0. 04	0. 04	0. 04	50
12	0. 02	0. 02	0. 02	57
13	0. 05	0. 05	0. 05	210
14	0. 04	0. 04	0. 04	96
15	0. 65	0. 4	0. 5	89
16	0. 04	0. 04	0. 04	194
17	0. 32	0. 34	0. 33	2717
18	0. 37	0. 98	0. 53	2587
avg/total	0. 46	0. 45	0. 45	19063

b. 基于梯度提升树及 OvO 策略的模型构建。

如表 6-17 所示，基于梯度提升树及 OvO 策略的模型总体的精准率为 0. 52，召回率为 0. 54，F1 值为 0. 53，虽然模型效果较朴素贝叶斯模型的分类效果有所提升，但该模型在一些类别上的分类效果仍然欠佳，相对较好的类别（高于模型平均水平）为第 7 类（F1 值 0. 60）、第 15 类（F1 值 0. 53）、第 18 类（F1 值 0. 97），而在第 2 类、第 4 类、第 6 类、第 10 类、第 11 类、第 12 类等类别上的分类效果较差，基本无分类正确的样本。

表 6-17 **基础模型 OvO（GBDT）验证效果**

class	precision	recall	f1-score	support
1	0. 45	0. 25	0. 32	1397
2	0. 47	0. 01	0. 02	1170
3	0. 75	0. 18	0. 29	465
4	0. 00	0. 00	0. 00	75

续表

class	precision	recall	f1-score	support
5	0.57	0.14	0.22	165
6	0.00	0.00	0.00	266
7	0.44	0.96	0.60	5944
8	0.55	0.21	0.31	1546
9	0.51	0.15	0.23	1693
10	0.39	0.03	0.05	342
11	0.00	0.00	0.00	50
12	0.00	0.00	0.00	57
13	0.00	0.00	0.00	210
14	0.00	0.00	0.00	96
15	0.60	0.47	0.53	89
16	0.00	0.00	0.00	194
17	0.49	0.38	0.43	2717
18	0.98	0.97	0.97	2587
avg/total	0.52	0.54	0.53	19063

（3）基础模型融合

①基于 SVM 的基础模型融合。上节中，文章分别基于朴素贝叶斯、梯度提升树及多分类一对一策略构建了疾病多分类模型，并对这两个分类模型进行评价分析。研究过程中，本书发现这两个模型不仅在总体效果上存在差异，而且对各类别的分类识别能力也存在偏好。为了构建更加准确的疾病分类模型，本节中，将上文中的两个机器学习模型作为基础模型，并选用支持向量机（Support Vector Machine，SVM）中的 LinearSVC 模型进行模型融合。模型融合的方法如图 6-23 所示。

本章模型融合的过程主要是采用模型堆叠（model stacking）

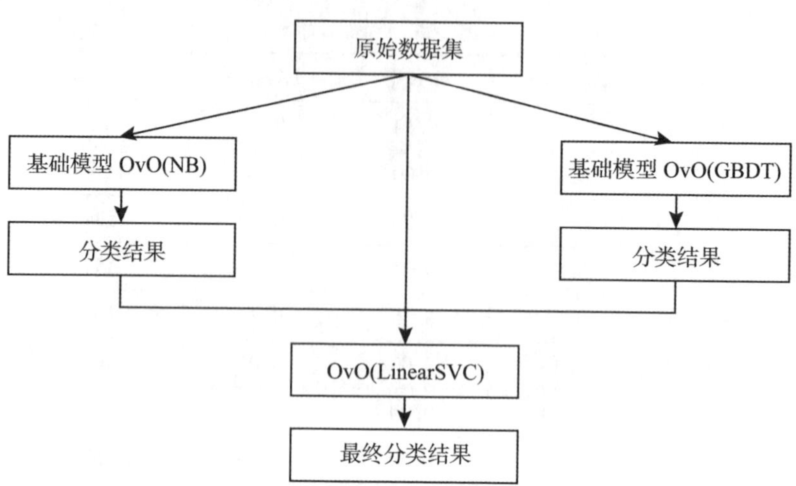

图 6-23　模型融合的方法

的方法进行的。模型融合过程中采用模型堆叠的方法，这一方法在执行过程中会融合多个基本模型的分类优势，而对于效果不佳的部分进行弱化。因此，当基本模型分类效果存在较大差异时，使用模型堆叠的方法融合多个基本模型往往能显著提升分类效果。从图 6-23 中可看出，本章的模型融合主要包括如下几个步骤：

a. 基础模型选择与分类。对于归一化后的数据，本章首先选用常用的机器学习模型作为基础模型，并依据各模型的效果选择总体分类效果较好，且各类别分类偏好不一致的模型作为基础模型。从上节中可知，文章选用朴素贝叶斯及梯度提升树作为基础模型，这两个模型在总体分类效果及各类别分类效果上存在差异。

b. 融合模型的特征构建。该步骤中，文章将基础模型的分类结果作为融合模型的输入特征。文章中共包含两个基础模型，因此在特征构建中会在数据集中添加 OvO（NB）模型、OvO（GBDT）模型的预测结果特征。由于预测结果标签值的无大小意义，因此在模型特征处理过程中会对新加入的特征进行独热编码（oneHot）处理。

c. 基于 LinearSVC 的模型构建。将基础模型的预测结果作新的特征加入原始数据集中后，本书基于 LinearSVC 模型，并结合多分类 OvO 策略，重新构建疾病多分类模型，并对该模型的分类结果作为最终结果。

模型融合过程中选用 LinearSVC 主要是由于一方面根据奥卡姆剃刀原理，选择相对简单的模型用于融合后数据集的训练与验证，能有效地避免模型过于复杂而产生的过拟合问题，另一方面，LinearSVC 的模型效果要优于逻辑回归等其他线性模型。对于数据集 D：$D=\{(x_1,\ y_1),\ (x_2,\ y_2),\ \cdots,\ (x_n,\ y_n)\}$，LinearSVC 模型如下所示：

$$\begin{aligned} &\min_{w,\ b} \frac{1}{2}\|w\|^2 + C\sum_{i=1}^{n}\zeta_i \\ &s.t.\quad y_i(w^T\phi(x_i)+b) \geqslant 1-\zeta_i \\ &\qquad\ \ \zeta_i \geqslant 0,\ i=1,\ 2,\ \cdots,\ n \end{aligned} \tag{6-32}$$

其中，$\phi(x_i)$ 将样本映射到高维的向量空间中，C 为模型中的惩罚因子。

在支持向量机模型求解过程中会将原问题转化为对偶问题：

$$\begin{aligned} &\max_{\alpha} \sum_{i=1}^{n}\alpha_i - \frac{1}{2}\sum_{i=1}^{n}\sum_{j=1}^{n}\alpha_i\alpha_j y_i y_j \kappa(x_i,\ x_j) \\ &s.t.\quad \sum_{i=1}^{n}\alpha_i y_i = 0, \\ &\qquad\ 0 \leqslant \alpha_i \leqslant C,\ i=1,\ 2,\ \cdots,\ n \end{aligned} \tag{6-33}$$

在这一对偶问题中，$\kappa(x_i,\ x_j)$ 是模型求解过程中选择的核函数，本书中选用的是线性核函数，即：

$$\kappa(x_i,\ x_j) = \langle x,\ x' \rangle \tag{6-34}$$

因此，上述问题等价于：

$$\begin{aligned} &\min_{\alpha} \frac{1}{2}\sum_{i=1}^{n}\sum_{j=1}^{n}\alpha_i\alpha_j y_i y_j (x_i \cdot x_j) - \sum_{i=1}^{n}\alpha_i \\ &s.t.\quad \sum_{i=1}^{m}\alpha_i y_i = 0, \\ &\qquad\ 0 \leqslant \alpha_i \leqslant C,\ i=1,\ 2,\ \cdots,\ n \end{aligned} \tag{6-35}$$

利用 SMO 算法可求得最优的 α^* 值，计算可得：

$$
\begin{aligned}
w^* &= \sum_{i=1}^{n} \alpha_i^* y_i x_i \\
b^* &= \frac{1}{S} \sum_{i=1}^{S} b_s^*
\end{aligned}
\tag{6-36}
$$

其中 S 为支持向量的个数，$b_s^* = y_s - \sum_{i=1}^{m} \alpha_i y_i x_i^T x_s$。

最终,LinearSVC 的决策函数可描述为：$f(x) = sign(w^* \cdot x + b^*)$。

②模型输入特征。在基础模型中，使用卡方检验筛选出的 1000 维特征，在模型融合过程中，本书将基础模型的预测结果作为新的特征加入现有的数据集中，共同作为新模型的输入特征，如图 6-24 所示，前 1000 各特征为基础模型的输入特征，即卡方检验筛选出的卡方值最高的前 1000 个特征，特征值为数据归一化处理后的结果。后 36 个特征为基础模型预测值经过独热编码而形成的特征。例如基础模型 1 对数据集中样本 1 的预测结果为疾病类型 1 类，基础模型 2 对样本 1 的预测结果为疾病类型 15 类，独热编码的过程首先生成 2 个 1 * 18 的矩阵，矩阵中的值均为 0，其次读取两个基础模型的预测结果，对于基础模型 1，在前 1 * 18 的矩阵中将相应位置（1 号位）的矩阵值变为 1。对于基础模型 2，在后一个 1 * 18 的矩阵中将 18 号位的矩阵值变为 1。

③模型训练及验证。如表 6-18 所示，基于 LinearSVC 及 OvO 策略的模型融合精准率为 0.60，召回率为 0.57，F1 值为 0.59，相对于基础模型，融合后模型的分类效果有了较为明显的提升。模型融合后，分类模型在第 3 类疾病、第 11 类疾病、第 15 类疾病以及第 18 类疾病的识别精准率较高，达到 78%以上，其中，该模型对第 11 类疾病及第 18 类疾病的识别精准率较好，对第 11 类疾病的分类精准率为 0.87，而第 18 类疾病的分类精准率为 0.96。在召回率指标上，分类模型对第 7 类疾病、第 18 类疾病的召回率相对较高。由此看来，模型融合后，能够精准地识别更多的疾病类型。在稀有类别如第 4 类疾病、第 6 类疾病、第 10 类疾病等的识别能力虽有提升，但识别效果仍然较差。

$$
\begin{bmatrix}
 & 59\_max, & 576\_var, & 366\_avg, & \cdots, & 101\_avg, & m11, & m12, & \cdots, & m118, & m21, & m22, & \cdots, & m218 \\
x_1 & 0.029 & 0.027 & 0.393 & \cdots & 0.326 & 1 & 0 & \cdots & 0 & 0 & 0 & \cdots & 1 \\
x_2 & 0.057 & 0.027 & 0.393 & \cdots & 0.243 & 1 & 0 & \cdots & 0 & 0 & 1 & \cdots & 0 \\
 & & & & \cdots & & & & \cdots & & & & \cdots & \\
x_n & 0.105 & 0.691 & 0.009 & \cdots & 0.376 & 0 & 0 & \cdots & 1 & 0 & 0 & \cdots & 1
\end{bmatrix}
$$

图 6-24　模型融合的特征矩阵

表 6-18　融合模型验证效果

class	precision	recall	f1-score	support
1	0. 54	0. 35	0. 42	1397
2	0. 49	0. 42	0. 45	1170
3	0. 78	0. 14	0. 24	465
4	0. 27	0. 05	0. 08	75
5	0. 60	0. 18	0. 28	165
6	0. 25	0. 03	0. 05	266
7	0. 60	0. 89	0. 72	5944
8	0. 53	0. 32	0. 40	1546
9	0. 51	0. 17	0. 26	1693
10	0. 41	0. 05	0. 09	342
11	0. 87	0. 10	0. 18	50
12	0. 03	0. 02	0. 02	57
13	0. 40	0. 05	0. 09	210
14	0. 20	0. 02	0. 04	96
15	0. 78	0. 46	0. 58	89
16	0. 07	0. 03	0. 04	194
17	0. 53	0. 43	0. 47	2717
18	0. 96	0. 97	0. 96	2587
avg/total	0. 60	0. 57	0. 59	19063

6. 3. 3　模型评价

(1) 总体分类效果对比

分别从精准率、召回率及 F1 值三个方面将融合模型与基础模型进行对比分析，如图 6-25 所示。从图中可看出，模型融合后的

分类效果显著优于两个基础模型，在精准率指标上的提升更为明显：相对于 OvO（NB）基础模型，模型融合后在精准率指标上提升 43%，相对于 OvO（GBDT）基础模型，模型融合后相对提升 15%。融合后的模型在召回率及 F1 值上的提升较少。

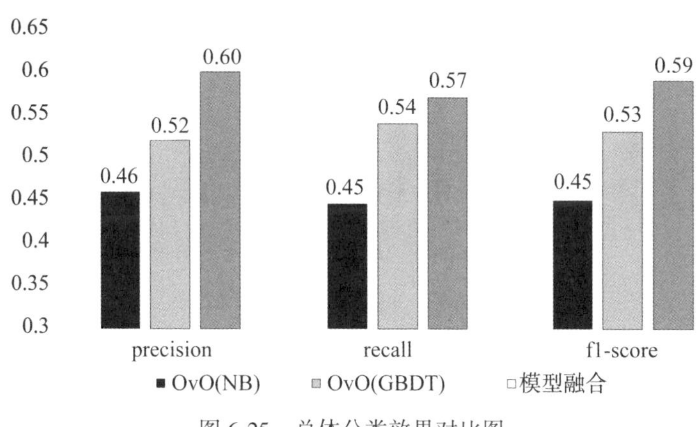

图 6-25 总体分类效果对比图

（2）各类别分类效果对比

本书从精准率、召回率及 F1 值三个方面对比融合模型与基础模型在各类别上的分类效果如下所示。

首先，如图 6-26 所示，在精准率指标上，模型融合后精准识别疾病的类别数增加，融合模型在第 3 类疾病第 11 类疾病、第 15 类疾病以及第 18 类疾病的识别精准率较高。同时，在较难识别出的疾病如 12，13，14，16 类别上，融合后的模型也具有一定的识别能力。

其次，在图 6-27 召回率指标上，融合模型在多数类别上召回率的提升效果不是特别明显，融合模型在第 1 类疾病、第 5 类疾病及第 11 类疾病的召回上略有提升，与基础模型类似，模型融合后在稀有类别的召回上并没有较为明显的提升。

最后，在图 6-28 中的 F1-score 指标上，模型融合后在各类别上的 F1 值均有所提升，这表明模型融合效果较为理想。融合模型

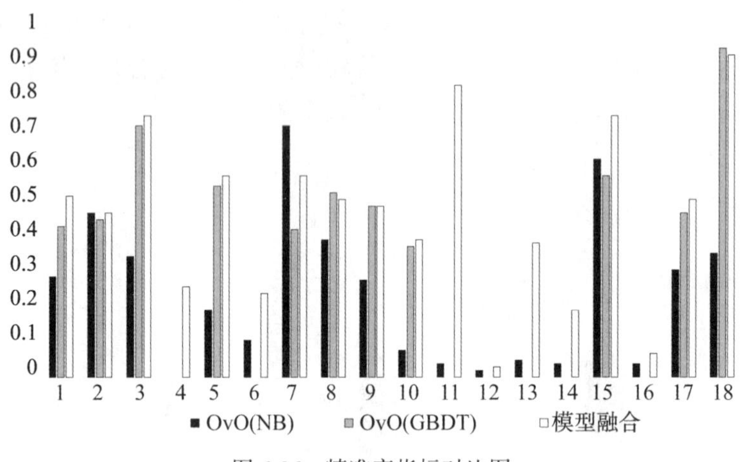

图 6-26　精准率指标对比图

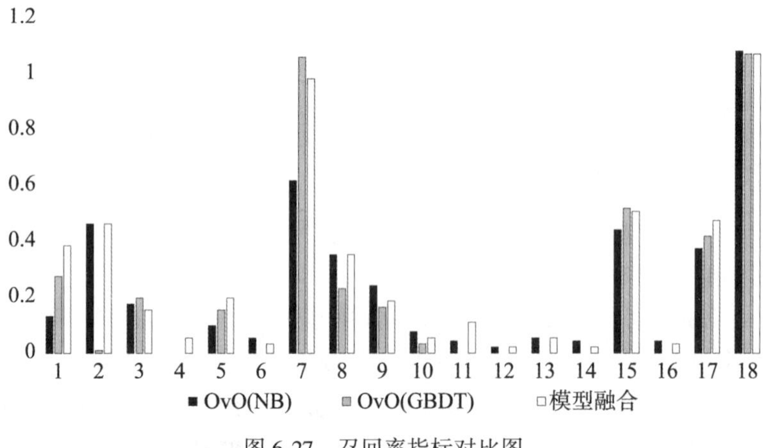

图 6-27　召回率指标对比图

在第 1 类疾病、第 5 类疾病、第 8 类疾病、第 11 类疾病、第 17 类疾病的提升效果较为明显，而对于较难识别的稀有类别，融合模型的表现也优于基础模型。

从这三个指标来看，模型融合后，精准识别各类疾病的能力有着明显的提升，这主要表现在精准识别疾病的数量及各类别的分类

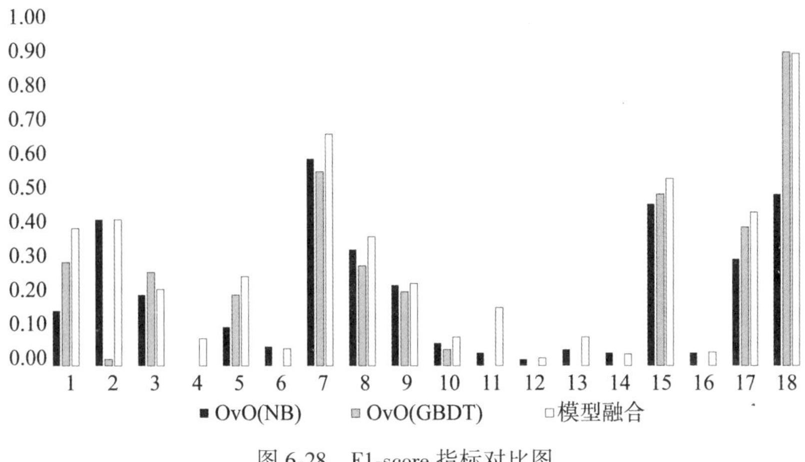

图 6-28 F1-score 指标对比图

准确率。相对于基础模型，模型融合后在召回率方面提升较小。

6.4 基于简单时间问题理论的临床路径融合

长期以来，由于医生操作不当、医疗过程不规范、用药不当等原因，医疗费用居高不下，医疗事故频发。随着医疗改革的不断深入，临床路径作为一种临床管理规范被提出，其目的旨在规范诊疗行为、保障医疗质量与医疗安全、最小化医疗成本。然而，临床路径通常是针对治疗单个疾病而制定的，无法应对并发症患者的治疗。随着人口老龄化问题的加剧，慢性疾病增多，并发症情况也日趋严重。为了解决并发症的临床路径问题，有人提出融合多个临床路径的解决办法，此方法为广大研究人员所接受。但是当前对于临床路径的融合研究尚处于起步阶段，对于临床路径融合还存在以下问题：

①当前研究对于临床路径融合中的冲突检测和消解缺乏时间层面的考虑，并未从时间上区分冲突是否会真正发生。

②临床路径知识通过本体描述，冲突检测和消解知识通过

SWRL 规则描述。一是 SWRL 规则表达能力有限，不足以表达复杂的冲突消解规则；二是无法解决 SWRL 规则描述以外的冲突，限制了融合的灵活性与扩展性。

针对上述问题，本研究提出了基于简单时间问题理论的临床路径融合方法，对临床路径中医疗行为之间的时间约束知识进行建模。首先，为了避免冲突，对具有冲突的医疗行为添加一组安全时间约束，再将临床路径冲突检测与消解转化为简单时间约束求解问题，以此可以解决临床路径融合冲突时间上的检测与消解。其次，冲突消解并不依赖 SWRL 规则，依靠 STP 求解得到时间允许范围内的融合方案；对于时间上无法消解的冲突，还能根据医生意愿放松冲突标准，忽略特定冲突，并在冲突发生的位置添加医疗监督行为，能够在安全允许范围内提高融合的成功率。本节主体内容选自项目研究成果“基于简单时间问题理论的临床路径融合研究”①。

6.4.1　临床路径融合概述

（1）临床路径与临床路径融合

临床路径最早兴起于 20 世纪 90 年代英美等国②，目的是为了给特定疾病提供循证治疗方案，从而改善病人状况、最大化临床医疗效率。除此之外，临床路径还在医疗成本日益增加的趋势中起到优化资源配置的作用③。为达到上述目的，临床路径被制定为结构化多学科护理计划，并详细说明了针对特定临床问题患者护理的基

① 江超．简单时间问题理论的临床路径融合研究［D］．武汉大学，2019.

② Open Clinical 2013. Clinical Pathways ［EB/OL］．［2019-02-14］．London：Open Clinical，http：//www. openclinical. org/clinicalpathways. html.

③ Kimberly J R，De Pouvourville，Gérard，D'Aunno T，et al. The Globalization of Managerial Innovation in Health Care ［M］. Cambridge University Press，2008.

本步骤。临床路径还支持将临床指南转化成本地方案和临床实践①。临床指南与临床路径的区别在于，临床指南提供一般性建议，而临床路径详细说明了实现这些建议的局部结构、系统和时间框架。例如，一个临床指南建议接受心脏手术的病人出院后参加门诊心脏康复计划；在医院的心脏手术临床路径中则会提供有关的机制的详细信息，如使用什么转诊表、合适提交转诊表，以及谁来负责完成转诊过程②。

临床路径还被称为综合护理路径（Integrated Care Pathways）、关键路径（Critical Pathways）、护理路径（Pathways of Care）、护理地图（Care Maps）、协作式护理路径（Collaborative Care Pathways）等。研究指出，至少还有 17 种称呼与临床路径表示类似的概念③。欧洲路径联盟（European Pathway Association，EPA）在 2005 年 12 月斯洛文尼亚的国际共识会议中临床路径定义为：临床路径是关于特定病人在特定时间护理过程中复杂的决策、组织干预④。临床路径应具有以下特点：

①显性声明临床路径基于循证医学的目标和关键因素，以及最佳实践和病人生理特征。

②简化了医疗成员之间、医生与患者之间的沟通，减低沟通成本。

③能够协调多领域医疗人员、病人以及家属之间的协同护理工作。

④具有文档、监控、变异和结果评估机制。

⑤确定合适的医疗资源。

---

① Campbell H, Hotchkiss R, Bradshaw N, et al. Integrated Care Pathways [J]. BMJ Clinical Research, 1998, 316 (7125): 133-137.

② Rotter T, Kinsman L, James E L, et al. Clinical pathways: effects on professional practice, patient outcomes, length of stay and hospital costs [J]. International Journal of Evidence-Based Healthcare, 2011, 9 (2): 191-192.

③ De Luc K. Developing care pathways [M]. Radcliffe Publishing, 2001.

④ Campbell H, Hotchkiss R, Bradshaw N, et al. Integrated care pathways [J]. Bmj, 1998, 316 (7125): 133-137.

尽管临床路径的定义是为特定病人指定的医疗干预，当前情况下，主要制定方法是医疗专家针对特定病种制定诊疗流程与标准化诊疗方法。对于并发症情况，不可能针对每种可能发生的并发症制定相应的临床路径，因此有人提出融合多个单一疾病临床路径来解决并发症临床路径问题，该观点为广大研究人员所接纳，本研究也持有相同的观点。临床路径融合存在最大的挑战，是不同路径中医疗任务的相互冲突而产生的用药安全、医疗资源配置、医疗周期变长、医疗成本增加等问题。针对不同问题，有研究人员提出了不同的解决方案。

针对用药安全，Real F 和 Riaño D ① 将临床路径拆分为状态-医疗行为（state-action）的集合，通过逻辑判断合并的临床路径是否具有药物冲突；Wilk 等将临床路径中的医疗行为转化成逻辑表达式，希望能得到没有药物冲突的合并方案；Kovalov A ②为了能在用药冲突无法解决的情况下同样能得到结果，引入了一种打分机制，为每一种合并方法计算分数和，希望选出最安全的合并方案。针对工作流、医疗资源，Jafarpour B 和 Abidi S S R ③提出了一种融合概念框架，能满足工作流、医疗机构之间的配合关系对临床路径进行融合。

当前临床路径融合研究中最大的关注点在于路径融合的安全性问题。本研究也是从此关注点出发，对医疗行为之间的目的、药物冲突进行检测消解，以此达到安全融合临床路径的目的。

---

① Real F, Riaño D. Automatic combination of formal intervention plans using SDA * representation model [C] //Proceedings of the 2007 conference on Knowledge management for health care procedures. Springer-Verlag, 2007: 75-86.

② Kovalov A. Avoiding medication conflicts for patients with multimorbidities [C] // International Conference on Integrated Formal Methods. Springer-Verlag New York, Inc. 2016: 376-390.

③ Jafarpour B, Abidi S S R. Merging disease-specific clinical guidelines to handle comorbidities in a clinical decision support setting [M] // Artificial Intelligence in Medicine. Springer Berlin Heidelberg, 2013: 28-32.

（2）多层冲突检测

临床路径合并的安全隐患，除了来自医疗任务用药产生的不良相互作用之外，还有其他方面的隐患。Piovesan 等①认为，多临床路径融合过程中不仅可能因为药物产生的相互作用产生冲突，还可能因为医疗任务本身的目的相悖而发生冲突。例如，在患有血栓的患者，通常需要使用抗凝血药物以减少血栓的形成，如果该患者同时也有出血风险（如小手术造成），需要增加血液凝固，因此必须停止抗凝血治疗。因此，根据不同的抽象层次，他们将临床任务之间的冲突自顶向下分成三层：目的，药物类别，药物。其中目的代表临床任务背后的真实意图，药物类别代表医疗任务指定的用药大类，药物则属于药物类别中的某种特定的用药。

本研究吸收了上述部分观点，将不同医疗任务之间的冲突分为目的与药物两个层面进行分别处理，其中将药物类别和药物划为一类，原因在于我们的药物相互作用的检测可以兼容各种药物冲突的检测，因而无须更细的划分。

6.4.2 临床路径融合方法

本研究提出的临床路径融合方法，其主要功能是通过本体网络语言（Ontology Web Language，OWL）存储临床路径与药物相互作用知识，使用 SWRL 规则描述冲突检测规则，通过冲突检测得到医疗行为之间的冲突信息，再通过冲突消解得到融合结果。融合总体架构如图 6-29 所示。

知识系统是临床路径融合模型的知识描述框架，主要保存临床路径及路径融合所需要的相关知识。临床路径自身所包含的目的、时间、用药知识保存在“临床路径本体”中，药物层面冲突检测

---

① Piovesan L，Molino G，Terenziani P. An ontological knowledge and multiple abstraction level decision support system in healthcare［J］. Decision Analytics，2014，1（1）：8-20.

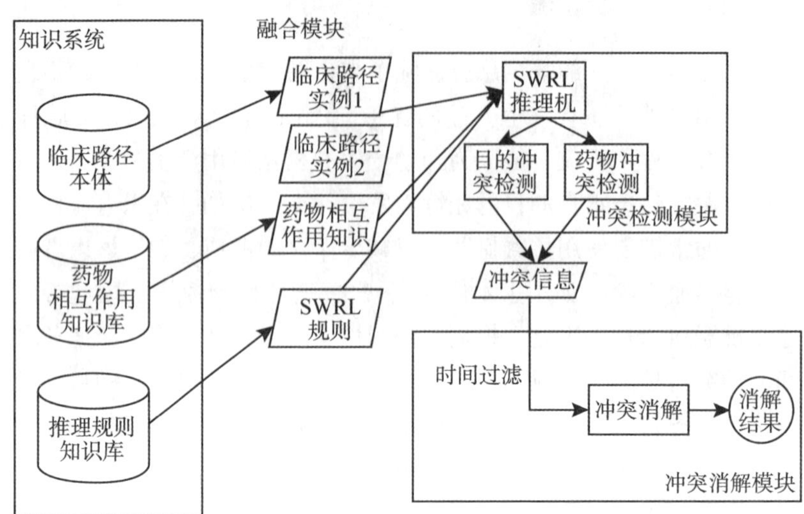

图 6-29　临床路径融合总体模型

涉及的药物相互作用知识则保存在“药物相互作用知识库”中，对于所有的冲突检测规则本章使用了一个“推理规则知识库”保存目的冲突、药物冲突检测的 SWRL 规则。

冲突检测模块的功能是检测不同临床路径的医疗行为之间所有潜在的冲突，这种冲突先不考虑时间因素，推理机根据临床路径知识与药物相互作用知识，通过 SWRL 规则对医疗任务进行“目的”和“药物”两个层次上的冲突检测，并将潜在冲突信息传递给冲突消解模块。

冲突消解模块对潜在冲突信息进行时间维度上的筛选，对于时间上存在的冲突采用合适的冲突消解方式解决冲突，成功消解所有冲突之后，即可得到一个融合成功的临床路径。

下面详细分析各模块的设计细节。

（1）临床路径模型

临床路径可以看作是一系列具有特定执行时间的医疗任务组成的集合，研究人员把这种医疗任务称为医疗行为（action）。一个

医疗行为具有一种医疗目的（intention）、一种用药（administers）、备选用药（altDrug）以及执行时间（happens）等属性，如图 6-30 所示。

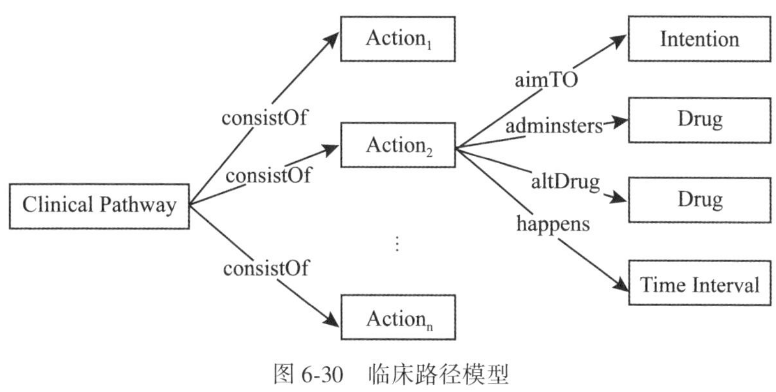

图 6-30　临床路径模型

研究模型中，医疗行为目的（intention）被描述为实施某个医疗行为之后期望病人身体属性发生的变化，因此本章使用二元组<BodyPartAttr，Modality>描述，BodyPartAttr 表示医疗行为的靶标身体属性，Modality 代表期待靶标身体属性的改变方向，其值域为{increasing，decreaing，stability}，分别代表增加、降低、保持稳定，如图 6-31 所示。医疗行为目的反映了临床医疗行为背后的真实意图，可以显式地表示医疗行为背后所蕴含的临床医学知识，同时为我们解决临床路径融合问题提供了便利。

时间间隔（Time Interval）描述的是医疗行为的起止时间，因此可以用<StartPoint，EndPoint>表示。同时，StartPoint，EndPoint 之间存在时间约束（Time Constraint）关系可以描述时间点之间的相对关系，如图 6-32 所示。时间约束可以使用四元组<first，second，type，max，min>表示，例如，< p_1，p_2，before，5，3 >表示时间点 p_1 在 p_2 前 3~5 天。除了描述医疗行为起止时间区间，时间约束还能够描述医疗行为之间的时间关系，例如，假如要描述一个医疗行为 a_1 在另一个医疗行为 a_2 之前执行，则可以对 a_1 的 EndPoint 与 a_2 的 StartPoint 添加一个类型为 before 的时间约束即可。

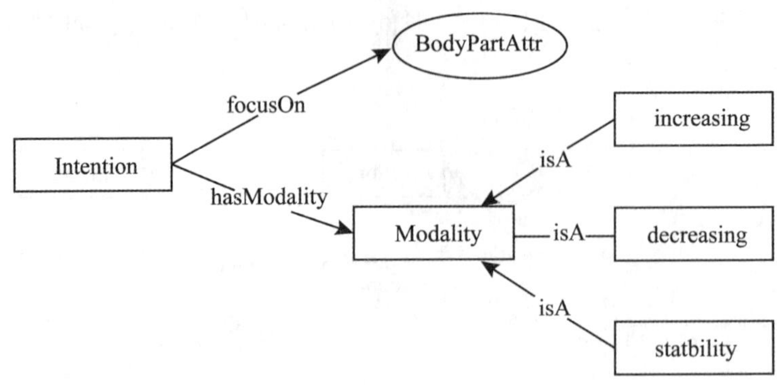

图 6-31　医疗行为目的模型

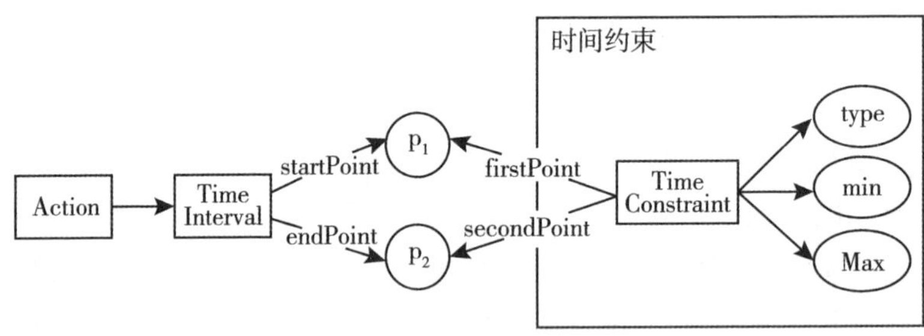

图 6-32　医疗行为时间间隔与时间约束的关系示意图

（2）药物相互作用模型

药物相互作用（Drug Interactions）是指使用一种药物期间同时使用其他药物、食物从而发生反应，或者使用者存在某种疾病而使此药产生某种潜在的有害影响。药物相互作用可能会增加或降低某种药的药效而产生不确定的副作用，某些药物相互作用是有害的①。避免药物相互作用对减少医疗事故、提高医疗服务质量具有

① FDA. 2013. Drug interactions: What you should know [EB/OL]. [2019-02-14]. New Hampshire: U. S. Food & Drug Administration, https://www. fda. gov/drugs/resourcesforyou/ucm163354. htm.

积极意义。并发症情景下，医生时常需要针对两种以上的疾病对病人进行同时用药，如果没有有效的方式进行药物相互作用的检测，并采取合理措施对潜在风险进行规避，极有可能产生医疗事故。因此临床路径融合应该提供有效的药物相互作用检测与消解手段。

药物相互作用按作用对象可以分为药物-药物（Drug-Drug）、药物-食物（Drug-Food）、药物-疾病（Drug-Disease）相互作用。临床路径融合中，主要涉及Drug-Drug、Drug-Disease两种相互作用，因此我们只需对两种相互作用建模。

如图6-33所示，任何药物相互作用都有一个相应的相互作用严重程度（Significance），分为严重（Major）、中等（Moderate）、轻微（Minor）三类。在本书的临床路径融合方法中，可以根据医生的意愿选择需要关注的相互作用严重程度，在冲突消解阶段对指定严重等级以上的冲突进行消解，而忽略指定严重等级以下的药物冲突，可以指定严重程度的药物冲突与目的冲突保证了本书融合方法的灵活性，扩展了临床路径融合的适用场景，关于目的冲突的严重程度选择将在后文指出。Drug-Drug/Disease两种相互作用的不同点除了涉及对象不同以外，Drug-Drug相互作用还多了一个“作用发生时间”（happensWhen）的时间约束属性，该属性描述的是使用一种药物前后多长时间内使用另一种药物会发生药物相互作用。例如，$[-t, t]$表示使用一种药物前后t天内使用另一种药物会产生相互作用。对作用发生时间区间求补集，我们可以得到冲突的安全时间约束，从而在转化成STP时为两个潜在冲突的医疗行为添加相应的时间约束。Drug-Disease没有这个时间属性，因为这种药物相互作用是伴随着该作用疾病存在的整个生命周期存在的，因此无须添加此约束。

（3）冲突检测

临床路径融合中的冲突检测，主要依赖SWRL规则对临床路径中的所有医疗行为检测目的和用药两个层次上所有潜在的冲突，不考虑时间维度上的关系。推理机能够根据SWRL规则进行知识推理，从已知的对象关系中推理出对象之间的隐性关系。以下将对

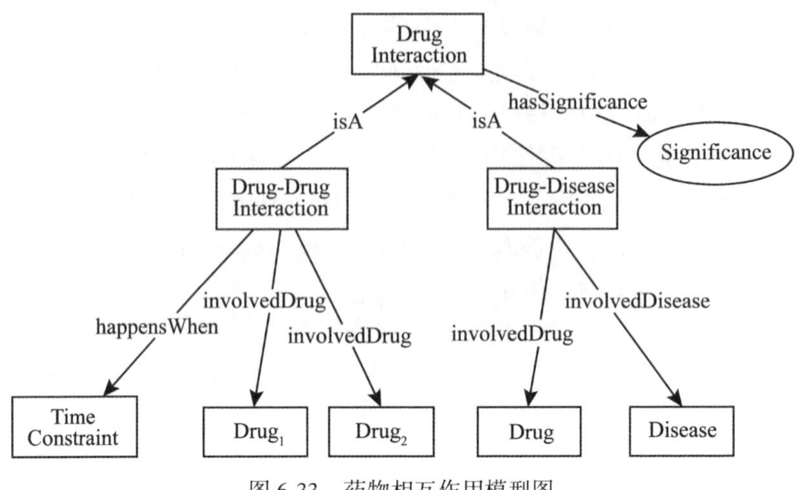

图 6-33　药物相互作用模型图

两个层次分别进行分析。

①目的层面的冲突检测。根据前面对医疗行为目的(intention)的描述，目的可以使用

二元组 < *BodyPartAttr*，*Modality* > 表示，而 *Modality* 有增加、降低、保持稳定三种取值。在目的冲突检测中，如果两个医疗行为目的的靶标身体属性相同，则可以对目的进行冲突检测。本书定义了三种目的冲突类型，分别是：重复目的、不和谐目的以及相反目的。目的冲突检测规则主要有三种：

医疗行为 a，医疗行为 b，两个行为各自目的的 BodyPartAttr 相同，Modality 相同→a，b 具有重复目的　　(6-37)

医疗行为 a，医疗行为 b，两个行为各自目的的 BodyPartAttr 相同，其中一个 modality 为 decrease，另一个为 increase→a，b 具有相反目的　　(6-38)

医疗行为 a，医疗行为 b，两个行为各自目的的 BodyPartAttr 相同，其中一个 modality 为 decrease 或 increase，另一个为 stability→a，b 具有相反目的　　(6-39)

②药物层面的冲突检测。医疗行为药物层面的冲突检测相对简

单，利用药物相互作用知识库中的药物相互作用知识，可以对医疗行为之间的药物冲突进行检测。本书药物冲突进行了更细致地划分，当前用药产生的冲突称作“直接药物冲突”，备选用药产生的冲突称作“潜在药物冲突”。药物与药物相互冲突的一般语义陈述为“如果两个医疗行为中的药物之间具有相互作用，则两个医疗行为具有药物-药物冲突”，可细分为三种：

医疗行为 a1，医疗行为 a2，a1 使用药物 x，a2 使用药物 y，x 与 y 具有药物相互作用→a1，a2 具有直接药物-药物冲突　(6-40)

医疗行为 a1，医疗行为 a2，a1 有备用药物 x，a2 有备用药物 y，x 与 y 具有药物相互作用→a1，a2 具有间接药物-药物冲突　(6-41)

医疗行为 a1，医疗行为 a2，a1 使用药物 x，a2 有备用药物 y，x 与 y 具有药物相互作用→a1，a2 具有间接药物-药物冲突　(6-42)

同理，药物与疾病相互冲突可以分为两种：

医疗行为 a，疾病 d，a 使用药物 x，x 与 d 具有药物相互作用→a，d 具有直接药物-疾病冲突　(6-43)

医疗行为 a，疾病 d，a 有备选药物 x，x 与 d 具有药物相互作用→a，d 具有潜在药物-疾病冲突　(6-44)

（4）冲突消解

临床路径融合中的冲突消解模块，是临床路径融合模型中的关键模块。临床路径是一系列具有特定时间周期医疗行为的集合，医疗行为之间具有特定的时间约束关系，因此单个临床路径可以描述成一个具有一致性的 STP。在并发症情景下，可能需要同时执行多个临床路径，因此临床路径融合问题可以将多个 STP 合并，并对问题进行求解。临床路径融合问题就被巧妙地转化成了 STP 的数学求解问题。

冲突消解流程如图 6-34 所示。

消解模块接收冲突检测模块的冲突信息以后，分别将需要融合的临床路径各自构建 STP 距离图，然后将两个距离图合并成一个距离图，并根据冲突信息为冲突的 action 相应时间节点添加安全时

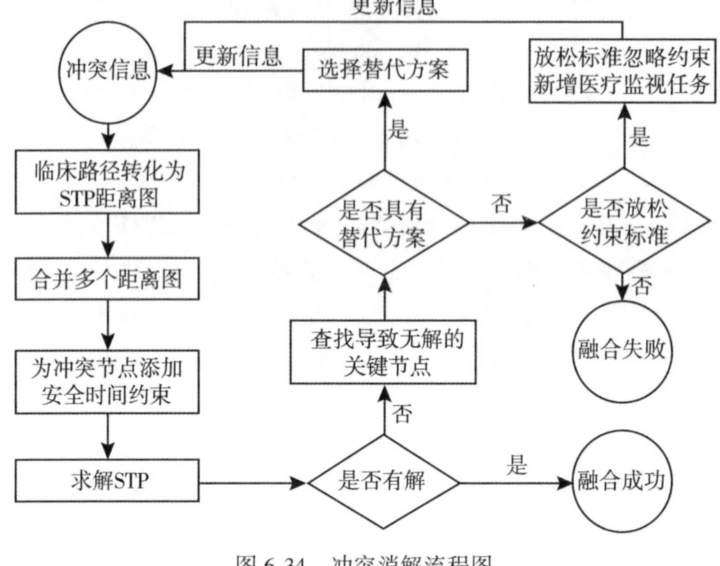

图 6-34　冲突消解流程图

间约束。使用 Floyd-Warshall 最短路径算法对合并的 STP 问题进行求解，可以得到满足所有时间约束的最小网络（Minimal Network）。如果 STP 问题有解，则代表临床路径上的所有时间约束都能得到满足，所有冲突可以在时间上得到调整解决。如果无解，则代表存在时间约束上无法消除的冲突，该算法可以查找导致无解的关键冲突节点。通过对关键节点进行分析，寻找解决冲突的方案，对于冲突解决有两种方法可供选择：

①寻找替代方法。对于无法避免的药物冲突，首先采取的解决方案是选择安全的替代用药方案。选择替代方案之后可能会产生新的药物冲突，因此需要重新进行药物冲突检测，更新冲突信息，再进行新一轮的冲突消解。

②放松冲突标准。对于没有可替代方案的冲突，可以根据医生意愿，对严重程度可以接受的冲突放松标准，忽略冲突，并且添加一个医疗监控任务，让医生在冲突发生时密切关注患者身体情况。如果两种方法都无法解决冲突，则可以宣布融合失败，融合结束。

6.4.3 临床路径融合实现与评价

为了解决针对并发症患者多个临床路径的实际融合问题，本研究提出了基于STP理论的临床路径融合方法。为了验证方法的有效性，我们整理了分别来自英国国家健康与医疗研究机构(National Institute for Health and Care Excellence, NICE)① 与中国卫健委的“糖尿病管理”与“颅脑肿瘤手术”两个临床路径，并从drugs.com上抓取了相关药物及药物相互作用知识，然后通过假设“糖尿病合并颅脑肿瘤”的并发症病理情景，根据本研究提出的知识建模方法与临床路径融合方法对两个临床路径进行了融合实验。实验最后调研了该并发症的临床治疗统计数据，数据表明，实验提出的“放松冲突标准并添加医疗监视任务”的融合方案可以显著降低该并发症患者术后感染率与死亡率，提高治疗效果。

(1) 临床路径知识构建

实验使用“糖尿病”管理路径与“颅内良性肿瘤手术”临床路径进行案例分析。图6-35是根据NICE的“糖尿病临床路径”整理而成的糖尿病管理路径各执行节点，糖尿病作为一种常见的慢性病，常常同时会患有其他慢性疾病；图6-36是根据中国卫健委发布的“颅脑肿瘤手术临床路径”整理而成的该疾病手术临床路径各执行节点。

如图6-35所示，糖尿病管理的临床路径主要治疗任务是降低患者血糖水平，进入治疗之后（DMS），首先选择口服降压药。口服降压药不是对所有病人都有效，同时，随着服药的时间变长，口服药的效果逐渐减弱，可以改用注射胰岛素的方法控制血糖。经过我们的总结归纳，糖尿病患者的主要治疗方式就是降低血糖治疗

① NICE. 2019. NICE—The national institute for health and Care excellence [EB/OL]. [2019-02-14]. London: The National Institute for Health and Care Excellence, https://www.nice.org.uk.

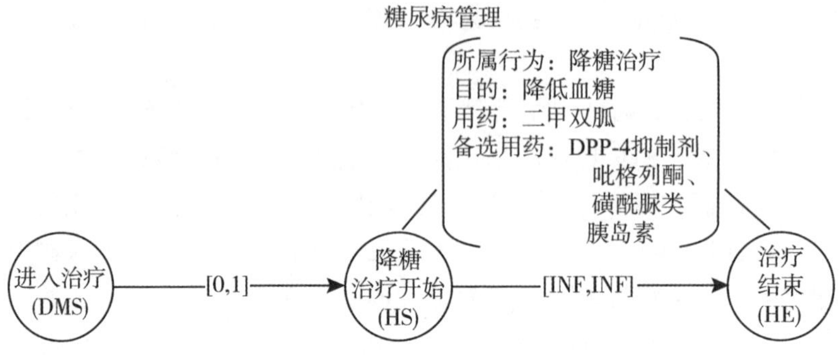

图 6-35　糖尿病管理路径时间节点

（HS），因此将中间的换药行为都归纳为一个行为。而研究表明，糖尿病彻底治愈率极低，因此可以将降糖治疗的时长定为无穷大才结束（HE），在 STP 中，我们使用［INF，INF］区间表示无穷大。

“颅脑肿瘤手术”的临床路径主要描述的是从住院开始到术后恢复完成这段时间的系列医疗行为。如图 6-36 所示，入院（CI）后 0~2 天内，开始手术的“围术期”，首先进行“术前检查”（TBS），主要目的是确保术前各项身体指标正常。检查完成后，可以“开始进行手术”（SS），手术在入院后 4 天内进行。手术前 30 分钟以内需要进行“预防性抗菌用药”（ABBS）（由于统一使用“天”做时间单位，因此此处用［0.01，0.02］表示 15~30 分钟）。手术过程中需要根据病人情况使用“激素”（HIS）、“抗菌药物”（ABIS）、“脱水药”（DIS），以及进行“抗癫痫”（BIS）等操作。手术结束（SE）后进入术后恢复（RS），需要继续根据病人情况使用抗癫痫（APAS）、抗菌用药（ABAS）、脱水用药（DAS）以及进行术后复查（TAS）等操作。“术前检查”（TBS）和“术后检查”（TAS）是为了确保病人整个围术期的各项身体指标正常，因此我们把 TBS 和 TAS 当作围术期的开始点和结束点。术后恢复 7~10 天后（RE）即可出院（CO）。图中所有使用［0，INF］表示一种松时间约束关系，代表前节点在后节点执行之前发生。

除两个临床路径的相关知识构建以外，实验还根据临床路径涉

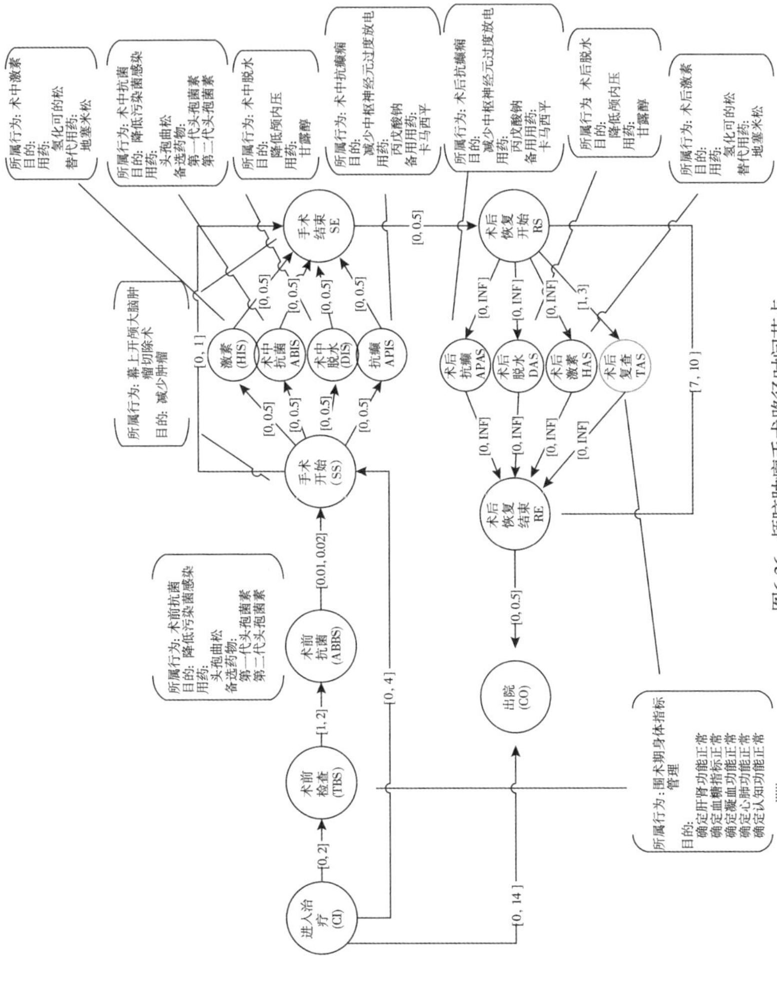

进入治疗(CI)
[0, 2]
术前检查(TBS)
[1, 2]
术前抗菌(ABBS)
[0.01, 0.02]
手术开始(SS)
[0, 4]
[0, 14]
所属行为: 术前抗菌
目的: 降低污染菌感染
用药:
头孢曲松
备选药物:
第一代头孢菌素
第二代头孢菌素
所属行为: 幕上开颅大脑肿瘤切除术
目的: 减少肿瘤
[0, 1]
[0, 0.5]
激素(HIS)
术中抗菌ABIS
术中脱水(DIS)
抗癫APIS
手术结束SE
所属行为: 术中激素
目的:
用药:
氢化可的松
替代用药:
地塞米松
所属行为: 术中抗菌
目的: 降低污染菌感染
用药:
头孢曲松
备选药物:
第一代头孢菌素
第二代头孢菌素
所属行为: 术中脱水
目的:
降低颅内压
用药:
甘露醇
所属行为: 术中抗癫痫
目的:
减少中枢神经元过度放电
用药:
丙戊酸钠
备用用药:
卡马西平
[0, 0.5]
术后恢复开始RS
所属行为: 术后抗癫痫
目的:
减少中枢神经元过度放电
用药:
丙戊酸钠
备用用药:
卡马西平
所属行为 术后脱水
目的:
降低颅内压
用药:
甘露醇
所属行为: 术后激素
目的:
用药:
氢化可的松
替代用药:
地塞米松
[0, INF]
[1, 3]
术后抗癫APAS
术后脱水DAS
术后激素HAS
术后复查TAS
[7, 10]
术后恢复结束RE
[0, 0.5]
出院(CO)
所属行为:围术期身体指标管理
目的:
确定肝肾功能正常
确定血糖指标正常
确定凝血功能正常
确定心肺功能正常
确定认知功能正常
……

图6-36 颅脑肿瘤手术路径时间节点

及的药物信息，抓取了 drugs. com 中的药物相互作用知识，构建了药物相互作用本体。此时，假设一个患有糖尿病的病人正在进行降糖治疗，而此时正好患有颅脑良性肿瘤，需要进行肿瘤切除手术。下面详细阐述如何使用本研究提出的融合方法针对该并发症对两个临床路径进行融合。

（2）医疗行为冲突检测推理

首先需要利用临床路径及药物相互作用知识对临床路径之间的所有潜在的行为冲突进行推理检测。冲突检测推理机以临床路径本体以及药物相互作用本体知识为基础，利用 SWRL 规则进行推理，得到具有目的冲突和药物冲突的行为作为输出。

①目的冲突检测。目的冲突检测主要针对不同临床路径医疗行为之间的特定目的进行检测，冲突类型分为三种：重复目的、不和谐目的以及相反目的。本实验中各路径的医疗行为目的如表 6-19 所示：

表 6-19　　　　**各临床路径医疗行为目的**

路径	行为	目的	
		目标身体属性	目标变化
糖尿病管理临床路径	降糖治疗	血糖	降低
颅脑肿瘤手术	术前抗菌	感染	降低
	幕上开颅肿瘤切除术	肿瘤组织	降低
	术中激素	炎症	降低
	术中抗菌	感染	降低
	术中脱水	颅内压	降低
	术中抗癫痫	神经元中枢放电	降低
	术后抗菌	感染	降低

续表

路径	行为	目　　的	
		目标身体属性	目标变化
颅脑肿瘤手术	术后抗癫痫	神经元中枢放电	降低
	术后激素	炎症	降低
	术后脱水	颅内压	降低
	围术期身体指标管理	心肺	稳定
		肝功	稳定
		凝血功能	稳定
		血糖	稳定

使用 protégé 的 SWRL 推理组件，得到推理结果如表 6-20 所示。

表 6-20　　**目的冲突推理结果**

医疗行为	医疗行为	冲突类型
降糖治疗	围术期身体指标管理	不和谐冲突

②药物冲突。药物冲突主要针对临床路径各医疗行为用药的冲突检测，分为药物-药物冲突，药物-疾病冲突。药物冲突根据严重程度还可以分为轻微、中等、严重三个层次，不过此时主要关心药物冲突的产生原因，先不讨论冲突严重程度。

两个临床路径的用药及备选用药如表 6-21 所示。

表 6-21　　**临床路径用药及备选用药**

路径	医疗行为	用药	备 选 用 药
糖尿病管理	降糖治疗	二甲双胍	DPP-4 抑制剂、吡格列酮、磺酰脲类、胰岛素

续表

路径	医疗行为	用药	备 选 用 药
颅脑良性肿瘤手术	术前抗菌	头孢曲松	第一代头孢菌素、第二代头孢菌素
	术中抗菌	头孢曲松	第一代头孢菌素、第二代头孢菌素
	术中激素	氢化可的松	地塞米松
	术中脱水	甘露醇	
	术中抗癫痫	丙戊酸钠	卡马西平
	术后抗菌	头孢曲松	第一代头孢菌素、第二代头孢菌素
	术后激素	氢化可的松	地塞米松
	术后抗癫痫	丙戊酸钠	卡马西平
	术后脱水	甘露醇	

使用 protégé 的推理组件，得到直接/潜在药物冲突结果，结合药物相互作用知识，可以得到对应冲突严重程度，如表 6-22、表 6-23 所示。

表 6-22　**药物-药物冲突信息表**

医疗行为（药物）	医疗行为（药物）	作用类型	严重程度
降糖治疗（二甲双胍）	**术中激素（氢化可的松）**	**直接**	**中等**
降糖治疗（二甲双胍）	术中激素（地塞米松）	潜在	中等
降糖治疗（二甲双胍）	**术后激素（氢化可的松）**	**直接**	**中等**
降糖治疗（二甲双胍）	术后激素（地塞米松）	潜在	中等
降糖治疗（沙格列汀）	术中抗癫痫（卡马西平）	潜在	中等
降糖治疗（沙格列汀）	术中激素（氢化可的松）	潜在	中等

续表

医疗行为（药物）	医疗行为（药物）	作用类型	严重程度
降糖治疗（沙格列汀）	术中激素（地塞米松）	潜在	中等
降糖治疗（西他列汀）	术中激素（地塞米松）	潜在	中等
降糖治疗（吡格列酮）	术中抗癫痫（卡马西平）	潜在	中等
降糖治疗（吡格列酮）	术后激素（地塞米松）	潜在	中等
降糖治疗（吡格列酮）	术中激素（氢化可的松）	潜在	中等
…	…	…	

表 6-23 **药物-疾病冲突信息表**

医疗行为（药物）	疾病	作用类型	严重程度
术中激素（氢化可的松）	糖尿病	直接	中等
术中激素（地塞米松）	糖尿病	潜在	中等
术后激素（氢化可的松）	**糖尿病**	**直接**	**中等**
术后激素（地塞米松）	糖尿病	潜在	中等
…	…	…	

直接冲突是“当前用药”产生的冲突；潜在冲突是“备选用药”之间存在的冲突，虽然潜在冲突在当前用药中并不存在，但是如果需要换用备选用药，那么潜在冲突可能变成直接冲突，所以需要识别潜在冲突。我们首先关注“当前用药”产生的直接冲突。根据 drugs. com 描述，术中及术后所用的皮质激素“氢化可的松”会影响降糖治疗所用的“二甲双胍”等抗糖尿病药物的功效，从而干扰血糖控制，造成高血糖或糖尿病恶化；另外，“氢化可的松”可以通过拮抗作用和抑制胰岛素分泌来提高血糖水平，因此和“糖尿病”具有中等药物-疾病相互作用。

得到直接/潜在冲突信息后，我们就可以进行冲突的消解。

(1) 医疗行为冲突消解

冲突消解过程总体上来可以分为 3 个步骤：转化成 STP 距离图，求解 STP 以及 STP 问题无解的情况下寻找解决方案。接下来对 3 个步骤分别进行详细分析。

①STP 转化。将临床路径融合问题转化成 STP 问题首先需要确定各个路径内在的时间的约束，转化为 STP 距离图可以利用 Floyd-Warshall 最短路径算法求解 STP 问题。首先根据临床路径各节点之间内在的时间约束构建时间约束图。

根据之前的假设，该糖尿病患者正处于降糖治疗阶段，此时需要实施颅脑肿瘤手术。我们用“CUR”表示当前所处时间点，在“糖尿病管理路径”中有时间约束：

$$INF \leqslant HE\text{-}CUR \leqslant INF$$

$$0 \leqslant CUR\text{-}HS \leqslant INF$$

根据以上假设构建各自路径的 STP 时间距离矩阵如表 6-24 所示：

表 6-24　**糖尿病管理路径时间距离矩阵**

	HS	HE	CUR
HS	0	INF	INF
HE	-INF	0	−INF
CUR	0	INF	0

用“CUR”替代“颅脑肿瘤手术”的起点“CI”，我们可以将两个路径的时间距离矩阵融合成一个时间距离矩阵。根据前文的目的、药物冲突，为了避开此冲突，为相关节点添加安全时间约束：

首先，糖尿病管理的“降糖治疗”目的与颅脑肿瘤手术的“围术期身体指标管理”具有不和谐目的冲突。为避免冲突，需要设置一个有效作用时间 t 以外的安全时间约束，原本可以设置在一

表 6-25　颅脑肿瘤手术路径时间距离矩阵

	CI	TBS	AABS	SS	ABIS	DIS	HIS	APIS	SE	RS	APAS	DAS	HAS	TAS	RE	CO
CI	0	2		4												14
TBS	0	0	2													
AABS		−1	0	0. 02												
SS	0		−0. 01	0	0. 5	0. 5	0. 5	0. 5	1							
ABIS				0	0				0. 5							
DIS				0		0			0. 5							
HIS				0			0		0. 5							
APIS				0				0	0. 5							
SE				0	0	0	0	0	0	0. 5						
RS									0	0	INF	INF	INF	3	10	
APAS										0	0				INF	
DAS										0		0			INF	
HAS										0			0		INF	
TAS										−1				0	INF	
RE										−7	0	0	0	0	0	0. 5
CO	0														0	0

个行为发生前后 t 以外，但是在本案例中，患者的“降糖治疗”已经开始，因此将“围术期身体指标管理”设置在“降糖治疗”结束以后（HE）执行才能避免冲突。假设 $t=1$，使用 TBS（术前检查）作为“围术期”的起点，于是有约束：$1 \leqslant TBS\text{-}HE \leqslant INF$；其次，糖尿病管理的“降糖治疗”与颅脑肿瘤手术的“术中激素”、“术后激素”具有药物-药物冲突，由于“术后激素”在“术中激素”之后，同上只需设置一个安全时间约束：$1 \leqslant APIS\text{-}HE \leqslant INF$；合并之后的时间距离矩阵如表 6-26 所示。

合并成一个时间距离矩阵以后，我们就可以使用最短路径算法对 STP 进行求解。

②STP 求解。使用 *Floyd-Warshall* 算法对 STP 问题进行求解，是利用带负向边的最短路径算法对时间约束进行缩紧。其算法可以输出一个矩阵，在 STP 框架中称作最小网络（Minimal Network），满足一致性的最小网络中任意一组特征解都可以满足所有时间约束要求，可以实现临床路径所有冲突的消解，从而达到融合成功的效果。

表 6-27 是融合后的临床路径计算出的最小网络矩阵。

前文说过，检查 STP 最小网络的一致性就是节点到自身的距离（上表左对角线）是否为 0。可以看到，除了 HE，其他节点到自身的距离都小于 0，趋近无穷大，这说明 STP 距离图中存在负圈，也就是时间约束之间存在冲突。为了定位冲突，我们同样可以利用 *Floyd-Warshall* 算法发现负圈中的关键节点。

Floyd-Warshall 算法的副产品是可以记住源节点到目标节点最短路径中的下一个节点，接着以下一个节点查找该点到目标节点的最短路径，即可找到完整的最短路径。这是运用了图论中关于最短路径的一个定理：

定理 1　最短路径中的任意一段路径也是最短路径。

因此，当我们打印各节点之间的最短路径时，部分结果如表 6-28。

表 6-26 合并后时间距离矩阵

	HS	HE	CUR (CI)	TBS	AABS	SS	ABIS	DIS	HIS	APIS	SE	RS	APAS	DAS	HAS	TAS	RE	CO
HS	0	INF	INF															
HE	−INF	0	−INF	INF						INF								
CUR (CI)	0	INF	0	2		4												14
TBS		−1	0	0	2													
AABS				−1	0	0. 02												
SS			0		−0. 01	0	0. 5	0. 5	0. 5	0. 5	1							
ABIS						0	0				0. 5							
DIS						0		0			0. 5							
HIS						0			0		0. 5							
APIS		−1				0				0	0. 5							

续表

	HS	HE	CUR (CI)	TBS	AABS	SS	ABIS	DIS	HIS	APIS	SE	RS	APAS	DAS	HAS	TAS	RE	CO
SE						0	0	0	0	0	0	0.5						
RS											0	0	INF	INF	INF	3	10	
APAS												0	0				INF	
DAS												0		0			INF	
HAS												0			0		INF	
TAS												-1				0	INF	
RE												-7	0	0	0	0	0	0.5
CO			0														0	0

表 6-27 STP 求解结果——最小网络矩阵

	HS	HE	CUR (CI)	TBS	AABS	SS	ABIS	DIS	HIS	APIS	SE	RS	APAS	DAS	HAS	TAS	RE	CO
HS	0	INF	INF	INF	INF	INF	INF	INF	INF	INF	INF	INF	INF	INF	INF	INF	INF	INF
HE	-INF	**-INF**	-INF	-INF	-INF	-INF	-INF	-INF	-INF	-INF	-INF	-INF	-INF	-INF	-INF	-INF	-INF	-INF
CUR (CI)	-INF	-INF	**-INF**	-INF	-INF	-INF	-INF	-INF	-INF	-INF	-INF	-INF	-INF	-INF	-INF	-INF	-INF	-INF
TBS	-INF	-INF	-INF	**-INF**	-INF	-INF	-INF	-INF	-INF	-INF	-INF	-INF	-INF	-INF	-INF	-INF	-INF	-INF
AABS	-INF	-INF	-INF	-INF	**-INF**	-INF	-INF	-INF	-INF	-INF	-INF	-INF	-INF	-INF	-INF	-INF	-INF	-INF
SS	-INF	-INF	-INF	-INF	-INF	**-INF**	-INF	-INF	-INF	-INF	-INF	-INF	-INF	-INF	-INF	-INF	-INF	-INF
ABIS	-INF	-INF	-INF	-INF	-INF	-INF	**-INF**	-INF	-INF	-INF	-INF	-INF	-INF	-INF	-INF	-INF	-INF	-INF
DIS	-INF	-INF	-INF	-INF	-INF	-INF	-INF	**-INF**	-INF	-INF	-INF	-INF	-INF	-INF	-INF	-INF	-INF	-INF
HIS	-INF	-INF	-INF	-INF	-INF	-INF	-INF	-INF	**-INF**	-INF	-INF	-INF	-INF	-INF	-INF	-INF	-INF	-INF
APIS	-INF	-INF	-INF	-INF	-INF	-INF	-INF	-INF	-INF	**-INF**	-INF	-INF	-INF	-INF	-INF	-INF	-INF	-INF

续表

	HS	HE	CUR (CI)	TBS	AABS	SS	ABIS	DIS	HIS	APIS	SE	RS	APAS	DAS	HAS	TAS	RE	CO
SE	-INF	-INF	-INF	-INF	-INF	-INF	-INF	-INF	-INF	-INF	**-INF**	-INF	-INF	-INF	-INF	-INF	-INF	-INF
RS	-INF	-INF	-INF	-INF	-INF	-INF	-INF	-INF	-INF	-INF	-INF	**-INF**	-INF	-INF	-INF	-INF	-INF	-INF
APAS	-INF	-INF	-INF	-INF	-INF	-INF	-INF	-INF	-INF	-INF	-INF	-INF	**-INF**	-INF	-INF	-INF	-INF	-INF
DAS	-INF	-INF	-INF	-INF	-INF	-INF	-INF	-INF	-INF	-INF	-INF	-INF	-INF	**-INF**	-INF	-INF	-INF	-INF
HAS	-INF	-INF	-INF	-INF	-INF	-INF	-INF	-INF	-INF	-INF	-INF	-INF	-INF	-INF	**-INF**	-INF	-INF	-INF
TAS	-INF	-INF	-INF	-INF	-INF	-INF	-INF	-INF	-INF	-INF	-INF	-INF	-INF	-INF	-INF	**-INF**	-INF	-INF
RE	-INF	-INF	-INF	-INF	-INF	-INF	-INF	-INF	-INF	-INF	-INF	-INF	-INF	-INF	-INF	-INF	**-INF**	-INF
CO	-INF	-INF	-INF	-INF	-INF	-INF	-INF	-INF	-INF	-INF	-INF	-INF	-INF	-INF	-INF	-INF	-INF	**-INF**

表 6-28　　　　部分节点之间的最短路径

HS-HS Path：

HS

HS-HE Path：

HS-> HE-> CUR（CI）-> TBS-> HE-> CUR（CI）-> TBS-> HE-> CUR（CI）-> TBS-> …

Neg circle found：HE->CUR（CI）->TBS

HS-CUR（CI）Path：

HS-> CUR（CI）-> TBS-> HE-> CUR（CI）-> TBS-> HE-> CUR（CI）-> TBS-> HE-> …

Neg circle found：CUR（CI）->TBS->HE

HS-TBS Path：

HS-> TBS-> HE-> CUR（CI）-> TBS-> HE-> CUR（CI）-> TBS-> HE-> CUR（CI）->…

Neg circle found：TBS->HE->CUR（CI）

…

可以得到负圈：CUR（当前时间点）、TBS（术前检查）以及HE（降糖治疗结束）。负圈中的TBS与HE分别属于行为“围术期身体指标管理”与“降糖治疗”，两者存在目的不和谐冲突。接下来，我们继续讨论如何寻找解决方法。

①解决方案生成。对于“围术期身体指标管理”与“降糖治疗”的目的冲突由于各行为不存在备选方案，而冲突的类型是不和谐目的，并不是非常极端的冲突，因此可以选择第二种解决方案：忽略该冲突，取消掉TBS与HE之间的安全时间约束，并添加一个“围术期血糖监控”医疗任务（起点为TBS，结束点为TAS）。

取消该约束之后得到的最小网络与最短路径结果如表6-29所示：

表 6-29 放松目标冲突标准后的最小网络

	HS	HE	CUR(CI)	TBS	AABS	SS	ABIS	DIS	HIS	APIS	SE	RS	APAS	DAS	HAS	TAS	RE	CO
HS	0	INF	INF	INF	INF	INF	INF	INF	INF	INF	INF	INF	INF	INF	INF	INF	INF	INF
HE	-INF	-INF	-INF	-INF	-INF	-INF	-INF	-INF	-INF	-INF	-INF	-INF	-INF	-INF	-INF	-INF	-INF	-INF
CUR(CI)	-INF	-INF	-INF	-INF	-INF	-INF	-INF	-INF	-INF	-INF	-INF	-INF	-INF	-INF	-INF	-INF	-INF	-INF
TBS	-INF	-INF	-INF	-INF	-INF	-INF	-INF	-INF	-INF	-INF	-INF	-INF	-INF	-INF	-INF	-INF	-INF	-INF
AABS	-INF	-INF	-INF	-INF	-INF	-INF	-INF	-INF	-INF	-INF	-INF	-INF	-INF	-INF	-INF	-INF	-INF	-INF
SS	-INF	-INF	-INF	-INF	-INF	-INF	-INF	-INF	-INF	-INF	-INF	-INF	-INF	-INF	-INF	-INF	-INF	-INF
ABIS	-INF	-INF	-INF	-INF	-INF	-INF	-INF	-INF	-INF	-INF	-INF	-INF	-INF	-INF	-INF	-INF	-INF	-INF
DIS	-INF	-INF	-INF	-INF	-INF	-INF	-INF	-INF	-INF	-INF	-INF	-INF	-INF	-INF	-INF	-INF	-INF	-INF
HIS	-INF	-INF	-INF	-INF	-INF	-INF	-INF	-INF	-INF	-INF	-INF	-INF	-INF	-INF	-INF	-INF	-INF	-INF
APIS	-INF	-INF	-INF	-INF	-INF	-INF	-INF	-INF	-INF	-INF	-INF	-INF	-INF	-INF	-INF	-INF	-INF	-INF
SE	-INF	-INF	-INF	-INF	-INF	-INF	-INF	-INF	-INF	-INF	-INF	-INF	-INF	-INF	-INF	-INF	-INF	-INF

续表

	HS	HE	CUR（CI）	TBS	AABS	SS	ABIS	DIS	HIS	APIS	SE	RS	APAS	DAS	HAS	TAS	RE	CO
RS	-INF	-INF	-INF	-INF	-INF	-INF	-INF	-INF	-INF	-INF	-INF	**-INF**	-INF	-INF	-INF	-INF	-INF	-INF
APAS	-INF	-INF	-INF	-INF	-INF	-INF	-INF	-INF	-INF	-INF	-INF	-INF	**-INF**	-INF	-INF	-INF	-INF	-INF
DAS	-INF	-INF	-INF	-INF	-INF	-INF	-INF	-INF	-INF	-INF	-INF	-INF	-INF	**-INF**	-INF	-INF	-INF	-INF
HAS	-INF	-INF	-INF	-INF	-INF	-INF	-INF	-INF	-INF	-INF	-INF	-INF	-INF	-INF	**-INF**	-INF	-INF	-INF
TAS	-INF	-INF	-INF	-INF	-INF	-INF	-INF	-INF	-INF	-INF	-INF	-INF	-INF	-INF	-INF	**-INF**	-INF	-INF
RE	-INF	-INF	-INF	-INF	-INF	-INF	-INF	-INF	-INF	-INF	-INF	-INF	-INF	-INF	-INF	-INF	**-INF**	-INF
CO	-INF	-INF	-INF	-INF	-INF	-INF	-INF	-INF	-INF	-INF	-INF	-INF	-INF	-INF	-INF	-INF	-INF	**-INF**

表 6-30　　放松目标冲突标准之后的路径

HS-HS Path：

HS

HS-HE Path：

HS-> HE-> CUR（CI）-> SS-> APIS-> HE-> CUR（CI）-> SS-> APIS-> HE-> CUR（CI）->…

Neg circle found：HE->CUR（CI）->SS->APIS

HS-CUR（CI）Path：

HS-> CUR（CI）-> SS-> APIS-> HE-> CUR（CI）-> SS-> APIS-> HE-> CUR（CI）-> SS->…

Neg circle found：CUR（CI）->SS->APIS->HE

HS-TBS Path：

HS-> TBS-> AABS-> SS-> APIS-> HE-> CUR（CI）-> SS-> APIS-> HE-> CUR（CI）-> …

Neg circle found：SS->APIS->HE->CUR（CI）

…

查看最小网络的左对角线，我们发现此时的 STP 最小网络还未具有一致性。查看路径，发现了新的负圈：SS（手术开始）、APIS（术中激素）、HE（降糖治疗结束）、CUR（当前时间点）。

检测冲突检测结果，“术中激素（氢化可的松）”与“降糖治疗（二甲双胍）”具有药物-药物冲突，“术中激素（氢化可的松）”与“糖尿病”具有药物-疾病冲突。两种冲突产生了安全约束：$1 \leqslant APIS\text{-}HE \leqslant INF$。

查看冲突检测结果，无论“术中激素”的备用药物、“降糖治疗”的备用药物如何选择，冲突仍然存在。医学研究表明，在脑肿瘤切除过程中，由于对视丘下部脑组织造成损伤，需要使用肾上腺皮质激素，皮质激素容易导致血糖水平提高（Foley et al，1998）。因此两种冲突无可避免，鉴于两种冲突严重性都为中等，此时同样可以选择第二种解决方法，忽略两个冲突，并添加一个“激素使用血糖监控”任务。取消该约束后有如表 6-31 结果：

表 6-31 放松冲突标准后最小网络

	HS	HE	CUR (CI)	TBS	AABS	SS	ABIS	DIS	HIS	APIS	SE	RS	APAS	DAS	HAS	TAS	RE	CO
HS	0	INF	INF	INF	INF	INF	INF	INF	INF	INF	INF	INF	INF	INF	INF	INF	INF	INF
HE	-INF	0	-INF	-INF	-INF	-INF	-INF	-INF	-INF	-INF	-INF	-INF	-INF	-INF	-INF	-INF	-INF	-INF
CUR (CI)	0	INF	0	2	3.99	4	4.5	4.5	4.5	4.5	5	5.5	14	14	14	8.5	14	14
TBS	0	INF	0	0	2	2.02	2.52	2.52	2.52	2.52	3.02	3.52	13.52	13.52	13.52	6.52	13.52	14
AABS	-1	INF	-1	-1	0	0.02	0.52	0.52	0.52	0.52	1.02	1.52	11.52	11.52	11.52	4.52	11.52	12.02
SS	-1.01	INF	-1.01	-1.01	-0.01	0	0.5	0.5	0.5	0.5	1	1.5	11.5	11.5	11.5	4.5	11.5	12
ABIS	-1.01	INF	-1.01	-1.01	-0.01	0	0	0.5	0.5	0.5	0.5	1	11	11	11	4	11	11.5
DIS	-1.01	INF	-1.01	-1.01	-0.01	0	0.5	0	0.5	0.5	0.5	1	11	11	11	4	11	11.5
HIS	-1.01	INF	-1.01	-1.01	-0.01	0	0.5	0.5	0	0.5	0.5	1	11	11	11	4	11	11.5
APIS	-1.01	INF	-1.01	-1.01	-0.01	0	0.5	0.5	0.5	0	0.5	1	11	11	11	4	11	11.5
SE	-1.01	INF	-1.01	-1.01	-0.01	0	0	0	0	0	0	0.5	10.5	10.5	10.5	3.5	10.5	11

续表

	HS	HE	CUR (CI)	TBS	AABS	SS	ABIS	DIS	HIS	APIS	SE	RS	APAS	DAS	HAS	TAS	RE	CO
RS	−1. 01	INF	**−1. 01**	−1. 01	−0. 01	0	0	0	0	0	0	**0**	10	10	10	3	10	10. 5
APAS	−1. 01	INF	**−1. 01**	−1. 01	−0. 01	0	0	0	0	0	0	0	**0**	10	10	3	10	10. 5
DAS	−1. 01	INF	**−1. 01**	−1. 01	−0. 01	0	0	0	0	0	0	0	10	**0**	10	3	10	10. 5
HAS	−1. 01	INF	**−1. 01**	−1. 01	−0. 01	0	0	0	0	0	0	0	10	10	**0**	3	10	10. 5
TAS	−2. 01	INF	**−2. 01**	−2. 01	−1. 01	−1	−1	−1	−1	−1	−1	−1	9	9	9	**0**	9	9. 5
RE	−8. 01	INF	**−8. 01**	−8. 01	−7. 01	−7	−7	−7	−7	−7	−7	−7	0	0	0	−4	**0**	0. 5
CO	−8. 01	INF	**−8. 01**	−8. 01	−7. 01	−7	−7	−7	−7	−7	−7	−7	0	0	0	−4	0	**0**

检查所得最小网络，可以发现该网络具有一致性，在具有一致性的 STP 最小网络表示的区间内可以取得至少一组特征解作为可行解。以 CUR 作为参考系，各点的取值区间如表 6-32 所示。

表 6-32　　各临床行为执行时间区间

CUR（CI）-CUR（CI）：[-0.0, 0.0]
CUR（CI）-TBS：[-0.0, 2.0]
CUR（CI）-AABS：[1.0, 3.99]
CUR（CI）-SS：[1.01, 4.0]
CUR（CI）-ABIS：[1.01, 4.5]
CUR（CI）-DIS：[1.01, 4.5]
CUR（CI）-HIS：[1.01, 4.5]
CUR（CI）-APIS：[1.01, 4.5]
CUR（CI）-SE：[1.01, 5.0]
CUR（CI）-RS：[1.01, 5.5]
CUR（CI）-APAS：[1.01, 14.0]
CUR（CI）-DAS：[1.01, 14.0]
CUR（CI）-HAS：[1.01, 14.0]
CUR（CI）-TAS：[2.01, 8.5]
CUR（CI）-RE：[8.01, 14.0]
CUR（CI）-CO：[8.01, 14.0]

可以看到，该糖尿病患者如果现在开始住院进入颅脑肿瘤手术路径，手术开始（SS）在从现在起（CUR）1.01~4 天内执行，出院（CO）则在 8.01 天以后。融合后的临床路径如图 6-37 所示。

从图 6-37 可知，在“糖尿病”与“颅脑肿瘤手术”融合临床路径中，各任务时间节点之间的约束经过 STP 最小网络计算以后得到了收紧。除时间节点之间的约束被收紧，相比融合之前，融合结果有以下不同：

识别并验证了“糖尿病”的“降糖治疗”与“颅脑肿瘤手术”的“围术期指标”目的冲突在时间维度上存在；

在目的冲突无法避免的情况下，本书方法采用“放松冲突标

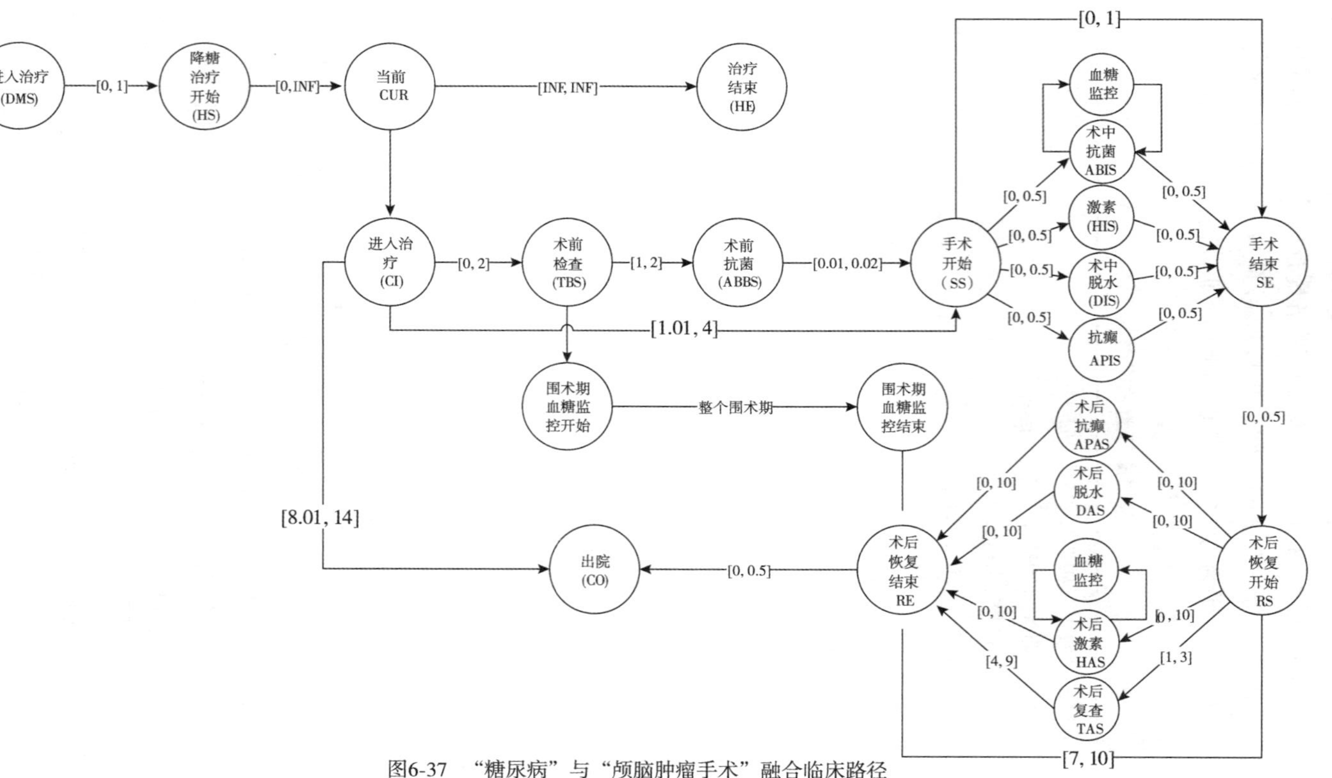

图6-37 "糖尿病"与"颅脑肿瘤手术"融合临床路径

准”的办法，忽略了该冲突，并在“围术期”添加了一个“血糖监控”的医疗任务，可以提醒医生在冲突发生时对患者的血糖水平进行严格的监控和管理；

识别并验证了“术中激素”“术后激素”“糖尿病”的药物-疾病冲突时间维度上的存在；

在药物-疾病冲突无法避免的情况下，同样采用“放松冲突标准”办法，并在“术中激素”“术后激素”中添加了一个“血糖监控”的医疗任务，提醒医生在使用皮质类激素时严格监控和管理患者血糖水平。

②对照分析。为了验证实验结果的可靠性，本书查阅了关于“糖尿病合并脑肿瘤手术 ”的临床统计学研究。关俊宏和张商商对1992—1999 年收治的 31 例合并糖尿病脑肿瘤患者进行了围术期血糖管理进行了研究，发现围术期将血糖控制在安全水平（6.2～11.2 mmol/L）是治疗成功的关键。唐玲玲，高瑛等人和孟薇为了研究血糖管理对脑肿瘤合并糖尿病患者治疗的相关性，设置了对照实验。对照组采取常规护理；实验组在对照组基础上采取围术期护理，围术期期间对患者血糖进行严格控制。对比两组患者临床疗效、并发症，均得出“对于患有脑肿瘤的糖尿病患者的围手术期护理，对血糖与尿糖进行严格地监测与管理，可以提高治疗效果，降低感染率与死亡率”的结论。研究统计数据表 6-33 所示。

表 6-33 **糖尿病合并脑肿瘤手术护理疗效对比**

研究团队	样本总量	控制血糖组（有效/总量）	对照组（有效/总量）	x^2	P
关俊宏、张商商	31	22/31（70.97%）	0/0	-	-
唐玲玲	50	22/25（88.0%）	15/25（60%）	5.094	< 0.03
高瑛等	60	25/30（83.33%）	18/30（60%）	4.022	< 0.05
孟薇	128	58/64（90.63%）	48/64（75%）	5.489	< 0.03

综上所述，临床医学中对于“糖尿病合并颅脑肿瘤手术”患

者在围术期进行“血糖管理”的重要性已经达成了一致性的共识，因此本书提出的融合方法在“糖尿病合并颅脑肿瘤手术”的案例中准确地识别出了并发症治疗中存在的医疗风险，并采用“血糖监控”对风险进行管控的方案可以融合了临床路径，方案具有医学证据，符合循证医学的要求，安全可靠。

6.5　本章小结

目前知识图谱与关联数据等知识管理与知识利用技术迅猛发展，网络上存在着大量跨领域、跨语言、动态性以及多源异构的数据，网络中的知识组织模式也正向着类似 RDF 三元组等结构化形态进行转换，如 DBpedia、FreeBase 以及百度知识图谱等，未来知识库的发展也必然朝着这样结构化扩展性强的知识形态迈进。

本章关于药物、疾病等的研究成果主要用于发现深层次的专门性知识，可以具体封装成一个个函数，被软件或者系统使用，只需用户向软件或者系统中输入自己的各种测量项目的数值，就可以得到相关结果。该软件或者系统可以适用于辅助医生的疾病诊断与临床用药等具体应用，可以为医疗健康研究提供参考借鉴，为药物研制与管理提供方向指引，为医生提供更加科学准确、方便灵活的医学诊断以及用药等方面的决策支持。

第 7 章　医疗健康知识公共服务

随着全球互联网与信息技术的迅速发展，医学信息化有了快速的进步，医疗健康信息服务已经取得了丰硕的应用成果。同时，医疗健康领域也已发现与积累了各种形式与内容的知识，但是，这些知识往往分散于互相隔绝的多种知识库，且在表示形式与服务方式上脱离用户实际应用需求，导致现有大量的医疗健康知识资源普遍存在难以有效共享与利用的“最后一公里”现象，不利于医疗健康信息服务向知识服务的深化发展。因此，综合运用医疗健康大数据挖掘与知识发现的理论方法及技术工具，探索面向实际应用需求的医疗健康知识公共服务模式，有助于突破基于大数据挖掘的医疗健康公共服务的“最后一公里”现象，实现医疗健康信息公共服务突破至医学健康知识公共服务，促进我国医疗健康事业跳跃式发展。本章将通过颅脑健康知识库、多医学文档内容重构辅助阅读系统、生物医学知识的可视化教学模式这三个典型案例，来探索实现医疗健康知识公共服务的创新模式与应用。

7.1　颅脑健康知识库

构建领域本体及知识库使得相应领域的研究者能够利用它们来高效地分享和获取该领域中的信息。在各类医疗健康研究领域中，人们对颅脑癌症的关注度一直居高不下，由于颅脑癌症疾病名称数目众多，特征和关系复杂，如果能将颅脑疾病的规范知识和专家经验结合利用起来，基于本体建立颅脑癌症的诊断知识检索和推荐信息知识库，并结合颅脑癌症影像库进行动态可视化的交互式展示，将会极大地促进颅脑癌症知识的大众科普。

7.1.1　颅脑健康知识服务需求

（1）目标用户

本节所展示的颅脑健康知识库主要面向大众进行医学知识科普，使大众能够快速全面获取颅脑癌症相关的较为专业、完备、结构化的知识集成和影像信息，提供科普性质的动态交互式知识检索与服务。此外，针对有关医科从业人员、研究人员和医学学生，希望通过数据挖掘和辅助诊疗能为颅脑癌症研究和诊疗提供一定的决策支持。

（2）用户需求

本知识库主要是为大众进行医学知识科普的需求而服务，在此基础上进一步满足诊疗人员及医学生的颅脑癌症诊疗知识集成的需求。

①用户的知识需求。对于普通大众，目前并没有一个有关颅脑癌症相关知识集成的较为专业和完备的网站。当人们由于想要了解医学知识或者自身及周围人患病而对颅脑癌症产生了信息需求时，这一需求缺乏被直接满足的渠道，较少人使用的丁香园等网站在颅脑癌症领域缺乏有效的知识库系统，大众通常通过询问有关医生或者通过 Google 及百度等搜索引擎进行检索，更为全面、专业和快捷的颅脑癌症知识集成的需求具有急切性与普遍性。

对于医科从业人员及医学生，由于目前市面上没有专门的较为完备的颅脑肿瘤知识库系统，颅脑肿瘤的诊断对于一些专业医生来说也可能有一定的难度，除非是资深专家。对于刚步入这一领域的年轻医生或是尚在学习的医学生来说，积累相关经验会是一个漫长的过程。肿瘤的诊断还需要依靠医学影像来观察相关结构特征，而现有的知识库不仅没有颅脑肿瘤的完备知识体系，还普遍没有影像资料和疾病诊断知识的连接，这增加了相关领域医科从业人员、研究人员及医学生的学习难度。针对该类人员的学习研究及辅助诊疗需求，建立一个知识完备、结构化的颅脑癌症影像知识库是十分必要的。

②用户的系统需求。首先，系统需要有极高的正确性，本知识库系统的主要功能是提供颅脑癌症领域的专业知识集成与服务，正确性要求极高。其次，系统界面方面要求简洁、大方、友好易操作，方便用户进行快速查询。交互界面需要：a. 反馈及时：在交互过程中，用户的操作能够在屏幕上及时得到反馈效果，帮助用户提高效率；b. 路径简短：完成任务尽可能控制在三步之内，完成某项任务所花废的步骤和时间最短最好；c. 容错性好：突出正确操作，隐藏可能的错误操作，减少误操作；d. 文字阅读：信息传达易读，符合阅读习惯，信息传达快速；e. 颜色合适：利用大众对颜色理解的寓意，使用正确的色彩加强产品的印象；f. 布局美观：均衡且对称的构图，使画面整体具有稳定性；g. 专业性：细节完美，找不到明显的设计瑕疵。

（3）功能设计

知识库主要需要具备“知识中英对照展示”“疾病知识检索展示”“辅助诊疗”“影像学表现”“文献资料推荐”等功能。

7.1.2 颅脑健康知识库系统设计

在对颅脑知识库进行需求分析之后，需要将概念模型转化为逻辑模型，也就是进行系统设计，本小节从文本挖掘、知识库本体设计、应用系统设计 3 个部分介绍颅脑健康知识库服务系统设计。

（1）文本挖掘

利用文本挖掘中的信息抽取技术从颅脑癌症描述文本中抽取出

有用的信息，包括肿瘤的易发脑区、临床表现、发病率及易感人群。在本系统中，易发脑区的抽取可以看作是命名实体抽取，发病率及易感人群则包括了实体抽取和关系抽取。在做抽取之前，需要对待抽取文本做预处理，主要包括分词和词性标注，采用已有的开源库和工具，例如 NLTK、Stanford NLP、Python jieba 库等。

抽取方法主要划分为基于规则与基于统计两类。基于统计的方法需要大量的训练数据，而 WHO 肿瘤分类体系一共不超过 200 种肿瘤，所以将采取基于规则的方法来抽取目标信息。如果通过学习的方法来获得规则，需要对大量的语料进行标注（数据量原因若标记出来则已经抽取完毕），故规则通过人工编写，需要开发人员熟悉文本特征。

（2）知识库本体设计

根据需求分析中颅脑癌症知识组织的概念模型，关于颅脑癌症本体，从肿瘤疾病资料（包括基本资料和基本特征资料）、诊疗资料、影像学表现资料、文献资料 4 个维度构建。同时，颅脑本体通过脑区与肿瘤本体相连接，人群本体通过易发人群与肿瘤本体相连接，形成语义关系。关于颅脑本体的知识组织，主要由脑区结构与供血系统两个维度组成；关于人群本体的知识组织，由易感人群组成。在此基础上，进行类（概念）、关系（对象属性）、数据属性的划分，所得知识库关系网络如图 7-1 所示。

本体关系设计的主要步骤如下：

首先，根据建立好的颅脑癌症知识组织维度，获取与颅脑癌症有关的语义关系，包括诊断（isDiagnosedBy）、症状（haveSymptoms）、易感人群（HasHighOccurrenceRateIn）、易发脑区（isFoundSiteIn）、上位肿瘤（isChildOf）。

其次，根据知识库系统功能需求，推理出部分逆对象属性，包括病症可能患病（isSymptomOf）、人群易发病（isHighOccurenceRateGroupOf）、脑区易患病（findTumours）、下位肿瘤（hasChildren）。

最后，通过文本挖掘建立关系相似疾病（associated Tumours）。

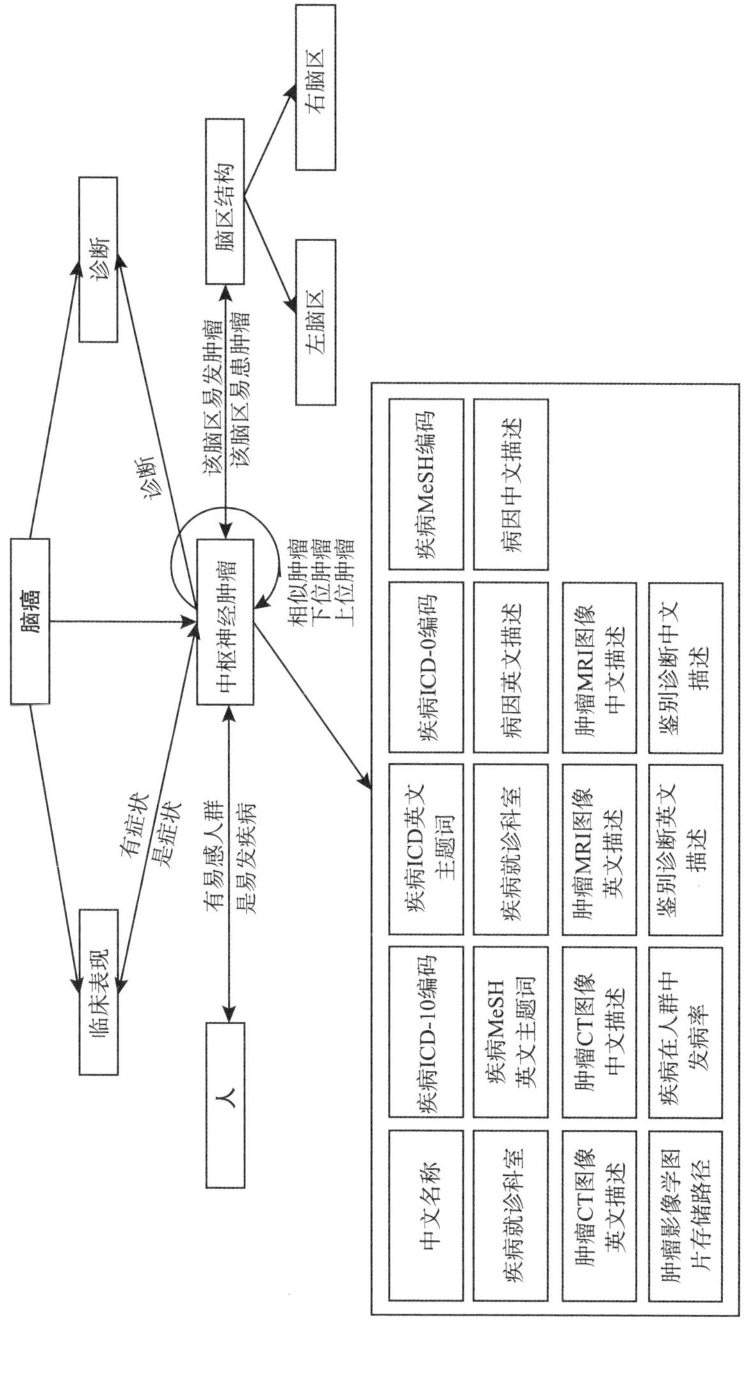

脑癌
临床表现
诊断
有症状
是症状
诊断
中枢神经肿瘤
相似肿瘤
下位肿瘤
上位肿瘤
有易感人群
是易发疾病
人
该脑区易发肿瘤
该脑区易患肿瘤
脑区结构
左脑区
右脑区

中文名称	疾病ICD-10编码	疾病ICD英文主题词	疾病ICD-0编码	疾病MeSH编码
疾病就诊科室	疾病MeSH英文主题词	疾病就诊科室	病因英文描述	病因中文描述
肿瘤CT图像英文描述	肿瘤CT图像中文描述	肿瘤MRI图像英文描述	肿瘤MRI图像中文描述	
肿瘤影像学图片存储路径	疾病在人群中发病率	鉴别诊断英文描述	鉴别诊断中文描述	

图7-1 知识库本体关系网络

相似疾病的来源有 3 种：文献资料；相似预测；推理。通过关系注释区别，该关系具有对称（Symmetric）特征。

综上，本体关系设计见表 7-1。

表 7-1　　　　　　　　　　**本体关系表**

<table>
<tr><th>Object properties</th><th>Domains</th><th>Ranges</th><th>Description</th><th colspan="2">Property Characteristics</th></tr>
<tr><td>hasChildren</td><td>CentralNervousSystemTumours</td><td>CentralNervousSystemTumours</td><td>下位肿瘤</td><td colspan="2" rowspan="2">Inverse</td></tr>
<tr><td>isChildOf</td><td>CentralNervousSystemTumours</td><td>CentralNervousSystemTumours</td><td>上位肿瘤</td></tr>
<tr><td>hasSymptoms</td><td>CentralNervousSystemTumours</td><td>symptoms</td><td>该肿瘤的临床表现</td><td colspan="2" rowspan="2">Inverse</td></tr>
<tr><td>isSymptomOf</td><td>symptoms</td><td>CentralNervousSystemTumours</td><td>该症状的对应肿瘤</td></tr>
<tr><td>isDiagnosedBy</td><td>CentralNervousSystemTumours</td><td>Diagnosis</td><td>该肿瘤的辅助诊断项目</td><td colspan="2"></td></tr>
<tr><td>HasHighOccurrenceRateIn</td><td>CentralNervousSystemTumours</td><td>People</td><td>该疾病易感人群</td><td>Annotation: Occurrence Rate (decimal)</td><td rowspan="2">Inverse</td></tr>
<tr><td>isHighOccurenceRateGroupOf</td><td>People</td><td>CentralNervousSystemTumours</td><td>该人群易发疾病</td><td></td></tr>
<tr><td>isSuppliedBloodBy</td><td>BrainStructure</td><td>BloodSupplySystem</td><td>该脑区的供血系统</td><td colspan="2" rowspan="2">Inverse</td></tr>
<tr><td>SupplyBloodTo</td><td>BloodSupplySystem</td><td>BrainStructure</td><td>该供血系统供应脑区</td></tr>
</table>

续表

Object properties	Domains	Ranges	Description	Property Characteristics
findTumours	BrainStructure	CentralNervous SystemTumours	该脑区易患肿瘤	Inverse
hasFindingSite	CentralNervous SystemTumours	BrainStructure	该肿瘤易发脑区	
associated Tumours	CentralNervous SystemTumours	CentralNervous SystemTumours	相似肿瘤	Symmetric：对称 Annotation： （若非文献资料显示相似可选）"此相似肿瘤是通过计算预测出的"；"此相似肿瘤是通过推理预测出的"

在定义类以及类间关系后，要对各类的属性进行设计，属性设计见表 7-2。

表 7-2　**数据属性表**

Domains	Domains	Ranges	Description	Property Characteristics
NameInCN	CentralNervous SystemTumours	String	肿瘤、人群、脑区、症状的中文名称	
ICD-10Code	CentralNervous SystemTumours	String	疾病 ICD-10 编码	Functional
ICDThematicWord	CentralNervous SystemTumours	String	疾病 ICD 英文主题词	Functional

续表

Domains	Domains	Ranges	Description	Property Characteristics
ICD-0Code	CentralNervous SystemTumours	String	疾病 ICD-0 编码	Functional
MeshCode	CentralNervous SystemTumours	String	疾病 MeSH 编码	Functional
MeshThematicWord	CentralNervous SystemTumours	String	疾病 MeSH 英文主题词	Functional
ClinicDepartment	CentralNervous SystemTumours	String	疾病就诊科室	Functional
Pathogeny	CentralNervous SystemTumours	String	病因英文描述	Functional
PathogenyInCN	CentralNervous SystemTumours	String	病因中文描述	Functional
CTImageDescription	CentralNervous SystemTumours	String	肿瘤 CT 图像英文描述	Functional
CTImageDescription InCN	CentralNervous SystemTumours	String	肿瘤 CT 图像中文描述	Functional
MRIImageDescription	CentralNervous SystemTumours	String	肿瘤 MRI 图像英文描述	Functional
MRIImageDescription InCN	CentralNervous SystemTumours	String	肿瘤 MRI 图像中文描述	Functional
Image	CentralNervous SystemTumours	String	肿瘤影像学图片存储路径	
Incidence	CentralNervous SystemTumours	Double	疾病在人群中发病率	Functional

续表

Domains	Domains	Ranges	Description	Property Characteristics
DifferentialDiagnosis	CentralNervous SystemTumours	String	鉴别诊断英文描述	Functional
DifferentialDiagnosis InCN	CentralNervous SystemTumours	String	鉴别诊断中文描述	Functional
OtherAssociated Illness	CentralNervous SystemTumours	String	相似疾病（非研究肿瘤）	Functional

接下来就可以依照上述框架在 Protégé 中构建出本体模型，并且需要将收集的 170 多类肿瘤数据填充进去，数据量较多所以可编写 Python 程序自动填充，通过 OwlReady 的 Python 第三方库，可用于本体的读取、编辑、保存。

（3）应用系统设计

颅脑健康知识库服务系统交互流程图如图 7-2、图 7-3、图 7-4、图 7-5 所示。

其余几个入口的系统流程图核心内容上与上述流程图类似，只是一开始的操作稍有不同，例如若从“常见”选项入口选择病症的话，上述一开始的流程“搜索框中输入疾病名称、icd、mesh”等过程需要进行些许修改。其后的流程均无须改变，因此此处不重复展示。通过“WHO 分类”入口与“脑区”入口进行肿瘤疾病选择时，修改如图 7-6 所示。

综上，本系统开发流程大致分为以下两阶段：

①知识库建立。利用 Python 根据本体模型所需数据进行文本挖掘并尝试相似肿瘤预测，将语义网络关系通过 Owlready2 映射填充于本体构建工具 Protégé 中，并改善相似肿瘤的推理机制。

②基于知识库开发应用系统。本系统是一个 Web 单页应用，数据交互在同一个页面完成，不需要跳转网页。此系统更多的还是

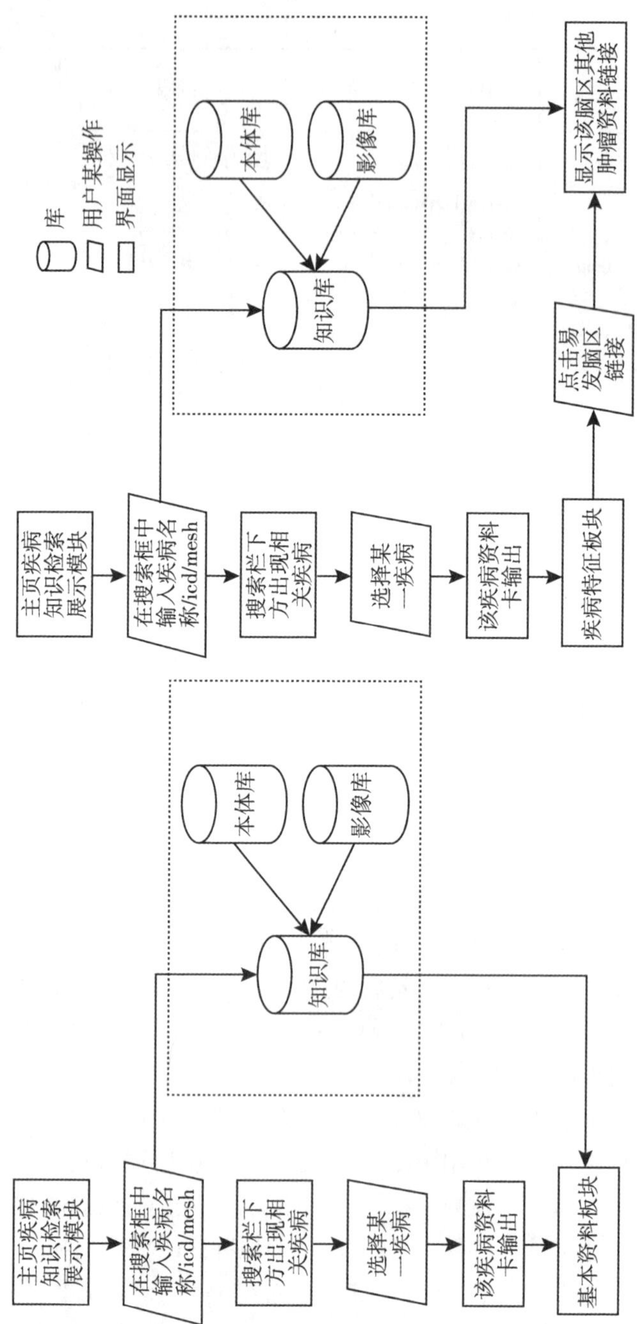

图7-2 “疾病知识展示”模块下“基本资料”(左)和“疾病特征”子模块(右)流程图

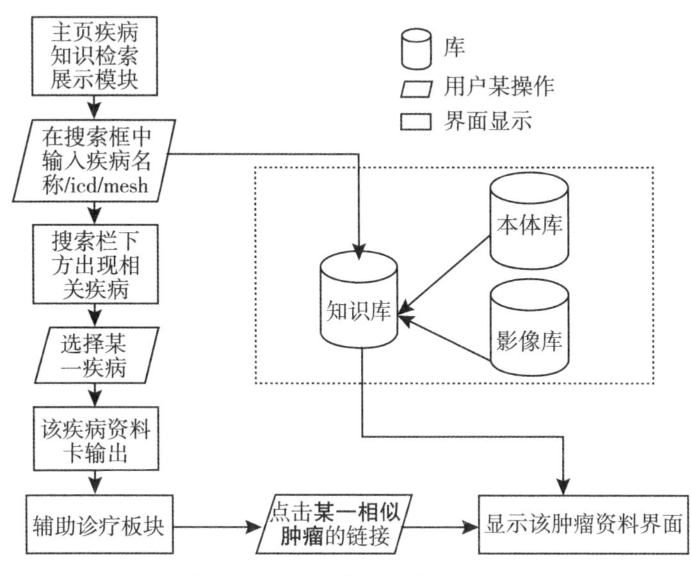

图 7-3 “辅助诊疗”模块流程图

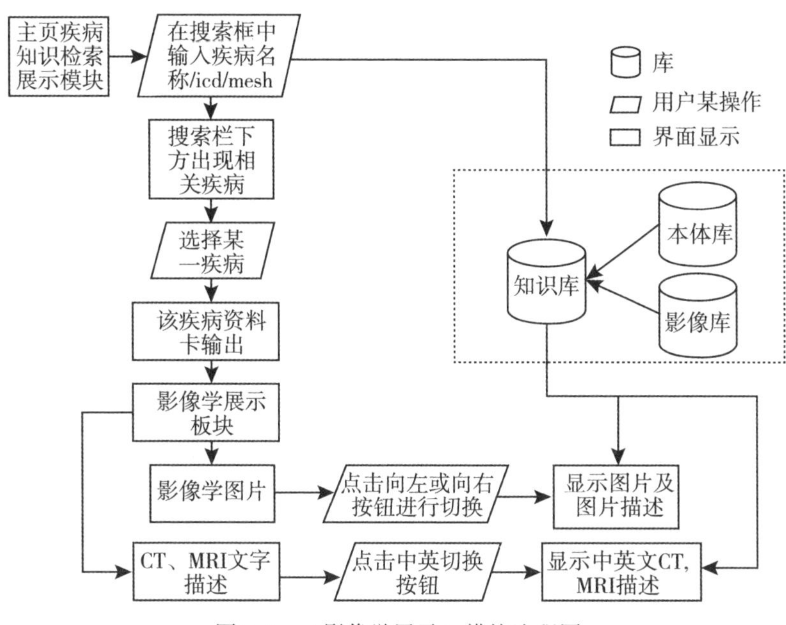

图 7-4 “影像学展示”模块流程图

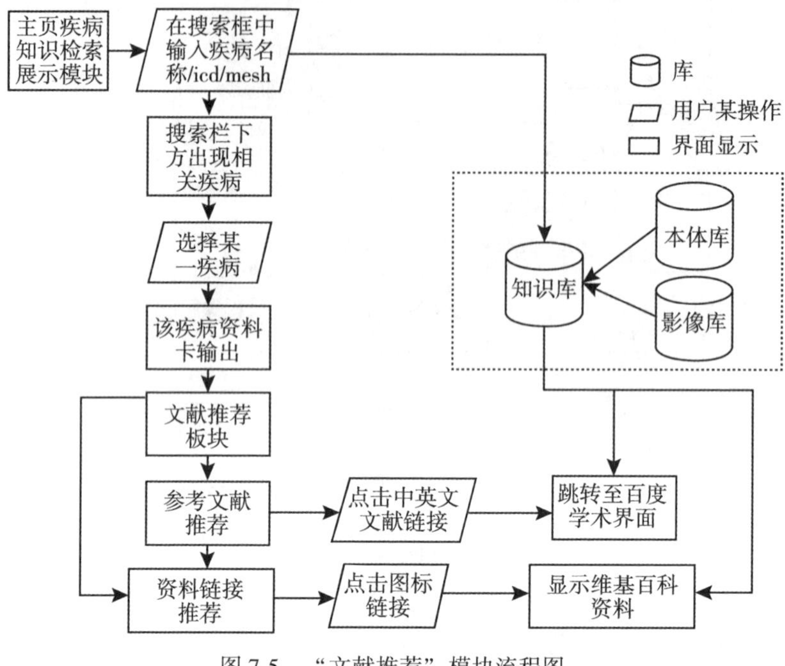

图 7-5　“文献推荐”模块流程图

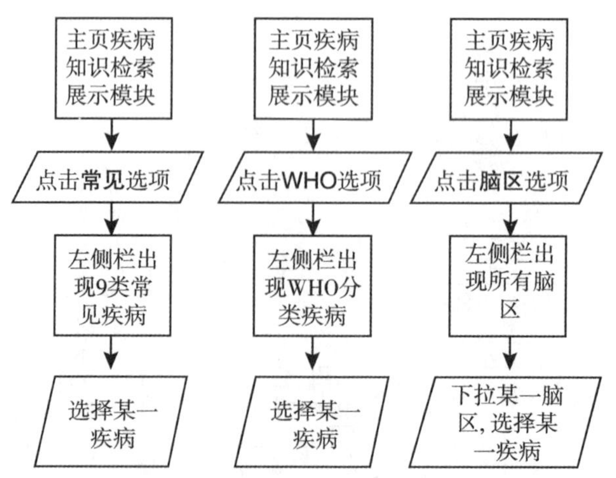

图 7-6　“常见”（左）“WHO”（中）“脑区”（右）入口流程变更

面对普通用户、医学生，将本体知识库的知识结构和影像数据呈现给目标用户。前端使用了目前非常受欢迎的 Vue. js 框架，处理数据交互非常简洁，组件式开发较大地提升了开发效率。后端采用了基于 Python 的 Flask 框架，完成对 Owl 文件的读取，将数据规范化后为前端提供 RESTful API 服务，实现前后端通信。

7.1.3 颅脑健康知识库系统评价

虽然现在网络上已有一些医学相关知识库服务，但其并非是针对颅脑健康这一具体领域，且都存在着一些不足。下面将对现有的一些大型医疗健康知识库进行比较。

(1) 丁香园

丁香园（DXY）原名“丁香园医学文献检索网”“丁香园医学主页”，是一个医学专业索引网站，以促进医学知识分享。丁香园生物医药科技网汇聚超过 350 万医学、药学和生命科学的专业工作者，每月新增会员 3 万名，大部分集中在全国大中型城市、省会城市的三甲医院，超过 70%的会员拥有硕士或博士学位。网站旗下有丁香人才、丁香会议、丁香通、丁香客、用药助手、PubMed 中文网、调查派等多个网站产品。

丁香园的搜索框和索引分类如图 7-7 所示。与本课题有关的库有“肿瘤”“神外” “影像”。可以看出，颅脑肿瘤相关知识分散于“肿瘤” “神外”类，影像资料专门处于“影像”库，其相关知识库未得到有效整合形成专业的颅脑肿瘤知识库。

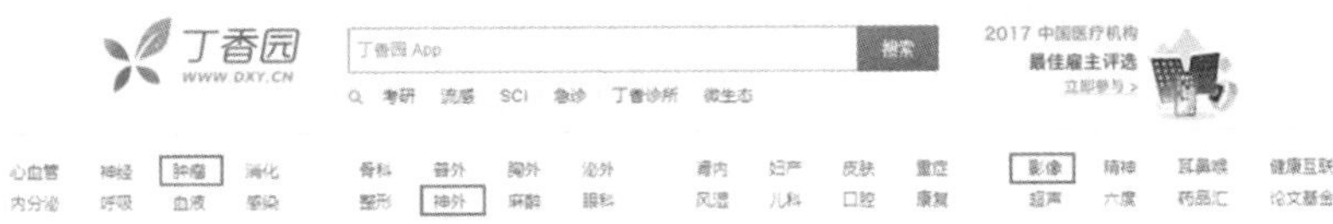

图 7-7 丁香园搜索框、索引分类

每个库中包括的内容有“最新资讯”“临床综述”“2016ASCO”“指南共识”“精彩幻灯”“经典病例”“丁香公开课”。图 7-8 为“肿瘤”库中的内容，库中知识的质量和效用参差不齐，且没有形成系统性的知识概念体系，不适用于应用领域的快速查询与检索有效的知识。

指南共识　更多 >

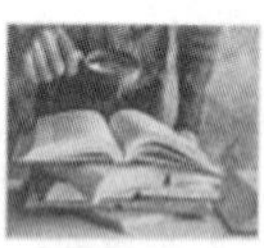

NCCN 指南速查：非小细胞肺癌化疗方案

随用随查，超级实用！

- NCCN 指南速查：乳腺癌化疗方案　2017.08.10
- NCCN 指南速查：结直肠癌化疗方案　2017.08.10
- NCCN 指南速查：胃癌化疗方案　2017.08.10
- 中国埃克替尼治疗非小细胞肺癌专家共识　2017.05.08

临床综述　更多 >

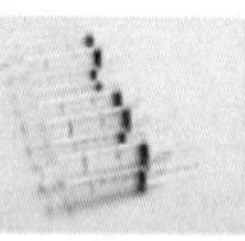

治疗癌痛，吗啡注射液到底该怎么用？为你解答 4 大常见问题

目前，仍没有任何一种止痛药物能够取代吗啡在癌痛治疗中的地位。

- 发现化疗药外渗，掌握这些应对技能不慌张　2017.08.15
- 7 张乳腺癌手术图谱，带你快速入门　2017.07.05
- 直肠癌 MRI 入门秘籍（多图）　2017.08.15
- 肿瘤必读笔记：HER2 阳性胃癌的治疗　2017.07.16

经典病例　更多 >

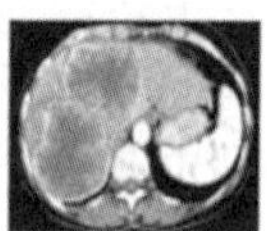

结肠癌多发巨型肝转移灶，化疗后竟达病理学完全缓解

FOLFOX+Bev 对结直肠癌不可切除肝转移灶是一种有效治疗方案。

- 「见微知著」：遗落在第三间隙的证据　2017.02.02
- 临床思维：肝癌贲门癌共存，原发灶是哪　2017.02.27
- 病例挑战：依从性差的肺腺癌中晚期患者你　2017.02.28
- 女子突发「精神异常」，罪魁祸首竟然是肿　2017.03.02

专家讲座　更多 >

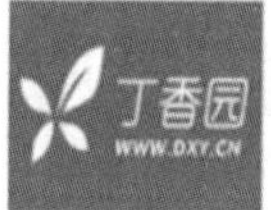

张玉蛟教授：放疗仍是效价比最高的肿瘤疗法

在今年的美国放射肿瘤年会ASTRO上，张教授与丁香园编辑分享了

- 郎景和教授：精确筛查风险分层——HPV 与子宫　12.19
- 徐兵河教授：乳腺癌抗HER2治疗要考虑国别情况　12.26
- 江泽飞教授：乳腺癌治疗应坚持持续抑制全程管理　01.02
- 孙文兵教授：肝癌射频消融的现代进展　02.10

图 7-8　“肿瘤”库内容

（2）医脉通

“医脉通”网是一个面向医疗工作者，为其提供医学最新资讯、医学文献、医学交流、诊疗知识库、医学资源共享的专业学术性网站。其理念就是做医生的学术秘书，在医生的工作、科研、学习、讨论、知识分享等方面提供最好的服务和工具，节省医生宝贵的时间。

医脉通的诊疗知识库收录 7000 多种疾病，分为 12 类，借鉴国

外优秀临床决策支持数据库的先进理念，结合国内医生的实际需求，设计出了以疾病为核心的知识库架构，旨在为广大医生和医学生提供疾病的最新、最全信息，由专业临床医生撰写，以确保与临床实践的相关性以及内容可靠性。知识库遵循医生诊疗的实际过程，每一种疾病都有一个统一的标准框架，涵盖疾病的基础、预防、诊断、治疗、预后整个过程，把和某种具体的疾病相关的最新研究证据、指南、病例、文献资料等有序地组织在一起，提供丰富的课件和图片，且不断更新，具有非常强的实用性，如图 7-9 所示。

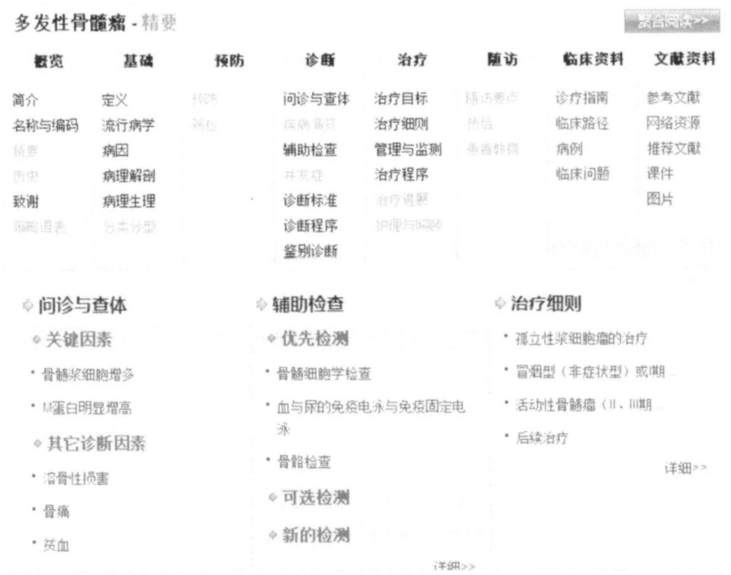

图 7-9　医脉通知识库首页

颅脑癌症被划分在肿瘤科疾病，没有专门的详细的颅脑癌症的分类，只包含两种颅脑癌症：星形细胞瘤和神经纤维瘤病，且处于“正在招募编者”栏下。其知识库词条组织形式如图 7-10 所示。

点开一个已编写好的知识库词条“多发性骨髓瘤”，一个词条中的内容包含“诊断标准”“诊疗目标”“咨询”“病历”“临床指

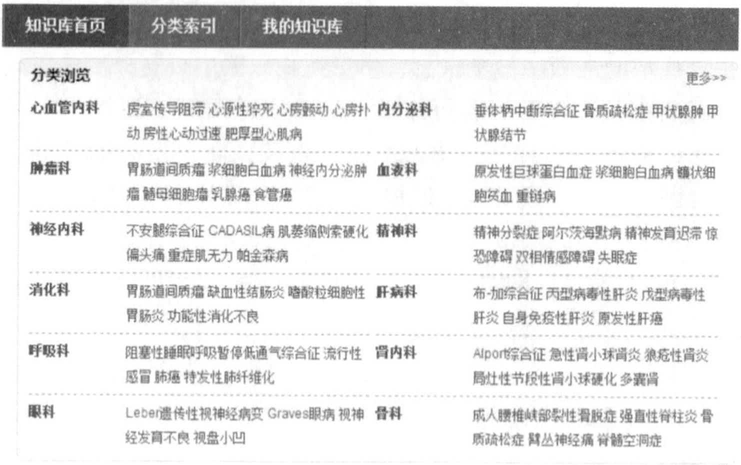

知识库首页　分类索引　我的知识库

分类浏览　更多>>

心血管内科	房室传导阻滞 心源性猝死 心房颤动 心房扑动 房性心动过速 肥厚型心肌病	内分泌科	垂体柄中断综合征 骨质疏松症 甲状腺肿 甲状腺结节
肿瘤科	胃肠道间质瘤 浆细胞白血病 神经内分泌肿瘤 髓母细胞瘤 乳腺癌 食管癌	血液科	原发性巨球蛋白血症 浆细胞白血病 镰状细胞贫血 重链病
神经内科	不安腿综合征 CADASIL病 肌萎缩侧索硬化 偏头痛 重症肌无力 帕金森病	精神科	精神分裂症 阿尔茨海默病 精神发育迟滞 惊恐障碍 双相情感障碍 失眠症
消化科	胃肠道间质瘤 缺血性结肠炎 嗜酸粒细胞性胃肠炎 功能性消化不良	肝病科	布-加综合征 丙型病毒性肝炎 戊型病毒性肝炎 自身免疫性肝炎 原发性肝癌
呼吸科	阻塞性睡眠呼吸暂停低通气综合征 流行性感冒 肺癌 特发性肺纤维化	肾内科	Alport综合征 急性肾小球肾炎 狼疮性肾炎 局灶性节段性肾小球硬化 多囊肾
眼科	Leber遗传性视神经病变 Graves眼病 视神经发育不良 视盘小凹	骨科	成人腰椎峡部裂性滑脱症 强直性脊柱炎 骨质疏松症 臂丛神经痛 脊髓空洞症

图 7-10　医脉通知识库词条组织形式（以“多发性骨髓瘤”为例）

南”“推荐文献”等内容，如图 7-11 所示。

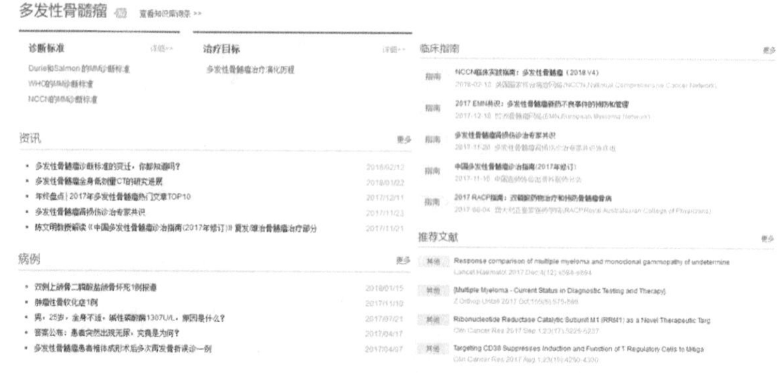

图 7-11　“多发性骨髓瘤”词条内容

而肿瘤科中的肿瘤没有明确的分类标准，以每一具体下位类的肿瘤名称为词条编写，此外，其知识库词条中，“诊断标准”没有统一格式，包括“诊断标准”的分类和每一类的详细内容，且都不包括影像资料。同时，颅脑癌症被划分在肿瘤科疾病，没有专门

的详细的颅脑癌症的分类，并且只包含两种颅脑癌症：星形细胞瘤和神经纤维瘤病，且处于“正在招募编者”栏下。可见，“医脉通”在颅脑肿瘤相关方面的知识组织甚为欠缺，因此建立一个关于颅脑肿瘤的影像知识库，为病人解决颅脑肿瘤相关疑难问题就十分有必要了。

(3) 相关知识库比较及问题分析

相关知识库比较及问题分析如表 7-3 所示。

表 7-3　　相关知识库比较归纳

	功能（内容）	知识组织	颅脑肿瘤	影像资料	检索功能
丁香园	最新资讯、临床综述、2016ASCO、指南共识、精彩幻灯、经典病历、丁香公开课	非专业标准	脑动脉瘤、垂体良性肿瘤包含在“神外”	集中的影像资料库	有
医脉通	诊断标准、诊疗日标、咨询、病历、临床指南、推荐文献	框架专业，但知识未形成概念体系	星形细胞瘤、神经纤维瘤病包含在“肿瘤”	影像资料分散	有

综上所述，可以归纳出现有医疗健康知识库存在的一些问题如下：

①知识结构组织。

a. 缺乏分类规范标准：丁香园和医脉通的医学诊疗知识库中，某科室疾病的分类以及疾病名称都没有遵循一套特定的标准。丁香园某一科室的知识库中，词条只有“热门标签”；医脉通的科室疾病知识库中疾病都是无逻辑结构的罗列。在这些知识库中颅脑癌症缺乏标准和科学的分类依据。

b. 尚未形成规范的知识概念体系：丁香园肿瘤科的知识库中，所有疾病的相关知识以文章的形式堆砌在一起，按照文章发布时间排序，对于某种特定的肿瘤疾病，也只有相关文章以时间顺序排列，没有进行分类。并且丁香园的影像知识库和科室知识库结构一致，缺乏合理性，影像知识库应当根据不同的疾病来分类，从而显示不同疾病的影像特征。

②知识库内容。

a. 内容整合度低：医脉通诊疗知识库中的知识词条按照编写完成度分为“已完成”“编写中”“正在招募编者”，“肿瘤科”词条仅完成 1/2，其中不包括颅脑肿瘤。此外，医脉通的肿瘤疾病均不包括相关影像资料。丁香园的疾病知识词条内容里只有相关文章以时间顺序排列，但更新速度很慢，很多疾病的最新文章都是 2016 年的。同时，丁香园和医脉通的知识库都没有专门的颅脑肿瘤或中枢神经系统肿瘤类目，颅脑肿瘤分散于肿瘤科和神经外科，且内容不够详尽。

b. 内容与组织结构相关度低：丁香园疾病知识词条下部分文章相关度明显很低，影像知识库中较多内容与影像无关。

③知识库与影像库分离。

现有的知识库基本没有把影像资料与疾病形成对应关系。以丁香园为例，影像库和疾病库是分离的，疾病库中虽然有部分影像资料，但是缺乏疾病对应；而医脉通诊疗知识库中的知识词条内容直接缺乏影像资料。

根据上述现有知识库存在的问题，本章节所构建的基于本体的颅脑癌症影像知识库从以下 4 个角度解决了上述问题：

①广泛整合颅脑癌症领域相关的权威和专业知识，提供标准化的知识集合。在收集详尽的中枢神经肿瘤资料的基础上，知识按照医学领域知识的标准方式表达，如相关医学术语（疾病名等）要依据 SNOMED CT 国际临床参考术语集合标准录入、疾病名称编码遵循 ICD10 标准、疾病分类依据 2016 年 WHO 中枢神经系统肿瘤分类等。

②基于本体的知识结构组织。以肿瘤资料（包括疾病基本资料和疾病特征）、诊疗资料、影像学表现资料、文献资料 4 个维度进行颅脑癌症相关的知识结构组织。利用本体描述语言建立颅脑癌症影像知识库，对颅脑癌症领域的重要概念、属性以及概念间关系给出一种形式化说明，使之无障碍地在人、计算机等不同主体之间

进行对话、互操作、共享等交流，提高计算机解读和理解与疾病知识相关的词汇和语义的能力，向大众提供科普性的知识支持、向诊疗医生提供一定的辅助诊疗支持以及信息推荐服务。

③整合颅脑癌症知识库和影像库。针对颅脑癌症资料中具有显著重要性的影像学表现资料，提供影像学图片的交互展示，并支持脑部分区与易发癌症的对应映射检索。后期通过集成实现具有脑部分区的颅脑 3DBrain 影像模型，为用户提供实时的动态交互，并即时展示检索疾病的肿瘤影像学表现图片和相关知识与信息推荐。

7.2 多医学文档内容重构辅助阅读系统

互联网时代，人们的生活节奏明显加快，效率成为大家所追求的目标。在医学领域，对一个用户而言，存在着对多篇医学文档感兴趣的情况，这些文档之间存在相似或者共同点，但又包含着少量不同的信息，此时用户需要一个能帮助他们快速浏览文档的工具。该工具不仅提供医学文档的直接信息，还提供经过加工整理，包含这些文档的全面信息。对这些文档内容进行子主题对比，减少文档之间切换，对于用户快速了解文档概要，找到最感兴趣的部分和共同点，和提高用户阅读学习效果及效率而言，很有帮助。另外多医学文档阅读系统的辅助性帮助也能够有效地节省用户的时间，并减轻用户的认知理解负担。

现有科技文献自动辅助阅读系统①②③的研究和设计大多从宏

① Chen J, Wang D, Lu Q, et al. THC-DAT helps in reading a multi-topic document [J]. Library Hi Tech, 2016, 34 (4): 685-704.

② Harper D J, Koychev I, Sun Y, et al. Within-document retrieval: A user-centred evaluation of relevance Profiling [J]. Information Retrieval, 2004, 7 (3-4): 265-290.

③ Paley W B. TextArc: Showing word frequency and distribution in text [J]. IEEE Symp. information Visualization Infovis Posters Compendium Munzner T. keahey A. IEEE Computer Society, 2002.

观层面出发，例如研究文章中关键词的分布、频率和规律等，缺乏对文档主题和文档内容的微观层面关注。目前国内影响较大的三大期刊数据库全文阅读器：中国期刊网全文阅读器（CAJViewer）、万方数据资源系统全文阅读器（Acrobat Reader）、中文科技期刊数据库全文阅读器（维普浏览器），在功能上仍停留在支持用户阅读文献和进行文档内标注的功能，而且同一个窗口只支持用户进行单篇文档的阅读。因此现有文档辅助阅读系统主要存在两个问题：①仅注意到文档所可能具有的外部特征，缺乏对文档内部特征的关注，如文档主题等；② 缺少可支持用户同时阅读多文档的功能，增加了用户切换界面的负担。

针对这些问题，笔者开发了一个潜在主题导向的多医学文档内容重构与辅助阅读系统（MDCRS），通过挖掘出多医学文档中的潜在层次主题，依据主题对多文档进行内容重构，支持用户通过浏览与操作主题树来阅读多文档内容，为用户提供一种有效的多文档内知识服务方法，提高人们获取医学信息的准确性和快速性。

7.2.1　多医学文档内容重构辅助阅读需求

系统需求分析采用了访谈法，了解用户对多医学文档阅读的界面及功能设计需求。访谈对象为15位平时比较频繁使用文档阅读系统的学生，访谈的问题主要围绕系统界面、系统特色功能以及系统交互等方面进行设计。

总结访谈结果，用户对于多医学文档内容重构与辅助阅读系统的需求主要有三个方面：第一是用户浏览功能，用户首先要浏览全部的界面，对于系统的整体功能以及整体界面有一个大致的印象；第二是主题词导航功能，用户可以通过左侧的主题词栏选择想要看的主题并进入相关段落的界面，主题词导航所得的段落必须要与主题词有较深的关系；第三是用户对于多篇医学文档同时阅读的需求，用户在进行文档阅读时一般只能观看一篇文档，无法同时浏览多篇文档。针对现今的空缺，本章设计的多医学文档的辅助阅读系

统主要包括了用户浏览、主题词导航、浏览相关段落以及全文功能，其中用户在主题词导航后可以选择相关主题词点击，进入相关段落界面，浏览相关段落，点击中间的 full text 按钮即可进入全文浏览全文，具体用例图见图 7-12。

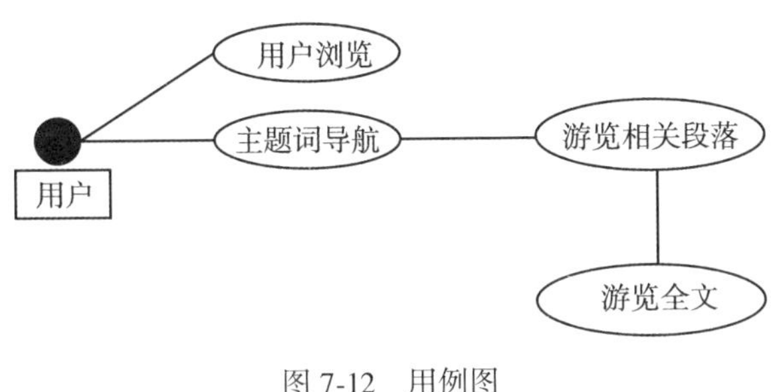

图 7-12 用例图

接下来主要对于这四种功能涉及的活动流程进行详细介绍：

（1）用户浏览活动图

在图 7-13 中，黑点表示用户，用户在浏览中的活动主要就是进入主界面，并浏览主界面。用户在浏览主界面之后可以点击相关的功能如搜索功能，主题词导航功能等，若用户点击相关主题词之后，与该主题词相关的段落就会显示在界面上，此时系统中的功能就是提取用户点击的主题词相关段落等。

（2）主题词导航活动图

此活动图中可以看出，用户在进行主题词导航的活动中，首先进入主界面，然后点击想要选择的主题词可以选择进入子主题词，或者点击主题词进入段落。如果用户选择进入段落，则系统会判断匹配段落显示在界面上，若用户点击进入子主题词，系统则会显示子主题词。用户可以继续选择，直到选择到想要的主题词为止。

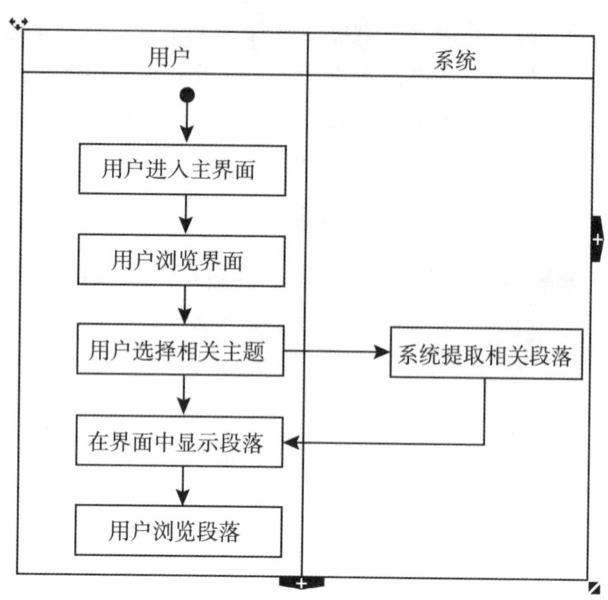

图 7-13　用户浏览活动图

（3）用户获取段落活动图

用户选择左边导航栏里的主题词并进行点击查看，系统将会获取用户的这一点击动作以及点击的对象，并根据所确定好的映射关系调出与用户所选主题词对应的文档段落，此时系统界面上便会以十字交叉型的布局显示出处理模块所调出的段落，用户进一步查看段落，用户所需要确定的有两点，首先是十字交叉型的布局是否符合自己的阅读习惯，如果不习惯的话，可以点击切换键进行显示布局的切换，其次便是用户通过对调出的段落的查看确定是否符合自己的要求，从而选择进一步的点击全文查看或者在左侧导航栏主题词中重选主题词。

（4）用户获取全文活动图

用户获取全文信息是基于用户点击左侧导航栏里的主题词并且

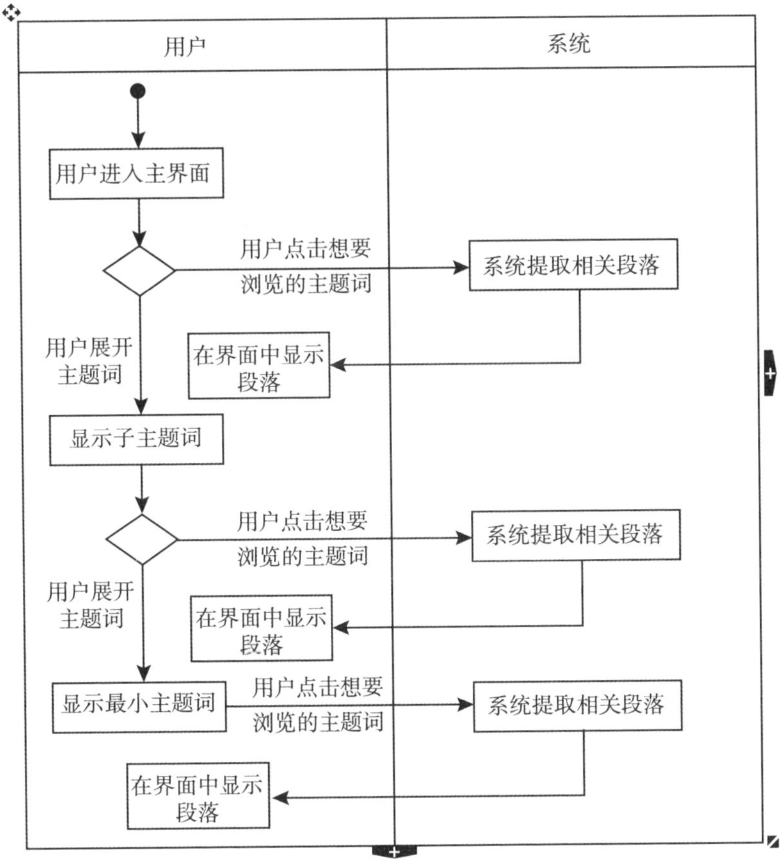

图 7-14　主题词导航活动图

系统调出了段落信息这一活动的。用户在浏览段落信息的时候，选择界面中想深入了解的某一段落并点击，此时系统获取用户的点击动作与点击的段落，并调出与用户所选段落对应的文档全文信息，此时界面就显现出处理模块所调用出的全文信息，用户便可以查看全文信息，用户看完之后便可以点击工具栏里的原文条框返回，此时便返回到了用户获取全文信息的开始界面，即界面显示的是段落。

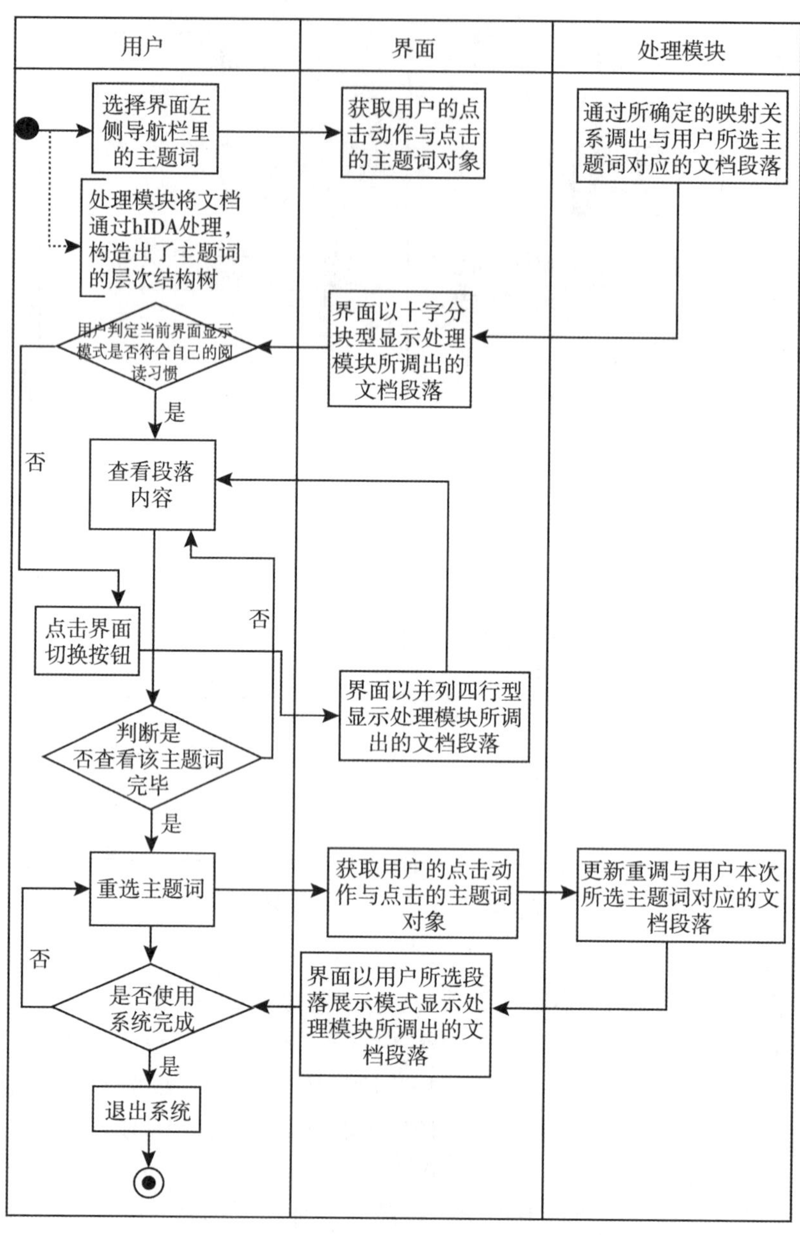

图 7-15　用户获取段落活动图

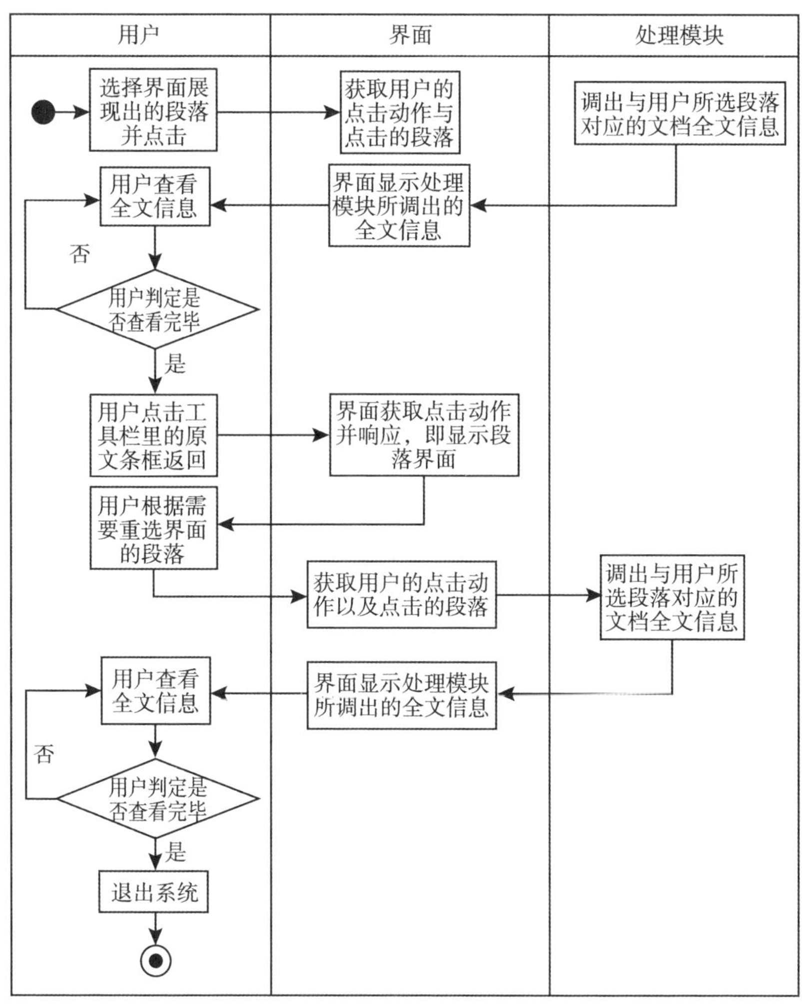

图 7-16 用户获取全文活动图

7.2.2 多医学文档内容重构辅助阅读系统设计

(1) 系统模块划分

MDCRS 作为一个辅助阅读系统，其核心功能是辅助用户阅读文本。由于该系统处于试验阶段，因此系统中具有用户测试功能。另外 MDCRS 具有潜在主题挖掘、多文档的特性，因此该系统具有和其他辅助阅读系统不同的功能模块。MDCRS 的具体处理模块有：主题词展示模块、阅读模块、用户测试模块、用户行为记录模块，关系图如图 7-17 所示：

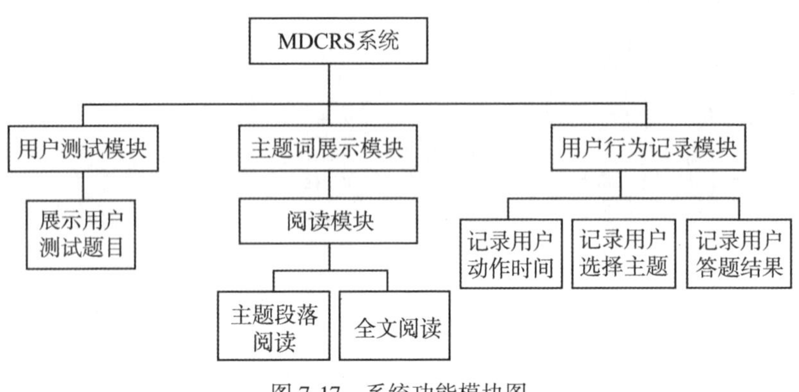

图 7-17 系统功能模块图

①用户测试模块。此模块主要用于系统用户评价使用，主要功能为：展示用户问题、允许用户答题、支持用户退出。要求：展示文本问题；字号大小 size=4；居中展示；提示用户退出。

②主题词展示模块。此模块用于主题词展示，帮助用户主题阅读。主要功能：展示主题词、提供点击主题阅读文本功能。要求：树型模式显示主题（可以设为不可展开模式）；字号大小 size=4；颜色 color=blue；点击主题后主题词颜色变为 red。

③阅读功能。此模块功能用于文本阅读，主要功能：展示主题对应文本、展示全文。要求：文字、图片自适应窗口大小；字号大小 size=4；主题文本和全文文本可自由切换；可切换窗口模式。

④用户行为记录模块。此模块主要用于系统评价时使用，主要功能：记录用户行为、记录用户答案。要求：记录数据以文本形式保存，记录数据项如表 7-4 所示：

表 7-4 用户行为记录数据项

用户行为记录数据项
用户名、用户 ID
用户登录时间、用户退出时间
用户选择的主题、选择主题时间
用户是否阅读全文、阅读全文时间
用户是否切换窗口模式、切换时间
用户答题答案、答题时间

(2) 数据处理

MDCRS 使用 hLDA 模型进行多文档主题挖掘，因此首先要对 PDF 医学文档进行预处理，具体处理流程如图 7-18 所示。

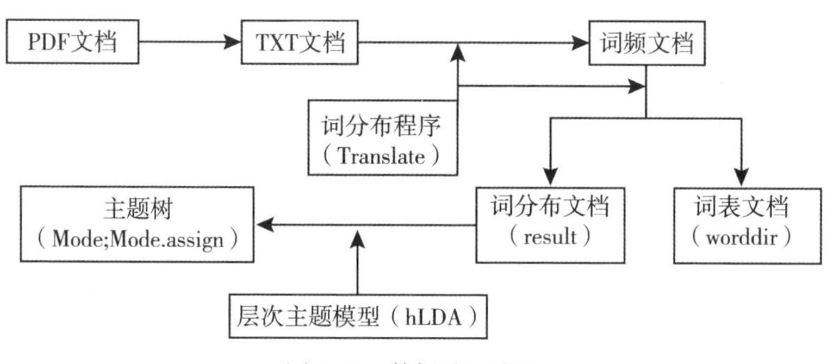

图 7-18 数据处理流程

医学文档按段落分为 txt 文档集（S），对 S 文档集进行分词处理，分词包调用 lucene 分词包，需要剔除停用词，最终生成 result 和 worddir 文档。Translate 类的描述如图 7-19 所示。

通过 Translate 处理后生成词——文档矩阵，其形式为：[# of unique terms] [term #]：[count] …然后通过 hLDA 模型得到 Mode 和 Mode. assign 文档，此文档为主题词和主题树，为本系统利用文档。本系统不需要构建数据库，使用文档集即可。

主题树提取，通过读取 Mode 和 Mode. assign 文件获取多文档

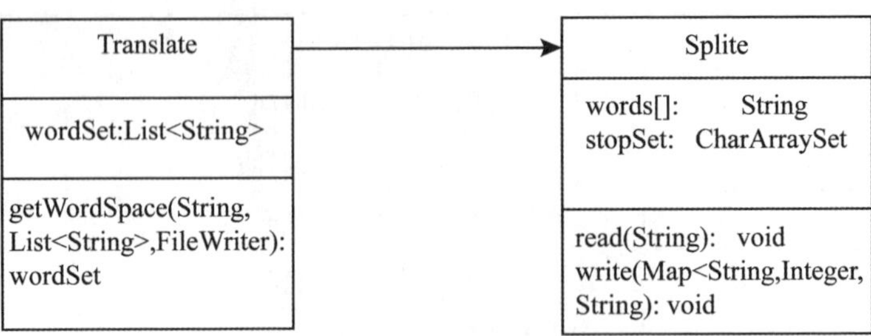

图 7-19　Translate 类图

的主题内容。基于主题内容构建 MDCRS 系统。主题树提取类如图 7-20 所示，通过 Topictree 程序获得主题树数据。

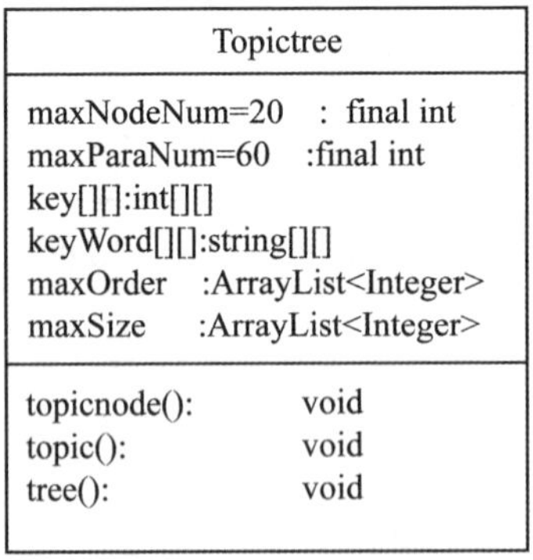

Topictree
maxNodeNum=20 : final int maxParaNum=60 :final int key[][]:int[][] keyWord[][]:string[][] maxOrder :ArrayList<Integer> maxSize :ArrayList<Integer>
topicnode(): void topic(): void tree(): void

图 7-20　Topictree 类图

（3）功能逻辑

功能逻辑来源于用户活动图，基于用户活动，MDCRS 系统需要有相应的功能模块，通过各个模块之间的联系最终构成整个系统的功能，使系统与用户需求调查相匹配，接下来主要对各个功能模块进行详细描述。

①功能逻辑设计。根据需求分析，MDCRS 主要需要以下几个部分：登录界面、主题窗口、测试窗口、阅读窗口、动作响应、后

台记录。其调用关系如图 7-21 所示。

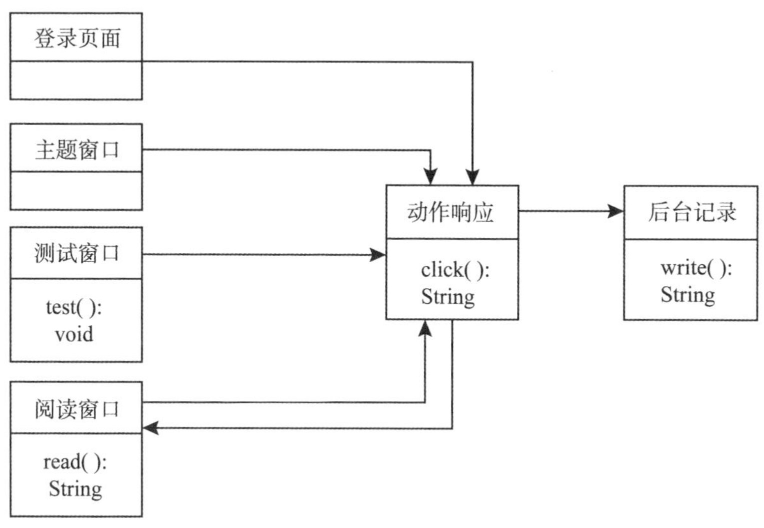

图 7-21　各部分调用关系图

登录界面为 jsp 页面，需要输入账户名和账号，账号用于拉丁方设计轮转。

登录页面点击登录后由动作响应控制响应并生成后台记录文件，通过 write（）方法写入数据。主题窗口用于主题树展示，写成 jsp 页面。

a. 测试窗口 test 方法需要完成的任务：获取用户输入的序号；储存测试题目；储存拉丁方设计矩阵；显示题目；获取用户答案。

b. 动作响应：点击跳转；修改页面颜色；提交用户动作。

c. 后台记录：获取用户行为信息；写入文档。

d. 阅读窗口：读取文档；提供全文阅读和主题阅读两种模式

②逻辑交互图。此部分根据需求分析中的用户活动图，设计用户与系统的主要交互模式。此部分未涉及的交互行为，开发人员可以以方便用户的原则自行设计（见图 7-22）。

此系统中用户的主要行为是主题阅读，在阅读的同时用户可能

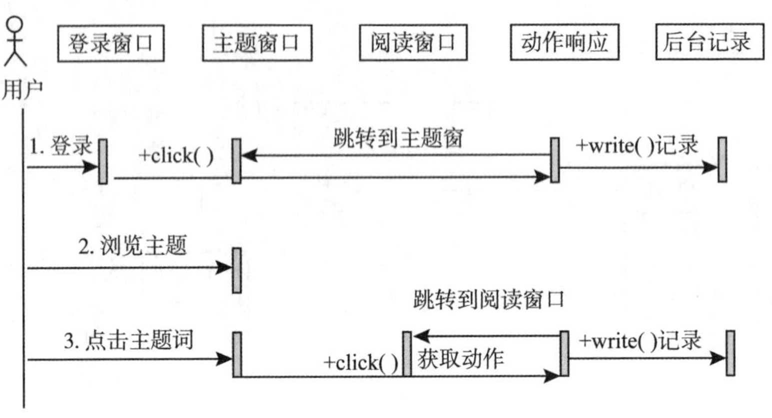

图 7-22　逻辑交互图

选择阅读全文，因此阅读窗口提供主题阅读和全文阅读两种模式。

(4) 界面设计

此部分对系统界面部分进行详细说明，具体要求如下：

登录界面：需要用户输入姓名和账号，不需要验证，如图 7-23 所示。

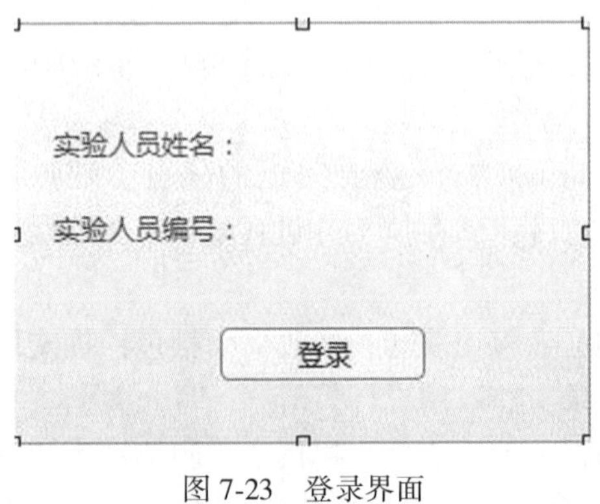

图 7-23　登录界面

系统主界面具体模式如图 7-24 所示。当点击主题时，在右侧加载相应的段落，点击的主题变为红色；当点击 Full Text 时可查

看全文，在全文界面可返回到当前主题。

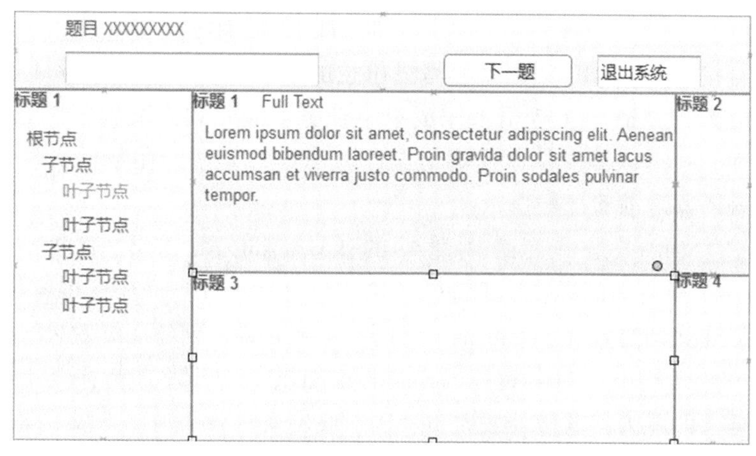

图 7-24 系统主界面

7.2.3 系统开发

本小节根据系统设计部分的要求，实现系统功能，将各个功能逻辑和过程描述转化为可在计算机上运行的代码程序。

（1）系统语言

①HTML，即超文本标记语言，是一种标记语言，使用标记标签来描述网页。这种标记语言处在不断的变动之中，支持几乎所有格式的文件在网页上的呈现（包括图片、视频等）。系统在构建过程中将会运用 HTML 语言对现有系统平台进行改进，增强其用户友好性等。

②CSS 是一种用来表现 HTML（标准通用标记语言的一个应用）或 XML（标准通用标记语言的一个子集）等文件样式的计算机语言。可以使用 CSS 来决定文件的颜色、字体、排版等显示特性。

③JavaScript，一种直译式脚本语言，是一种动态类型、弱类型、基于原型的语言，内置支持类型。它是一种解释性脚本语言(代码不进行预编译)，主要用来向 HTML 页面添加交互行为。可以直接嵌入 HTML 页面，但写成单独的 js 文件有利于结构和行为的分离。JavaScript 常用来完成以下任务：嵌入动态文本于 HTML 页面，对浏览器事件作出响应，读写 HTML 元素，在数据被提交到服务器之前验证数据。

④jQuery 是一套跨浏览器的 JavaScript 库，简化 HTML 与 JavaScript 之间的操作。jQuery 的语法设计使得许多操作变得容易，如操作文档对象（document)、选择 DOM 元素、创建动画效果、处理事件以及开发 Ajax 程序。jQuery 也提供了给开发人员在其上创建插件的能力，这使开发人员可以对底层交互与动画、高级效果和高级主题化的组件进行抽象化。模块化的方式使 jQuery 函数库能够创建功能强大的动态网页以及网络应用程序。

（2）系统环境

开发环境：Windows10

开发工具：Myeclipse2014

（3）系统开发过程

此阶段主要完成数据处理部分，将 PDF 医学文档转化为系统需要文档，主要分以下几个步骤：分词统计词频、生成词-文档矩阵、生成主题文件。此过程主要使用 Java 语言处理数据，使用 hLDA 模型生成主题文件。

分词统计词频：使用 LUCENE 分词包分词、统计词频核心代码如下：

```
public void read(String source) throws IOException {
    File dir=new File(source);
    File[ ]fs=dir. listFiles( );
    String filePath;
    for (int i=0; i<fs. length;i++) {
```

```
            filePath=fs[i].getAbsolutePath();
            FileReader f=new FileReader(filePath);
            BufferedReader aimfile=new BufferedReader(f);
    Analyzer analyzer = new StopAnalyzer(stopSet);//构造自定义停
用词表分词器
    CharTermAttribute cta = flow.addAttribute(CharTermAttribute.
class);//创建一个属性,这个属性添加到流中,随着 TokenStream 增
加
            flow.reset();//tokenstream 重置
            Map<String, Integer> hashMap = new HashMap<String,
Integer>();// 实例化一个 hashmap
            while (flow.incrementToken()){
                    String key= cta.toString();
                    // 插入词
                        if (hashMap.get(key) ! = null ) {
                            int value = hashMap.get(key).int
Value();
                            value++;
                                hashMap.put(key, new Integer
(value));
                        } else {
                                hashMap.put(key, new Integer
(1));
                        }
            }
            String k = Integer.toString(i);
            write(hashMap, k);// 调用写入函数
        }
    }
    public void write(Map<String, Integer> hashMap, String aim)
            throws IOException {
```

```
        String k = "F:\\data1\\第二篇\\" + aim + ".txt";//词频文件位置
        FileWriter wfile = new FileWriter(k, true);
        BufferedWriter bw = new BufferedWriter(wfile);
        Map<String, Integer> treeMap = new HashMap<String, Integer>(hashMap);
        for (Entry<String, Integer> s : treeMap.entrySet()) {
            bw.write(s.getKey() + " " + s.getValue());
            bw.newLine();
            bw.flush();
        }
        wfile.close();
        bw.close();
    }
```

使用 hLDA 模型生成主题文件，需要安装 Cygwin（Linux 系统模拟器）、GSL 计算包，最后使用 hLDA 代码生成主题文件。主题文件主要包括为 Mode 和 Mode. assign 文档，Mode 文档描述的是主题与主题词分布，其具体内容如图 7-25 所示。

Mode. assign 文档描述的是文档节点路径，其内容见图 7-26 所示。

7.2.4　系统评估

（1）实验设计

本章开发了一个基于主题挖掘的多医学文档内容重构辅助阅读系统 MDCRS，利用 hLDA 层次主题模型挖掘多医学文档的潜在主题，并根据所得到的主题对医学文档内容进行重构，进而实现多医学文档的对比交互阅读。为验证该方法在实际操作过程中的有效性，采用实验法对该方法的效果和效率进行评价，采用问卷调查法对原型系统 MDCRS 的可用性、易用性和友好性等进行评价。

```
SCORE -1.46599567028926e+05
ITER 7564
ETA        5.00000000000000e-01 2.50000000000000e-01 1.25000000000000e-01
GAMMA      5.00000000000000e-01 5.00000000000000e-01
GEM_MEAN 3.50000000000000e-01
GEM_SCALE 1.00000000000000e+02
SCALING_SHAPE 1.00000000000000e+00
SCALING_SCALE 5.00000000000000e-01
ID     PARENT NDOCS  NWORDS  SCALE     WD_CNT
0      -1     000113 004275 5.000e-01    0    1    1    0    0    0    1    1
1      0      000030 000708 5.000e-01    0    0    0    0    0    0    0    0
2      1      000005 000196 5.000e-01    0    0    0    0    0    0    0    0
246    1      000019 000347 5.000e-01    0    0    0    0    0    0    0    0
27737  1      000006 000109 5.000e-01    0    0    0    0    0    0    0    0
9      0      000030 001256 5.000e-01    0    0    0    0    48   3    0    0
10     9      000025 000746 5.000e-01    0    2    0    1    6    0    0    1
31     9      000005 000279 5.000e-01    0    0    0    0    0    0    0    0
36     0      000008 000289 5.000e-01    0    0    0    0    0    0    0    1
136    36     000008 000127 5.000e-01    0    0    0    0    0    0    0    0
75     0      000008 000328 5.000e-01    0    0    0    0    0    0    0    0
42781  75     000008 000203 5.000e-01    0    0    0    0    0    0    0    0
98     0      000023 000657 5.000e-01    0    0    0    0    0    0    0    0
99     98     000023 000482 5.000e-01    0    0    0    0    0    0    1    1
244    0      000005 000129 5.000e-01    0    0    0    0    0    0    0    1
32978  244    000005 000081 5.000e-01    0    0    0    0    0    0    0    0
43233  0      000005 000075 5.000e-01    0    0    0    0    0    0    0    0
43267  43233  000005 000057 5.000e-01    0    0    0    0    0    0    0    0
43333  0      000004 000126 5.000e-01    0    0    0    0    0    0    0    0
43339  43333  000004 000056 5.000e-01    0    0    0    0    0    0    0    1
```

图 7-25　Mode 文件内容

说明：ID：主题节点编号；PARENT：父节点编号；NDOCS：主题下的文档数目；NWORDS：主题下的单词个数；WD_CNT：词的重要度（位置基于词表）

```
101 -1.321316279e+00 0 98 99
103 -1.143167908e+00 0 98 99
24 -1.171702694e+00 0 9 10
88 -9.508768686e-01 0 1 246
19 -1.149189434e+00 0 9 10
7 -1.444069312e+00 0 98 99
59 -1.440580236e+00 0 36 136
42 -1.206117970e+00 0 75 42781
69 -1.647916788e+00 0 9 10
75 -1.618910896e+00 0 244 32978
44 -1.189538081e+00 0 75 42781
```

图 7-26　Mode. assign 文件内容

说明：101：文档编号；0　98　99：主题路径，表示文档 101 的主题路径为 0　98　99。根据此文档可搜索出全部主题下的全部文档。

根据用户需求调查结果，MDCRS 系统界面设计为“四格排版”最适合阅读，如图7-所示。所以在选取医学样本论文的时候，我们选取的样本论文数量为4篇。

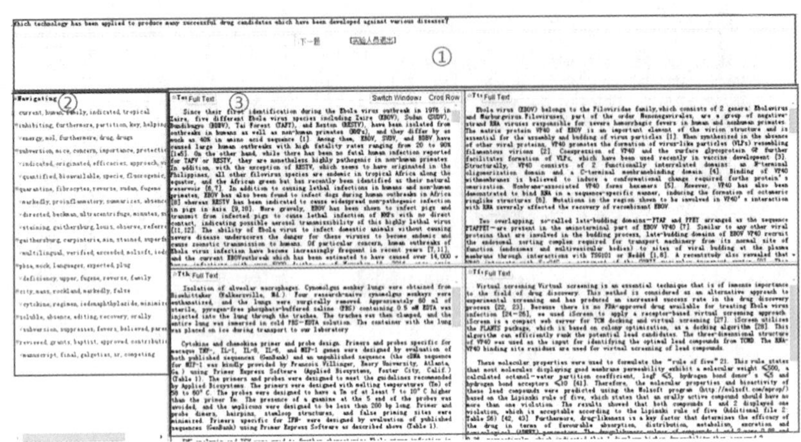

①问题回答区　②主题导航区　③多文档正文浏览与比较区

图7-27　MDCRS系统主界面

为了使样本论文更切合测试的需求，在样本论文的选取过程中主要遵循了以下几点依据：

①论文难度。选取论文前，我们必须对论文进行仔细地阅读。从阅读理解的角度出发，所选论文应当具有可读性，即通过阅读，我们能确定论文所阐述的主要内容，以及各个段落的子主题。因此，所选论文难度要适中，不能太晦涩难懂；篇幅不宜过长，且应具有一定专业性，即从用户角度出发，设想他们可能需要对比阅读的论文主题。

②主题相关度。为切合方法设计思路，我们所选取的论文集在主题上必须具有较强的相关度，即所选4篇论文应属于同一主题或相似主题，如此才能真正测试该方法的实用性。而选择样本论文时正值埃博拉病毒受到广泛关注之际，读者对埃博拉病毒感染具有一定的了解，故我们决定选取以“生物病毒感染”为主题的4篇论文，在受试者具有相关的背景知识的基础上，更有望促进方法测试的顺利进行。

③涉及主题个数。一方面，本方法的主要功能是揭示文档集的相关潜在主题，因此论文集在主题层次结构上应具有一致性。另一方面，为了确保对某一论文进行分段后，各段落之间存在区分度（而不至于在进行段落聚类时将大部分段落都聚到一起），我们选取的论文必须同时具备多个子主题。

④其他细节。为了方便后期对所选论文的处理，我们所选取的论文图片和表格的数量较少、专业词汇相对较少易于理解、特殊字符也相对较少。

基于以上所述原则，我们选取的实验文档是生物学领域关于埃博拉病毒的 4 篇论文：①Development of vaccines for prevention of Ebola virus infection（Ye L and Yang C，2014）、②Unconventional Secretion of Ebola Virus Matrix Protein VP40（Reynard O，et al，2011）、③Viral Replication and Host Gene Expression in Alveolar Macrophages Infected with Ebola Virus（Zaire Strain）（Gibb，et al 2002）以及④Virtual screening of the inhibitors targeting at the viral protein 40 of Ebola virus（Karthick，et al，2016）。这 4 篇论文在难度适中，主题的相关度较高，且潜在主题上的交叉性较好，而经过分析的结果显示文档集共有 11 个子主题，其中 7 个与至少两篇文档相关。

为了测试层次主题导航对读者理解文档集的帮助作用，需要针对医学文档设置一些问题。考虑到方法层次主题关键词的导航特点，在设置问题时设置了事实型任务（直接从论文中找显性答案的问题）和理解型任务（需要对论文中的信息进行理解、举例、分类、概要、推论、比较、说明等）。事实型任务旨在测试方法在读者浅阅读行为中的作用，帮助读者快速定位到论文集的相应段落查找事实信息；理解型任务旨在测试方法在读者深入理解文档集中的作用，通过主题导航定位到文档集的相关段落，对问题进行综合性理解。

事实型任务：直接从论文中找显性答案的问题（初级任务，易）。

X1. Which technology has been applied to produce many successful drug candidates which have been developed against various diseases?

X2：Where does this review mention the kind of phenomenon showing that a particular property of the VP40 as well as the existence of a specific mechanism for the release of some protein, in addition to structural protein in soluble form in culture supernatants of EBOV-infected cells?

理解型任务：需要对论文中的信息进行理解、举例、分类、概要、推论、比较、说明等，从而解决问题的任务（高级任务，难）。

Y1. What is the relationship between proinflammatory cytokines and dsRNA, and where did dsRNA produced?

Y2：Nowadays, there are at least five vaccine approaches, such as virus-like particles (VLPs), please find the advantages of VLPs as compared with viral vector-based vaccines and soluble ntigens.

X1：该问题为询问哪种技术已经应用于生产能够治疗各种疾病的药物，由于在1、2、3三篇文章中均有涉及该药物，同时technology、candidates均是其相关段落的关键词，测试者通过关键词的搜索可以快速地锁定段落，通过多篇文章的对比可以得出结论，同时文章都是通过直接的表述告知读者该药物是什么，因此该问题较为简单，属于事实型任务。

X2：该问题为询问文章中哪里提到了埃博拉病毒中的蛋白V40的特定属性的表现形式以及蛋白质释放的具体机制。测试者可以在3、2两篇文章中发现有关V40的信息，通过关键词搜索particular property、phenomenon等可以锁定相关段落，具体测试者只需指出具体的段落即可。

Y1：该问题为询问炎症细胞因子与dsRNA之间的关系，并询问daRNA如何产生的。这就是一个比较麻烦的理解性问题，首先读者可以通过proinflammatory、dsRNA等关键词锁定相关段落，当然其中是有两三个段落介绍dsRNA的，因此测试者需要通过段落的归纳总结，同时不同文章中对于该问题的描述语言不同，因此测试者也需要将不同的解释归纳综合一下，得出一个综合性的结论。

Y2：该问题为询问 VPLs 与病毒载体疫苗和可溶性疫苗的优势在哪里。首先用户可以通过 VPLs、vector-based、soluble ntigens 等关键词锁定相关段落，其中 VPLs 在 1、3、4 中均有提及，而 VPLs 与 vector-based 的对比则是在第三篇文章中，测试者可以通过相关的数个段落对两者之间的对比进行，而 VPLs 与 soluble ntigens 则是在第四篇文档中包含的，测试者可以在分别进行两者之间的对比之后总结出 VPLs 的优势所在，并回答。

在实验中我们使用了不同的阅读系统：MDRCS 系统和普通的 PDF 系统，通过采集用户在不同的阅读系统下完成任务的结果、任务起止时间等，分析用户回答问题的效率、效果。并且根据用户在完成任务后所填的问卷来分析不同系统的可用性、易用性和友好性。

（2）实验过程

首先将四篇医学文档从 PDF 格式转换为 TXT 格式，并按段落切分成一个个子文档。然后对文档集进行分词和去停用词处理，并进行词频统计，生成词表文档和词分布文档。然后利用 hLDA 进行建模，在 hLDA 建模过程中，选取 r=1.0，L=4（层次树的深度为 3 层），GEM 参数 m=0.35，Л=100 作为图书全文语料建模的输入参数，具体参数如图 7-28 所示。最后根据 hLDA 模型产生的 Mode 和 Modeassign 构建文档集的主题树。

考虑到实验系统与问题难度的正交性及减少实验次数的需求，采用拉丁方设计，同时也消除了实验任务不同次序带来的影响。实验共筛选了 8 名实验者，其中男生 5 名，女生 3 名，均为本科生，7 人英语六级水平，1 人四级水平。在实验进行前会向参与者简述实验目的以及相关介绍，培训使用我们的实验系统或对照系统。每个实验者的实验按不同系统分成 2 组，每组 2 个问题，即每个实验者共需要完成 4 个任务：X1、X2、Y1 和 Y2，每组间稍做停顿。实验者在完成每组实验之后会对所使用的系统进行评价，填写问卷。表 7-6 是实验过程中的拉丁方设计，实验系统代称 M（MDCRS 系统）、对照系统代称 P（PDF 阅读器）；任务难易程度

```
DEPTH 3
ETA 0.5 0.25 0.25 0.125
GAM 0.5 0.5 0.5
GEM_MEAN .035
GEM_SCALE 100
SCALING_SHAPE 1.0
SCALING_SCALE 0.5
SAMPLE_ETA 0
SAMPLE_GEM 0
```

图 7-28　hLDA 建模参数设置

X（易），Y（难）。

表 7-6　　拉丁方设计

实验者序号	第一个任务	第二个任务	第三个任务	第四个任务
R1	X1（M）	Y1（M）	X2（P）	Y2（P）
R2	Y1（M）	X2（M）	Y2（P）	X1（P）
R3	X2（M）	Y2（M）	X1（P）	Y1（P）
R4	Y2（M）	X1（M）	Y1（P）	X2（P）
R5	X1（P）	Y1（P）	X2（M）	Y2（M）
R6	Y1（P）	X2（P）	Y2（M）	X1（M）
R7	X2（P）	Y2（P）	X1（M）	Y1（M）
R8	Y2（P）	X1（P）	Y1（M）	X2（M）

（3）实验结果

①用户测试。通过对实验者的操作日志、任务结果、任务起止时间等因素的分析，得出 MDCRS 系统和普通 PDF 系统在正确率和用时方面的相关情况，具体情况如表 7-7 所示。

表 7-7　　　　　　　　　正确率与用时情况

		系统代号		P-value
		M 系统	P 系统	
正确率	Mean	0.797	0.438	0.032
	SD	0.163	0.395	
用时（min）	Mean	9.053	8.335	0.619
	SD	2.622	3.023	

在任务结果的准确率方面，MDCRS 系统的平均值为 0.797，远远大于 PDF 阅读器的 0.438。由此可见，基于主题挖掘的多文档内容重构知识服务方法对于用户的阅读效果方面有所帮助，使得用户测试的准确率有较大提升，p 值为 0.032，效果较为显著。同时相对于普通的 PDF 阅读器而言，MDCRS 系统的方差更小，说明本方法更具稳定性。

在任务用时方面，两系统的均值分别为 9.053 和 8.355，二者没有显著的差异，我们认为这样结果可能是与实验样本量少以及实验材料专业性过高有关。

②问卷分析。通过对实验者使用完不同系统所填问卷的分析，得到 MDCRS 系统和普通 PDF 阅读器在可用性、易用性和界面友好性方面的相关情况，具体情况如表 7-8 所示。

表 7-8　　　　　　　　　问卷分析结果

测试项		系统代号		P-value
		M 系统	P 系统	
可用性	Mean	3.375	2.75	0.063
	SD	0.518	0.707	
易用性	Mean	3.625	2.75	0.014
	SD	0.518	0.707	

续表

测试项		系统代号		P-value
		M 系统	P 系统	
界面友好性	Mean	3. 375	2. 5	0. 005
	SD	0. 518	0. 534	

在系统的可用性方面，MDCRS 系统的平均得分是 3. 375，远高于 PDF 阅读器的评分 2. 75，表明相对普通的 PDF 阅读器，MDCRS 系统更能满足用户的使用需求。在系统的易用性方面，MDCRS 系统的平均得分是 3. 625，也远高于 PDF 阅读器的 2. 75，表明其操作更为简便。在系统的界面友好性方面，MDCRS 系统的平均得分为 3. 375，而 PDF 阅读器的评分为 2. 5，表明 MDCRS 系统界面更令用户满意。其中易用性和界面友好性方面的 p 值分别是 0. 014 和 0. 005，效果较为显著，可用性方面的 p 值为 0. 063，边缘显著。同时从可用性、易用性和界面友好性 3 个方面的方差来看 MDCRS 系统的方差都小于 PDF 阅读器的方差，这也表明 MDCRS 系统的稳定性较强。

针对当前医学文献量剧增，同一主题涉及大量相关文献，而传统多医学文档辅助阅读系统无法有效满足用户需求的问题，本章开发了一种基于主题挖掘的多医学文档内容重构辅助阅读系统。该系统通过挖掘出多医学文档中的潜在层次主题，依据主题对多医学文档进行内容重构，支持用户通过浏览与操作主题树来阅读多医学文档内容。评价实验结果表明，MDCRS 可以帮助用户把握医学文本主题、更加准确地获取医学文档信息，同时该系统在可用性、易用性和界面友好性等方面都优于常用文档阅读器。

7.3　生物医学知识的可视化教学模式

我国科学计算可视化技术的研究开始于 20 世纪 90 年代初，信

息可视化技术的研究开始于90年代中后期，知识可视化技术的研究开始于近两年，并且可视化技术的应用具有局限性，并不能被广泛使用。在互联网时代，网络技术手段日新月异，高中生能运用到的高科技学习工具是相当多的。而思维可视化的图示可以通过概念图、流程图、图片、漫画等表述出来，再通过思维可视化图示的载体呈现出来。例如，多媒体教学的投影仪、平板电脑、手机、云计算，还有虚拟实验等一系列的图示载体等。高中生物教师在传授生物学知识的时候，可利用思维可视化的有效作用结合图示技术来进行教学，促进学生思维能力的发展，使学生在中国还倾向于让学生背诵知识概念的时候推动生物教学向新学科主义思潮发展。

相对于国内的知识可视化的应用现状，国外则比较普遍运用于教育领域。苏联的沙塔洛夫早在20世纪60年代便已经创造了“纲要信号”图式教学法，其突出的作用在于使教学有效地观测了理论知识起主导作用的原则；美国的诺瓦克教授也在同时期提出“概念图”这一知识可视化方法，用于表征和组织知识的工具；英国的托尼·巴赞发明的“思维导图”，被称为“瑞士军刀”一样的组织性思维工具。在此之后，更多的可视化工具也被人发掘出来。本节主体内容选自项目研究成果“生物医学知识的可视化教学模式研究——以癌细胞知识教学为例”①。

7.3.1 生物医学知识教学不足分析

根据对高中生物课堂教学的问卷调查进行分析，得到如下结论：

①学生在学习中遇到的问题在128个被问卷者中，有绝大多数是老师指导学生找出来的，而自己提出来的相对较少。学生自己发现问题的能力很弱。②在课堂学习中，学生普遍认为先小组讨论再全班交流比较能有效解决学习上的困惑。由老师解答问题次之。可

① 余律．知识的可视化教学模式研究——以癌细胞知识教学为例［D］．武汉大学，2019.

见学生具备自主学习的能力，然而在课堂教学的过程中由于上课的课时较少、学生的学习压力又比较大，能留给学生自主学习的时间相对比较少，所以对于老师讲授问题仍有一定的需求。③学生认为课堂探究是非常有必要的，占了被调研人数的 68.75%，足以说明学生对于课堂探究的需求是很强烈的。学校对于课堂探究的时间应该适当增加，保持学生的探究生物的兴趣。④在课堂上老师提出问题后有 79.69%的学生会积极思考和探究，然而还有 20.31%的人对于老师的提问漠不关心，针对将近 80%喜欢思考、能跟上老师的思维节奏的学生，作为教师应该适当增加学习深度，而对于另外 20%的学生，适当的教学方法可以用来提高学生学习生物学的兴趣。⑤对于课堂小结，学生普遍认为教师直接提出本节内容需要掌握的知识更能让他们接受，这体现了当下学生对于自己的总结归纳能力的不重视。大多数学生喜欢老师的指点方法。老师询问—引导学生进行探究学习—获取知识—得出结论。老师讲得越来越多，学生主要是听课和录制课堂教学方法最少。学生对自主学习有一定的需求，但他们不熟悉自学的方法。

在上述问卷分析的基础上，本课程的教学目标、教学内容、学习者和教学环境解释如下：

①教学目标：收集信息、提问、分析问题和得出结论是探究学习的基本环节。通过绘制思维导图的方式总结归纳本章节的相关知识，然后根据学生在制作思维导图的过程中遇到的问题协助学生进行探究性学习，培养学生的自学能力、探究学习能力和总结能力。根据学生的思维导图，分析学生的不足之处，补充、拓展学生的逻辑思维，同时扩展课本以外的知识，让学生从生活中学到癌症的相关知识，并在生活中关爱癌症患者养成自己的健康的生活习惯。

②教学内容：在课前让学生收集生活中癌症的相关知识、对于细胞癌变的高中生能接受的相关学术知识、课本上的细胞的癌变这一章节的知识点。教师根据学生提供的思维导图找到学生感兴趣的“点”——除课本知识外的、被学生提及最多的知识点切入提问，学生也可以在绘制思维导图的过程中呈现自己的问题。教师结合本

章的相关知识，分析学生无法回答的问题。教师扩展教科书的知识，将课程延伸到生活，使学生可以从生活中获得更多的知识。也可以很高兴找到生活中的问题，提出问题，找到自己解决问题的方法，然后进行总结和分析。

③学习者：在高中学期，高中生的学习状况基本稳定。在高一阶段，学生对于高考没有高三的紧迫感，更愿意花时间在兴趣爱好上。对于生物学科的学习从科学学科的学习转变过来，知识结构也发生了转变，然而高一的生物知识与高中的其他学科的联系度并不高，所以学生比较容易忽视这门学科的自我丰富。学生的抽象思维慢慢开始从经验主导转向理论主导。刺激感也得到了一定程度的提升，空间想象能力逐渐恶化，逻辑思维能力逐渐提高。

④教学环境：班级班风良好，课堂气氛融洽，师生都处于互相试探的阶段，教学工具齐全，总体而言教学环境相对良好。

⑤可行性分析：目前用于思维可视化的技术主要包括认知地图、思维导图、概念图、流程图、图片、图标、漫画、表格等。随着互联网的发展，教师可以在课堂上运用的可视化技术越来越多而不仅仅局限在图片和图表上。在教室里，投影仪、平板电脑、微型课程、虚拟实验、交互式白板、支持触摸的多功能一体机和电子书的视觉车辆进入了许多大学。

⑥必然性：高中生物学的内容具有较广泛的知识内容，容量大，可以提高个体单元知识的复杂性和多样性。庞大的知识容量在高中这个特殊的阶段比较难在较短时间内完全被学生接受。在传统的教学模式中，思考“知识处理”和“解决问题”的过程往往是看不见的，教师和学生更注重答案而忽略了产生答案的过程。教师运用激昂的语言文字表示，容易造成学生压力过大反而把原来已经吸收的知识又忘掉了的问题。然而，学生思维的发展并不来自“答案的累积”，而来自“生成答案的思维方法和过程”。“积累答案”只会增加学生的“感性回答体验”，但不会提高学生的“理性解决问题的能力”。因此，当标题或问题类型发生变化时，学生无法应对，这是因为“感官体验”是不对的。因此，为了提

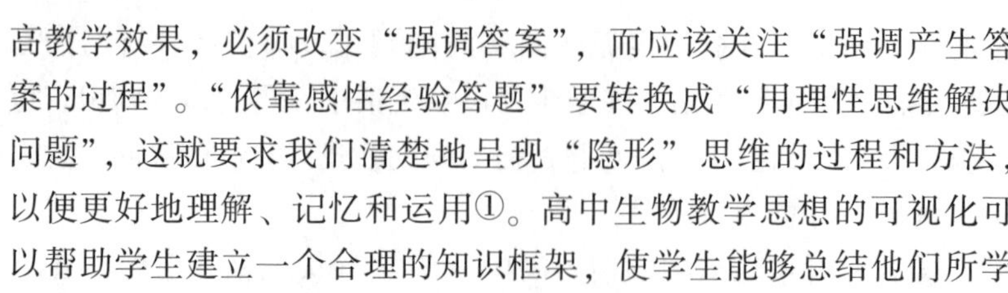

高教学效果，必须改变“强调答案”，而应该关注“强调产生答案的过程”。“依靠感性经验答题”要转换成“用理性思维解决问题”，这就要求我们清楚地呈现“隐形”思维的过程和方法，以便更好地理解、记忆和运用①。高中生物教学思想的可视化可以帮助学生建立一个合理的知识框架，使学生能够总结他们所学到的知识，以检查缺失的空缺，不断发散、整合、总结然后内化为自己的知识。

7.3.2　可视化教学模式——以“细胞的癌变”为例

教学设计理论强调教学者在不同的情境下指导学习者去学习，并没有具体规定教学者和学习者如何去做，它仅仅是提供了一种教与学的合理指导。这就要求教师在教学设计过程中，不要生搬硬套，要综合考虑教学环境、教学对象特征等诸多因素，选择恰当的教学设计方案进行教学。ADDIE 模式主要是以教学目的和任务指导教学活动的进行，分析学生的学习需求并进行总结评价修正教学过程。

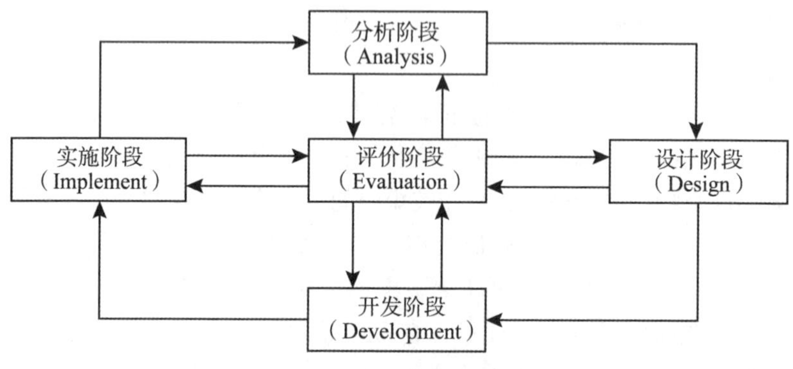

图 7-29　ADDIE 模式流程图

① 郑炜珍．利用可视化思维工具释放小学生数学思维［J］．教育导刊，2014（8）：81-84.

(1) 课程大纲

三维目标：

1. 知识与技能

①说出癌细胞和致癌因子的主要特征（基于已经在教科书中对癌细胞的了解的学生），在网络上或者图书馆搜集课本以外的癌细胞相关知识并进行汇总。

②讨论预防和治疗恶性肿瘤，选择健康的生活方式（老师和学生在课堂上讨论癌细胞），在教师的指导下，相关的预防和控制方法使学生能够有意识地选择健康的生活方式。

2. 过程与方法

①培养学生分析比较的能力（在课前的癌细胞知识准备的过程中，学生可以对比分析从课本以外的媒介中获得的癌细胞相关的知识与课本上的癌细胞相关知识的优劣性并进行筛选）。

②培养学生总结逻辑思维能力（学生根据自己获得的知识选择合适的方式，笔记摘录、思维导图、概念图等方式对知识进行逻辑分析并总结）。

③培养学生与实际和灵活使用知识联系的能力（学生根据老师课堂上解释的癌细胞知识探索癌细胞的相关知识）。

④培养学生自我探究和学习的能力（教师需要适当提出探究问题，培养学生的自主探究和学习能力）。

3. 情感态度与价值观

①通过学生自己的映射摘要，学习和总结相关知识。

②通过学习，学生可以体验生活的运动，体验内外因素对生活过程的影响，培养健康和良好的生活习惯。

③激发学生的责任感和使命感，让学生学会关心生活的美好感受。

教学重点和难点：

1. 教学重点

①癌细胞的主要特征。

②致癌因子①。

③健康的生活方式与如何防癌。

2. 教学难点

原癌基因和肿瘤抑制基因之间的差异。

3. 教具

①搜集癌症相关的文献、期刊等资料以及有关的图片等。

②绘制细胞的癌变的思维导图。

③制作多媒体课件（包括不限于图片、PPT、视频文件）。

④学生绘制的细胞的癌变的思维导图。

教学策略：

生物学是一门相对实验性的课程。对于相关的教科书知识，我们必须深刻学习和掌握新课标标准教材的关键知识。在教学的过程中也不断学习研究新的学科思想，准确把握课堂的节奏，做到有的放矢；充分尊重学生的主观地位，教会学生如何学习生物学，并使用视觉教学工具来提高学生学习生物学的兴趣。

（2）癌细胞知识可视化教学实践

①开发阶段。

不同的高中生物知识内容需要用到不同的可视化技术，针对细胞的癌变这一章节的知识学习，我们对思维导图的使用将更有利于学生学习癌细胞。首先，让学生在课前绘制细胞的癌变的思维导图，课前的预习会比传统地看课本预习要有效率。在课堂上，学生可以根据自己的思维导图找出自己的问题并回答对方的问题。在课中，老师可以运用视频将细胞癌变的变化给学生展示，让学生直观地面对细胞的癌变。学生对视频的观察可以进行探究性学习到底是哪些因素会导致细胞的癌变从而给出健康的生活习惯，让学生从学习中获得乐趣并从生活中学习。

开发的环境：Windows 8 运行系统

---

①　史婷婷．高中生物学教学中践行生命教育的研究［D］．东北师范大学，2011.

开发工具：Xmind、Mind Manager、Free Mind、Inspiration、i Thoughts、i Mind Map、EDraw Max、dream waver、迅捷流程图系统、学校图书馆、纸笔、PowerPoint、视频剪辑工具、投影仪等相关工具

开发过程：根据人教版高中生物必修一癌细胞的相关知识进行展开，在数据库中检索“细胞的癌变”，得到773条相关文献，根据以上的文献的主题词“癌变过程、细胞癌变、肝细胞癌变、DNA、细胞凋亡、细胞周期、肝脏肿瘤、异型增生、肝细胞癌，发育异常，癌细胞，细胞生命周期，细胞增殖，癌前病变，HCC，正常细胞，免疫组化，宫颈癌，动态表达，肿瘤抑制基因，食管癌，肿瘤细胞，食管肿瘤，肝癌细胞，癌组织，胃肿瘤，癌细胞，mRNA，蛋白表达，肝细胞，癌基因，基因表达，鳞状细胞癌，p53”进行总结分析，在高中生可以接触的范围内选择合适的关键词进行组合，在不同的关键词中插入关系，将关键词作为一个选项，给学生提供不同的选项，让学生可以根据目前所了解到的知识在关键词中找到适合的联系，从而锻炼学生的知识组织能力。同时在学科分类中选择教学学科并找出典型的文献《细胞癌变原因的分析》，让学生总结汇总文献的内容并进行可视化，将知识内化成为自己可以接受的知识。根据学生制作的可视化结果在课堂上学习讨论，在教师的指导下汇总相关的知识点并探究更深层次的癌细胞的相关知识。教师使用快速流程图编辑癌症思维导图、概念图、思维地图等，并比较几种方法的优缺点，为不同的解释内容选择不同的可视化方法。最后在网上下载“数字癌症”的视频总结观点引导学生思考探究。

结果：PPT课件，“数字癌症”视频，教师关于细胞癌变化的概念图、思维导图等。

②实施阶段。

预习过程：

实验组学生因为在周五要求运用思维导图的知识组织方式进行预习，所以大部分的学生能够拿出“细胞的癌变”的思维导图；对照组中的3名学生采用了预先研究的思维导图方法，并给出了思

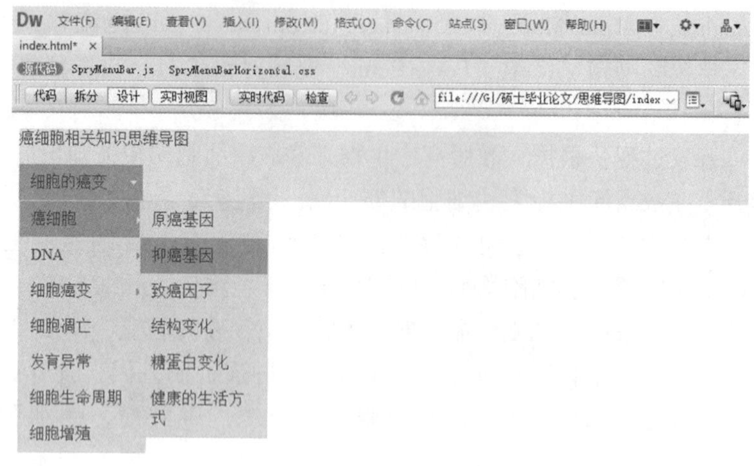

图 7-30　细胞的癌变学生思维导图实现过程

维导图的具体结构。然而，它相对粗糙，因为没有具体理解思维导图的绘制规则。大多数的学生采用的是在课本上的相关知识点处进行标注的方式预习。

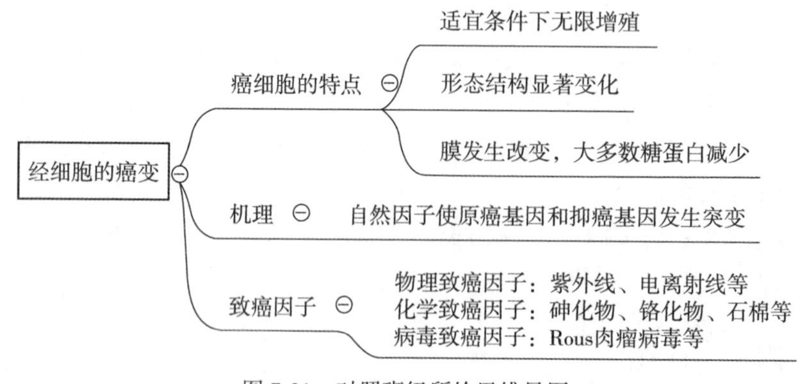

图 7-31　对照班级所绘思维导图

由以上两种思维导图可以看出：对照班级的思维导图中所包含

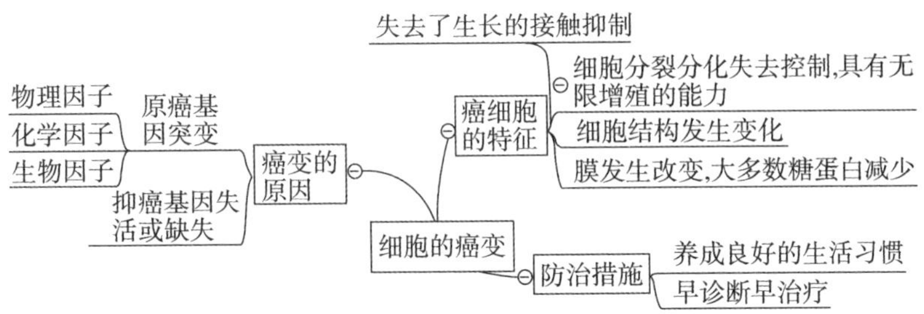

图 7-32　实验班级所绘思维导图

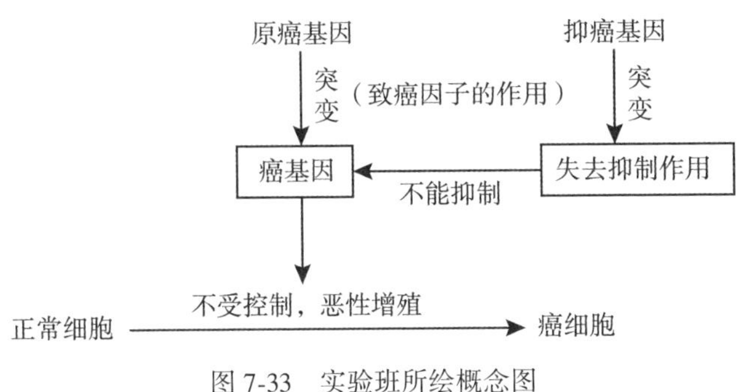

图 7-33　实验班所绘概念图

的信息全部来自课本知识而没有进行加工，而实验班级的学生绘制的思维导图用的是自己的语言以及自己所看到的知识进行组织形成的，掌握知识的程度强于对照组。

主要教学过程：

小组讨论探究课本 131 页的问题探讨的 3 个问题。

①晒太阳对人体有什么好处？

②如何正确处理日光浴与预防紫外线过度辐射之间的关系？

③为什么臭氧层破坏会导致皮肤癌患者增多？①

以小组为单位汇总结论后由老师补充后解答如下：

①一是阳光可以帮助身体获得维生素 D，维生素 D 也是人体内

① 薛丽华．教是为了不教学是为了会学——在高中生物教学中培养学生的自学能力［J］．中学生物学，2014，30（3）：10-11．

维生素D的主要来源。维生素D也被称为“阳光维生素”。它可以帮助身体摄取和吸收钙和磷，使孩子的骨骼变得强壮有力。二是晒太阳能够预防皮肤病。适当的紫外线照射皮肤可以有效地杀死皮肤上的细菌，增加皮肤的抵抗力。三是，太阳紫外线具有很强的杀菌能力。四是，阳光照射可以促进人体的血液循环，增强人体的代谢能力，调节中枢神经系统，使身体感觉伸展舒适。

②第一，尽量不在紫外线强烈辐射的时间和地点长时间进行日光浴。第二在做日光浴的时候涂抹防晒霜可以在一定程度上减弱紫外线辐射对皮肤的上海。第三，使用防紫外线遮阳伞。

③臭氧层可以吸收一些紫外线。暴露于紫外线辐射会导致表皮细胞中遗传物质的突变，从而导致皮肤癌。

小组讨论本节课的内容并解决课后的问答题：

①癌症都是不治之症吗？请举例说明。

②吸烟的人容易患肺癌。但是有些不吸烟的人也得了肺癌，对此你认为该怎么解释？①

③教学实践效果评价指标及结果分析

在课程结束后，根据本节课的相关知识对实验班级和对照班级同时进行了20分钟的定时《细胞的癌变测试题》的测试，并得出如下结果：

试验班级：

表7-9　**试验班级测试结果**

题号	1	2	3	4	5	6	7	8
正确率	100%	100%	89.19%	91.89%	100%	97.3%	97.3%	97.3%
题号	9	10	11	12	13	14	15	
正确率	94.59%	94.59%	86.49%	100%	100%	100%	97.3%	

① 符凯．对人教版高中生物必修1中拓展题答案的补充［J］．科学教育，2008（4）：66-67.

对照班级：

表 7-10　　**对照班级测验结果**

题号	1	2	3	4	5	6	7	8
正确率	100%	100%	90%	95%	100%	70%	70%	100%
题号	9	10	11	12	13	14	15	
正确率	97.5%	90%	70%	77.5%	85%	90%	95%	

从两个班级的测试结果分析可以看出：

两个班级对于第一题、第二题、第五题的知识点的掌握是不存在问题的，对于第十一题两个班级的出错率都比较多，这个问题主要是评估哪一层皮肤癌是癌症。本题对于两个班级应该是有不同的要求的，因为在预习的过程中，实验班级的学生在绘制思维导图时可能会接触到本题的相关知识，然而因为给出的预习资料还不够详尽，所以学生的知识面没有达到预定的要求。在编写教科书时，对照班的学生将根据教科书和文献预读知识。在解答本题时没能从本章节的知识点中找到答案也是因为预习的深度不够。除此以外实验班对于第三题的掌握度最差，也就是大剂量电辐射导致放射病的原因没有分析清楚，同学们普遍错在第一个选项，也就是对“杀死消化道中的共生细菌，导致某些类型的维生素供应不足，破坏DNA，干扰细胞增殖。”这两个概念没有弄清楚，都是与细胞的癌变中 DNA 的相关知识不熟悉导致出错。而根据课堂的讲解中因为将知识点集中在癌细胞的结构以及致癌因素上而忽略了细胞的内部变化，所以在后面的改进中会进行阐述。掌握对照班的第六和第七个问题也相对较差。一个是被评估的癌细胞的特征，大多数学生都错了。“所有细胞中都可见到染色单体”，然而癌细胞虽具有无限增殖能力，不断进行细胞分裂，但一样有分裂间期和分裂期，在间期 DNA 复制以前、分裂期的后期（由于着丝点分裂，没有染色单体存在）并且不存在染色单体。另一个是评估细胞癌发生的机制。细胞癌发生是由原癌基因的激活或肿瘤抑制基因的失活或缺失引起的，缺乏基因突变不一定会导致细胞癌变。

最后根据教学准备、教材处理及讲解、教学程序、教学效果这几方面进行评价得出《细胞的癌变》教学过程评价问卷，将“好、较好、一般、不好”按照分值分为“4、3、2、1”得出如表 7-11 结果：

表 7-11　　《细胞的癌变》教学过程评价问卷分析

对照班 实验班	4	3	2	1
1. 教学富有激情与智慧，教学形式灵活多样，能激发学生兴趣	27. 5% 54. 05%	62. 5% 45. 95%	7. 5% 0	2. 5% 0
2. 作业的质与量适度，认真批改及时分析指导	25% 56. 76%	50% 43. 24%	17. 5% 0	7. 5% 0
3. 教学中注意培养学生良好的思维方式，传授、指导解决问题的方法	17. 5% 56. 76%	62. 5% 43. 24%	12. 5% 0	7. 5% 0
4. 教学能考虑到学生原有的基础和循序渐进的提高	20% 67. 57%	55% 32. 43%	15% 0	10% 0
5. 对待学生公平、公正、评价积极恰当	25% 56. 76%	60% 43. 24%	15% 0	0 0
6. 能耐心、细致地解答学生提出的问题	32. 5% 67. 57%	47. 5% 32. 43%	20% 0	0 0
7. 学生理解掌握了该课程的基本知识和基本技能	20% 51. 35%	55% 48. 65%	20% 0	5% 0
8. 教学中有拓展，能引发学生对本课程相关问题的探究欲望	30% 75. 68%	32. 5% 24. 32%	32. 5% 0	5% 0
9. 授课通俗易懂，语言表述清晰、简练	25% 48. 65%	47. 5% 48. 65%	22. 5% 2. 7%	5% 0
10. 教学互动强，学生勇于表达自己的见解，参与意识强	12. 5% 59. 46%	47. 5% 40. 54%	27. 5% 0	12. 5% 0

续表

对照班 实验班	4	3	2	1
11. 教学内容组织恰当，容量适中，节奏、进度安排合理	22.5% 54.05%	50% 45.95%	17.5% 0	10% 0
12. 课堂组织、调控能力强，准时上下课	20% 62.16%	37.5% 37.84%	32.5% 0	10% 0
13. 根据需要，合理有效地使用多媒体或者教具（或执教者动作准确规范，合理选用场地，注意教学安全）	30% 64.86%	40% 35.14%	25% 0	5% 0

根据上表两个班的学生对教学过程的评价分析可以清楚地看到，可视化的教学方法在教学过程中更能吸引学生进行探究，学生从老师那里学到的不仅仅是知识，还包括学习方法。课堂的教学氛围也能更加活跃，相对于传统教学的沉默式知识接受方式，可视化的方式学生对知识的吸收更加主动，对创新学习方法的能力也更强。针对高中生时间短、任务重的学习现状更需要能调动学习氛围的教学模式。

7.3.3 可视化教学模式的优势

(1) 传统的教学模式分析

劣势：

①课程任务重，导致教师教学过程中比较重视中重难考点①，课程跳转比较快，忽略对学生知识点的理解程度，并认为问题将是理解知识点。

① 彭成琼．新课程改革理念下高中生物有效教学途径探究［J］．课程教育研究，2018（40）：169-170.

②学校对生物学系缺乏关注，导致生物学教师对生物学教学的创新漠不关心。“填鸭式”的教学方法，教师使用的教学方法是先与学生一起学习教材，根据以往的高考的考点或者根据课程目标的设定讲解一遍重难点之后便开始带领学生做课后习题。一堂课 45 分钟分配给“浏览全文”的时间是 1/5，分配给重难点的是 1/5，而剩下的时间全部都是课后习题的。教师们因为课程的原因适应于就提讲题的方式教学，然而这种模式也是不完全地采用。甚至只是采用了老师拿出题目，然后由老师解答的方式教学。直接放弃学生的主观地位，严重妨碍学生学习生物学的积极性，忽视未来学习生物学过程中对生物保护的学习态度。这样不仅老师漠视了从生活中学习生物的机会，也放弃了引导学生从生活中学习生物的机会。

③以儿童式的方式提出问题，打击学生的成就感。课程任务的繁重使得教师轻视课外延伸的知识点，而课程里面涵盖的知识点本节课才学习教师就会根据本节课学习到的内容进行提问。比如：什么是细胞的癌变，什么会导致细胞的癌变等，学生直接从课本上就发现了标准答案，一切都是一样的，因为问题没有挑战性，甚至学生也不愿意回答老师提出的问题。一堂课由师生的“配合战”讲成了“单方战”，“敌方”都不屑到你的地盘看看到底你有什么“装备”、如何“排兵布阵”等。课堂的沉默就好比棋盘上的楚河汉界，清楚地划分着教师和学生的界限，教师摸不清楚学生的知识点掌握情况，学生对于知识点的接收也是片面的。

④生物课程教学模型的稀缺。生物是一门很形象的课程，我们从书本上了解到的高中生物物理模型就有：DNA 双螺旋结构模型；细胞膜模型分为植物细胞模型、动物细胞模型、真核细胞模型和原核细胞模型。细胞器模型，分为线粒体、内质网、中心体、叶绿体、高尔基体、核糖体、液泡、细胞质基质；细胞膜流动镶嵌模型等。然而因为成本的原因很少有高校能够为学生配齐这些模型，甚至只有一张图片让学生记忆。在高中的强压式学习中，文字性的知识点已经没有更多了，知识点如果不能冲击性地印入学生的脑海中，那便只能等待遗忘。

⑤题海战术的落伍。高中学生应对学习的普遍战术就是题海战

术，认为只要做的题目足够多，总会在考试中遇到。然而真的碰到了同一类型的题目却往往看不出来。这就是题海战术的弊端，学生并没有真正掌握知识点本身，只是照着葫芦画瓢，学而不究其根本是传统的生物教学模式下学生的学习常态。对知识的理解内化到解决遇到的相关问题中间的思维过程往往被老师和学生忽视①，只在乎得到的答案的正确与否。正确的是学会了，错误的便还没有理解。这种学习方法让学生在题海中丝毫没有“回头是岸”的能力，想要改变却无能为力，因为没有方法。让学生利用课余时间去搜索相关知识点帮助理解，这在睡眠时间都需要挤压的高中来说是完全淘汰的做法。于是，更多的时间被无数的试卷、无数节课讲解习题中度过，可是碰到稍微有点不一样的题目就又不会做了。强压下的高中生在学习生物的过程中一旦积极性被错题打压，就很难再树立起来，举一反三是知识面足够广的学生的专利！对于绝大多数的学生而言，课本知识就已经让他们举步维艰了。

优势：传统的生物学教学方法，可以让学生有更多的时间进行思考，特别是在学生需要进行比较分析和计算的章节中。比如遗传病基因的计算或者细胞分裂的相关计算中，动画演示的节奏较快，时常需要暂停，而学生在新接受本章节知识点的时候是不清楚哪些知识点需要仔细计算，虽然记住了曲线和过程，但是具体的计算方法和二者的对比分析还是传统的教学方式更加直接和适应学生的吸收速度。除此之外，传统的生物教学方式更加突出的是教师的主观能动性，能够清楚地把握教学的节奏，并根据当时学生的接受程度，调整自己的教学方法和内容。在教学互动中，现代化的教学方式因为在课前已经设定好课件所以对于教师课时的把握程度是一个巨大的考验，而传统的教学模式教师可以运用自身的经验将课程进行扩充或者缩减，不至于让教师在讲课的时候出现“空白”时期。在素质教育时期，教师的言行更适用于学生。在教学的同时，学生不仅要从老师那里学习，还要从老师的学习态度和对生活的热爱中

---

① 陈珉．高中生物会考识图题的分类及学生解题能力的培养［J］．生命世界，2010（7）：87-88.

学习。这些都不是来自现代教学方法的学生。

(2) 课程对比的结果分析

教师备课的困难度：传统的生物教学方式和可视化的教学方式都需要进行备课，并且根据上课所教授的过程而不同，视觉教学方法要求教师准备多媒体课件，以帮助学生在课堂上理解本章的相关知识点。因此，相对于传统教学方法，可视化的教学方法对教师来说更加严格。教师需要学习和掌握的技能以及对于生活常识的了解也需要更加熟练，可视化的教学方式在备课的时候，教师需要根据学生提交的思维导图提前预想学生可能会想到的问题，只有足够广泛的知识面才能在课堂上解答学生提出的问题。

学生上课的积极度：总的教学方法主要以教师教学为主，学生对知识的被动接受使学生难以对生物学的探索产生浓厚的兴趣。而细胞的癌变这一章节知识点相对而言较少，教师更愿意让学生以做题的形式在课程已经结束后直接进行消化。课堂显得较为沉闷。可视化的教学方式运用了 PPT 展示知识点的方式让学生能一步一步地跟着老师的节奏来。学生绘制了思维导图后对于本章节知识点已经提前学习过，所以老师的讲授只是帮助学生回顾一下已经自己学过的知识点查漏补缺。而且学生对于相关知识的查阅和讨论引起了学生极大的探究兴趣，课堂活跃有章法。

学生课后消化知识的能力：根据第四章的习题反馈的结果来看，很明显运用可视化教学方式的学生对于本章节知识的接受能力更加强。

7.3.4　问题与展望

(1) 目前面临的问题

在本次的教学实践中，遇到了不少问题，在课前准备时，选择有代表性的文献需要专业知识并且需要对本学科的领域很熟悉，才能迅速地选出适合学生进行分析学习的文献，本次挑选的《细胞

癌变原因的分析》一文所包含的知识仅是对细胞癌变机理的研究，在讲课或者后期的巩固学习中就能很明显地发现知识涉及面的匮乏。其次是因为学生已经在长期的学习中适应了传统的教学方法，骤然改变教学方法容易打乱学生的学习节奏，而且用大量的时间进行预习在高中阶段有点困难。再次就是教学工具的缺乏，目前很多高校能够提供的是投影仪和电脑，教师需要制作各种可视化道具进行第一次教学的时候需要花费大量的时间，并在后期的教学过程中一步步补充拓展。最后就是学生的不可控性，可视化的教学的确会比较容易吸引学生的注意力，但老师如果不能在大局上进行引导会导致学生忽略重要的知识点。出现在测试中出现的第十一题这样的情况。学生的思维比较跳跃，教师可以提升学生的创新思维，但不能跳出知识点。

（2）可能导致的影响

视觉教学是一把双刃剑。首先，有很多方法可视化，如何选择直接影响教学效果。如何根据教学内容的特点选择合适的“可视化”教学方法是研究者需要继续深入研究的问题，这个问题也会在一定程度上影响实际的教学效果。其次，一些视觉教学方法容易流动，如“数字癌症”视频的呈现，因为涉及很多问题，内容很复杂，要将学生真正融入学习环境，实现视觉教学的最终目标是非常困难的。

在高中阶段使用可视化的教学方式进行教学是可行的，虽然还是有很多的问题待解决，比如可视化的工具的设计的优化以及学生对于知识之间的联系的不了解都可能导致知识的错误传输①，然而知识可视化在生物教学过程中的积极作用也是不可忽略的。根据美国的可视化作为蓝本，我国的可视化教学可以借鉴其教学的理论以及教学方法，并根据我国的国情进行修整运用到现在的高中生物教学中来。就目前我国的生物知识可视化的教学研究来说，仍然存在

①　李长山．小学数学教学中思维可视化的有效策略［J］．中国农村教育，2019（2）：63.

各种各样的问题待后来者解决，这也说明了我国这个领域的可研究性及潜力。就笔者所了解的生物教学现状，我国的生物教学方法也是在一步步往可视化的方式发展，虽然还没有形成系统的章程，但是也说明了在我国推行生物知识可视化教学的必要性，它不仅可以让学生积极吸收教科书知识，还可以积极探索生活中的生物相关知识，从小就养成良好的习惯和学习习惯。

7.4　本章小结

本章对基于大数据挖掘的医疗健康公共服务的几种知识服务形式及应用场景做了详细介绍。通过颅脑健康知识库、多医学文档内容重构辅助阅读系统、生物医学知识的可视化教学模式 3 个具体的医疗健康知识公共服务案例，对不同应用场景的基于大数据挖掘的医疗健康公共服务的系统分析、设计、开发与评估进行了详细介绍，以为如何实现医疗健康大数据挖掘与知识发现成果与各种复杂应用需求的有效对接提供参考借鉴，促进医疗健康信息公共服务向医疗健康知识公共服务深化发展。

参考文献

[1] Adeli A, Neshat M. A fuzzy expert system for heart disease diagnosis [C] //Proceedings of International Multi Conference of Engineers and Computer Scientists, Hong Kong. 2010: 134-139.

[2] Adil A, Kar H A, Jangir R, et al. Analysis of multi-diseases using big data for improvement in healthcare [C] //Electrical Computer and Electronics (UPCON), 2015 IEEE UP Section Conference on. IEEE, 2015: 1-6.

[3] Alhajj R, Rokne J. Encyclopedia of social network analysis and mining [M]. Springer Publishing Company, Incorporated, 2014: 612-625.

[4] Althebyan Q, Yaseen Q, Jararweh Y, et al. Cloud support for large scale e-healthcare systems [J]. Annals of Telecommunications, 2016, 71 (9-10): 503-515.

[5] Arasu A, Chaudhuri S, Chen Z, et al. Experiences with using data cleaning technology for bing services [J]. IEEE Data Engineering Bulletin, 2012, 35 (2): 14-23.

[6] Arleo A, Didimo W, Liotta G, et al. Large graph visualizations using a distributed computing platform [J]. Information Sciences, 2016, 381: 124-141.

[7] Asakiewicz C. Translational Research 2.0: a framework for accelerating collaborative discovery [J]. Personalized Medicine,

2014, 11 (3): 351-358.

[8] Badgeley M A, Shameer K, Glicksberg B S, et al. EHDViz: clinical dashboard development using open-source technologies [J]. Bmj Open, 2016, 6 (3): 1-11.

[9] Bai T, Gong L, Wang Y, et al. A method for exploring implicit concept relatedness in biomedical knowledge network [J]. BMC bioinformatics, 2016, 17 (9): 265.

[10] Bansal S K. Towards a semantic extract-transform-load (ETL) framework for big data integration [C] //2014 IEEE International Congress on Big Data. IEEE, 2014: 522-529.

[11] Batenburg A, Bartels J. Keeping up online appearances: How self-disclosure on Facebook affects perceived respect and likability in the professional context [J]. Computers in Human Behavior, 2017, 74 (9): 265-276.

[12] Bauer R A. Consumer behavior as risk taking // HANCOCKRS. dynamic marketing for a changing World. American marketing association, 1960: 389-398.

[13] Bernstein D. Today's Tidbit: VoltDB [J]. IEEE Cloud Computing, 2014, 1 (1): 90-92.

[14] Blei D M, Ng A Y, Jordan M I. Latent dirichlet allocation [J]. Journal of machine Learning research, 2003, 3 (Jan): 993-1022.

[15] Blei D, Carin L, Dunson D. Probabilistic Topic Models: A focus on graphical model design and applications to document and image analysis [J]. IEEE signal processing magazine, 2010, 27 (6): 55-61.

[16] Bobillo F, Straccia U. Fuzzy ontology representation using OWL 2 [J]. International Journal of Approximate Reasoning, 2011, 52 (7): 1073-1094.

[17] Boutell M R, Luo J, Shen X, et al. Learning multi-label scene classification [J]. Pattern Recognition, 2004, 37 (9): 1757-

1771.

[18] Boyce R D, Collins C, Horn J, et al. Modeling drug mechanism knowledge using evidence and truth maintenance [J]. IEEE Transactions on Information Technology in Biomedicine, 2007, 11 (4): 386-397.

[19] Bragg F, Holmes M V, Iona A, et al. Association between diabetes and cause-specific mortality in rural and urban areas of china [J]. Jama, 2017, 317 (3): 280-289.

[20] Brooks-Pollock E, Tilston N, Edmunds W J, et al. Using an online survey of healthcare-seeking behaviour to estimate the magnitude and severity of the 2009 H1N1v influenza epidemic in England [J]. BMC Infectious Diseases, 2011, 11 (1): 68-75.

[21] Brynko B, Barbara. NuoDB: Reinventing the Database [J]. Information Today, 2012.

[22] Burt R S. Structural holes: the social structure of competition [M]. Cambridge: Harvard University Press, 1995: 32-57.

[23] Campbell H, Hotchkiss R, Bradshaw N, et al. Integrated care pathways [J]. BMJ Clinical Research, 1998, 316 (7125): 133-137.

[24] Celi L A G, Tang R J, Villarroel M C, et al. A clinical database-driven approach to decision support: Predicting mortality among patients with acute kidney injury [J]. Journal of healthcare engineering, 2011, 2 (1): 97-110.

[25] Chang S J, Im E O. A path analysis of Internet health information seeking behaviors among older adults [J]. Geriatric Nursing, 2014, 35 (2): 137-141.

[26] Chen C. CiteSpace II: Detecting and visualizing emerging trends and transient patterns in scientific literature [J]. Journal of the Association for Information Science and Technology, 2006, 57 (3): 359-377.

[27] Chen J, Wang D, Lu Q, et al. THC-DAT helps in reading a

multi-topic document [J]. Library Hi Tech, 2016, 34 (4): 685-704.

[28] Chen M, Ma Y, Song J, et al. Smart clothing: Connecting human with clouds and big data for sustainable health monitoring [J]. Mobile Networks and Applications, 2016, 21 (5): 825-845.

[29] Chen W. Cancer statistics: updated cancer burden in China [J]. Chinese Journal of Cancer Research, 2015, 27 (1): 1-11.

[30] Chen Y-C, Yeh H-Y, Wu J-C, et al. Taiwan's national health insurance research database: administrative health care database as study object in bibliometrics [J]. Scientometrics, 2011, 86 (2): 365-380.

[31] Cheng L, Cheng S, Jiang F. ADKAM: A-Diversity K-anonymity model via microaggregation [J]. Lecture Notes in Computer Science, 2015, 9065: 533-547.

[32] Cheng L, Wang G, Li J, et al. SIDD: a semantically integrated database towards a global view of human disease [J]. PloS one, 2013, 8 (10): e75504.

[33] Cheung C M K, Liu I L B, Lee M K O. How online social interactions influence customer information contribution behavior in online social shopping communities: A social learning theory perspective [J]. Journal of the Association for Information Science & Technology, 2015, 66 (12): 2511-2521.

[34] Cheung C M K, Liu I L B, Lee M K O. How online social interactions influence customer information contribution behavior in online social shopping communities: A social learning theory perspective [J]. Journal of the Association for Information Science & Technology, 2015, 66 (12): 2511-2521.

[35] Cho J, Noh H I, Ha M H, et al. What kind of cancer information do Internet users need? [J]. Supportive Care in Cancer, 2011, 19 (9): 1465-1469.

[36] Chow, Wing S, Chan, et al. Social network, social trust and shared goals in organizational knowledge sharing [J]. Information & Management, 2008, 45 (7): 458-465.

[37] Chu B, Chen W U, Yang X B. Data mining algorithm based on RBF neural network and rough sets [J]. Computer Technology & Development, 2013.

[38] Clifford G D, Long W J, Moody G B, et al. Robust parameter extraction for decision support using multimodal intensive care data [J]. Philosophical Transactions, 2008, 367 (1887): 411-429.

[39] Cohen S P, Kapoor S G, Anderson-Barnes V C, et al. Noncardiac chest pain during war [J]. Clinical Journal of Pain, 2011, 27 (1): 19-26.

[40] Corbett J C, Dean J, Epstein M, et al. Spanner: Google's globally distributed database [J]. ACM Transactions on Computer Systems (TOCS), 2013, 31 (3): 8.

[41] De Luc K. Developing care pathways [M]. Radcliffe Publishing, 2001.

[42] Dean J, Ghemawat S. MapReduce: Simplified data processing on large clusters [J]. Communications of the ACM 51, 2008 (1): 107, 113.

[43] Dejam A, Malley B E, Feng M, et al. The effect of age and clinical circumstances on the outcome of red blood cell transfusion in critically ill patients [J]. Critical Care, 2014, 18 (4): 1-9.

[44] Delen D. Analysis of cancer data: a data mining approach [J]. Expert Systems, 2009, 26 (1): 100-112.

[45] Deng Z, Liu S. Understanding consumer health information-seeking behavior from the perspective of the risk perception attitude framework and social support in mobile social media websites [J]. International journal of medical informatics, 2017, 105: 98-109.

[46] Deschrijver G, Kerre E E. On the relationship between some extensions of fuzzy set theory [J]. Fuzzy Sets & Systems, 2003, 133 (2): 227-235.

[47] Doshi K A, Zhong T, Lu Z, et al. Blending SQL and NewSQL Approaches: Reference Architectures for Enterprise Big Data Challenges [C] // International Conference on Cyber-Enabled Distributed Computing and Knowledge Discovery. IEEE Computer Society, 2013: 163-170.

[48] Drew P. Asymmetries of knowledge in conversational interactions [J]. Asymmetries in dialogue, 1991 (5): 21-48.

[49] Du Y, Ma C, Wu C, et al. A visual analytics approach for station-based Air quality data [J]. Sensors, 2016, 17 (1): 30.

[50] Duggal R, Shukla S, Chandra S, et al. Impact of selected pre-processing techniques on prediction of risk of early readmission for diabetic patients in India [J]. International Journal of Diabetes in Developing Countries, 2016, 36 (4): 469-476.

[51] Eysenbach G. Consumer health informatics [J]. Bmj, 2000, 320 (7251): 1713-1716.

[52] Fan H, Lederman R, Smith S P, et al. How trust is formed in online health communities: A process perspective [J]. Communications of the association for information systems, 2014, 34 (1): 531-560.

[53] Farion K, Michalowski W, Wilk S, et al. Clinical decision support system for point of care use [J]. Methods of information in medicine, 2009, 48 (04): 381-390.

[54] FDA. 2013. Drug interactions: What you should know [EB/OL]. [2019-02-14]. New Hampshire: U. S. Food & Drug Administration, https://www.fda.gov/drugs/resourcesforyou/ucm163354.htm.

[55] Feldman K, Davis D, Chawla N V. Scaling and contextualizing personalized healthcare: A case study of disease prediction

algorithm integration [J]. Journal of Biomedical Informatics, 2015, 57 (5): 377-385.

[56] Feng D G, Min Z, Hao L I. Big data security and privacy protection [J]. Chinese Journal of Computers, 2014, 37 (1): 246-258.

[57] Ferlie E B, Shortell S M. Improving the quality of health care in the United Kingdom and the United States: a framework for change [J]. The Milbank Quarterly, 2001, 79 (2): 281-315.

[58] Fichman P. How Many answers are enough? Optimal number of answers for Q&A sites [C]. In: Proceedings of the 4th International Conference on Social Informatics, Lausanne, Switzerland. Berlin, Heidelberg: Springer, 2012: 260-274.

[59] Frankel R M. From sentence to sequence: Understanding the medical encounter through microinteractional analysis [J]. Discourse processes, 1984, 7 (2): 135-170.

[60] Freeman K S, Spyridakis J H. An examination of factors that affect the credibility of online health information [J]. Technical communication, 2004, 51 (2): 239-263.

[61] Freitas R F, Wileke W W. Storage-class memory: The next Storage system technology [J]. IBM Journal of Reseaech and Development, 2008, 52 (4): 439-447.

[62] FriedemannS z G, Griffin J M, Partin M R. Gender differences in colorectal cancer screening barriers and information needs 1 [J]. Health Expectations, 2007, 10 (2): 148-160.

[63] Fuchs L, Novack V, McLennan S, et al. Trends in severity of illness on ICU admission and mortality among the elderly [J]. PloS one, 2014, 9 (4): e93234.

[64] Fuchs L, Novack V, McLennan S, et al. Trends in severity of illness on ICU admission and mortality among the elderly [J]. PloS one, 2014, 9 (4): e93234.

[65] Gao M, Xu Z, Lu L, et al. Holistic interstitial lung disease

detection using deep convolutional neural networks: Multi-label learning and unordered pooling [J]. arXiv preprint arXiv: 1701.05616, 2017.

[66] George D, Mallery P. SPSS for Windows step by step: a simple guide and reference, 16.0 update [J]. Computer Software, 2010 (100): 357-366.

[67] George L. HBase: the definitive guide [J]. Andre, 2011, 12 (1): 1-4.

[68] Ghassemi M M, Richter S E, Eche I M, et al. A data-driven approach to optimized medication dosing: a focus on heparin [J]. Intensive Care Medicine, 2014, 40 (9): 1332-1339.

[69] GhemawatS, Gobioff H, Leung S T. The google file system [J]. ACM SIGOPS Operating Systems Review, 2003, 37 (5): 29-43.

[70] Giles J. Internet Encyclopaedias Go Head to Head [J]. Nature, 2005, 438 (7070): 900-901.

[71] Gnanavel S, Robert R S. Diagnostic and statistical manual of mental disorders, and the impact of events scale-revised [J]. Chest, 2013, 144 (6): 1974-1985.

[72] Goldstein I, Özlem Uzuner. Specializing for predicting obesity and its co-morbidities [J]. Journal of Biomedical Informatics, 2009, 42 (5): 873-886.

[73] Gomathi S, Narayani V. Implementing Big data analytics to predict Systemic Lupus Erythematosus [C] // International Conference on Innovations in Information, Embedded and Communication Systems. IEEE, 2015: 1-5.

[74] Griffiths T L, Steyvers M. Finding scientific topics [J] Proceedings of the national academy of sciences of the United States of America, 2004, 101 (S1): 5228-5235.

[75] Gritzalis S, Gritzalis S, Gritzalis S, et al. Self-disclosure, privacy concerns and social capital benefits interaction in FB: A

case study [C] // Pan-Hellenic Conference on Informatics. ACM, 2016: 32-39.

[76] Gruber T R. Toward principles for the design of ontologies used for knowledge sharing [J]. International Journal of Human-Computer Studies, 1995, 43 (6-6): 907-928.

[77] Guan T, Wang L, Jin J, et al. Knowledge contribution behavior in online Q&A communities: An empirical investigation [J]. Computers in Human Behavior, 2018, 81: 137-147.

[78] Gubanov M, Pyayt A. Mesreadfast: A structural information retrieval engine for big clinical text [C] //2012 IEEE 13th International Conference on Information Reuse & Integration (IRI). IEEE, 2012: 371-376.

[79] Guo F, Wang J, Li D. Fingerprinting relational databases [C] // ACM Symposium on Applied Computing. DBLP, 2006: 487-492.

[80] Hajjem M, Latiri C. Combining IR and LDA Topic Modeling for Filtering Microblogs [J]. Procedia Computer Science, 2017, 112 (10): 761-770.

[81] Hall M, Frank E, Holmes G, et al. The WEKA data mining software: an update [J]. AcmSigkdd Explorations Newsletter, 2008, 11 (1): 10-18.

[82] Han J. Data mining: concepts and techniques [M]. San Francisco: Morgan kaufmann publishers inc. 2005.

[83] Hao H J, Zhang K P, Wang W G, et al. A tale of two countries: International comparison of online doctor reviews between China and the Unitcd States [J]. International Journal of Medical Informatics, 2017, 99 (3): 37-44.

[84] Harper D J, Koychev I, Sun Y, et al. Within-document retrieval: A user-centred evaluation of relevance Profiling [J]. Information Retrieval, 2004, 7 (3-4): 265-290.

[85] Hatami S, Researching and analyzing vocabulary [J]. Tesol

Quarterly, 2012, 46 (4): 868-869.

[86] He K, Zhang X, Ren S, et al. Deep residual learning for image recognition [C] //Proceedings of the IEEE conference on computer vision and pattern recognition. 2016: 770-778.

[87] Herrett E, Gallagher A M, Bhaskaran K, et al. Data resource profile: Clinical practice research datalink (CPRD)[J]. International Journal of Epidemiology, 2015, 44 (3): 827-836.

[88] Huang Z, Chen H, Chen Z K, et al. International nanotechnology development in 2003: Country, institution, and technology field analysis based on USPTO patent database [J]. Journal of nanoparticle Research, 2004, 6 (4): 325-354.

[89] Hug C W, Clifford G D, Reisner A T. Clinician blood pressure documentation of stable intensive care patients: an intelligent archiving agent has a higher association with future hypotension [J]. Critical Care Medicine, 2011, 39 (5): 1006-1033.

[90] Hung K H, Li S Y. The Influence of eWOM on virtual consumer communities: Social capital, consumer learning, and behavioral outcomes [J]. Journal of Advertising Research, 2007, 47 (4): 485-495.

[91] Hunziker S, Celi L A, Lee J, et al. Red cell distribution width improves the simplified acute physiology score for risk prediction in unselected critically ill patients [J]. Critical Care, 2012, 16 (3): 1-8.

[92] Huttner B, Jones M, Rubin M A, et al. Double trouble: how big a problem is redundant anaerobic antibiotic coverage in Veterans Affairs medical centres? [J]. Journal of Antimicrobial Chemotherapy, 2012, 67 (6): 1537-1539.

[93] Imberman, S. P., Domanski, B., Thompson, H. W. Using dependency/association rules to find indications for computed tomography in a head trauma dataset [J]. Artificial Intelligence in Medicine, 26 (1-2): 55-68.

[94] Ingwersen P. Cognitive perspectives of information retrieval interaction: elements of a cognitive ir theory [J]. Journal of Documentation, 1996, 52 (1): 3-50.

[95] Inkuchi A, WashioT, Motoda H. An apriori-based algorithm for mining frequent substructures from graph data [C] //European conference on principles of data mining and knowledge discovery. Berlin: Springer-Verlag, 2000: 13-23.

[96] Iqbal M H, Soomro T R. Big data analysis: Apache storm perspective [J]. International journal of computer trends and technology, 2015, 19 (1): 9-14.

[97] Iqbal U, Hsu C K, Nguyen P A, et al. Cancer-disease associations: A visualization and animation through medical big data [J]. Computer Methods and Programs in Biomedicine, 2016, 127 (5): 44-51.

[98] Istephan S, Siadat M R. Extensible query framework for unstructured medical data — A big data approach [C] // IEEE International Conference on Data Mining Workshop. IEEE, 2015: 455-462.

[99] Istephan S, Siadat M R. Unstructured medical image query using big data-An epilepsy case study [J]. Journal of Biomedical Informatics, 2016, 59 (7): 218-226.

[100] Iwazume M, Iwase T, Tanaka K, et al. Big data in memory: Benchmarking in memory database using the distributed key-value store for constructing a large scale information infrastructure [C] // Computer Software and Applications Conference Workshops. IEEE, 2014: 199-204.

[101] Jafarpour B, Abidi S S R. Merging disease-specific clinical guidelines to handle comorbidities in a clinical decision support setting [M] // Artificial Intelligence in Medicine. Springer Berlin Heidelberg, 2013: 28-32.

[102] Jennrich R I, Sampson P. Stepwise discriminant analysis [J].

Statistical Methods for Digital Computers, 1977, 3: 77-95.

[103] Jiang Q, Khan M K, Lu X, et al. A privacy preserving three-factor authentication protocol for e-Health clouds [J]. Journal of Supercomputing, 2016, 72 (10): 3826-3849.

[104] Jiang W, Zhang L, Liao X, et al. A novel clustered MongoDB-based storage system for unstructured data with high availability [J]. Computing, 2014, 96 (6): 455-478.

[105] Jiang Z, Wang W, Dan M, et al. Key technology in distributed file system towards big data analysis [J]. Journal of Computer Research & Development, 2014, 51 (2): 382-394.

[106] Jiao Y, Maddux F, Kotanko P, et al. Development and testing of prediction models for end stage kidney disease patient nonadherence to renal replacement treatment regimens utilizing big data and healthcare informatics [C] // IEEE International Conference on Bioinformatics and Biomedicine. IEEE, 2015: 1721-1721.

[107] Jin J, Li Y, Zhong X, et al. Why users contribute knowledge to online communities [J]. Information & Management, 2015, 52 (7): 840-849.

[108] Jin J, Li Y, Zhong X, et al. Why users contribute knowledge to online communities [J]. Information & Management, 2015, 52 (7): 840-849.

[109] Johnson A E W, Pollard T J, Shen L, et al. MIMIC-Ⅲ, a freely accessible critical care database [J/OL]. [2017-05-13]. Scientific data, https://www.ncbi.nlm.nih.gov/pmc/articles/PMC4878278/.

[110] Johnson C A. Social capital and the search for information: Examining the role of social capital in information seeking behavior in Mongolia: Research Articles [J]. Journal of the Association for Information Science & Technology, 2014, 58 (6): 883-894.

[111] Jourard S M. Self-disclosure and other-cathexis [J]. Journal of Abnormal & Social Psychology, 1959, 59 (4): 428-431.

[112] Kang U, Chau D H, Faloutsos C. Pegasus: Mining billion-scale graphs in the cloud [C] //IEEE International Conference on Acoustics, Speech, and SignalProcessing (ICASSP), 2012: 5341-5344.

[113] Kanungo T, Mount D M, Netanyahu N S, et al. An efficient k-means clustering algorithm: Analysis and implementation [J]. IEEE Transactions on Pattern Analysis & Machine Intelligence, 2002 (7): 881-892.

[114] Karliner L S, Ma L, Hofmann M, et al. Language barriers, location of care and delays in follow-up of abnormal mammograms [J]. Medical care, 2012, 50 (2): 171.

[115] Kauhl B, Schweikart J, Krafft T, et al. Do the risk factors for type 2 diabetes mellitus vary by location? A spatial analysis of health insurance claims in Northeastern Germany using kernel density estimation and geographically weighted regression [J]. Int J Health Geogr, 2016, 15 (1): 38-50.

[116] Keh H C, Hui L, Chou K Y, et al. Big data generation: application of mobile healthcare [C] //Pacific-Asia Conference on Knowledge Discovery and Data Mining. Springer, Cham, 2014: 735-743.

[117] Kepner J, Gadepally V, Hutchison D, et al. Associative array model of sql, nosql, and newsql databases [C] //2016 IEEE High Performance Extreme Computing Conference (HPEC) . IEEE, 2016: 1-9.

[118] Khalaf M, Hussain A J, Al-Jumeily D, et al. Robust approach for medical data classification and deploying self-care management system for sickle cell Disease [C] // IEEE International Conference on Computer and Information Technology; Ubiquitous Computing and Communications; Dependable, Autonomic and

Secure Computing; Pervasive Intelligence and Computing. IEEE, 2015: 575-580.

[119] Khatri I, Shrivastava V K. A survey of big data in healthcare industry [M] //Advanced Computing and Communication Technologies. Springer Singapore, 2016: 245-257.

[120] Khazaei H, McGregor C, Eklund M, et al. Toward a big data healthcare analytics system: a mathematical modeling perspective [C] //2014 IEEE World Congress on Services. IEEE, 2014: 208-215.

[121] Kim T W, Park K H, Yi S H, et al. A big data framework for u-healthcare systems utilizing vital signs [C] // International Symposium on Computer, Consumer and Control. IEEE, 2015: 494-497.

[122] Kimberly J R, De Pouvourville, Gérard, D'Aunno T, etal. The Globalization of managerial innovation in health care [M]. Cambridge University Press, 2008.

[123] Kohli R, Tan S S L. Electronic health records: how can IS researchers contribute to transforming healthcare? [J]. Mis Quarterly, 2016, 40 (3): 553-573.

[124] Kolb L, Thor A, Rahm E. Dedoop: efficient deduplication with Hadoop [J]. Proceedings of the Vldb Endowment, 2012, 5 (12): 1878-1881.

[125] Koohikamali M, Peak D A, Prybutok V R. Beyond self-disclosure: Disclosure of information about others in social network sites [J]. Computers in Human Behavior, 2017, 69 (4): 29-42.

[126] Kourou K, Exarchos T P, Exarchos K P, et al. Machine learning applications in cancer prognosis and prediction [J]. Computational & Structural Biotechnology Journal, 2015, 13 (C): 8-17.

[127] Kovalov A. Avoiding medication conflicts for patients with

multimorbidities [C] // International Conference on Integrated Formal Methods. Springer-Verlag New York, Inc. 2016: 376-390.

[128] Kumar A, Lyndon D, Kim J, et al. Subfigure and multi-label classification using a fine-tunedconvolutional neural network [C] //CLEF (Working Notes) . 2016: 318-321.

[129] Kwon O, Lee N, Shin B. Data quality management, data usage experience and acquisition intention of big data analytics [J]. International Journal of Information Management, 2014, 34 (3): 387-394.

[130] Längkvist M, Karlsson L, Loutfi A. A review of unsupervised feature learning and deep learning for time-series modeling [J]. Pattern Recognition Letters, 2014, 42 (1): 11-24.

[131] Larobina M, Murino L. Medical image file formats [J]. Journal of digital imaging, 2014, 27 (2): 200-206.

[132] Larson B, English D, Purington P. Delivering business intelligence with Microsoft SQL server 2012 [M]. New York: McGraw-Hill, 2012.

[133] Lecun Y, Bengio Y, Hinton G. Deep learning [J]. Nature, 2015, 521 (7553): 436.

[134] Lee H, Park H, Kim J. Why do people share their context information on social network services? A qualitative study and an experimental study on users' behavior of balancing perceived benefit and risk [J]. International Journal of Human-Computer Studies, 2013, 71 (9): 862-877.

[135] Lee J, Kothari R, Ladapo J A, et al. Interrogating a clinical database to study treatment of hypotension in the critically ill [J]. BMJ open, 2012, 2 (3): 1-10.

[136] Lee J, Louw E, Niemi M, et al. Association between fluid balance and survival in critically ill patients [J]. Journal of Internal Medicine, 2015, 277 (4): 468-477.

[137] Lee J, Maslove D M, Dubin J A. Personalized Mortality Prediction Driven by Electronic Medical Data and a Patient Similarity Metric [J]. Plos One, 2015, 10 (5): 1-15.

[138] Lehman L H, Saeed M, Talmor D, et al. Methods of Blood Pressure Measurement in the ICU [J]. Critical Care Medicine, 2013, 41 (1): 34-40.

[139] Lehman L W, Adams R P, Mayaud L, et al. A physiological time series dynamics-based approach to patient monitoring and outcome prediction [J]. IEEE Journal of Biomedical & Health Informatics, 2015, 19 (3): 1068-1087.

[140] Lehman L, Saeed M, Moody G, et al. Hypotension as a risk factor for acute kidney injury in ICU patients [C] // Computing in Cardiology. IEEE, 2010: 1095-1098.

[141] Li Y, Guo Y. Wiki-health: from quantified self to self-understanding [J]. Future Generation Computer Systems, 2016, 56: 333-359.

[142] Li Z, Sharaf M A, Sitbon L, et al. A web-based approach to data imputation [J]. World Wide Web, 2014, 17 (5): 873-897.

[143] Lin C H, Huang L C, Chou S C T, et al. Temporal event tracing on big healthcare data analytics [C] // IEEE International Congress on Big Data. IEEE Computer Society, 2014: 281-287.

[144] Lin N. A network theory of social capital [J]. Journal of Science. 2005 (16) 58-77.

[145] Li-wei H L, Saeed M, Talmor D, et al. Methods of blood pressure measurement in the ICU [J]. Critical care medicine, 2013, 41 (1): 34.

[146] Lo T W, He B, Ounis I. Automatically Building a Stopword List for an Information Retrieval System [J]. Journal of Digital Information Management, 2005, 3 (1): 3-8.

[147] Lorusso D, Bria E, Costantini A, et al. Patients' perception of chemotherapy side effects: Expectations, doctor-patient communication and impact on quality of life-An Italian survey [J]. European Journal of Cancer Care, 2017, 26 (2): e12618.

[148] Lu Q, Zhang J Y, Chen J, Li J. Differences between experts and novices when reading with navigational table of contents [J]. Library Hi Tech, 2018, 36 (02): 194-210.

[149] Luhn H P. A Statistical Approach to Mechanized Encoding and Searching of Literary Information [J]. IBM Journal of Research and Development, 1957, 1 (4): 309-317.

[150] Luo L, Li L, Hu J, et al. A hybrid solution for extracting structured medical information from unstructured data in medical records via a double-reading/entry system [J]. BMC Medical Informatics and Decision Making, 2016, 16 (1): 114-127.

[151] Luo W, Chung Q B. Retailer reputation and online pricing strategy [J]. Data processor for better business education, 2010, 50 (4): 50-56.

[152] Lynch C. Big data: How do your data grow [J]. Nature, 2008, 455 (7209): 28-29.

[153] Malhotra A, Younesi E, Gündel M, et al. ADO: A disease ontology representing the domain knowledge specific to Alzheimer's disease [J]. Alzheimer's & dementia, 2014, 10 (2): 238-246.

[154] Manyika J, Chui M, Brown B, et al. Big data: The next frontier for innovation, competition, and productivity [J/OL]. http://www.mckinsey.com/business-functions/digital-mckinsey/our-insights/big-data-the-next-frontier-for-innovation.

[155] María Herrero-Zazo, Segura-Bedmar I, Hastings J, et al. DINTO: Using OWL Ontologies and SWRL rules to InferDrug-Drug interactions and their mechanisms [J]. Journal of

Chemical Information and Modeling, 2010 (3).

[156] Matsuki E, Tsukada Y, Nakaya A, et al. Successful treatment of adult onset Langerhans cell histiocytosis with multi-drug combination therapy [J]. Internal Medicine, 2011, 50 (8): 909-914.

[157] Mayaud L, Lai P S, Clifford G D, et al. Dynamic data during hypotensive episode improves mortality predictions among patients with sepsis and hypotension [J]. Critical Care Medicine, 2013, 41 (4): 954-962.

[158] McClure W B, Beamer G A, Croft IV J J, et al. Professional ADO. NET 2: Programming with SQL Server 2005, Oracle, and MySQL [M]. John Wiley & Sons, 2005.

[159] Mccormick T H, Ferrell R, Karr A F, et al. Big data, big results: knowledge discovery in output from Large-Scale analytics [J]. Statistical Analysis and Data Mining, 2014, 7 (5): 404-412.

[160] MELIS E, ANDRES E, FRISCHAUF A, et al. ActiveMath : A generic and adaptive web-based learning environment [J]. International journal of artificial intelligence in education, 2001, 12 (4): 385-407.

[161] Melnik S, Gubarev A, Long J J, et al. Dremel: interactive analysis of web-scale datasets [J]. Proceedings of the VLDB Endowment, 2010, 3 (1-2): 330-339.

[162] Mian M, Teredesai A, Hazel D, et al. Work in progress-In-memory analysis for healthcare big data [C] // IEEE International Congress on Big Data. IEEE Computer Society, 2014: 778-779.

[163] Miller A R, Tucker C. Health information exchange, system size and information silos [J]. Journal of Health Economics, 2014, 33 (6): 28-42.

[164] Mimno D, Wallach H M, Talley E, et al. Optimizing semantic

coherence in topic models [C] //Proceedings of the conference on empirical methods in natural language processing. Association for Computational Linguistics, 2011: 262-272.

[165] Mohammed N, Barouti S, Alhadidi D, et al. Secure and private management of healthcare databases for data mining [C] // IEEE, International Symposium on Computer-Based Medical Systems. IEEE, 2015: 191-196.

[166] Moitra A, Palla R, Tari L, etal. Semantic inference for pharmacokinetic Drug-Drug interactions [C] // 2014 IEEE International Conference on Semantic Computing. IEEE, 2014.

[167] Momjian B. PostgreSQL Introduction and Concepts [J]. Journal of Conflict Resolution, 2001 (3): 353-355.

[168] Moore J H, Lari R C S, Hill D, et al. Human microbiome visualization using 3D technology [M] //Biocomputing 2011. 2011: 154-164.

[169] Moskowitz A, Lee J, Donnino M W, et al. The association between admission magnesium concentrations and lactic acidosis in critical illness [J]. Journal of intensive care medicine, 2016, 31 (3): 187-192.

[170] Murdoch T B, Detsky A S. The inevitable application of big data to health care [J]. Jama, 2013, 309 (13): 1351-1352.

[171] Murray K B, Schlacter J L. The impact of services versus goods on consumers' assessment of perceived risk and variability [J]. Journal of the academy of marketing science, 1990, 18 (1): 51-65.

[172] Narayanan A, Greco M, Powell H, et al. The reliability of Big "patient satisfaction" Data [J]. Big data, 2013, 1 (3): 141-151.

[173] Neamatullah I, Douglass M M, Lehman L W, et al. Automated de-identification of free-text medical records [J]. BMC Medical Informatics and Decision Making, 2008, 8 (1): 1-17.

[174] Nemati S, Malhotra A, Clifford G D. Data fusion for improved respiration rate estimation [J]. EURASIP journal on advances in signal processing, 2010, 2010: 10.

[175] Nestorov I. Whole Body pharmacokinetic models [J]. Clin Pharmacokin, 2003, 42 (10): 883.

[176] Ni J, Chen Y, Sha J, et al. Hadoop-based distributed computing algorithms for healthcare and clinic data processing [C] // Eighth International Conference on Internet Computing for Science and Engineering. IEEE, 2015: 188-193.

[177] NICE. 2019. NICE | The national institute for health and Care excellence [EB/OL]. [2019-02-14]. London: The National Institute for Health and Care Excellence. https://www.nice.org.uk.

[178] Nickel M, Murphy K, Tresp V, et al. A review of relational machine learning for knowledge graphs [J]. Proceedings of the IEEE, 2015, 104 (1): 11-33.

[179] NIH. About BD2K [EB/OL]. [2017-05-04]. http://datascience.nih.gov/bd2k.

[180] Nyland R, Marvez R, Beck J. MySpace: Social networking or social isolation [C] // The Association for Education in Journalism and Mass Communication, Reno, 2007: 23-24.

[181] Oh S, Zhang Y, Park M S. Cancer information seeking in social question and answer services: identifying health-related topics in cancer questions on Yahoo! Answers [J]. Information Research, 2016, 21 (3): 58-67.

[182] Okubo S, Kobayashi H, Kobayashi A, et al. Irregular trend finder: Visualization tool for analyzing time-series big data [C] // Visual Analytics Science and Technology. IEEE, 2012: 305-306.

[183] Open Clinical. 2013. Clinical Pathways [EB/OL]. [2019-02-14]. London: Open Clinical. http://www.openclinical.org/

clinicalpathways. html.

[184] Osatuyi B, Passerini K, Ravarini A, et al. "Fool me once, shame on you … then, I learn." An examination of information disclosure in social networking sites [J]. Computers in Human Behavior, 2018, 83 (6): 73-86.

[185] Ozminkowski R J, Wells T S, Hawkins K, et al. Big data, little data, and care coordination for medicare beneficiaries with medigap coverage [J]. Big data, 2015, 3 (2): 114-125.

[186] Páez D G, Aparicio F, De Buenaga M, et al. Chronic patients monitoring using wireless sensors and big data processing [C] //2014 Eighth International Conference on Innovative Mobile and Internet Services in Ubiquitous Computing. IEEE, 2014: 404-408.

[187] Paley W B. TextArc: Showing word frequency and distribution in text [J]. IEEE Symp. information Visualization Infovis Posters Compendium Munzner T. keahey A. ieee Computer Society, 2002.

[188] Pan J Z, Stamou G, Tzouvaras V, et al. f-SWRL: A fuzzy extension of SWRL [J]. Lecture Notes in Computer Science, 2004, 4090: 28-46.

[189] Percha B, Altman R B. Informatics confronts drug-drug interactions [J]. Trends in Pharmacological Sciences, 2013, 34 (3): 178-184.

[190] Physionet. MIMIC-Ⅲ Critical Care Database. [EB/OL]. [2016-05-31]. http: //mimic. physionet. org/about/ mimic/.

[191] Piovesan L, Molino G, Terenziani P. An ontological knowledge and multiple abstraction level decision support system in healthcare [J]. Decision Analytics, 2014, 1 (1): 8-20.

[192] Preissner S, Kroll K, Dunkel M, et al. SuperCYP: a comprehensive database on Cytochrome P450 enzymes including a tool for analysis of CYP-drug interactions [J]. Nucleic Acids

Research, 2010, 38 (Database): D237-D243.

[193] Rajeswari K, & Vaithiyanathan V. Fuzzy based modeling for diabetic diagnostic decision support using Artificial Neural Network [J]. International Journal of Computer Science and Network Security, 2011, 11 (4): 126-130.

[194] Rajkumar A, Reena G S. Diagnosis of heart disease using datamining algorithm [J]. Global Journal of Computer Science and Technology, 2010, 10 (10): 38-43.

[195] Ratliff L J, Burden S A, Sastry S S. Characterization and computation of local nash equilibria in continuous games [C] // 2013 51st Annual Allerton Conference on Communication, Control, and Computing (Allerton) . IEEE, 2013: 917-924.

[196] Read J, Pfahringer B, Holmes G, et al. Classifier chains for multi-label classification [J]. Machine learning, 2011, 85 (3): 333.

[197] Read, Johna. S. Assessing vocabulary [M]. Cambridge : Cambridge University Press, 2010: 59-67.

[198] Real F, Riaño D. Automatic combination of formal intervention plans using SDA * representation model [C] //Proceedings of the 2007 conference on Knowledge management for health care procedures. Springer-Verlag, 2007: 75-86.

[199] Redbooks I B M. IBM InfoSphere DataStage data flow and job design [M]. Vervante, 2008: 68-75.

[200] Ribeiro S D E, Berbegal M J. Disseminating scientific research: a double-edged sword [J]. Knowledge Management Research & Practice, 2017, 15 (3): 380-390.

[201] Ribeiro-Soriano D E, Berbegal-Mirabent J. Disseminating scientific research: a double-edged sword? [J]. Knowledge Management Research & Practice, 2017, 15 (3): 380-390.

[202] Ross M K, Wei W, Ohno-Machado L. "Big data" and the electronic health record [J]. Yearbook of medical informatics,

2014, 9 (1): 97-105.

[203] Rotter T, Kinsman L, James E L, et al. Clinical pathways: effects on professional practice, patient outcomes, length of stay and hospital costs [J]. International Journal of Evidence-Based Healthcare, 2011, 9 (2): 191-192.

[204] Roy I, Setty S T V, Kilzer A, et al. Usenix symposium on networked systems design & implementation. [C] // ACM Symposium on Applied Computing. DBLP. 2010: 297-312.

[205] Russakovsky O, Deng J, Su H, et al. Imagenet large scale visual recognition challenge [J]. International journal of computer vision, 2015, 115 (3): 211-252.

[206] Salluh J I F, Soares M. ICU severity of illness scores: APACHE, SAPS and MPM [J]. Current Opinion in Critical Care, 2014, 20 (5): 557-565.

[207] Savard N, Bedard L, Allard R, etal. Using age, triage score, and disposition data from emergency department electronic records to improve Influenza-like illness surveillance [J]. Journal of the American Medical Informatics Association, 2015, 22 (3): 688-696.

[208] Schriml L M, Arze C, Nadendla S, et al. Disease Ontology: a backbone for disease semantic integration [J]. Nucleic acids research, 2011, 40 (D1): D940-D946.

[209] Séverac F, Sauleau E A, Meyer N, et al. Non-redundant association rules between diseases and medications: an automated method for knowledge base construction [J]. BMC medical informatics and decision making, 2015, 15 (1): 29-40.

[210] Shah C, Oh J S, Oh S. Exploring characteristics and effects of user participation in online social Q&A sites [J/OL]. First Monday, 2008, 13 (9) http: //www. firstmonday. dk/ojs/index. php/fm/article/view/2182.

[211] Shah C, Oh S, Oh J S. Research agenda for social Q&A [J]. Library & Information Science Research, 2009, 31 (4): 205-209.

[212] Shaw R J, Johnson C M. Health information seeking and social media use on the Internet among people with diabetes [J]. Online journal of public health informatics, 2011, 3 (1): 28-39.

[213] Sheriff C I, Naqishbandi T, Geetha A. Healthcare informatics and analytics framework [C] // International Conference on Computer Communication and Informatics. IEEE, 2015: 1-6.

[214] Shvachko K, Kuang H, Radia S, et al. The Hadoop distributed file system [C] // IEEE, Symposium on MASS Storage Systems and Technologies. IEEE Computer Society, 2010: 1-10.

[215] Sillence E, Briggs P, Harris P R, et al. How do patients evaluate and make use of online health information? [J]. Social science & medicine, 2007, 64 (9): 1853-1862.

[216] Simpson L, Owens P L, Zodet M W, et al. Health care for children and youth in the United States: Annual report on patterns of coverage, utilization, quality, and expenditures by income [J]. Ambulatory Pediatrics, 2005, 5 (1): 6-44.

[217] Soklakova T, Ziarmand A, Osadchyieva S. Big data visualization in smart cyber university [C] // IEEE East-West Design & Test Symposium. IEEE Computer Society, 2016: 1-9.

[218] Solid IT. DB-Engines Ranking [EB/OL]. [2019-05-01]. http: //db-engines. com/en/ranking, 2016-12-01/2016-12-12.

[219] Song J. Research of distributed ETL architecture based on MapReduce [J]. Computer Science, 2013, 40 (6): 152-154.

[220] Song L, Chang T Y. Do resources of network members help in help seeking? Social capital and health information search [J]. Social Networks, 2012, 34 (4): 658-669.

[221] Soulakis N D, Carson M B, Lee Y J, et al. Visualizing collaborative electronic health record usage for hospitalized patients with heart failure [J]. Journal of the American Medical Informatics Association, 2015, 22 (2): 299-311.

[222] Stadler J G, Donlon K, Siewert J D, et al. Improving the efficiency and ease of healthcare analysis through use of data visualization dashboards [J]. Big data, 2016, 4 (2): 129-135.

[223] Stephenson D, Hu M T, Romero K, et al. Precompetitive data sharing as a catalyst to address unmet needs in parkinson's disease [J]. Journal of Parkinsons Disease, 2015, 5 (3): 581-594.

[224] Su X, Long T, Chen L, et al. Early intervention for children with autism spectrum disorders in China: A family perspective [J]. Infants & Young Children, 2013, 26 (2): 111-125.

[225] Sun A. Research and implementation of a universal ETL tool [J]. Computer Applications & Software, 2012. 29 (12): 175-178.

[226] Szegedy C, Liu W, Jia Y, et al. Going deeper with convolutions [C] //Proceedings of the IEEE conference on computer vision and pattern recognition. 2015: 1-9.

[227] Tahir M A, Kittler J, Bouridane A. Multilabel classification using heterogeneous ensemble of multi-label classifiers [J]. Pattern Recognition Letters, 2012, 33 (5): 514-523.

[228] Tajfel H, Turner J. An integrative theory of intergroup conflict [J]. Social Psychology of Intergroup Relations, 1979, 33: 94-109.

[229] Taleb I, Dssouli R, Serhani M A. Big data pre-processing: A quality framework [C] // IEEE International Congress on Big Data. IEEE, 2015: 191-198.

[230] Taneja H, Kapil, Singh A K. Preserving privacy of patients

based on reidentification risk [J]. Procedia Computer Science, 2015 (28), 70: 448-454.

[231] Todd R J. From information to knowledge: charting and measuring changes in students' knowledge of a curriculum topic [J]. Information research an international electronic journal, 2006, 11 (4): 264-264.

[232] Tsoumakas, Grigorios, and Ioannis Katakis. Multi-label classification: An overview [J]. International Journal of Data Warehousing and Mining (IJDWM) 3. 3 (2007): 1-13.

[233] Tsuya A, Sugawara Y, Tanaka A, et al. Do Cancer Patients Tweet? Examining the Twitter Use of Cancer Patients in Japan [J]. Journal of Medical Internet Research, 2014, 16 (e5): e137.

[234] Tu J V, Chu A, Donovan L R, et al. The Cardiovascular Health in Ambulatory Care Research Team (CANHEART) using big data to measure and improve cardiovascular health and healthcare services [J]. Circulation: Cardiovascular Quality and Outcomes, 2015, 8 (2): 204-212.

[235] Ture, M., Kurt, I., & Kurum, A. T., et al. Comparing classification techniques for predicting essential hypertension [J]. Expert Systems with Applications, 2005, 29 (3): 583-588.

[236] Ueland Ø, Gunnlaugsdottir H, Holm F, et al. State of the art in benefit-risk analysis: consumer perception [J]. Food & chemical toxicology an international journal published for the British industrial biological research association, 2012, 50 (1): 67.

[237] Uphoff N T. Learning from Gal Oya. possibilities for participatory development and post-Newtonian social science [M]. IT Publications, 1996: 279-332.

[238] Valenzuela S, Arriagada A, Scherman A. The social media

basis of youth protest behavior: The case of chile [J]. Journal of Communication, 2012, 62 (2): 299-314.

[239] ValeroA B, BermudezT C, Francisco G J, et al. Information needs and internet use in urological and breast cancer patients [J]. Supportive Care in Cancer, 2014, 22 (2): 545-552.

[240] Vincent JL, Singer M. Critical care: advances and future perspectives [J]. Lancet, 2010, 376 (9749) : 1354-1361.

[241] Vinod D K, Hannah J T. Biomedical Literature Mining [M]. New Jersey: Humana Press, 2014: 269-286.

[242] Volitich D, Ruppert G. IBM Cognos Business Intelligence 10: The Official Guide [M]. McGraw-Hill, 2012.

[243] Wadhwa R, Singh P, Singh M, et al. An EMR-enabled medical sensor data collection framework [C] // International Conference on Communication Systems and Networks. IEEE, 2015: 1-6.

[244] Walker, Coral, Personal Data Lake with Data Gravity Pull [C]. 5th IEEE International Conference on Big Data and CloudComputing, BDCloud 2015: 160-173.

[245] Wang F. Adaptive semi-supervised recursive tree partitioning: The ART towards large scale patient indexing in personalized healthcare [J]. Journal of Biomedical Informatics, 2015, 55 (3): 41-54.

[246] Wang G, Gill K, Mohanlal M, et al. Wisdom in the social crowd: An analysis of quora [C] // The International World Wide Web Conference. 2013: 1341-1352.

[247] Wang G, Gill K, Mohanlal M, et al. Wisdom in the social crowd: An analysis of quora [C] //The International World Wide Web Conference. 2013: 1341-1352.

[248] Wang J, Yang Y, Mao J, et al. Cnn-rnn: A unified framework for multi-label image classification [C] //Proceedings of the IEEE conference on computer vision and pattern recognition.

2016: 2285-2294.

[249] Wang P, Michaels C A. Chinese families of children with severe disabilities: Family needs and available support [J]. Research and Practice for Persons with Severe Disabilities, 2009, 34 (2): 21-32.

[250] Wang X G, Zhang D D, Destech Publications I. The research on the design of medical data exchange and sharing platform for smart healthcare [J]. 2015 International Conference on Software, Multimedia and Communication Engineering (Smce 2015), 2015: 344-349.

[251] Wang, L. D., Zhang, Y., & Xu, X. D. A novel group detection method for finding related Chineseherbs [J]. Journal of information science and engineering, 2015, 31 (4): 1387-1411.

[252] Wasser T, Haynes K, Barron J, et al. Using "big data" to validate claims made in the pharmaceutical approval process [J]. Journal of Medical Economics, 2015, 18 (12): 1013-1019.

[253] Wee M C. An improved diversity visualization system for multivariate data [J]. Journal of Visualization, 2017, 20 (1): 163-179.

[254] Wenjing P, Khoo C S G, Chang Y K. The criteria people use in relevance decisions on health information: An analysis of user eye movements when browsing a health discussion forum [J/OL]. Journal of Medical Internet Research, 2016, 18 (6): e136.

[255] White D H, MCcain K W. Visualizing a Knowledge Domain's Intellectual Structure [J]. Journal of the American society for information science, 1998, 49 (4): 327-355.

[256] Wimmer H, Yoon V Y, Sugumaran V. A multi-agent system to support evidence based medicine and clinical decision making

via data sharing and data privacy [J]. Decision Support Systems, 2016, 88 (8): 51-66.

[257] Woodbridge J, Mortazavi B, Bui A A, et al. Improving biomedical signal search results in big data case-based reasoning environments. [J]. Pervasive & Mobile Computing, 2016, 28 (6): 69-80.

[258] Wu H C, Luk R W P, Wong K F, et al. Interpreting tf-idf term weights as making relevance decisions [J]. ACM Transactions on Information Systems (TOIS), 2008, 26 (3): 13-25.

[259] Wu P F, Korfiatis N. You scratch someone's back and we'll scratch yours: Collective reciprocity in social Q&A communities [J]. Journal of the Association for Information Science & Technology, 2013, 64 (10): 2069-2077.

[260] Xia M, Huang Y, Duan W, et al. Research note —to continue sharing or not to continue sharing? An empirical analysis of user decision in Peer-to-Peer sharing networks [J]. Information Systems Research, 2012, 23 (1): 247-259.

[261] Yager R R. Entropy and specificity in a mathematical theory of evidence [M] // Classic Works of the Dempster-Shafer Theory of Belief Functions. Springer Berlin Heidelberg, 2008.

[262] Yanbo W U, Xue Q, Xiang D, et al. NoSQL distributed big data storage technology and its application under cloud platform [J]. Modern Electronics Technique, 2016.

[263] Yang H, Tianyi Zhou J, Zhang Y, et al. Exploit bounding box annotations for multi-label object recognition [C] // Proceedings of the IEEE Conference on Computer Vision and Pattern Recognition. 2016: 280-288.

[264] Yao Q, Tian Y, Li P F, et al. Design and development of a medical big data processing system based on hadoop [J]. Journal of Medical Systems, 2015, 39 (3): 23-33.

[265] Yeh, D. Y., Cheng, C. H., & Chen, Y. W. A predictive

model for cerebrovascular disease using data mining [J]. Expert Systems with Applications, 2011, 38 (7): 8970-8977.

[266] Yip B, Hirai H W, Kuo Y H, et al. Blood Pressure Management with Data Capturing in the Cloud among Hypertensive Patients: A Monitoring Platform for Hypertensive Patients [C] //2015 IEEE International Congress on Big Data. IEEE, 2015: 305-308.

[267] Yu Q, Wang J, Zhang S, et al. Combining local and global hypotheses in deep neural network for multi-label image classification [J]. Neurocomputing, 2017, 235 (C): 38-45.

[268] Zadrozny P, Kodali R. Big data analytics using Splunk: Deriving operational intelligence from social media, machine data, existing data warehouses, and other real-time streaming sources [M]. Apress, 2013: 157-160.

[269] Zhang M L, Zhang K. Multi-label learning by exploiting label dependency [C] //Proceedings of the 16th ACM SIGKDD international conference on Knowledge discovery and data mining. ACM, 2010: 999-1008.

[270] Zhang M L, Zhou Z H. A review on multi-label learning algorithms [J]. IEEE transactions on knowledge and data engineering, 2013, 26 (8): 1819-1837.

[271] Zhao L, Lu Y, Wang B, et al. Cultivating the sense of belonging and motivating user participation in virtual communities: A social capital perspective [J]. International Journal of Information Management, 2012, 32 (6): 574-588.

[272] Zhou Z H, Chawla N V, Jin Y, et al. Big data opportunities and challenges: Discussions from data analytics perspectives [J]. IEEE Computational Intelligence Magazine, 2014, 9 (4): 62-74.

[273] Zhu J, Hastie T. Classification of gene microarrays by penalized logistic regression [J]. Biostatistics, 2004, 5 (3): 427-443.

[274] Ashutosh Nandeshwar，任万凤，等．Tableau 数据可视化实战［M］. 机械工业出版社，2014.

[275] CNNIC. 第 39 次《中国互联网络发展状况统计报告》[EB/OL]. [2017-01-22]. http：//www. cnnic. net. cn/hlwfzyj/hlwxzbg/hlwtjbg/201701/P020170123364672657408. pdf .

[276] Etienne E. Kerre. 模糊集理论与近似推理［M］. 武汉大学出版社，2004.

[277] HariShreedharan，史瑞德哈伦，马延辉，等．Flume：构建高可用、可扩展的海量日志采集系统［M］. 电子工业出版社，2015.

[278] 37 度医学网．［EB/OL］．［2015-10-17］. http：//www. 37med. com/photo/.

[279] 39 康复网．［EB/OL］．［2015-10-17］. http：//www. 39kf. com/cooperate/tu/yx/.

[280] 99 康复网．［EB/OL］．［2015-10-17］. http：//tuku. 99. com. cn/yxtk/.

[281] 鲍勇，王甦平．基于国际经验的中国健康产业发展战略与策略［J］. 中华全科医学，2019（06）：887-890.

[282] 蔡佳慧，张涛，宗文红．医疗大数据面临的挑战及思考［J］. 中国卫生信息管理杂志，2013，10（4）：292-295.

[283] 常娥．基于 LSI 理论的文本自动聚类研究［J］. 图书情报工作，2012，56（11）：89-92.

[284] 常雪南，董冉，孙家晓，叶红，李恩有．心脏手术风险评估欧洲系统在 OPCAB 术后 ICU 中的应用［J］. 现代生物医学进展，2015，04：774-776.

[285] 陈聪，谌松霖，陈孝红，费莹，张曼曼，徐美翔，石强．基于 Aprior 关联规则联合多元统计的哮喘临床效方规律分析及新方发现［J］. 时珍国医国药，2016，27（11）：2799-2802.

[286] 陈金宏．老年保健人群缺血性心脑血管病预警模型研究［D］. 重庆：第三军医大学，2010.

[287] 陈静，李保萍．MIMIC-Ⅲ电子病历数据集及其挖掘研究［J］．信息资源管理学报，2017，7（04）：29-37.

[288] 陈琳．自闭症儿童家长的困难与愿望——对上海市三名自闭症儿童家长的社会支持需求情况的质的研究［J］．文教资料，2011（28）：131-134.

[289] 陈珉．高中生物会考识图题的分类及学生解题能力的培养［J］．生命世界，2010（07）：87-88.

[290] 陈敏，余涛，王淑，等．基于儿童感染性疾病临床应用的大数据知识库平台设计［J］．中国医疗器械杂志，2016，40（1）：38-40.

[291] 陈敏，刘宁．医疗健康大数据发展现状研究［J］．中国医院管理，2017，37（2）：46-48.

[292] 程慧荣，黄国彬，孙坦．国外基于大众标注系统的标签研究［J］．图书情报工作，2009，2：121-124，133.

[293] 程学旗，靳小龙，等．大数据系统和分析技术综述［J］．软件学报，2014，9：1889-1908.

[294] 崔雷，刘伟，闫雷，等．文献数据库中书目信息共现挖掘系统的开发［J］．现代图书情报技术，2008（8）：70-75.

[295] 邓仲华，容益芳．一种分层次的数据溯源安全模型［J］．图书馆学研究，2016（20）：36-41.

[296] 丁凤一，刘婷，陈静．医疗健康大数据研究进展剖析［J］．信息资源管理学报，2017，7（4）：5-16.

[297] 丁香园．［EB/OL］．［2015-10-17］．http：//www. dxy. cn/.

[298] 丁香园论坛．［EB/OL］．［2015-10-17］．http：//www. dxy. cn/bbs/index. html.

[299] 董欣．自闭症者及家庭的社会支持现状分析与建议——以辽宁省大连市为例［J］．现代特殊教育，2016（1）：14-17.

[300] 方应国，王芬．时间序列预测方法综述［J］．浙江树人大学学报（自然科学版），2006，6（2）：61-65.

[301] 冯玲，张文强，盛鑫．生物化学制药概述及技术发展趋势［J］．化工设计通讯，2019，45（2）：182.

[302] 符凯．对人教版高中生物必修 1 中拓展题答案的补充 [J]．科学教育，2008 (4)：66-67.

[303] 付华峥，陈翀，向勇，等．分布式大数据采集关键技术研究与实现 [J]．广东通信技术，2015，35 (10)：7-10.

[304] 甘枥元．基于关联规则分析法的肝癌致病因素危险性研究 [D]．南宁：广西大学，2014.

[305] 高继平，丁堃，潘云涛，等．多词共现分析方法的实现及其在研究热点识别中的应用 [J]．图书情报工作，2014，58 (24)：80-85.

[306] 高雪．育儿过程中自闭症儿童家长需求的个案研究 [J]．南京特教学院学报，2009 (4)：177-178.

[307] 高铸烨．基于数据挖掘对急性冠脉综合征辨证论治规律的探索性研究 [D]．沈阳：中国中医科学院，2006.

[308] 关鹏，王曰芬，傅柱．不同语料下基于 LDA 主题模型的科学文献主题抽取效果分析 [J]．图书情报工作，2016，60 (2)：112-121.

[309] 郭保腾．眼肌麻痹复视检测设备及诊断决策支持研究 [D]．哈尔滨：哈尔滨工程大学，2013.

[310] 郭德华，邓学易，赵琦，等．孤独症家长需求分析与对策建议 [J]．残疾人研究，2014 (2)：43-48.

[311] 郭光霞．糖尿病患者健康信息需求调查分析及护理对策 [J]．基层医学论坛，2008，12 (21)：628-629.

[312] 郭琳．医疗健康产业并购重组问题研究 [J]．兰州学刊，2017 (12)：170-177.

[313] 郭文惠．数据湖——一种更好的大数据存储架构 [J]．电脑知识与技术，2016，12 (30)：42-51.

[314] 郭燕周，张蕾，王小雨，马建伟．基于数据挖掘 2 型糖尿病肾病用药规律分析 [J]．解放军医药杂志，2018，30 (1)：9-12.

[315] 国务院办公厅．关于促进“互联网+医疗健康”发展的意见 [EB/OL]．[2018-10-20]．http：//www.gov.cn/zhengce/

content/ 2018-04/28/content_5286645. htm.

[316] 国务院办公厅．关于促进“互联网+医疗健康”发展的意见［EB/OL］．［2018-8-20］． http：//www. gov. cn/zhengce/content/2018-04/28/content_5286645. htm.

[317] 国务院办公厅．关于促进“互联网+医疗健康”发展的意见［EB/OL］．［2018-8-20］． http：//www. gov. cn/zhengce/content/2018-04/28/content_5286645. htm.

[318] 韩蕾．中国医疗服务业政府规制研究［D］．辽宁大学，2010.

[319] 韩岩，李晓．用 Fluent 与 MongoDB 构建高效海量日志采集系统［J］．中国新技术新产品，2014（12）：31-33.

[320] 韩祯祥，张琦，文福拴．粗糙集理论及其应用［J］．信息与控制，1998，27（1）：37-45.

[321] 何涛．使用 ETL 工具 Kettle 实现图书馆联盟信息系统数据集成［J］．科学咨询：决策管理，2009（23）：47-48.

[322] 洪阳．国内智慧养老行业问题探究及对策［J］．通信企业管理，2019（5）：68-69.

[323] 胡昌平，乔欢．信息服务与用户［M］．武汉大学出版社，2001.

[324] 胡昌平．论网络化环境下的用户信息需求［J］．情报科学，1998，16（1）：16-23.

[325] 胡吉明，陈果．基于动态 LDA 主题模型的内容主题挖掘与演化［J］．图书情报工作，2014，58（2）：138-142.

[326] 胡琳琳，刘远立，李蔚东．积极发展健康产业：中国的机遇与选择［J］．中国药物经济学，2008（3）：21-28..

[327] 胡涛，吕炳朝．基于粗糙集的不确定知识表示方法［J］．计算机科学，2000，27（3）：90-92.

[328] 胡文韬．基于知识图谱的学习路径图生成技术研究［D］．北京：北京邮电大学，2017.

[329] 华夏影像诊断中心．［EB/OL］．［2015-10-17］．http：//www. dic120. com/portal. php.

[330] 黄伯荣．廖序东．现代汉语（增订四版）[M]. 北京：高等教育出版社．2007：125-129.

[331] 黄丹俞，钱智勇，董建成．基于本体论的电子健康档案知识库构建初探 [J]. 中国数字医学，2011，06（4）：14-17.

[332] 黄清芬．用户信息需求探析 [J]. 情报杂志，2004，23（7）：38-40.

[333] 黄晓琴．医疗健康大数据关键问题及对策研究 [J]. 中国数字医学，2016，11（5）：81-83.

[334] 黄雪薇，张瑛，王秀利，等．癌症患者的信息需求——《癌症患者信息选择问卷》的编制与评估 [J]. 中国心理卫生杂志，2003，17（11）：750-753.

[335] 惠华强，郑萍，张云宏等．医疗大数据研究面临的机遇与发展趋势 [J]. 中国卫生质量管理，2016，23（2）：91-93.

[336] 纪征．医学数据挖掘应用 [J]. 情报探索，2010（6）：105-106.

[337] 季秀丽．基于数据挖掘的慢性阻塞性肺疾病急性加重期中医临床用药规律探讨 [J]. 中国中医药现代远程教育，2018，16（6）：64-67.

[338] 江超．基于简单时间问题理论的临床路径融合研究 [D]. 武汉大学，2019.

[339] 姜锦虎，陈智武，任杰锋．C2C 环境下感知信誉对购买意愿影响的实证研究 [J]. 软科学，2011，25（6）：130-134.

[340] 蒋逸尘，金悦，黄京华．社会化问答社区中社交关系的成因及作用——来自知乎的实证研究 [J]. 信息系统学报，2017（1）：13-22.

[341] 金碧漪，许鑫．社会化问答社区中糖尿病健康信息的需求分析 [J]. 中华医学图书情报杂志，2014，23（12）：37-42.

[342] 金碧漪．基于多源 UGC 数据的健康领域知识图谱构建 [D]. 华东师范大学，2016.

[343] 李东奎，鄂海红．基于 Hibernate OGM 的 SQL 与 NoSQL 数据

库的统一访问模型的设计与实现［J］. 软件，2016，37（11）：14-18.

［344］李东旻．网站综合评价指标初探［J］. 情报理论与实践，2005，28（3）：303-306.

［345］李贺，张世颖．国内外网络用户信息需求研究综述［J］. 图书情报工作，2014，58（5）：111-123.

［346］李季．基于电子病历数据挖掘的多疾病自动诊断研究［D］. 武汉大学，2018.

［347］李季，丁凤一，李翔宇．基于电子病历数据挖掘的疾病危重度动态预测研究［J］. 信息资源管理学报，2017，7（04）：38-43.

［348］李开士，樊建平，周丰丰，等．重症监护病房紧急状况预警算法［J］. 集成技术，2012，1（2）：13-19.

［349］李莉，白大勇，张诚玥，等．基于大数据技术的眼科教学体系建设探讨［J］. 中国医院管理，2015，35（8）：51-53.

［350］李梁钢，姜胜利，任崇雷，高长青．第二版欧洲心脏手术风险评估系统模型对主动脉瓣置换手术患者在院死亡风险预测的评价［J］. 中国体外循环杂志，2014（2）：110-112，128.

［351］李宁，罗文娟，庄福振，等．基于 MapReduce 的并行 PLSA 算法及在文本挖掘中的应用［J］. 中文信息学报，2015，29（2）：79-86.

［352］李琪，阮燕雅．信誉、消费者保障机制和在线评论对网上消费者首次购买意愿的影响研究［J］. 经济经纬，2014，31（4）：98-103.

［353］李乔，郑啸．云计算研究现状综述［J］. 计算机科学，2011，38（4）：32-37.

［354］李珊珊，田考聪．人群疾病预测模型及其应用［J］. 现代预防医学，2007（22）：4277-4278.

［355］李希昱，基于网络药物评论的药物满意度预测研究［D］. 武汉大学，2019.

[356] 李亚婷．知识聚合研究述评［J］．图书情报工作，2016，60（21）：128-136.

[357] 李长山．小学数学教学中思维可视化的有效策略［J］．中国农村教育，2019（2）：63.

[358] 李钊，李晓，王春梅，等．一种基于 MapReduce 的文本聚类方法研究［J］．计算机科学，2016，43（1）：246-250.

[359] 李重阳，翟姗姗，郑路．网络健康社区信息需求特征测度——基于时间和主题视角的实证分析［J］．数字图书馆论坛，2016（9）：34-42.

[360] 梁平，陈艳芬．基于 Apriori 关联规则算法分析中药注射剂不良反应［J］．中国合理用药探索，2017，14（4）：55-58.

[361] 林玲玲．基于 C4.5 算法的高血压分类规则提取的研究［D］．太原理工大学，2012.

[362] 林云强，秦旻，张福娟．重庆市康复机构中自闭症儿童家长需求的研究［J］．中国特殊教育，2007（12）：51-57.

[363] 刘丹红，徐勇勇．住院患者病情危重度的分类决策树研究［J］．数理统计与管理，2005，24（1）：121-126.

[364] 刘富源，王春露．基于 Fluentd 和 HDFS 的日志收集系统设计与实现［EB/OL］．［2015-11-13］．北京：中国科技论文在线．http：//www.paper.edu.cn/releasepaper/content/201511-207.

[365] 刘红岩，陈剑，陈国青，等．数据挖掘中的数据分类算法综述［J］．清华大学学报（自然科学版），2002，42（6）：727-730.

[366] 刘建波，平振会，袁会珍，等．聚类分析在小儿脑性瘫痪危险因素分类中的应用［J］．中华物理医学与康复杂志，2003，11：28-30.

[367] 刘江，朱庆华，吴克文，赵宇翔．网购用户从众行为影响因素实证研究［J］．图书情报工作，2012，56（12）：138-143，147.

[368] 刘宁，陈敏．医疗健康大数据应用主题及相关数据来源研究［J］．中国数字医学，2016，11（8）：6-9.

[369] 刘鹏程，刘金荣．自闭症群体的家庭需求与支持体系构建［J］．学术交流，2018，293（08）：114-122.

[370] 刘莎．辽宁省孤独症儿童家庭养育困难与需求的调查研究［D］．辽宁师范大学，2009.

[371] 刘申菊，田丹．浅谈数据挖掘的应用［J］．价值工程，2010，29（36）：95.

[372] 刘诗．问答型社交网站的社会资本获得研究——以知乎网为例［D］．暨南大学，2016.

[373] 刘婷，基于文本挖掘的在线医疗社区用户知识不对称研究［D］．武汉大学，2019.

[374] 刘婷，邓胜利．国外隐私悖论研究综述［J］．信息资源管理学报，2018，8（2）：104-112.

[375] 刘伟业，何永红．Apriori 算法在糖尿病电子病历挖掘分析中的应用［J］．电子技术与软件工程，2016（11）：195-196.

[376] 刘啸剑，谢飞，吴信东．基于图和 LDA 主题模型的关键词抽取算法［J］．情报学报，2016，35（6）：664-672.

[377] 刘叶．基于 Informatica 的数据质量设计在数字供电中的应用［J］．电子技术与软件工程，2014（19）：92-93.

[378] 刘跃娟，杨庆，白雪峰．基于关联分析的数据挖掘在电子病历中的应用［J］．智慧健康，2015，1（2）：33-36.

[379] 刘仲林．交叉学科分类模式与管理沉思［J］．科学学研究，2003（6）：561-566.

[380] 柳秋云．改进的朴素贝叶斯分类器在医疗诊断中的应用［J］．科技创新导报，2008，（31）：192-194.

[381] 龙树全，赵正文，唐华．中文分词算法概述［J］．电脑知识与技术，2009，5（10）：2605-2607.

[382] 鲁兴启，王琴．跨学科研究方法的形成机制研究［J］．系统辩证学学报，2004（2）：76-80.

[383] 鲁兴启．论跨学科研究成果的综合评价［J］．系统辩证学学

报，2001（1）：87-90.

[384] 陆泉，李易时，陈静，等．在线医疗社区患者择医行为影响因素研究［J］. 图书情报工作，2019，63（8）：87-95.

[385] 陆泉，刘婷，邓胜利．基于社会资本理论的社交问答用户健康信息行为研究［J］. 图书情报工作，2019，63（17）.

[386] 陆泉，谢祎玉，陈静等，临床医学课程知识主题图谱构建研究［J］. 图书情报工作，2019，63（9）：101-108.

[387] 陆泉，江超，陈静．基于扩展疾病本体的电子病历大数据组织研究［J］. 图书情报知识，2019（1）：109-118.

[388] 陆泉，汪艾莉，陈静．国内网络医学图像信息资源组织方式现状调查［J］. 图书馆学研究，2016（12）：38-44.

[389] 陆泉，张良韬．处理流程视角下的大数据技术发展现状与趋势［J］. 信息资源管理学报，2017，7（4）：17-28.

[390] 陆泉，朱安琪，张霁月，等．中文网络健康社区中的用户信息需求挖掘研究——以求医网肿瘤板块数据为例［J］. 数据分析与知识发现，2019，3（4）：22-32.

[391] 罗毅，张明，周韬，等．三维可视化技术在儿童活体肝移植中的应用［J］. 中华外科杂志，2016，54（9）：700-703.

[392] 罗兆群．医院提供健康保险计划的可行性探讨［J］. 上海保险，2018（9）：63-64.

[393] 马平．乌鲁木齐市维吾尔族、汉族孤独症儿童教育需求及社会支持调查［J］. 中国妇幼保健，2017（13）：31-34.

[394] 马豫星．Redis 数据库特性分析［J］. 物联网技术，2015（3）：105-106.

[395] 梅家驹等．同义词词林［M］. 上海：上海辞书出版社，1983.

[396] 孟小峰，慈祥．大数据管理：概念、技术与挑战［J］. 计算机研究与发展，2013，50（1）：146-169.

[397] 牟冬梅，任珂．三种数据挖掘算法在电子病历知识发现中的比较［J］. 现代图书情报技术，2016，32（6）：102-109.

[398] 南洁，董效军，崔军武．自闭症研究动向综述［J］. 系统医

学，2018.

[399] 倪赤丹，苏敏．自闭症家庭的需求与社会工作介入——来自深圳120个自闭症家庭的报告［J］．广东工业大学学报（社会科学版），2012，12（5）：36-41.

[400] 潘昌霖，何史林，应俊，等．基于贝叶斯方法的ICU患者死亡概率预测研究［J］．中国数字医学，2012，7（10）：17-20.

[401] 庞兴梅．PhysioNet信息资源解析及利用［J］．医学信息学杂志，2010，31（7）：28-30.

[402] 彭成琼．新课程改革理念下高中生物有效教学途径探究［J］．课程教育研究，2018（40）：169-170.

[403] 钱晓东．数据挖掘中分类方法综述［J］．图书情报工作，2007，51（3）：68-71.

[404] 秦磊．课程建设是内涵发展的重要抓手［N］．中国教育报，2015-06-02（010）.

[405] 邱均平，邹菲．关于内容分析法的研究［J］．中国图书馆学报，2004，30（2）：12-17.

[406] 求医网．［EB/OL］．［2015-10-17］．http：//yixue.qeqeqe.com/.

[407] 裘加林，田华，郑杰等．智慧医疗［M］．北京：清华大学出版社，2015：33-34.

[408] 瞿海斌，毛利锋，王阶．基于决策树的血瘀证诊断规则自动归纳方法［J］．中国生物医学工程学报，2006，24（6）：709-711.

[409] 全球医院网［EB/OL］．［2015-10-17］．http：//tuba.qqyy.com/yxtk/.

[410] 商玮，盘红华，郭飞鹏．TF-CDIO电子商务专业课程体系的构建［J］．高等工程教育研究，2012（2）：146-151.

[411] 邵亚琴．自闭症儿童社会支持的社工介入研究［D］．华中农业大学，2013.

[412] 时丽莎．冠心病中医诊疗临床数据的仓储和挖掘［D］．大

连：大连海事大学，2008.

[413] 史爱松，张秉森．基于粗糙集和 BP 神经网络的心脏病病症诊断方法［J］. 青岛大学学报：自然科学版，2005，18(3)：59-62.

[414] 史婷婷．高中生物学教学中践行生命教育的研究［D］. 东北师范大学，2011.

[415] 史忠植．知识发现［M］. 清华大学出版社，2002.

[416] 宋碧璇，我国自闭症信息服务市场现状及需求调查研究［D］. 武汉大学，2019.

[417] 宋美娜，崔丹阳，鄂海红，等．一种通用的数据可视化模型设计与实现［J］. 计算机应用与软件，2017，34（9）：38-42.

[418] 搜狐网．医疗大数据的数据挖掘．［EB/OL］．［2017-03-27］．www. sohu. com/a/111385952_470062.

[419] 苏雪云，吴择效，方俊明．家长对于自闭谱系障碍儿童融合教育的态度和需求调查［J］. 中国特殊教育，2014（3）：36-41.

[420] 孙林山，SUNLin-shan. 我国信息用户需求和信息行为分析研究综述［J］. 图书馆论坛，2006，26（5）：41-44.

[421] 唐嫦燕．2000—2005 年我国用户信息需求研究综述［J］. 图书馆论坛，2006，26（5）：45-47.

[422] 唐凤，方向明．国外消费者健康信息学研究综述［J］. 图书情报工作，2018，62（2）：144-152.

[423] 唐晓波，向坤．基于 LDA 模型和微博热度的热点挖掘［J］. 图书情报工作，2014，58（5）：58-63.

[424] 陶敏．电子病历系统中处方用药推荐模块的设计与实现［D］. 杭州：浙江大学，2015.

[425] 田敏．基于迁移学习的医学文献内图像多标签分类［D］. 武汉大学，2019.

[426] 涂兰敬．电子科技大学教授周涛谈大数据的变革［EB/OL］．［2017-02-10］. http：//cloud. zol. com. cn/370/3703207. html.

[427] 王常田，李德闽，申翼，黄海嵘，苏畅，景华．2种欧洲心脏手术风险评估系统评分对冠状动脉旁路移植术风险的预测价值［J］．医学研究生学报，2010，7：721-724.

[428] 王丹旸，朱冬青．医患沟通障碍的心理解析：信息交换视角［J］．心理科学进展，2015，23（12）：2129-2141.

[429] 王芳，雷晓盛．健康产业背景下中医药人才需求与分析［J］．管理观察，2018（31）：170-172.

[430] 王广三．图书馆联盟知识共享影响因素及策略研究［J］．图书馆工作与研究，2017（10）：37-41.

[431] 王国胤，张清华，马希骜，等．知识不确定性问题的粒计算模型［J］．软件学报，2011，22（4）：676-694.

[432] 王海翔．Oracle数据库软件研究［J］．现代商贸工业，2010，22（11）：357-358.

[433] 王剑，张政波，王卫东，等．基于重症监护数据库MIMIC-Ⅱ的临床数据挖掘研究［J］．中国医疗器械杂志，2014，38（6）：402-406.

[434] 王俊艳，张志鹏，姚振杰等．健康医疗大数据的分析［J］．互联网天地，2015，9（9）：4-10.

[435] 王晓迪，郭清．对我国健康产业发展的思考［J］．卫生经济研究，2012（10）：10-13.

[436] 王鑫，徐路平，杨云龙．3种心脏手术风险评估系统的应用研究［J］．北华大学学报（自然科学版），2013，03：305-308.

[437] 王艳，邓小昭．网络用户信息行为基本问题探讨［J］．图书情报工作，2009，53（16）：35-39.

[438] 王喆，戚小玉，东春昭，等．大数据时代两款敏捷商业智能工具对比分析［J］．铁路计算机应用，2016，25（9）：79-82.

[439] 王重阳．老龄化对我国医药行业上市公司盈利性的影响［J］．企业改革与管理，2017（01）：188-190.

[440] 魏莹莹，基于政策文献分析的中国智慧医疗研究［D］．武汉

大学，2019.
[441] 魏永婷，陈英，许亚红．癌症患者住院化疗期间健康信息需求状况调查分析［J］. 护理实践与研究，2013，10（11）：152-153.
[442] 文庭孝，周黎明，张洋，等．知识不对称与知识共享机制研究［J］. 情报理论与实践，2005，28（2）：125-128，190.
[443] 文玉娜，陈立章，薛静，等．乙肝后肝硬化患者死亡概率预测模型建立与评价［J］. 中国公共卫生，2015，31（2）：211-214.
[444] 吴继峰．英语母语者汉语写作中的词汇丰富性发展研究［J］. 世界汉语教学，2016，30（01）：129-142.
[445] 吴江，侯绍新，靳萌萌，等．基于 LDA 模型特征选择的在线医疗社区文本分类及用户聚类研究［J］. 情报学报，2017，36（11）：1183-1191.
[446] 五彩鹿自闭症研究院．2017《中国自闭症教育康复行业发展状况报告 II》发布会今日在京举行［EB/OL］.［2019-05-21］https：//www. sohu. com/a/131582510_661957.
[447] 武汉大学医学部．临床医学（五年制）本科人才培养方案（2013 版）［EB/OL］.［2018-07-25］. http：//wsm70. whu. edu. cn/content1. jsp? urltype = news. NewsContentUrl& wbtreeid = 1055&wbnewsid = 7811.
[448] 相海泉．公共卫生的大数据应用——专访中国疾病预防控制中心信息中心主任马家奇［J］. 中国信息界，2013，（05）：43-44.
[449] 熊英琪，高杰，张莎莎．自闭症儿童的家庭需求与社会支持问题研究——基于合肥市春芽残疾人互助协会的调查［J］. 中国集体经济，2015（30）：165-166.
[450] 徐晓翠．中国儿童孤独症病程发展、治疗现状和教育需求的家庭调查研究［D］. 苏州大学，2009.
[451] 薛丽华．教是为了不教学是为了会学——在高中生物教学中培养学生的自学能力［J］. 中学生物学，2014，30

(03): 10-11.

[452] 闫慧, 余章馗, 姜怡婷. 国内外消费者健康信息学研究进展[J]. 图书情报工作, 2017, 61 (6): 134-141.

[453] 闫振丰. 语义 Web 粗糙模糊本体支持的知识推理研究[D]. 大连海事大学, 2013.

[454] 颜延, 秦兴彬, 樊建平, 等. 医疗健康大数据研究综述[J]. 科研信息化技术与应用, 2014, 5 (6): 3-16.

[455] 杨良斌, 金碧辉. 跨学科测度指标体系的构建研究 [J]. 情报杂志, 2009, 28 (07): 65-69.

[456] 杨美洁, 史云杰, 李准. 基于 Apriori 算法的高血压电子病历研究 [J]. 医学信息学杂志, 2016, 37 (03): 58-61, 76.

[457] 杨美洁. 基于两步聚类算法的高血压电子病历数据挖掘研究 [J]. 医学信息学杂志, 2016, 37 (12): 14-17, 41.

[458] 杨洋, 樊玉霞, 王丹, 等. 临床医学五年制本科课程改革中有关系统化教学的探讨 [J]. 试题与研究: 教学论坛, 2016 (22): 19-19.

[459] 药用植物图像数据. [EB/OL]. [2015-10-17]. http://library. hkbu. edu. hk/electronic/libdbs/mpd/.

[460] 叶春森, 汪传雷, 储节旺. 基于知识地图的知识集成模式与机理研究 [J]. 情报理论与实践, 2009, 32 (10): 52-54.

[461] 医学论坛网. [EB/OL]. [2015-10-17]. http://www. cmt. com. cn/list/2-106. html.

[462] 医学影像园. [EB/OL]. [2015-10-17]. http://www. china-radiology. com/forum. php.

[463] 影像园. [EB/OL]. [2015-10-17]. http://www. xctmr. com/.

[464] 于飞, 丁华福, 姜伦. Web 日志挖掘中数据预处理技术的研究 [J]. 计算机技术与发展, 2010, 20 (5): 47-50.

[465] 余律, 识的可视化教学模式研究——以癌细胞知识教学为例[D]. 武汉大学, 2019.

[466] 俞国培，包小源，黄新霆等．医疗健康大数据的种类、性质及有关问题［J］．医学信息学杂志，2014，35（6）：9-12.

[467] 张北华，高蕊，李振华，等．中医药治疗肠易激综合征的专家经验挖掘分析［J］．中国中西医结合杂志，2013，06：757-760.

[468] 张大勇，孙晓晨．社交网络用户信息贡献行为影响因素分析［J］．情报科学，2018，36（2）：95-100.

[469] 张晗，路振宇，崔雷．利用关联规则对医学文本数据库进行知识抽取的尝试——以四种抗肿瘤药为例［J］．现代图书情报技术，2006，1（9）：49-52.

[470] 张涵．基于文献计量与文本挖掘的自闭症跨学科知识图谱构建研究［D］．武汉大学，2019.

[471] 张浩．基于模型的电子病历结构化模板构建方法［D］．第四军医大学，2013.

[472] 张俊祥，李振兴，田玲，汪楠．我国健康产业发展面临态势和需求分析［J］．中国科技论坛，2011（2）：50-53.

[473] 张岚．大数据分析对于中国医疗保险管理的价值［R］．IMS中国医疗健康信息学院，2014.

[474] 张良韬，基于模糊本体融合与推理的知识发现研究［D］．武汉大学，2019.

[475] 张璐，张鹏翼．线上线下社会资本与社会化问答行为的关系研究——以知乎医学和健康话题为例［J］．图书情报工作，2017，61（17）：84-90.

[476] 张妮莉，赵静．基于2009—2013年相关文献的医疗纠纷案例统计分析［J］．医学与社会，2014，27（6）：55-58.

[477] 张鹏翼，张璐．社会资本视角下的用户社交问答行为研究——以知乎为例［J］．情报杂志，2015（12）：186-191.

[478] 张蔚然．三种心脏手术风险评估系统在江苏CABG患者术后死亡率预测中的比较［D］．南京医科大学，2014.

[479] 张文宏．社会资本：理论争辩与经验研究［J］．社会学研

究, 2003 (4): 23-35.

[480] 张晓庆, 孙鹤香. 霍尔特—温特预测模型的探讨 [J]. 中央财经大学学报, 1998 (10): 60-63.

[481] 张馨遥, 曹锦丹. 网络环境下用户健康信息需求的影响因素分析 [J]. 医学与社会, 2010, 23 (9): 25-27.

[482] 张艳涛, 陈俊杰, 相洁. 基于SWRL本体推理研究 [J]. 微计算机信息, 2010, 26 (9): 182-183.

[483] 赵刚. 百度首席科学家: 解析人工智能和大数据 [EB/OL]. [2017-2-14]. http: //www. ithome. com/html/next/127085. htm.

[484] 赵海平, 邓胜利. 基于社会化问答平台的用户健康信息行为研究综述 [J]. 信息资源管理学报, 2016 (4): 19-27.

[485] 赵华茗. 分布式环境下的文本聚类研究与实现 [J]. 现代图书情报技术, 2015, 31 (1): 82-88.

[486] 赵京, 徐少同. 知识地图的关键技术与典型应用 [J]. 情报理论与实践, 2012, (12): 101-105.

[487] 赵湛元, 肖倩霞, 张志刚等. 血乳酸与APACHE Ⅲ评分预测危重病人预后的临床分析 [J]. 河北医学, 2010, 16 (4): 429-431.

[488] 郑建保, 李素芝, 王宇亮等. 格拉斯哥昏迷记分与高原脑水肿患者预后的关系 [J]. 高原医学杂志, 2006, 16 (1): 13-15.

[489] 郑宁. 基于自然语言处理的程序设计资源解题知识发现研究 [D]. 上海: 东华大学, 2014.

[490] 郑炜珍. 利用可视化思维工具释放小学生数学思维 [J]. 教育导刊, 2014 (08): 81-84.

[491] 郑英鑫. 数据挖掘中基于肘部法则的聚类分析在中小学生出行路线优化设计的应用 [J]. 电子世界, 2017 (9): 146.

[492] 知乎 [EB/OL]. [2018-05-12]. https: //www. zhihu. com/topic/19550937/hot.

[493] 中国残疾人联合会. 2017年中国残疾人事业发展统计公报

[R]. 2018.

[494] 中国互联网信息中心. 第37次中国互联网络发展状况统计报告[EB/OL]. [2018-04-03]. http://www.cnnic. net.cn/hlwfzyj/hlwxzbg/hlwtjbg/201601/P020160122444930951954.pdf.

[495] 中国数字医疗网论坛. [EB/OL]. [2015-10-17]. http://bbs.hc3i.cn/.

[496] 中国医学科学院. 中国生物医学文献数据库[EB/OL]. [2018-11-23]. http://www.sinomed.ac.cn/zh/.

[497] 中国政府网. 国务院办公厅关于印发全国医疗卫生服务体系规划纲要（2015—2020年）的通知[EB/OL]. [2017-06-04]. http://www.gov.cn/zhengce/content/2015-03/30/content_9560.html.

[498] 中国知网学术图片库. [EB/OL]. [2015-10-17]. http://image.cnki.net/.

[499] 中山健夫. 大数据时代的医疗革命[M]. 刘波, 译. 北京: 东方出版社, 2016: 144-145.

[500] 中药标本数据库. [EB/OL]. [2015-10-17]. http://library.hkbu.edu.hk/electronic/libdbs/scm_specimen.html.

[501] 中药材图像数据库. [EB/OL]. [2015-10-17]. http://library.hkbu.edu.hk/electronic/libdbs/mmd/index.html.

[502] 周明, 谢俊. 大数据视角下信管专业的培养模式创新研究[J]. 图书馆学研究, 2016（6）: 41-46.

[503] 朱珂, 刘清堂, 叶阳梅. 基于主题图的网络课程知识组织研究[J]. 电化教育研究, 2014（1）: 91-96.

[504] 朱鹏, 刘子溪, 赵笑笑. 基于社会资本的社交媒体学术搜索行为研究[J]. 图书与情报, 2017（3）: 19-25.

[505] 朱泽德, 李淼, 张健, 等. 一种基于LDA模型的关键词抽取方法[J]. 中南大学学报（自然科学版）, 2015（6）: 2142-2148.

[506] 庄福振, 罗平, 何清, 等. 迁移学习研究进展[J]. 软件学报, 2015, 26（1）: 26-39.

[507] 自闭症家庭综合服务体系的建构——“家庭为本”的实务模式探索 [D]. 山东大学, 2012.

[508] 邹春华. 当前我国医疗器械流通领域问题分析及解决对策研究 [D]. 上海交通大学, 2008.

[509] 邹晓辉, 朱闻斐, 杨磊, 等. 谷歌流感预测——大数据在公共卫生领域的尝试 [J]. 中华预防医学杂志, 2015, 49 (6): 581-584.